DR. JÖRG GRÜNWALD | CHRISTOF JÄNICKE

GRÜNE APOTHEKE

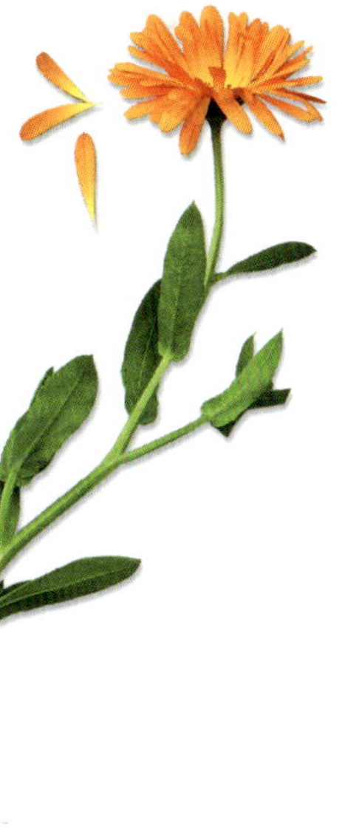

Das Standardwerk zur Pflanzenheilkunde

„Alle Wiesen und Matten, alle Berge und Hügel sind Apotheken."
(Paracelsus)

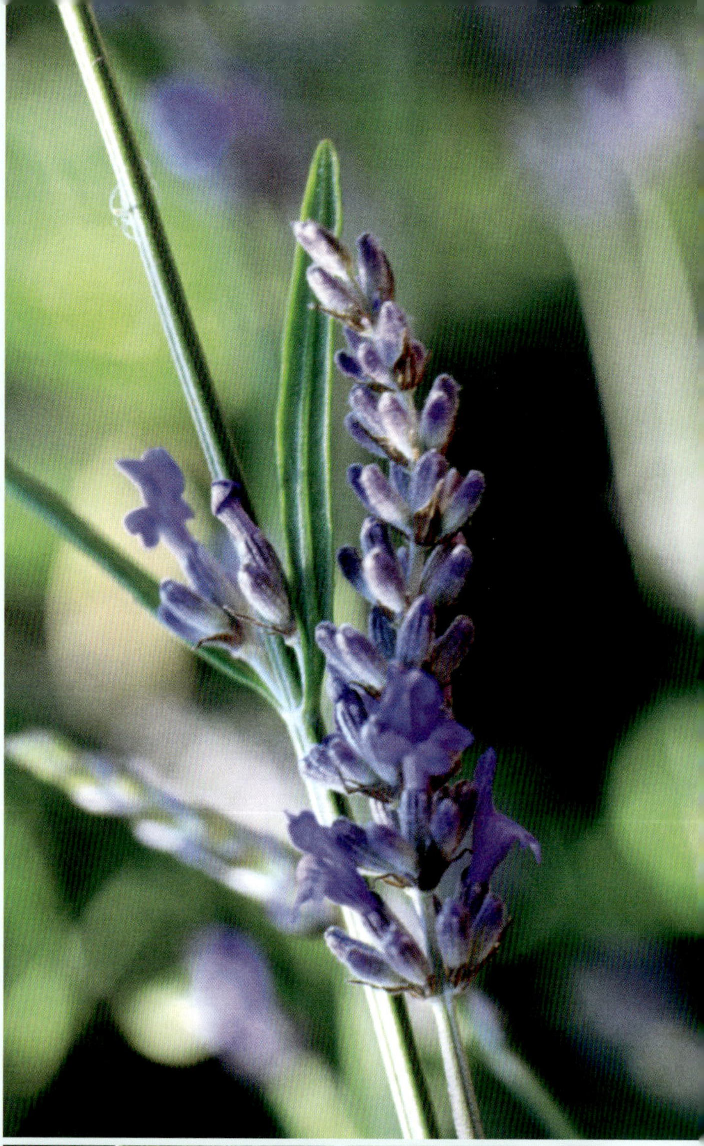

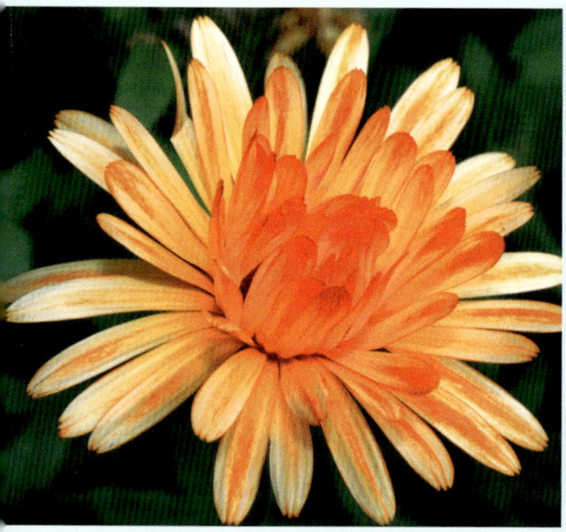

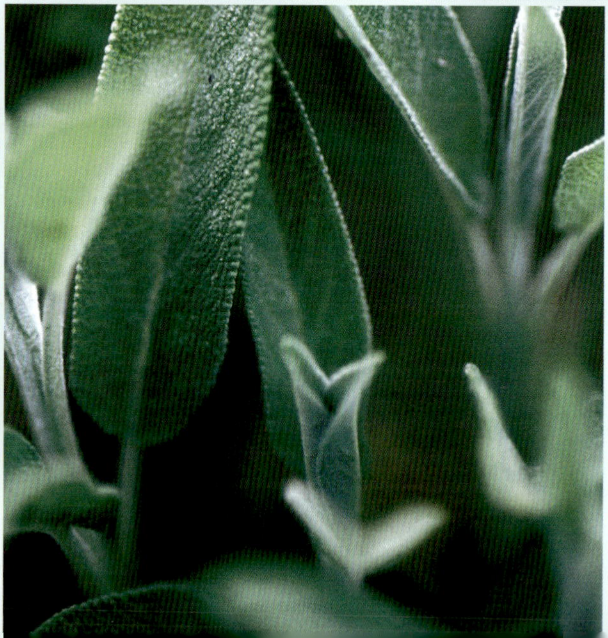

Vorwort

Mit der *Grünen Apotheke* haben Sie ein Standardwerk der modernen Phytotherapie in den Händen – ein umfangreiches und reich bebildertes Nachschlagewerk über Heilpflanzen und pflanzliche Arzneimittel.

Im ersten Teil des Buches erfahren Sie viel Wissenswertes über die lange Tradition der Phytotherapie, beginnend mit ihren Wurzeln bis hin zu den rechtlichen Ansprüchen, denen ein pflanzliches Präparat heute genügen muss, um auf den Markt und damit in Ihre Hausapotheke zu gelangen.

Das Herzstück der *Grünen Apotheke* ist das Beschwerdenkapitel. Auf 136 Seiten informieren wir Sie über die gängigsten Beschwerdebilder und die möglichen Wege der Selbstmedikation. In alphabetischer Reihenfolge finden Sie sämtliche Heilpflanzen, die Ihnen jetzt helfen, einschließlich einer tabellarischen Auswahlhilfe.

Weitere wichtige Informationen über die einzelnen Pflanzen erhalten Sie in dem folgenden Kapitel: In Form von umfangreichen Steckbriefen lernen Sie die Heilpflanzen von allen Seiten kennen. Insgesamt dürfen Sie sich auf einen Schatz von über 100 Pflanzensteckbriefen freuen.

In einem so breit angelegten Buch über Heilpflanzen darf die praktische Anwendung nicht zu kurz kommen. Wir zeigen Ihnen, wie man Heiltees zubereitet, was Sie wissen müssen, um einen Wickel oder eine Kompresse richtig anzulegen, und wie Sie sich eine Heilsalbe selbst zubereiten können.

Wir möchten Ihnen mit der *Grünen Apotheke* ein Buch an die Hand geben, das Ihnen bei der Auswahl der geeigneten Heilpflanzen und ihren jeweiligen Zubereitungen hilft. Und wir wollen Sie in Ihrem Wunsch nach natürlichen Heilweisen unterstützen, Sie dazu ermutigen, sich mit den Pflanzen auseinander zu setzen und sie zu Ihren ständigen Begleitern werden zu lassen.

Berlin im Juni 2004

Dr. Jörg Grünwald *Christof Jänicke*

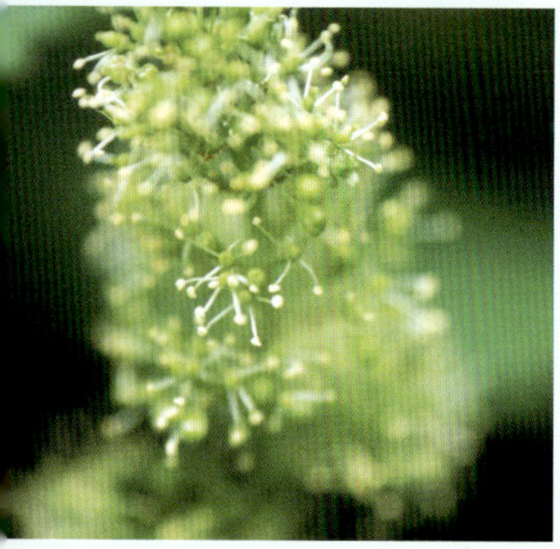

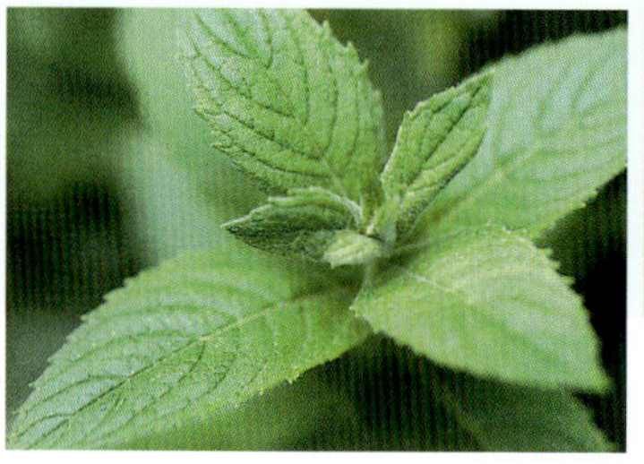

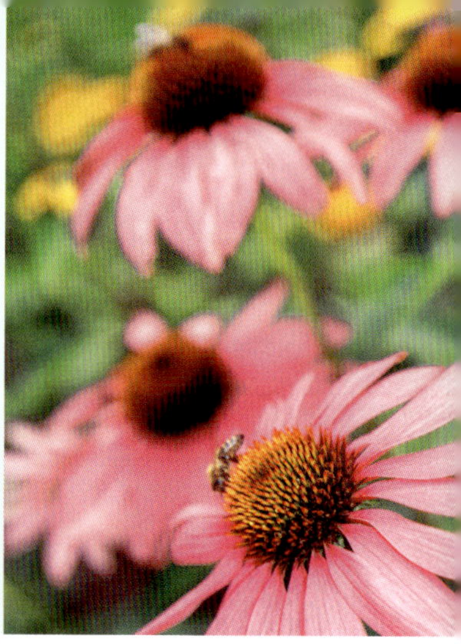

Die Heilkraft der Pflanzen

Beschwerden natürlich behandeln

Inhalt

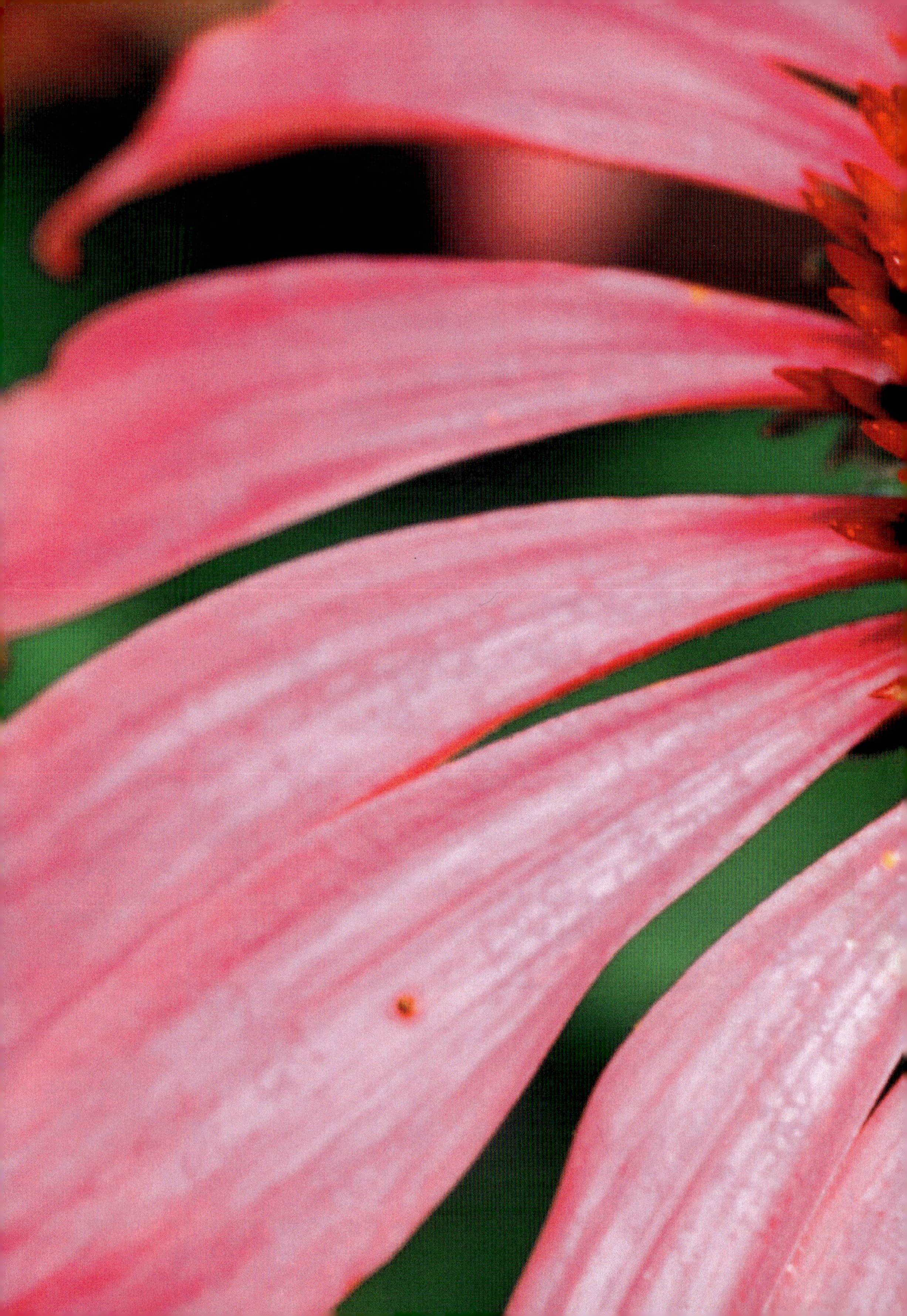

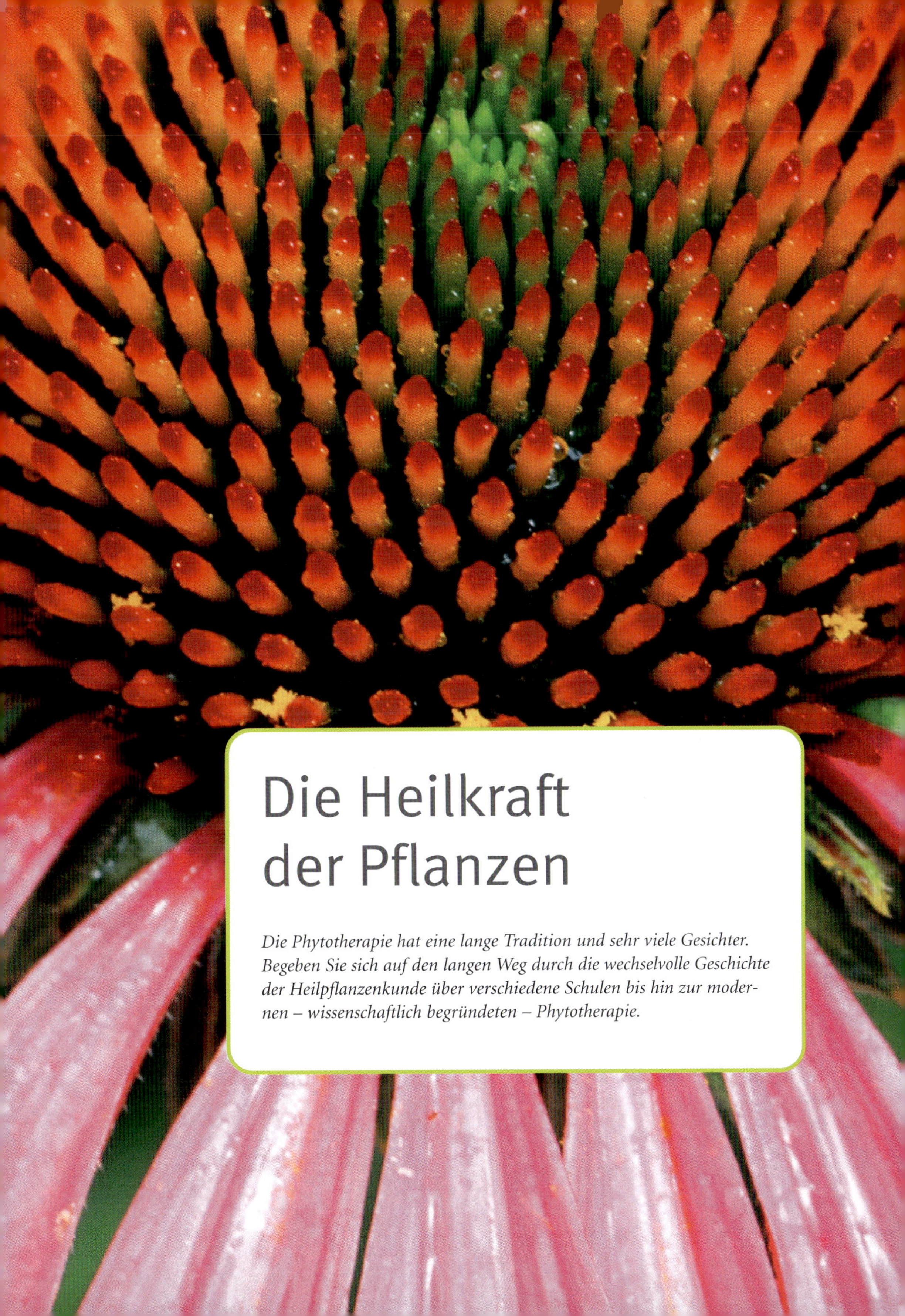

Die Heilkraft der Pflanzen

Die Phytotherapie hat eine lange Tradition und sehr viele Gesichter. Begeben Sie sich auf den langen Weg durch die wechselvolle Geschichte der Heilpflanzenkunde über verschiedene Schulen bis hin zur modernen – wissenschaftlich begründeten – Phytotherapie.

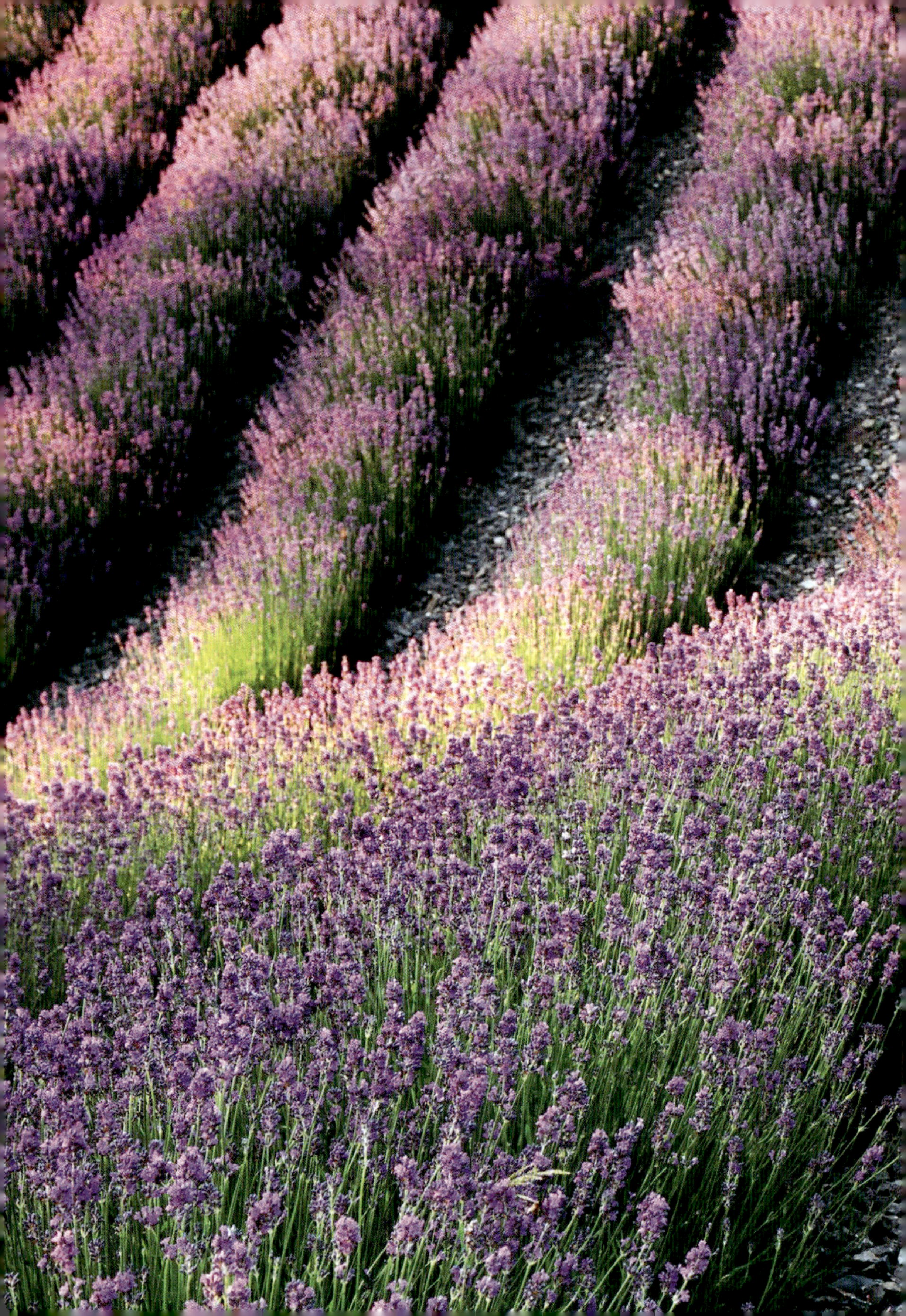

Geschichte der Pflanzenheilkunde

Die moderne Phytotherapie basiert auf einem Wissens- und Erfahrungsschatz, dessen Wurzeln viele tausend Jahre zurückliegen. Die Kunde von der Heilkraft der Pflanzen ist so alt wie die Menschheit. Von den Hochkulturen Ägyptens ging das alte medizinische Wissen an die Griechen und Römer über. Durch die Aufzeichnungen islamischer Gelehrter und die europäischen Klostergärten des Mittelalters wurde dieses Wissen bis in die heutige Zeit weitergetragen.

Die Anwendung von Heilpflanzen hat in allen medizinischen Traditionen einen hohen Stellenwert. Bis vor knapp 200 Jahren waren die Heilmittel der Natur die einzigen Medikamente, die der Menschheit zur Verfügung standen. Wirkungen und Gebrauch wurden daher sorgfältig studiert, dokumentiert und weiterentwickelt.

Arzneipflanzen sowie auch alle anderen Heilmittel und die Vorstellungen von den Ursachen der einzelnen Krankheiten waren immer auch in die allgemeinen spirituellen und philosophischen Anschauungen und Rituale der jeweiligen Zeit und Kultur eingegliedert.

In den Religionen der Antike war zumeist einer der vielen Götter für die Ausstattung der Menschheit mit Arznei verantwortlich. Nach dem christlichen Glauben des Mittelalters galt Gottvater als der Schöpfer sämtlicher Heilmittel, diese wiederum waren einzelnen Heiligen gewidmet. Mit der Säkularisierung und dem technikorientierten Weltbild des industriellen Zeitalters schließlich bildeten sich auch in der Medizin zunehmend mechanistische Vorstellungen von Ursache und Wirkung heraus.

In der heutigen Zeit haben wir in den Industrieländern der westlichen Welt die erfreuliche Situation, neben der vorherrschenden Schulmedizin aus einer Reihe alternativer und komplementärer Heilweisen auswählen zu können. Impulse gehen dabei nicht nur von Elementen fremder Kultursysteme aus, sondern vermehrt auch von der Wiederentdeckung des alten, fast vergessenen Wissens aus unserer eigenen europäischen Vergangenheit.

IN DER FRÜHZEIT

Wir dürfen heute davon ausgehen, dass die Menschen Pflanzen schon immer auch zu Heilzwecken genutzt haben. Für die ersten medizinischen Anwendungen, das Auflegen von Blättern und das Kauen von Früchten oder Wurzeln, dürften unsere Vorfahren wohl ihren Instinkten gefolgt sein. Ein vergleichbares Verhalten kann man auch bei Tieren beobachten: Instinktiv bevorzugen sie Pflanzen, die ihnen helfen, und meiden solche, die ihnen schaden. Mit der Entwicklung der Zivilisation wuchs der Erfahrungsschatz der empirischen Heilkunde. Als der Mensch sich selbst reflektierend gegenübertrat, begann er auch, nach den Ursachen von Krankheiten und nach der Wirkung von Heilmitteln zu fragen. In der frühzeitlichen Epoche des Geister- und Dämonenglaubens sah man feindliche Kräfte am Werk, die zu bannen es ausgewählter Heilkundiger mit magischer Praxis bedurfte. Eine Generation von Medizinmännern gab ihr Wissen mündlich an die nächste weiter. Bis zur Entwicklung der ersten Schriftsprachen hinterließ die Menschheit also nur sehr wenige Informationen über Umfang und Art ihres heilkundlichen Wissens.

INDIEN

Seit Jahrtausenden folgt die traditionelle Medizin Indiens dem ganzheitlichen Konzept des Ayurveda, des „vollen Lebens". Nach der religiösen Auffassung der Inder erhielten die Menschen die Regeln des Ayurveda von den Göttern übermittelt. Festgehalten wurden sie vor über 3000 Jahren in den „vier grundlegenden Büchern der Wissenschaft", den so genannten Veden. Überliefert wurden sie allerdings nur in zwei Schriften jüngeren Datums: in der „Sammlung von Caraka" und in der „Sammlung von Sushruta", die beide aus den ersten nachchristlichen Jahrhunderten stammen. In den historischen Quellen werden insgesamt rund 3000 verschiedene Pflanzen aufgeführt, die für medizinische Zwecke eingesetzt wurden.

CHINA

Die chinesische Medizin hat eine sehr lange Tradition und besteht aus gegensätzlichen, einander ergänzenden Einzelrichtungen. Hier liegt auch der Ursprung der Akupunktur und der Akupressur.

Entsprechungssystematische Medizin

Dieses Medizinsystem, das eng mit den Ideen des Konfuzianismus verknüpft ist, entstand ab dem 3. Jahrhundert v. Chr. und entwickelte sich zur offiziellen Medizin des Hofes. Es ist eine Mischung aus exakter Naturbeobachtung und theoretischen Konzepten. Zu Letzteren zählt die Einteilung des menschlichen Körpers in fünf Organe sowie in Yin- und Yang-Prinzipen, wie sie noch heute in der Traditionellen Chinesischen Medizin (TCM) Gültigkeit haben.

Ihre Blütezeit erlebte die Schule der entsprechungssystematischen Medizin während der Sung-Dynastie (960–1279 n. Chr.), als am Hof eine eigenständige Medizinalbehörde gegründet wurde, einschließlich medizinischen Verlags und Ärzteschule. Im weiteren Verlauf der Geschichte zersplitterte das Medizinsystem in zahlreiche, untereinander zerstrittene Schulen.

Chinesische Drogenkunde

Die Drogenkunde Chinas entwickelte sich in wesentlichen Zügen und über einen langen Zeitraum hinweg unabhängig von den theoretischen Überlegungen des entsprechungssystematischen Medizinsystems. Sie steht eher in der Tradition des Daoismus, der unter anderem die Einheit des Menschen mit der Natur propagiert.

Der Legende nach geht sie auf den Herrscher Shen Nong zurück, der um 200 v. Chr. lebte. Dieser untersuchte den medizinischen Nutzen mehrerer hundert Kräuter, von denen er viele an sich selbst testete. Seine Erkenntnisse hielt er im Buch „Ben Lao" fest, einem Kompendium aus 365 Drogen. Es enthält Angaben zu deren therapeutischen Eigenschaften sowie zu Verarbeitung und Dosierung. Zu einem großen Teil handelt es sich dabei um Kräuter, Rinden und Wurzeln, die auch heute in der Traditionellen Chinesischen Medizin (TCM) verwendet werden, z. B. Ephedra, Rhabarber, Ginseng und Zimtrinde. Die Drogen wurden nach drei Giftigkeitsklassen sowie nach sieben Kategorien gegenseitiger Beeinflussung unterschieden. Offenbar wurden damals schon Kombinationen verschiedener, sich ergänzender Heilpflanzen eingesetzt.

Die Ansammlung empirischen Wissens, mit der das Werk des Shen Nong auch heute noch beeindruckt, ist charakteristisch für die gesamte chinesische Heilkunde. Umfangreiche Rezeptesammlungen blieben auch aus den ersten nachchristlichen Jahrhunderten erhalten. Erst ab dem 12. Jahrhundert versuchte man, die empirische Drogenkunde mit bestehenden medizinischen Theorien zu verknüpfen und Mechanismen für die Wirkung von Arzneien zu formulieren.

BABYLON

Aus Mesopotamien, der Wiege unserer Zivilisation, stammen die ältesten Aufzeichnungen zur pharmazeutischen Praxis. Das Gesellschaftssystem kannte zum einen Ärzte, die gleichzeitig Priester waren und neben Arzneimitteln zur Heilung religiöse Formeln und psychosomatische Methoden anwendeten. Zum anderen gab es auch weltliche Heilkundige, die Heilmittel auf der Grundlage eines wissenschaftlichen Systems einsetzten. Lehmtafeln aus der Zeit um 2600 v. Chr. enthalten medizinische Texte zu verschiedenen Krankheiten. Diese beschreiben die Symptome und nennen geeignete Arzneien und Gebete. Aus diesen Quellen wissen wir unter anderem von der damaligen arzneilichen Verwendung von Zypressenöl, Myrrhe, Süßholz und Schlafmohn.

ÄGYPTEN

Die alten Ägypter glaubten, ihr medizinisches Wissen käme vom Gott der Ärzte: von Thot. Auch Imhotep, einem real existierenden Universalgenie aus der Zeit des Pyramidenbaus, wurde in späteren Jahrhunderten eine Verehrung als Gott der Medizin zuteil. Quellen über die altägyptischen Heilweisen sind zum einen die historischen Kommentare von antiken Autoren wie Homer, Herodot oder Plinius, zum anderen Hieroglyphentexte aus der altägyptischen Zeit selber.

Nach den damaligen wissenschaftlichen und religiösen Vorstellungen von den menschlichen Körperfunktionen galt das Herz bereits als Zentrum des Systems. Man begriff es als den Ort, wo die Leben spendenden Kräfte empfangen und über ein Netz von Kanälen weitergeleitet wurden. Krankheiten wurden durch Dämonen bzw. böse Einflüsse hervorgerufen, und die medizinische Behandlung musste von Priestern durchgeführt werden, die eine elitäre Klasse innerhalb der Gesellschaft bildeten und ihr Wissen und dessen Weitergabe eifersüchtig hüteten. Die einzelnen Heiler waren bereits stark auf bestimmte Organsysteme spezialisiert, ähnlich unserem heutigen Facharztsystem. Die Behandlungsmethoden waren standardisiert, und das Gesundheitswesen wurde insgesamt vom Staat überwacht, der unter besonderen Umständen, etwa in Kriegszeiten, auch für die Kosten aufkam.

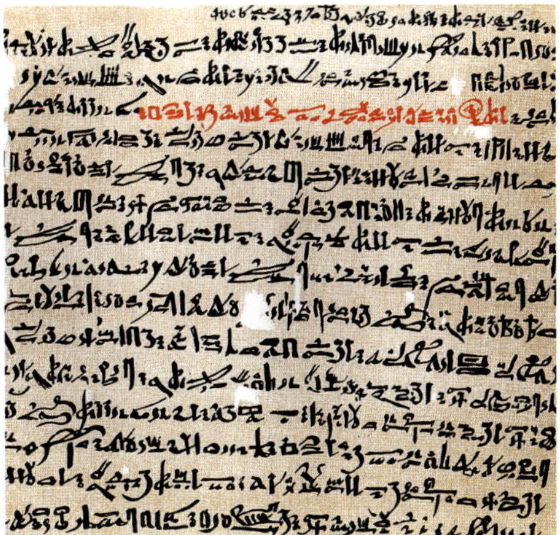

Schon die Hieroglyphentexte beschrieben die medizinische Verwendung der Pflanzen.

Die medizinischen Papyri

Papyrusrollen aus dem Jahre 2400 v. Chr. zeugen davon, dass die Ägypter schon sehr früh Spezialärzte kannten. Unter den erhaltenen medizinischen Papyri sollen hier vor allem zwei sehr umfangreiche Exemplare erwähnt werden: der „Ebers-Papyrus“ und der „Smith-Papyrus“. Diese mehrere Meter langen Schriftrollen stammen aus der Zeit um 1600 v. Chr. und wurden Ende des 19. Jahrhunderts in Luxor entdeckt.

Große Teile der medizinischen Papyri sind der Diagnose und Therapie konkreter Krankheiten gewidmet. Aus diesen Quellen wissen wir, dass die Menschen damals schon von Rheuma, grauem Star und verschiedenen Infektionskrankheiten gequält wurden. Der „Ebers-Papyrus“ beschreibt im Detail die Zubereitung und Anwendung mineralischer und pflanzlicher Ausgangsstoffe. Er enthält eine Sammlung von 800 Rezepten für Abkochungen, Pillen und Lotionen sowie zu Mischungen zum Gurgeln, Schnupfen, Inhalieren und Räuchern. Unter den 700 verwendeten Drogen finden wir auch solche, deren Anwendungsgebiet sich bis in die heutige Zeit gehalten hat, z. B. Rizinus als Abführmittel und Mohn oder Opium als Schmerz- und Betäubungsmittel.

Mit dem Niedergang der altägyptischen Kultur gingen zwar viele Behandlungsweisen und Rezepte verloren, die einzelnen Heilpflanzen aber wurden durch die antiken Autoren überliefert und in die Medizinsysteme von Hebräern, Arabern, Persern und Griechen integriert.

GRIECHENLAND

Über die frühe griechische Medizin wissen wir wenig. Vieles wurde aus ägyptischen Quellen weiterentwickelt. Selbst der kultisch verehrte Imhotep wurde von den Griechen als Gott Asklepios übernommen. Auch der Einfluss der Gelehrten spielte eine Rolle: Die Vorstellung des 6. Jahrhunderts v. Chr., dass Gesundheit durch einen ständigen Ausgleich der Kräfte entstehe, geht beispielsweise auf den Philosophen Pythagoras zurück.

Die Schule des Hippokrates (siehe Kasten Seite 13) entwickelte daraus hundert Jahre später die Vier-Elemente-Lehre, welche die abendländische Medizin bis in die Neuzeit wesentlich prägte.

Wenn auch in den ägyptischen Papyri bereits von Heilpflanzen die Rede ist, so darf doch die „Geschichte der Pflanzen“ („Historia plantarum“) des Theophrastos von Eresos (ca. 372–322 v. Chr.) als das erste erhaltene geschlossene Werk über Pflanzen gelten (siehe Seite 13 f.). Auch Theophrasts Lehrer, Aristoteles (384–322 v. Chr.), hatte bereits botanische Studien verfasst, von denen der größte Teil jedoch verloren ging.

Pharmakon

Der griechische Begriff „Pharmakon“ konnte innerhalb der griechischen Weltanschauung verschiedene Bedeutungen annehmen: Zaubertrank, Gift oder Heilmittel. Die Römer dagegen unterschieden zwischen Gift (Venenum oder Virus) einerseits und Heilmittel (Medicamentum) andererseits. Im Mittelalter wurde die Giftwirkung des „Pharmakon“ geleugnet, denn die Heilmittel stammten, nach damaliger Auffassung, von Gott, dem man die Erschaffung von Giftstoffen nicht zutrauen mochte. Erst im 16. Jahrhundert kehrte der Arzt Paracelsus zur Auffassung der griechischen Antike zurück: „Alle Dinge sind Gift und nit ohn' Gift, allein die Dosis macht, dass ein Ding kein Gift ist.“

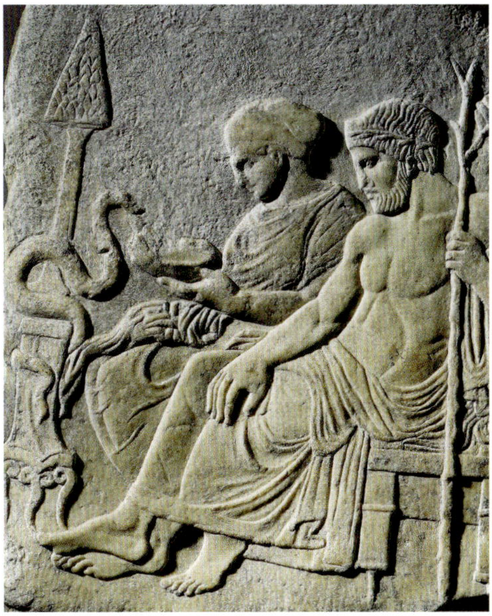

Der Stab des Äskulap mit der Schlange symbolisiert den Doppelcharakter von Arznei und Gift.

Die Lehre der vier Elemente

Aus der antiken Philosophie stammt die Einteilung der Welt in die vier Elemente Erde, Feuer, Luft und Wasser. Ebenso glaubte man, dass der menschliche Körper aus vier Elementen – Säften – bestehe. Das waren Blut (sanguis), Schleim (phlegma), schwarze Galle (melancholes) und gelbe Galle (choles). Nach der antiken Elementenlehre, die über zwei Jahrtausende das Denksystem des Abendlandes prägte, herrschte in jedem Menschen eines dieser Elemente vor und bestimmte über dessen Temperament. Waren die Körpersäfte im Ungleichgewicht, so wurde der Mensch krank. Jede Krankheit durchlief drei Stadien: die Roheit (apepsie), die Kochung (pepsie) und die Ausscheidung (crisis). Zur Behandlung jeder Krankheit war die Harmonisierung der inneren Kräfte nötig. Dafür mussten Heilpflanzen mit entsprechenden Qualitäten und Wirksamkeiten ausgewählt werden. Die Qualitäten der einzelnen Pflanzen wurden mit den Begriffen kalt, warm, feucht und trocken umschrieben, ihre Wirksamkeit war in drei bis vier Graden abgestuft. Diagnose und Therapie der krankheitsverursachenden Gleichgewichtsstörungen setzten viel Wissen und vor allem praktische Erfahrung voraus, was die Zahl der fähigen Heilkundigen verständlicherweise sehr stark begrenzte.

Bedeutende Fortschritte in der systematischen Naturforschung erreichte Theophrastos von Eresos (siehe Seite 12). Er wird auch der

Hippokrates

Hippokrates (ca. 460–375 v. Chr.) stammte aus einer Familie, die zu ihren Vorfahren den Heilgott Asklepios zählte und ihre Kinder traditionsgemäß für den Ärzteberuf ausbildete. Auf seinen Reisen durch Griechenland und Kleinasien erweiterte Hippokrates seine Heilkenntnisse, bis er auf seine Heimatinsel Kos zurückkehrte und dort in seiner eigenen Schule Medizin lehrte. Er löste die althergebrachte Bindung der Medizin an die Götter und ihre magischen Kräfte und ersetzte sie durch eine wissenschaftliche Denkweise und systematische ärztliche Beobachtungen. Seine Behandlungsmethode war ganzheitlich orientiert und sah außer pflanzlichen Arzneien auch Diäten und andere Umstellungen der Lebensweise vor. Viele der ihm zugeschriebenen Schriften stammen allerdings nicht von ihm selbst, sondern von seinen Schülern, darunter auch der berühmte „Hippokratische Eid“, den ein Arzt auch heute noch am Ende seiner Ausbildung ablegen muss.

Vater der Botanik genannt. Theophrastos entwickelte die Fertigkeit, den Charakter einer Pflanze durch Anbau zu verändern. Er züchtete beispielsweise aus einer wilden Vorläuferpflanze die noch heute geläufige Pfefferminze. In seinem Hauptwerk „Geschichte der Pflanzen" behandelte er auch die medizinischen Wirkungen der einzelnen Pflanzen und stellte damit die Pharmakologie auf eine rationale Grundlage.

ROM

So wie die griechische Medizin die ägyptische fortführte, so wurde die römische Medizin wesentlich durch die griechische geprägt. Viele einflussreiche Personen waren entweder selber Griechen oder hatten in Griechenland ihre Ausbildung erhalten. Umfassende Arbeiten auf dem gesamten Gebiet der Naturforschung fasste Plinius der Ältere (23–79 n. Chr.) in der Enzyklopädie „Historia naturalis" zusammen, einem mehrbändigen Werk, das auch zahlreiche Hinweise zur medizinischen Verwendung von Pflanzen enthält.

Eine stärker heilkundliche Perspektive weist die etwa zur gleichen Zeit erschienene „Materia medica" des Pedanios Dioskurides (40–90 n. Chr.) auf, eines Griechen, der unter dem römischen Kaiser Nero als Militärarzt diente. Sein Werk umfasst Abbildungen, Beschreibungen und Hinweise zum Gebrauch von rund 600 Pflanzen und blieb bis in die frühe Neuzeit ein medizinisches Standardwerk. Im Orient wird es in arabischer Übersetzung auch heute noch verwendet.

Als Grieche in Rom wirkte auch der nach Hippokrates bedeutendste Arzt der Antike, Claudius Galenus (ca. 130–200 n. Chr.), der sowohl die hippokratische Vier-Elemente-Lehre als auch die Arbeiten des Dioskurides weiterführte. Galenus hinterließ extrem komplexe Rezepturen mit zum Teil Dutzenden von Inhaltsstoffen. Seine Methoden zur Mischung, Extraktion und Verfeinerung von Drogen, die zu Arzneimitteln von reproduzierbarer Qualität führten, beherrschten die westliche Medizin über 1500 Jahre lang. Noch heute sprechen wir von der „galenischen" Formulierung, wenn wir die Zubereitungsform eines Medikamentes meinen.

Der Zerfall des römischen Weltreiches, Konflikte zwischen Römern und Christen sowie die Unruhen zur Zeit der Völkerwanderung führten dazu, dass große Teile des medizinischen Wissens verloren gingen. Bewahrt wurden die seit der griechischen Antike überlieferten Traditionen zum einen in den europäischen Klöstern und zum anderen in den Kulturen des Orients.

Der Theriak

Seit Anbeginn der Heilkunde sind die Menschen auf der Suche nach der „einen" Medizin, die alle Krankheiten heilen kann, auch „Panazea" genannt – nach der Tochter des Heilgottes Asklepios, Panakeia. Mithridates, König von Pontus (ca. 100 v. Chr.), schuf das erste derartige Allheilmittel, das legendäre „Mithridatum". Die Formel behielt ihren Ruf über 1000 Jahre und wurde der Vorläufer von Mischungen, die später unter dem Namen „Theriak" kursierten. Hauptbestandteile waren Opium und Schlangenfleisch, daneben 50 bis 100 weitere Zutaten, die einmal jährlich unter öffentlicher Aufsicht in den Stadtapotheken gemischt wurden, um Verfälschungen zu vermeiden. Noch im Deutschen Arzneibuch von 1882 war ein Theriakrezept mit zwölf Bestandteilen (ohne Vipernfleisch) enthalten.

ARABER UND PERSER

Die Araber übernahmen viel von dem griechisch-römischen Wissen und erweiterten es mit eigenen Zubereitungen und Pflanzen persischen, indischen und chinesischen Ursprungs. Beschrieben sind unter anderem Kampfer, Senna, Muskat, Rhabarber, Sandelholz, Tamarinde und Moschus.

Die arabische Kultur trennte die Berufe von Arzt und Apotheker. In Bagdad entstanden im 8. Jahrhundert die ersten privaten Apotheken. Die Verfügbarkeit von Zucker aus Zuckerrohr zu erschwinglichen Preisen brachte neue Formen von Medizin wie Sirup, Konfekt oder Konserve hervor. Auch erlangten die arabischen Pharmazeuten quasi eine Monopolstellung bei der Destillation von ätherischen Ölen, Wasserdampfgemischen und alkoholischen Geisten.

Als die Araber nach Spanien und Südfrankreich vordrangen, brachten sie neue Formen pharmazeutischen Wissens mit, die schnell aufgegriffen und in die lokale Heilkunde integriert wurden.

Avicenna

Der Gelehrte, dessen Name richtig Ibn Sina lautete, lebte von 980 bis 1037 in Persien als Pharmazeut, Arzt, Dichter, Philosoph und Diplomat. Großen wissenschaftlichen Ruhm erlangte Avicenna als Verfasser von über 200 Büchern und Abhandlungen. Sein medizinisches Hauptwerk „Canon Medicinae" liefert eine Zusammenfassung der gesamten griechisch-arabischen Medizin. 1170 in Toledo ins Lateinische übersetzt, blieb es bis ins 17. Jahrhundert hinein Grundlage auch der westlichen Pharmazie.

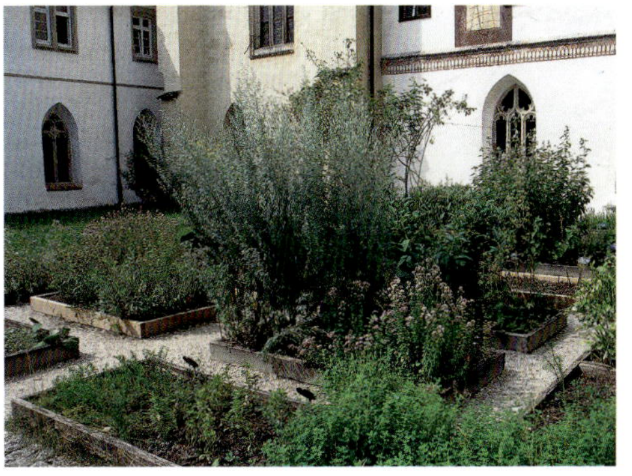

In den Klostergärten wurden hauptsächlich einheimische Pflanzen kultiviert.

DIE KLOSTERHEILKUNDE

Die Epoche der Klostermedizin umfasst die Zeit vom 8. bis 12. Jahrhundert, als die Klöster bei der medizinischen Versorgung Europas eine führende Position einnahmen.

Das Kloster als Spital und Apotheke

Um 527 gründete Benedikt von Nursia das erste Kloster auf dem Montecassino in Süditalien. In seinen umfangreichen Richtlinien zum klösterlichen Leben heißt es in Kapitel 37: „Die Sorge für die Kranken steht vor und über allen Pflichten." Nach Benedikts Bestimmungen sollte jedes Kloster für die Pflege der Kranken einen eigenen Diener und einen besonderen Raum bereitstellen. Daraus entwickelten sich die Institutionen des Mönchsarztes und Klosterapothekers sowie des Infirmariums bzw. des Klosterspitals. Von Anfang an war diese Fürsorge nicht nur für die Ordensangehörigen gedacht, sondern für alle Kranken und Bedürftigen, die im Kloster um Hilfe baten.

Ab dem 7. Jahrhundert wurde gewohnheitsmäßig in den Klöstern Englands, Irlands, Frankreichs, Deutschlands und der Schweiz medizinisches Wissen gelehrt.

Die Klosterapotheke

Die Ausgangsstoffe der Klosterapotheke stammten hauptsächlich aus dem Pflanzenreich. Aus Kostengründen wurden in erster Linie die Heilkräuter in den Feldern und Wäldern der Umgebung gesammelt, dann in klostereigenen Kräutergärten kultiviert. Neben den kultivierten einheimischen Pflanzen enthielten die Kräutergärten der Klöster auch fremdländische Arten, die Pilger oder Mönche von ihren zahlreichen Reisen mitbrachten. Exotische Pflanzen waren damals sehr teuer.

Das „Capitulare de villis“

Von großer Bedeutung für den Ausbau der Klostergärten war die Hofgüterverordnung Karls des Großen (768–814), das „Capitulare de villis vel curtis imperialibus“, erlassen 812 in Aachen. Die Verordnung schreibt detailliert die Bewirtschaftung der kaiserlichen Höfe, Pfalzen und Klöster vor. Ein Benediktinerabt aus der Normandie erstellte im kaiserlichen Auftrag eine Liste mit 73 Nutzpflanzen und 16 Bäumen, die von jedem Landgut kultiviert werden sollten.

Wörtlich steht dort geschrieben: „Wir wollen, dass man in den Gärten alle diese Kräuter halte: Lilien, Rosen, Bockshornklee, Salbe, Raute, Eberraute, Gurken, Kürbisse, Melonen, Schminkbohnen, Kümmel, Rosmarin, Meerzwiebel, Schwertlilie ... und viele andere mehr. An Bäumen sollen sie haben: Apfel-, Birn- und Pflaumenbäume verschiedener Art, Ebereschen, Mispeln, Kastanien, Pfirsiche, Quitten, Haselnüsse, Mandel- und Maulbeerbäume, Lorbeer- und Feigenbäume, Nuss- und Kirschbäume verschiedener Art. Diese Früchte sollen in trockenen Kellern aufbewahrt werden.“

Viele Bauerngärten gehen auf diese Liste zurück, die je nach klimatischer Situation entsprechend abgewandelt wurde.

Karlsgarten aktuell

Seit wenigen Jahren kann wieder ein historischer Garten gemäß der alten Vorschrift besichtigt werden. Der Freundeskreis Botanischer Garten Aachen e. V. hat einen solchen Garten mit den Pflanzen und Bäumen des „Capitulare de villis“ in Aachen neu angelegt.

Frühe medizinische Schriften

Marcus Aurelius Cassiodorus (490–585), Benedikts Nachfolger sowie Kanzler des ostgotischen Königs Theoderich und dessen Nachfolger in Ravenna, unternahm einen ersten Versuch zur Systematisierung des pharmazeutischen und medizinischen Wis-

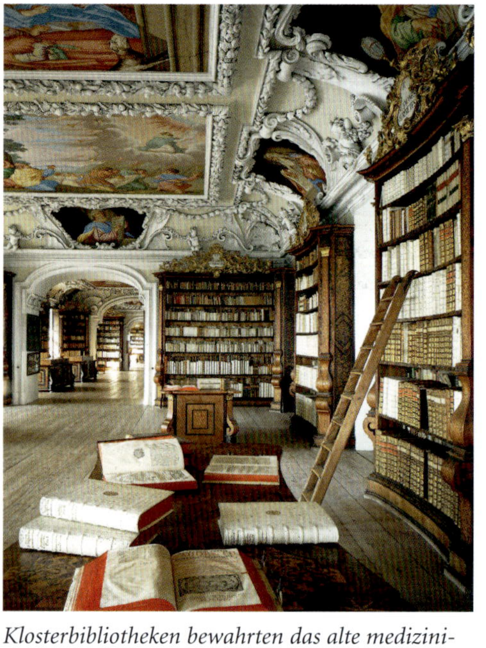

Klosterbibliotheken bewahrten das alte medizinische Wissen und führten es fort.

sens der westlichen Welt. In seinen Statuten empfiehlt er das Studium der antiken Autoren Hippokrates, Dioskurides, Galen und Caelius Aurelianus.

Insbesondere die „Materia medica" des Dioskurides wurde immer wieder abgeschrieben, ergänzt und umstrukturiert.

Neben den antiken Quellen waren verschiedene anonyme Texte und Traktate aus dem 4. bis 6. Jahrhundert für die Klostermedizin von entscheidender Bedeutung.

Um 795 erschien das „Lorscher Arzneibuch", eine karolingische Handschrift aus dem Kloster Lorsch bei Worms. Dieses älteste deutsche Kompendium der Arzneitherapie bietet einen Querschnitt durch die mittelalterliche Pharmazie. Sein Hauptteil bildet eine umfangreiche Sammlung von Rezepten. Deren Bestandteile sind heute allerdings oft nur mit Mühe nachvollziehbar, da die zeitgenössischen Pflanzennamen meist von den heute üblichen Bezeichnungen abweichen.

Im 9. Jahrhundert kompilierte der Abt und Dichter Walahfrid Strabo aus St. Gallen (geboren 808) den „Hortulus", ein Lehrgedicht, das neben der Beschreibung des Gartenbaus und 24 einzelner Pflanzenarten auch Hinweise auf diverse medizinische Anwendungen enthält.

Aus dem Kloster auf der Insel Reichenau im Bodensee stammt der „St. Gallener Klosterplan" aus dem Jahre 830, so genannt nach seinem heutigen Aufbewahrungsort. Dieser architektonische Plan des idealen Klosters sieht neben Arzthaus und Spital auch einen Heilpflanzengarten vor und enthält detaillierte Vermerke über die anzubauenden Arten. Es sind die gleichen Pflanzen, die auch im „Hortulus" erwähnt werden.

Über längere Zeit entstanden keine größeren neuen Werke, bis im 11. Jahrhundert der Mönch Odo Magdunensis das Lehrgedicht „De viribus herbarum" verfasste, in dem er die medizinische Anwendung von knapp 60 Pflanzen beschreibt. Eine zweite, erweiterte Fassung wurde fälschlicherweise dem antiken Autor Aemilius Macer aus Verona zuschrieben und stieg unter dem Namen „Macer floridus" (was in etwa „wieder belebter Macer" bedeuten sollte) zum meistverbreiteten Kräuterbuch des Mittelalters auf, vor allem im deutschsprachigen Raum, wo es für den Schulunterricht in Latein benutzt wurde und in nahezu jeder zweiten Bibliothek zu finden war.

Blickpunkt Klosterheilkunde

In jüngster Zeit hat sich die Klostermedizin zu einem eigenständigen Forschungsgebiet entwickelt. Am Institut für Geschichte der Medizin an der Universität Würzburg entstand die Forschergruppe Klostermedizin. Sie hat es sich zum Ziel gesetzt, den Gebrauch einzelner Heilpflanzen im Kontext des jeweiligen Zeitalters zu analysieren. Diese Arbeit führt möglicherweise zur Wiederentdeckung von Heilpflanzen oder Anwendungsgebieten, die im Laufe der Zeit in Vergessenheit gerieten. Zurzeit erstellen die Wissenschaftler historische Pflanzenporträts sowie eine Datenbank aller Pflanzen, die in den alten Kräuterbüchern genannt und beschrieben werden.

Die kirchlichen Aspekte

Die Klostermedizin erwarb sich unbestritten große Verdienste um die Heilkunde, indem sie das alte Wissen der Antike bis in die heutige Zeit überlieferte und ergänzte. Auf der anderen Seite aber selektierten die gelehrten Kleriker auch das Wissen, verschlossen es vor der Laienwelt und versahen es mit einem religiösen Überbau. Materialistische Vorstellungen der Antike wurden abgelöst von der christlichen Überzeugung, dass Gott den Menschen die Heilmittel zur Verfügung gestellt habe. Diese Verknüpfung ging so weit, dass man die Weigerung eines Kranken, eine Medizin einzunehmen, als Sünde ansah und sogar dem Selbstmord gleichstellte.

Im Zuge des christlichen Missionierungseifers wurde das Wissen der Volksmedizin entweder christianisiert, z. B. indem man traditionelle Heilpflanzen mit christlichen Namen versah wie „Johanniskraut“ oder „Mariendistel“, oder aber es wurde im Zeichen von Inquisition und Hexenverfolgung unerbittlich und nachhaltig bekämpft.

Die Unterdrückung der Volksheilkunde fachte den Aberglauben erst recht an, denn was nur hinter vorgehaltener Hand weitergegeben werden konnte, wurde ohne Kontrolle verfälscht und beliebig ausgeschmückt. Überdies waren die missionarischen Bemühungen insofern ohne Erfolg, als sich der missliebige heidnische Volksglaube ohne Probleme durch die praktisch wesensgleichen, aber erlaubten kirchlichen Praktiken der Heiligenverehrung, des Reliquienkults und des Wunderglaubens ersetzen ließ.

Das Konzil von Clermont im Jahr 1130 verbot dem Klerus, ärztlich tätig zu sein, konnte sich damit aber zunächst nur schwer durchsetzen. Erst mit dem Übergang vom Mittelalter zur Neuzeit gaben die Klöster die umfassende medizinische Versorgung allmählich auf. Ein endgültiges Aus kam für viele Klöster in Deutschland wie im übrigen Nordeuropa durch die Reformation.

Hildegard von Bingen

Die wohl berühmteste Heilkundige des Mittelalters wurde 1098 als jüngstes von zehn Kindern des Burggrafen von Bökelheim geboren und starb im Jahr 1179 hochbetagt als Äbtissin vom Rupertsberg. Neben anderen Werken verfasste Hildegard von Bingen zwei Bücher: „Physica“ und „Causae et curae“. Die „Physica“ stellt eine neunbändige Abhandlung der Heilmittel dar, von denen zwei Bände der Pflanzenheilkunde gewidmet sind: den Kräutern und den Bäumen. Erstmals verwendete sie neben den lateinischen auch die volkstümlichen Namen. Damit und mit der Berücksichtigung etlicher vorher nicht beschriebener Pflanzen gelang ihr teilweise eine Verknüpfung von Klostermedizin und traditioneller Volksheilkunde. Auch in ihrem medizinischen Grundlagenwerk „Causae et curae“ geht sie über die herrschende Lehrmeinung der Humoralpathologie hinaus und entwickelt eigenständige Vorstellungen von der Körperlichkeit des Menschen, einschließlich der Sexualität – für das Mittelalter einmalig.

AKADEMISCHE MEDIZIN IM MITTELALTER

Ausgangspunkt der akademischen Medizin war natürlich die Klosterheilkunde. Eine entscheidende Rolle dabei spielte das Kloster Montecassino, das in Salerno ein Spital für erkrankte Mitbrüder unterhielt.

Im 11. Jahrhundert trat der Drogen- und Gewürzhändler Constantin aus Nordafrika in den Orden ein. Er verfügte über medizinische Kenntnisse und übersetzte viele Texte aus dem Griechischen und Arabischen ins Lateinische. Zudem schuf er eine eigene Arzneimittellehre, das „Liber graduum“, welches Steckbriefe von 209 Pflanzen und Mineralien enthielt.

Die Schule von Salerno entwickelte sich zur ersten medizinischen Universität, in der nicht mehr Kleriker, sondern vorwiegend Laien wirkten. Allmählich wurde das Monopol der Klöster im medizinischen Bereich aufgelöst. Es folgte die Zeit der akademischen Medizin, die an den neu gegründeten weltlichen Universitäten gelehrt wurde. Die bedeutendsten Schulen waren jene in Montpellier in Südfrankreich und in Padua in Norditalien. Außer den akademischen Medizinern, die auch Physici genannt wurden, gab es Wundärzte, die ihre Kenntnisse nicht durch ein Studium, sondern als Lehrlinge bei einem Meister erwarben.

Im Gefolge der Übersetzungstätigkeit Constantins entstand eine neue systematische Literatur. Zentrales Werk der Pflanzenheilkunde wurde Mitte des 12. Jahrhunderts das „Circa instans". In seinen 270 detaillierten Pflanzenmonographien wird außer der Pflanze auch die Droge (siehe: „Was sind pflanzliche Arzneimittel?", Seite 50 ff.) beschrieben – unter Angabe von Qualitätsmerkmalen und möglichen Verfälschungen. Die Schrift enthielt sowohl Aufzählung der Primärqualitäten und Wirkungen als auch Hinweise zu konkreten Anwendungen. Wobei auch mögliche Kombinationen und eventuelle Ersatzmittel genannt wurden.

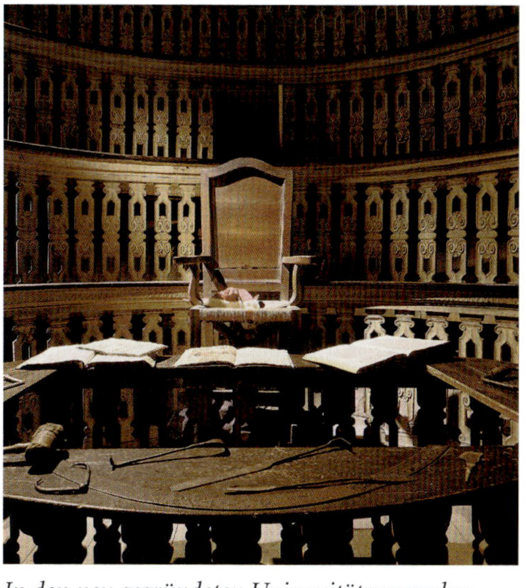

In den neu gegründeten Universitäten wurden Laien zu Medizinern ausgebildet.

Das „Circa instans" fand sehr rasche Verbreitung in Europa. Gemeinsam mit dem „Aggregator", einem Standardwerk aus dem maurischen Raum, das 1290 ins Lateinische übertragen wurde, bildete es die Grundlage für die riesigen Kompilationen (Sammlungen) des Spätmittelalters. Diese wurden im 13. und 14. Jahrhundert von den so genannten Enzyklopädisten zusammengestellt, Mitgliedern des Dominikanerordens, die es sich zum Ziel gesetzt hatten, das gesamte Wissen der Zeit enzyklopädisch verfügbar zu machen. Die Enzyklopädien waren universell, enthielten aber auch große Abschnitte zu den einzelnen Heilpflanzen. Ab dem 14. / 15. Jahrhundert wurden auch spezielle Kräuterbücher und Drogenkunden mit ähnlichem Vollständigkeitsanspruch und mit über 600 Kapiteln herausgegeben, darunter die „Leipziger Drogenkunde", die neben anderen Texten die einzige vollständige deutsche Übersetzung des „Circa instans" enthält. Der Beginn des Buchdrucks im 15. Jahrhundert ermöglichte in der Folgezeit das Erscheinen zahlreicher Pflanzenbücher. Erwähnenswert ist der „Gart der Gesundheit" aus dem Jahr 1485. Dieser erste, mit Holzschnitten illustrierte Druck eines Kräuterbuches in deutscher Sprache ging aus der deutschen Prosaversion des „Macer floridus" von 1200 hervor. Obwohl inhaltlich fehlerhaft, erwies sich das Werk als besonders erfolgreich und wurde nicht nur mehrfach aufgelegt, sondern bildete auch den Kern zahlreicher späterer Kräuterbücher, die bis ins frühe 19. Jahrhundert erschienen.

Medizinische Theorie

Während die ersten Schriften der Klostermedizin aus der karolingischen Zeit vor allem auf den Werken des Plinius und dessen Weiterentwicklungen basierten, rückte ab dem 11. Jahrhundert die Vier-Säfte-Lehre (Humoralpathologie) in den Mittelpunkt, die Galen seinerzeit aus den Lehren der hippokratischen Zeit erarbeitet hatte. Da allerdings nur wenige das ausgefeilte System verstanden, wurde die galenische Medizin im Mittelalter auf eine Art und Weise dogmatisch angewendet, die Fortschritte oder andersartige Erkenntnisse verhinderte.

Das änderte sich erst mit der Pestepidemie von 1348. Sie bedeutete einen Wendepunkt im medizinischen Denken der damaligen Zeit. Der Grund: Zu ihrer Bewältigung erwiesen sich die gängigen medizinischen Lehren als völlig nutzlos. Der Tod eines Drittels der europäischen Bevölkerung ließ das Vertrauen in die galenische Medizin mehr und mehr schwinden. Zu den Kritikern des herrschenden Weltbildes gehörte auch Paracelsus (siehe Kasten), der selber so unterschiedlichen Systemen anhing wie Signaturenlehre, Astrologie und Chemie.

Paracelsus

Geboren im Jahre 1493 als Philippus Aureolus Theophrastus Bombastus von Hohenheim, studierte Paracelsus Medizin in Italien und eignete sich ein umfangreiches Wissen an. Als junger Professor in Basel beging er das Sakrileg, erstmalig Vorlesungen nicht auf Latein, sondern in der Sprache des einfachen Volkes zu halten. Er verfasste das bis dato umfangreichste medizinische Werk in deutscher Sprache, in dem er die unterschiedlichsten Gedankengänge vereinigte. Einerseits orientierte er sich an alten germanischen Sitten wie der Beobachtung der Mondphasen, andererseits begriff er Lebensvorgänge im Wesentlichen als chemische Prozesse und sah auch die Heilung von Krankheiten als Aufgabe der Chemie an. Als Heilmittel verwendete er unter anderem Gifte wie Schwefel, Blei, Antimon oder Quecksilber. Aus Pflanzen und Heilwässern versuchte er mittels chemischer Verfahren ein wirksames Prinzip zu isolieren. Damit war er allerdings nicht nur den Gedanken, sondern vor allem den labortechnischen Möglichkeiten seiner Zeit gar zu weit voraus. Er starb 1541.

Die Signaturenlehre

Die Signaturenlehre kann auf astrologische Theorien oder auch auf religiöse Überzeugungen zurückgeführt werden. Durch den Einfluss der Sterne oder Gottes erhält eine Pflanze in ihrer Struktur einen Hinweis auf ihre arzneiliche Wirkung. Dies kann sich in ihrer Form, Farbe, Textur oder durch andere äußere Kennzeichen bemerkbar machen. „Die Natur zeichnet jegliches Gewächs, so von ihr ausgeht, zu dem dazu es gut ist", schrieb Paracelsus. Demnach wären rote Wurzeln dazu in der Lage, Blutungen zu stillen. Ein treffendes Beispiel dafür ist die Blutwurz, auch Tormentill genannt. Weitere Beispiele von Heilpflanzen, bei denen diese Lehre zutrifft, sind Weide und Pappel, deren Zweige im Wind zittern und gegen Fieber und Schüttelfrost wirken, oder das Johanniskraut, dessen Blätter ein Lochmuster aufweisen und bei Hautkrankheiten sowie zur Wundheilung gebraucht werden. Ein anderes Beispiel ist der Ginseng, dessen Wurzelform an eine menschliche Gestalt erinnert und der auch tatsächlich als Tonikum zur allgemeinen Stärkung verwendet wird.

DIE ZEIT DES BAROCK

Das 16. Jahrhundert erlebte eine Renaissance der Pflanzenheilkunde, gekennzeichnet durch die Publikation diverser großer Kräuterbücher nach Art des „Gart der Gesundheit“. Wichtige deutschsprachige Autoren waren Otto Brunfels, Hieronymus Bock, Leonhart Fuchs, Adam Lonitzer und Jacob Theodor, genannt Tabernaemontanus. Deren Werke waren sowohl für Laien als auch für Ärzte geschrieben worden und zum Teil mit detaillierten Holzschnitten bebildert. Mehr und mehr trat das exakte Wissen um die verschiedenen Arten und Varietäten des Pflanzenreichs in den Vordergrund. Bereits der Kartäusermönch und spätere Arzt Otto Brunfels hatte die Pflanzen erstmalig nicht alphabetisch, sondern nach ihren botanischen Familien geordnet. Aber erst im 18. Jahrhundert sollte der schwedische Botaniker Carl von Linné die heute geläufige Systematik des Pflanzenreiches nach spezifischen Merkmalen ihrer Fortpflanzungsorgane ausformulieren (siehe: „Was sind pflanzliche Arzneimittel?“, Seite 50).

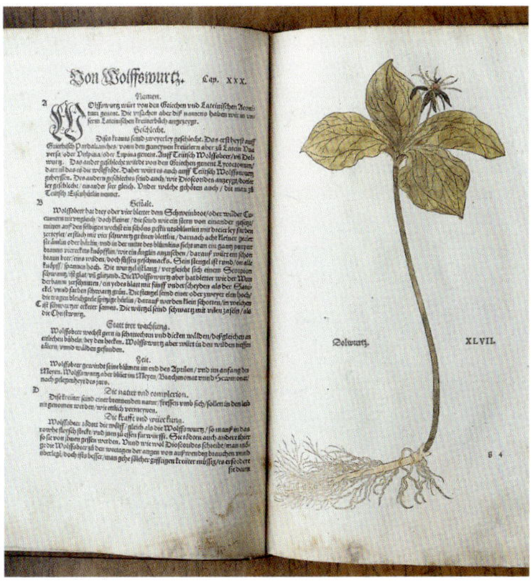

Die Kräuterbücher des Barock waren mit detailgetreuen Holzschnitten bebildert.

Der zunehmende Handel mit Heilkräutern und Drogen sowie die Uneinigkeit und Verwirrung hinsichtlich ihrer Qualität und Verarbeitung erforderte die Einführung einheitlicher Standards, so dass Ärzte und Apotheker Rezepturen gleich bleibenden Charakters und Stärkegrads gewährleisten konnten. In Florenz brachte die Zusammenarbeit von Apothekergilde und medizinischer Gesellschaft 1498 das „Nuovo Receptario“ hervor, die erste Pharmacopoeia mit offiziellem Status, an die sich innerhalb der florentinischen Jurisdiktion alle Apotheker zu halten hatten. Rund 50 Jahre später griff das Prinzip auch auf andere Regionen über.

Ab dem Barock kehrte auch ein Teil der Klostermedizin bzw. -pharmazie zurück. Die Gegenreformation führte zu einer Neugründung zahlreicher Klöster. Viele von ihnen richteten eine Apotheke ein, die auch die Umgebung mit Arzneimitteln versorgte. In den Nonnenklöstern erhielten die Frauen die gleiche Ausbildung und Approbation wie die männlichen Apotheker. Die Klostermedizin des Barock unterschied sich allerdings in wesentlichen Punkten von der des Mittelalters: Das Klosterleben verlief weniger isoliert und weltabgewandt. Der Auftrag der medizinischen Rundumversorgung der ganzen Bevölkerung war naturgemäß nicht mehr gegeben, da sich hierfür längst das weltliche Ärztewesen etabliert hatte. Auch traten die Mönche kaum noch als Gelehrte oder Autoren medizinischer oder naturwissenschaftlicher Werke in Erscheinung.

Ihren zweiten großen Zusammenbruch erlebte die Klosterheilkunde in Deutschland mit der gewaltsamen Auflösung vieler Klöster im Zuge der Säkularisierung der Kirchengüter in den Jahren 1803 bis 1806.

KOLONIALZEIT

Mit der Kolonisation Amerikas wurden im 17. und 18. Jahrhundert alte Heilmittel der indianischen Völker auch in Europa bekannt, unter anderem waren das Pflanzen, die gegen Malaria und Skorbut halfen. Starken Zuspruch fand insbesondere die Sarsaparille: Zur Behandlung von Syphilis erwies sie sich als wirksamer und vor allem weitaus ungefährlicher als das damalige Standardmittel Quecksilber, das leider trotzdem weiter in Gebrauch blieb. Das gilt auch für die Praxis des Aderlasses, der das vorzeitige Ableben George Washingtons aufgrund einer einfachen Erkältung verschuldet haben soll.

In Nordamerika tat sich in der Pflanzenheilkunde vor allem die Gemeinschaft der Quäker hervor. Nach ihren allgemeinen Lebensprinzipien lebten sie weitgehend selbstgenügsam, so dass sie ein vitales Interesse an Landwirtschaft und Gartenbau hatten, aus dem sie eine regelrechte Heilkräuterindustrie entwickelten. Ihr bekanntester Kräutergarten, der „Physics Garden" im Staat New York, umfasste im Jahr 1850 rund 20 Hektar. Insgesamt sammelten und kultivierten sie 248 Pflanzenarten. Die meisten davon waren einheimisch, einige wurden aber auch aus Europa mitgeführt. Weltweit exportierten die Quäker Tonnen von getrockneten Drogen und Extrakten, bis gegen Ende des 19. Jahrhunderts ihr Gewerbe aufgrund des schwindenden Interesses an natürlichen Heilmitteln zum Erliegen kam.

INDUSTRIELLES ZEITALTER

Das frühe 19. Jahrhundert brachte das bis heute bestehende Heilsystem der Homöopathie hervor. Ihr Begründer Samuel Hahnemann (siehe Kasten Seite 26) wandte sich strikt gegen die verbreiteten Praktiken wie Aderlass, Schröpfen, Räucherungen oder Klistiere. Er betrachtete Krankheit als einen energetischen Vorgang, der nur durch energetische Behandlungen geheilt werden konnte. Für die Herstellung seiner Heilmittel entwickelte er strenge Vorschriften.

Der maßgebliche Trend der Zeit ging jedoch in eine andere Richtung: Ab der Barockzeit hatte man sich zunehmend um eine Differenzierung der Wirkungen und um Aufklärung der Wirkprinzipien bemüht. Dem Versuch, die chemische Zusammensetzung der pflanzlichen Wirkstoffe zu erkennen, waren erst mit der Entwicklung der organischen Chemie erste Erfolge beschieden. Im frühen 19. Jahrhundert gelang dem deutschen Apotheker Friedrich Wilhelm Adam Sertürner die Isolierung des Morphins als Wirkprinzip des Opiums. Damit entdeckte er zugleich die neue Stoffklasse

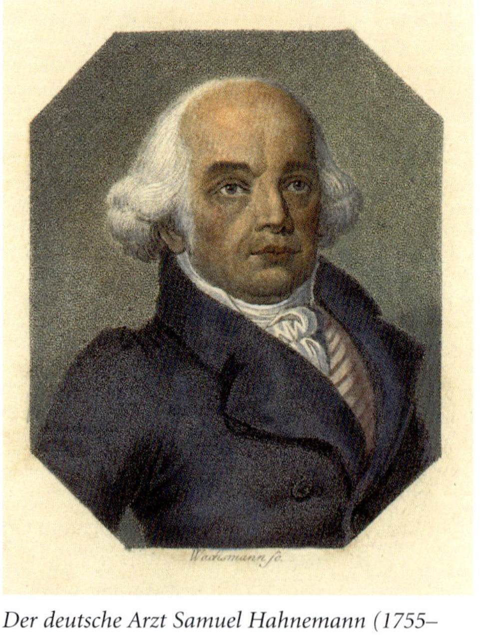

Der deutsche Arzt Samuel Hahnemann (1755–1843) ist der Vater der Homöopathie.

der Alkaloide. Es folgten Pierre-Joseph Pelletier und Joseph-Bienaimé Caventou mit Strychnin aus der Brechnuss und Chinin aus der Chinarinde – ein Durchbruch bei der Bekämpfung der Malaria.

Einige Apotheker erkannten das medizinische wie auch das geschäftliche Potenzial, begannen die Reinsubstanzen in größerem Maßstab zu produzieren und läuteten damit das Zeitalter der pharmazeutischen Industrie ein. So entstanden die heute noch existierenden Firmen Riedel und Merck sowie das pharmazeutische Labor von Ernst Schering.

Die isolierten Substanzen boten den Vorteil gleich bleibender Qualität, exakter Dosierbarkeit und steter Verfügbarkeit. Erst die Arbeit mit Einzelstoffen mit definierter Struktur erlaubte detaillierte pharmakologische Untersuchungen, aus denen sich Wirkmechanismen und biochemische Zusammenhänge ableiten ließen. Mit der synthetischen Modifikation natürlicher Strukturen ließen sich wichtige pharmakologische Eigenschaften verbessern wie Verträglichkeit, Resorbierbarkeit oder Stabilität.

Mit der Zeit stellte man fest, dass ein einzelner Wirkstoff oft nicht ausreicht, sondern dass man mehrere Wirkstoffe miteinander kombinieren muss. Dazu bemerkte der Berner Pharmakologe Emil Bürgi (1872–1947): „Zwei oder mehr Arzneien, die den gleichen Endeffekt auslösen, addieren sich in ihren Wirkungen, wenn sie dieselben, und potenzieren sich, wenn sie verschiedene pharmakologische Angriffspunkte haben."

Diese Feststellung bestätigte die sehr viel ältere Auffassung, dass Ganzdrogen manchmal erfolgreicher sind als isolierte Wirkstoffe.

Mit dem Aufkommen der Einzelwirkstoffe war das Interesse im 19. Jahrhundert fast nur noch auf die sehr stark wirksamen Arzneipflanzen wie Alkaloid- oder Herzglykosiddrogen gerichtet. Es bestand die Hoffnung, aus ihnen potente Wirkstoffe isolieren zu können. Neu aufkommende „naturheilkundliche Vereine" wandten sich entschieden von der Behandlung mit jeglichen Arzneimitteln ab. Dass die mild wirkenden traditionellen Heilpflanzen nicht in Vergessenheit gerieten, ist nicht zuletzt dem Wirken von Sebastian Kneipp zu verdanken.

Sebastian Kneipp

Der Namensgeber der Kneipp-Therapie, Sebastian Kneipp, lebte von 1821 bis 1897. Er stammte aus ärmlichen Verhältnissen. Finanzielle Förderung ermöglichte ihm eine Schulbildung und ein Studium, nach dessen Abschluss er im Dienst der Kirche tätig war. Bekannt wurde er vor allem wegen seiner Wasserkuren. Tatsächlich aber entwickelte Kneipp ganzheitliche Vorstellungen von Naturheilverfahren, Lebensführung und Ernährung, bei denen er auch den Einsatz mild wirkender Heilpflanzen einbezog.

MODERNE PHYTOTHERAPIE

Innerhalb der pharmazeutischen Industrie entwickelte sich eine eigene Sparte für pflanzliche Arzneimittel. Ihre wissenschaftliche Erforschung und klinische Anwendung unterscheidet sich prinzipiell nicht von denen der synthetischen Wirkstoffe. Der Begriff Phytotherapie grenzt diese modernen pflanzlichen Arzneimittel ab von jenen anderer Medizinsysteme wie der Homöopathie oder der anthroposophischen Medizin, die zwar auch pflanzliche Ausgangsstoffe verwenden, aber grundsätzlich anderen Überlegungen folgen als die naturwissenschaftliche Schulmedizin.

Heilpflanzen in verschiedenen Medizinsystemen

In Deutschland stellt die moderne Phytotherapie heute die führende therapeutische Richtung bei der medizinischen Verwendung von Pflanzen dar. Aber auch alternative Heilmethoden, die anderen Denkansätzen folgen oder aus anderen Kulturen stammen, erfreuen sich wachsender Beliebtheit.

Arzneipflanzen spielen in etlichen Therapiesystemen eine wichtige Rolle. Diese unterscheiden sich zum Teil sehr stark in ihren theoretischen Grundlagen, ihrem therapeutischen Gesamtkonzept sowie in der Zubereitungsform und in der Qualität der Heilmittel. Auch die öffentliche Anerkennung dieser verschiedenen Schulen und ihre rechtliche Stellung innerhalb unseres gesetzlich geregelten Gesundheitssystems variieren mitunter erheblich.

PHYTOTHERAPIE

Die moderne Phytotherapie ist ein Zweig innerhalb der Schulmedizin. Sie basiert auf der Verwendung von Wirkstoffen, die aus Pflanzen stammen. Dies können Zubereitungen aus ganzen Pflanzen oder aus Pflanzenteilen sein. Einige Vertreter zählen auch aus Pflanzen isolierte Wirkstoffe dazu.

Innerhalb der Phytotherapie wird zwischen „rationalen" und „traditionellen" Arzneimitteln unterschieden. Diese Unterscheidung spiegelt sich auch im gesetzlichen Rahmen wider: Traditionelle Phytotherapeutika werden nicht für schwere Erkrankungen zugelassen und verfügen über keinen wissenschaftlichen Wirkungsnachweis. Die Arzneimittel der rationalen Phytotherapie dagegen werden nach den gleichen Richtlinien untersucht, dokumentiert und überwacht wie synthetische Medikamente, mit nur einigen Erleichterungen und Besonderheiten bei der Zulassung (siehe: „Arzneimittelrecht und Phytotherapie", Seite 35 ff.).

Diagnose und Therapiekonzept sind bei der Phytotherapie die gleichen wie in der übrigen naturwissenschaftlich begründeten Medizin. Beschwerden, körperliche Gesamtuntersuchung und gegebenenfalls weitere Parameter wie etwa Blutwerte geben Hinweise auf die vorliegende Erkrankung. Arzneimittel dienen zum einen dazu, die zu Grunde liegende Ursache zu beseitigen, sofern das möglich ist, zum anderen sollen sie die Symptome lindern. Die Auswahl des Arzneimittels basiert auf der Vorstellung, dass der enthaltene Wirkstoff durch biochemische Wechselwirkungen auf zellulärer Ebene in die physiologischen Vorgänge des Körpers eingreift. Wichtige Prinzipien der rationalen Phytotherapie sind die allgemeine Übertragbarkeit, die Reproduzierbarkeit und eine Beziehung zwischen verabreichter Dosis und erzielter Wirkung.

Phytopharmaka werden vom Gesetzgeber nach den gleichen Prinzipien behandelt wie synthetische Arzneimittel. Sie müssen sowohl eine nachgewiesene pharmakologische Wirkung als auch eine klinische Wirksamkeit haben. Ihre Anwendungssicherheit muss durch toxikologische Daten untermauert sein. Gleichzeitig zählt die Phytotherapie im Arzneimittelgesetz zu den besonderen Therapierichtungen. Dies bedeutet, dass die Zulassungsanträge für ein neues Medikament von einer eigenen Abteilung innerhalb der Arzneimittelbehörde bearbeitet werden, deren Mitarbeiter besondere Kenntnisse in Phytotherapie aufweisen sollten. Auch muss bei Wirkstoffen mit langjähriger und belegter Anwendungspraxis nicht jeder Hersteller sämtliche Nachweise neu erbringen, sondern er kann sich auf Angaben berufen, die in der wissenschaftlichen Literatur bereits hinreichend dokumentiert sind.

Gesundheitsreform 2004

Die gesetzlichen Krankenkassen übernehmen seit der Gesundheitsreform 2004 nur noch die Kosten für verschreibungspflichtige Arzneimittel, unabhängig davon, ob es sich um synthetische oder pflanzliche Wirkstoffe handelt. Allerdings sind nur sehr wenige pflanzliche Präparate rezeptpflichtig. Zu ihnen zählen Zubereitungen aus Colchicin, einem Inhaltsstoff der Herbstzeitlosen, der gegen Gicht wirkt.

Ausnahmen von dieser Erstattungsregel sind Präparate aus Ginkgoblättern gegen Demenz, Johanniskraut gegen Depressionen, Mistelkraut zur begleitenden Krebstherapie und Flohsamenschalen zur Behandlung der Darmkrankheit Morbus Crohn.

Kinder bis zum Alter von 12 Jahren sind von dieser Regelung ausgenommen. Ihnen kann der Arzt nach wie vor alle Arzneimittel, also auch pflanzliche, auf erstattungsfähigem Rezept verordnen.

HOMÖOPATHIE

Die Homöopathie blickt auf eine rund zweihundertjährige Geschichte zurück. Entwickelt wurde sie von dem deutschen Arzt Samuel Hahnemann. Der Begriff leitet sich vom griechischen „homoion pathos" ab und bedeutet „ähnliches Leiden".

Wichtigster Grundsatz der homöopathischen Lehre ist die Simile-Regel: „similia similibus curentur." Das bedeutet, Ähnliches kann durch Ähnliches geheilt werden. Man geht in der Homöopathie davon aus, dass jedes wirksame Arzneimittel beim gesunden Menschen in höherer Dosierung ein typisches Arzneimittelbild, das heißt ein Muster von Symptomen erzeugt. Eine Krankheit mit den gleichen bzw. sehr ähnlichen Symptomen kann mit den entsprechenden Mitteln geheilt werden. Beispiel: Bienengift. Es ruft auf der Haut Quaddeln hervor. Bei krankhafter Quaddelbildung ist Bienengift in homöopathischer Zubereitung folglich das Heilmittel der ersten Wahl.

Der Nachweis des Wirkmechanismus ist bei dieser Methode sehr schwierig. Eine Erklärung der Homöopathie auf der Grundlage rein mechanistisch-kausalistischen Denkens ist schon deswegen kaum möglich, weil die Lehre für sich selbst in Anspruch nimmt, außerhalb der Gesetzmäßigkeiten dieses Denkens zu stehen. Tatsächlich äußerte Hahnemann die Überzeugung, dass physikalisch-chemische Gesetze in reiner Form nur für unorganische Materie gelten, während der lebende Organismus seinen eigenen Gesetzmäßigkeiten folge. Die Wirkung der Homöopathie wurde öfter als unspezifische Reiztherapie unter Ausnutzung der natürlichen Heilungsprozesse charakterisiert. Daher ist eine Heilung nur möglich, solange der Organismus die Fähigkeit zur Reaktion auf einen äußeren Reiz besitzt.

Samuel Hahnemann

1755 in Meißen geboren, studierte Hahnemann Medizin in Leipzig, Wien und Erlangen und war an verschiedenen Orten als Arzt, Pharmazeut und Übersetzer wissenschaftlicher Werke tätig. Die Übersetzung eines englischen Medizinbuches stieß ihn auf einen Wirkmechanismus der Chinarinde gegen Malaria, den er bezweifelte. Bei Selbstversuchen stellte er fest, dass die Chinarinde einen krankhaften Zustand auslöst, der dem Wechselfieber der Malaria ähnelt. Auf diese Beobachtung geht letztlich die Entwicklung des Gedankengebäudes der Homöopathie zurück. Weitere Versuche und Veröffentlichungen folgten. Im Jahr 1810 erschien sein Hauptwerk „Organon der Heilkunst". Die neue Lehre fand schnell viele Anhänger, erfuhr aber auch starke Anfeindungen und Repressionen von Seiten des Establishments. Abgesehen von der Homöopathie betonte Samuel Hahnemann die Wichtigkeit der Ernährung und der Hygiene und war ein Vorreiter der Desinfizierung. So bekämpfte er die Cholera-Epidemie im Jahre 1830 wirksam mit hohen Dosen Kampfer. Hahnemann starb 1843 in Paris.

Zur Behandlung einer Krankheit wird ein Arzneimittel gewählt, das im Körper – in hoher Dosierung – ähnliche Symptome hervorrufen würde. Dabei geht man davon aus, dass es in niedriger Dosierung eine Abwehrreaktion im Organismus auslöst, die aufgrund des Ähnlichkeitsprinzips gegen die zu heilende Krankheit wirkt.

Bei richtiger Anwendung durch einen geschulten und erfahrenen Homöopathen löst die homöopathische Therapie keine unerwünschten Nebenwirkungen aus, da sie nicht direkt in die physiologischen Vorgänge des Organismus eingreift.

Die exakte Erfassung der Symptome ist für die homöopathische Therapie von größter Wichtigkeit. Von ihrer Genauigkeit hängt die Auswahl des richtigen Arzneimittels ab. Der Homöopath stellt Fragen nach den Umständen, welche die betreffenden Symptome verschlimmern oder verbessern. Dazu zählen Temperatur, Aktivitätslevel, Nahrungsaufnahme oder seelische Empfindungen, um nur einige zu nennen.

Die Homöopathie behandelt keine Krankheiten, sondern kranke Menschen. Im Mittelpunkt steht das Individuum.

Eine logische Folge der Simile-Regel ist die Arzneimittelprüfung am gesunden Menschen. Samuel Hahnemann selbst hat an sich, seiner Familie und an seinen Mitarbeitern rund 100 Substanzen geprüft. Aus diesen umfangreichen Prüfungen wurden die Arzneimittelbilder abgeleitet.

Als Basistherapeutika werden Konstitutionsmittel eingesetzt. Das sind vielseitige Mittel mit einem großen Wirkungskreis, die danach ausgewählt werden, ob sie zum Typ des Kranken passen.

Meistens werden in der Homöopathie sehr viel geringere Mengen an Wirkstoffen eingesetzt als in der Schulmedizin. Der Homöopath versucht stets, die biologisch wirksamste Minimaldosis zu finden.

Zur Herstellung homöopathischer Arzneimittel werden Verfahren angewendet, die noch auf Hahnemann selbst zurückgehen. Diese sind im Homöopathischen Arzneibuch (HAB), einem Teil des Deutschen Arzneibuches, verbindlich festgelegt. Grundsubstanzen sind Pflanzen, tierische Produkte und Mineralien. Die Extraktion des standardisierten Ausgangsmaterials liefert die Urtinktur. Diese wird durch Schütteln oder

Verreiben mit Trägersubstanzen wie Alkohol, Wasser oder Milchzucker verdünnt. Durch diesen Prozess wird die Wirkung potenziert, also verstärkt. Potenziert wird in Hunderterschritten (C-Potenzen) oder in Zehnerschritten (D-Potenzen), was heute in Deutschland üblicher ist. Die Potenz D 1 entspricht also einer Verdünnung im Verhältnis 1 : 10, D 2 im Verhältnis 1 : 100 (und ist damit gleich stark wie C 1). Die geringere Potenz wird immer als Ausgangssubstanz für den nächsten Schritt benutzt, es dürfen dabei keine Schritte übersprungen werden. Die Homöopathen fassen das Potenzierungsverfahren nicht nur als reines Verdünnen auf. Vielmehr gehen sie davon aus, dass durch das Schütteln oder Verreiben bedeutsame Zustandsänderungen der Materie hervorgerufen werden, die einen Einfluss auf die Wirkung des Mittels haben.

Ab Potenzen von D 24 ist im Arzneimittel kein Molekül des Ausgangsstoffes mehr vorhanden. Dass derartige Mittel dennoch von Homöopathen eingesetzt werden, ist für einen großen Teil der Skepsis verantwortlich, die der Homöopathie entgegengebracht wird. Am häufigsten werden niedrige und mittlere Potenzen von D 1 bis D 12 eingesetzt.

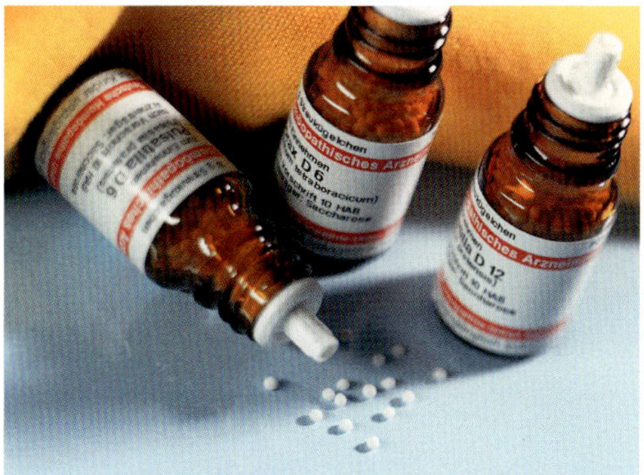

Kügelchen auf Lactose-Basis sind eine verbreitete homöopathische Arzneiform.

Rechtliche Stellung

Die Homöopathie zählt in Deutschland zu den vom Gesetzgeber anerkannten besonderen Therapierichtungen. Für die Zulassung homöopathischer Arzneimittel gelten eigene Bestimmungen. Die gesetzlichen Krankenkassen kommen allerdings weder für die Medikamente (mit Ausnahme von Kindern bis 12 Jahren) noch für die Diagnosegespräche beim Homöopathen auf.

ANTHROPOSOPHISCHE MEDIZIN

Die anthroposophische Medizin Rudolf Steiners (siehe Kasten Seite 28) versteht sich als Ergänzung zur naturwissenschaftlich begründeten Schulmedizin. Sie stützt sich im Wesentlichen auf die Selbstheilungskräfte des Organismus. Neben Heilpflanzen werden auch Metalle eingesetzt.

Ihre Grundlage ist die anthroposophische Lehre vom Wesen des Menschen, das sich aus vier Qualitäten zusammensetzt: dem physischen Körper, der Lebenskraft, der Seele und dem Geist. An einer Krankheit und ihrer Heilung sind, nach Auffassung der Anthroposophen, alle diese Qualitäten beteiligt, wobei zwischen zwei Hauptgruppen medizinischer Störungen unterschieden wird: entzündliche und degenerative Erkrankungen. Der anthroposophische Arzt erstellt zunächst die schulmedizinische Diagnose. Dabei geht er nach den üblichen Untersuchungsmethoden wie Kontrolle der Blutwerte und Sichtung der Röntgenbefunde vor. Zudem bemüht er sich, die Grundlage der Krankheit auf lebendiger, seelischer oder geistiger Ebene festzustellen. Die Therapie wird nach dem Gesamtbild ausgewählt.

Rudolf Steiner

Rudolf Steiner wurde 1861 in Kraljevica im ehemaligen Jugoslawien geboren. Er studierte Naturwissenschaften, Mathematik, Literatur und Philosophie und promovierte mit einer philosophischen Arbeit. Steiner arbeitete erst in der theosophischen, dann in der anthroposophischen Gesellschaft mit und gehörte geheimen Freimaurerlogen an. Nach der Neugründung der „Allgemeinen anthroposophischen Gesellschaft“ 1923/24 wurde er deren Vorsitzender. Er verfasste über 250 Bücher zu sämtlichen Lebensbereichen. Ab 1920 entwickelte er gemeinsam mit der Ärztin Ita Wegman die anthroposophische Medizin. Steiner starb 1925.

Nach der steinerschen Lehre sind Mensch und Pflanze in drei Funktionsbereiche untergliedert, die im umgekehrten Verhältnis zueinander stehen: Sinnes- und Nervenbereich des Menschen entsprechen den Wurzeln der Pflanze, Gliedmaßen-Stoffwechsel-System den Blüten und Früchten, rhythmisches System, sprich Atmung und Blutkreislauf, den Blättern.

Als Heilmittel kommen Pflanzen in Frage, bei denen diese drei Bereiche im Ungleichgewicht stehen. Dadurch sollen entsprechende Disharmonien, die sich beim Menschen als Krankheit äußern, ausgeglichen werden. Dazu berücksichtigt man vier stoffliche Zustände: warm, luftig, wässrig und fest. Auch sie sind bei den Pflanzen unterschiedlich stark ausgeprägt. Einige Pflanzenfamilien gelten aufgrund ihrer stofflichen Ausprägung als besonders gute Heilpflanzen, z. B. die Lippenblütler (Labiaten) als so genannte Wärmeträger oder die als luftförmig angesehenen Doldenblütler (Umbelliferen), die Absonderungen abbauen, Harn und Schweiß treiben und Gasstauungen sowie Verkrampfungen lösen sollen.

Eine wichtige Rolle bei der Auswahl der richtigen Heilpflanze spielen auch ihre Beziehung zu den Jahreszeiten und Mondphasen, Farb- und Formelemente, Eigenschaften des Standortes und Erntebedingungen sowie, im Falle der Mistel, ihr Verhältnis zu den verschiedenen Wirtsbäumen.

Das Herstellungsverfahren von anthroposophischen Heilmitteln ist von großer Bedeutung. Die Anhänger dieser Lehre gründeten zu diesem Zweck sogar spezielle pharmazeutische Unternehmen. Das anthroposophische Weltbild besagt, dass die Qualität einer Substanz durch ihren Entstehungsprozess wesentlich bestimmt wird. Natürliche Stoffe sind daher anders zu

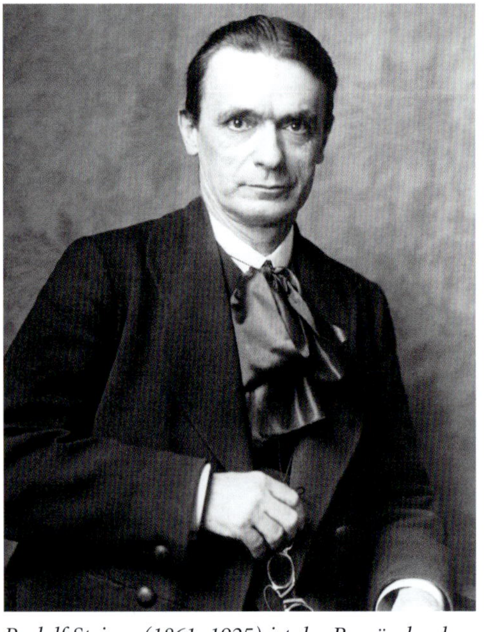

Rudolf Steiner (1861–1925) ist der Begründer der anthroposophischen Medizin.

bewerten als ihre synthetischen Analoga, selbst bei identischer chemischer Struktur. Mensch und Natur haben einen gemeinsamen geistigen Ursprung, von dem sie sich im Laufe der Evolution entfernt haben. Im Zuge des Herstellungsverfahrens muss diese geistige Verbindung zwischen Natur und Mensch wieder hergestellt werden. Erst dadurch wird der Naturstoff zu einem wahren Heilmittel für den Menschen.

Um die Heilkräfte einer bestimmten Pflanze „aufzuschließen", werden verschiedene Wärmeanwendungen genutzt. Diese Prozesse sind je nach der Art des Ausgangsmaterials abgestuft und reichen vom kalten Auszug bis zur Verkohlung.

Rechtliche Stellung

Die anthroposophische Medizin zählt zu den im deutschen Arzneimittelrecht anerkannten besonderen Therapierichtungen.

BACHBLÜTENTHERAPIE

Die Bachblütentherapie geht auf den englischen Arzt und Homöopathen Dr. Edward Bach zurück, der von 1886 bis 1936 lebte.

Bach beschäftigte sich zunächst mit der klassischen Homöopathie. Dabei interessierte ihn vor allem die psychische Verfassung seiner Patienten. Aus seinen zahlreichen Beobachtungen zog er den Schluss, dass in erster Linie nicht die körperlichen Symptome einer Krankheit behandelt werden müssen, sondern vielmehr der Gemütszustand des Patienten, der der Krankheit zu Grunde liegt. Nach Bachs Auffassung können Krankheiten nur entstehen, wenn das seelische Gleichgewicht des Menschen gestört ist. Ist dies der Fall, verliert der Mensch die Kraft, sich gegen schädliche Einflüsse von außen zur Wehr zu setzen. Krank machende Keime haben dann ein leichtes Spiel.

Auf der Suche nach möglichst naturbelassenen Heilkräften, die einen positiven Einfluss auf die Gemütsverfassung des Menschen nehmen, fand Bach 37 verschiedene krautige Blütenpflanzen und Bäume (plus Quellwasser), die das seelische Befinden in ein harmonisches Gleichgewicht bringen und dadurch dem Körper eine höhere Widerstandskraft verleihen sollten. Bachs Methode zielt darauf ab, vorübergehende negative Gemütszustände auch langfristig positiv zu beeinflussen.

Die einzelnen Blüten entsprechen verschiedenen Gemütszuständen wie Unsicherheit bei der Entscheidungsfindung, Hoffnungslosigkeit und Angstgefühle sowie Neid, Wut und unkontrollierte Aggressionen, um nur einige Beispiele zu nennen.

Verwendet werden Auszüge aus den Blüten. Die gewonnenen Blütenessenzen werden in erster Linie innerlich angewendet. Es gibt aber auch eine äußerliche Anwendung. Die Blüten können entweder einzeln oder in Kombination eingenommen werden. Die Aufbereitung der Ausgangsmaterialien läuft ähnlich ab wie in der Homöopathie. Der Vorteil der Bachblütentherapie: Sie zählt zu den sanften Heilverfahren und ist zur Behandlung von Kindern gut geeignet.

Bis heute konnte naturwissenschaftlich und medizinisch nicht erklärt werden, wie die Veränderungen des Gemütszustandes durch die Einnahme von Bachblüten zu Stande kommen. Selbst mit Hilfe modernster technischer Untersuchungsmethoden lassen sich keine Wirkstoffe in den Blütenessenzen nachweisen. Zudem ist es nicht möglich, Veränderungen im menschlichen

Stoffwechsel nach der Einnahme festzustellen. Es wird vermutet, dass die Wirkung, ähnlich wie bei der Homöopathie, im feinstofflichen Bereich liegt. Das erklärt wohl die große Skepsis gegenüber dieser Therapieform.

Dass es sich dabei um kein Placebo handelt, zeigt die erfolgreiche Behandlung von kleinen Kindern, Tieren und Pflanzen.

Rechtliche Stellung

Die Bachblütentherapie ist in Deutschland nicht offiziell anerkannt, sie zählt zu den Heilweisen der Alternativmedizin.

KNEIPPTHERAPIE (PHYTOBALNEOLOGIE)

Sebastian Kneipp (siehe Kasten Seite 23) machte den Zusatz von pflanzlichen Auszügen zu warmen Bädern vor rund 100 Jahren populär. Die Phytobalneologie ist eines von insgesamt fünf Prinzipien der Kneipptherapie. Sie vereinigt Elemente der physikalischen Medizin mit jenen der Phytotherapie und kann auf eine lange Tradition innerhalb der Volksmedizin zurückblicken.

Kräuterbäder wirken zum einen durch die physikalischen Reize des warmen oder kalten Wassers und zum anderen durch die zugesetzten pflanzlichen Inhaltsstoffe.

Durch kalte Bäder ziehen sich die Blutgefäße der Haut zusammen, durch warme werden sie geweitet. Letzteres bewirkt in der Folge einen Abfall des Blutdrucks und eine Steigerung der Herzfrequenz. Ab Temperaturen von 38 °C wird die lokale Durchblutung stark angeregt, die Haut rötet sich.

Pflanzliche Badezusätze enthalten Wirkstoffe, die über die Haut oder über die Atemwege aufgenommen werden und eine systemische Wirkung entfalten. Die Durchführung von Heilbädern hat sich vor allem bei bestimmten Anwendungsgebieten bewährt, darunter Hautkrankheiten, rheumatische Beschwerden, Erkältungen sowie nervöse Unruhe oder Einschlafstörungen.

Bei Dermatosen (Hautkrankheiten) mit trockener Haut können rückfettende Ölbäder Erleichterung bringen, die Temperatur sollte dabei 36 °C nicht überschreiten. Bewährt haben sich Nachtkerzen- und Sojaöl bei endogenem Ekzem, Extrakte aus Gerbstoffdrogen wie Eichenrinde, Haferstroh oder Kleie bei juckenden und nässenden Ekzemen, Kamillenöl bzw. -extrakt, Schafgarben- oder Schachtelhalmextrakt bei entzündlichen Prozessen und Menthol oder Thymian bei juckender Haut.

Rheumabäder können einen entzündlichen Schub verstärken. Sie sind daher in erster Linie bei chronischen Beschwerden außerhalb eines Schubes zu empfehlen. Einige Pflanzen, die für ein Rheumabad geeignet sind, fördern die Durchblutung, andere enthalten Salicylsäure und wirken daher schmerzlindernd. Häufig verwendete Wirkstoffe sind Eukalyptusöl, Heublumenöl oder -extrakt, Koniferenöl, Menthol und Wacholderöl.

Rechtliche Stellung

Die Phytobalneologie kann als spezielle Form der Phytotherapie oder der physikalischen Medizin aufgefasst werden. Der Zulassungsstatus der medizinischen Badezusätze variiert je nach Wirkstoffgehalt und wissenschaftlicher Dokumentation.

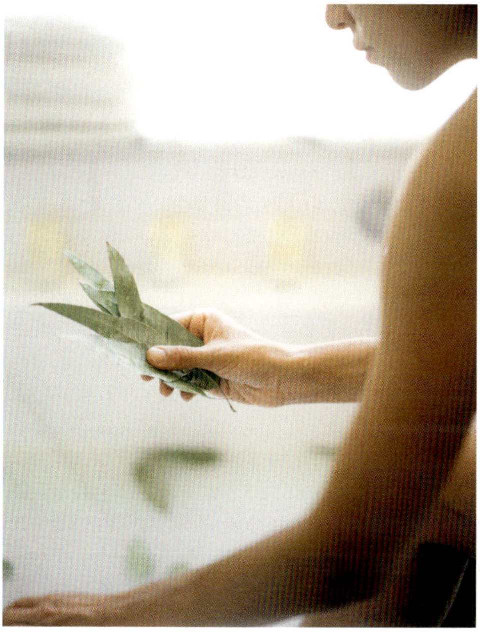

Beim Kräuterbad wirkt die Wärme des Wassers ebenso wohltuend wie die pflanzlichen Zusätze.

Auch Erkältungsbäder fördern die Durchblutung, insbesondere in den Schleimhäuten der Atemwege, wodurch die lokale Immunabwehr gestärkt wird. Menthol wirkt besonders befreiend bei verstopfter Nase, Thymianöl regt die Bronchialsekretion an. Außerdem können Eukalyptusöl, Kampfer und verschiedene Koniferenöle verwendet werden.

Für beruhigende Bäder haben sich Baldrianöl und -extrakt, Hopfenextrakt sowie Citronell- und Lavendelöl bewährt, wobei Letzteres auch anregend wirken kann.

AROMATHERAPIE

Aromatische Pflanzen waren Bestandteil der Heilkunde der meisten Kulturen. Überliefert sind entsprechende Angaben aus den alten Gesellschaften Chinas, Indiens, Tibets, Australiens und Neuseelands, Amerikas, Ägyptens, Roms und des Mittleren Ostens. Die Essenzen wurden traditionell inhaliert, äußerlich aufgetragen oder eingenommen. Erst vor kurzem wurde die Aromatherapie von der Pflanzenheilkunde abgetrennt. Der Begriff ist erst seit dem Zweiten Weltkrieg gebräuchlich.

Aromatherapie beinhaltet die therapeutische Anwendung ätherischer Öle, die durch Wasserdampfdestillation aus Pflanzen gewonnen werden. Verwendet werden Duftstoffe in geringer Dosierung, die regulierend auf den körperlichen Stoffwechsel einwirken sowie das seelische Befinden harmonisieren sollen. Duftstoffe wirken generell auf zwei Wegen: Zum einen führt die Stimulation des Geruchssinns, neben anderen Effekten, zu einer reflektorischen Beeinflussung verschiedener Körperfunktionen. Zum anderen gelangen die Bestandteile des ätherischen Öls über die Atemwege in den Blutstrom und üben im Körper pharmakologische Wirkungen aus. Die im Rahmen der Aromatherapie aufgenommenen Mengen sind allerdings sehr gering und nicht mit einer phytotherapeutischen Inhalation zu vergleichen.

Die Art der Wirkung, z. B. beruhigend oder anregend, beruht sowohl auf den pharmakologischen Eigenschaften der aufgenommenen Inhaltsstoffe als auch auf den psychologischen Effekten, die der jeweilige Duft beim Anwender auslöst. Die Reaktion kann somit individuell sehr unterschiedlich ausfallen, je nach den persönlichen Vorlieben oder Aversionen.

Rechtliche Stellung

Die Aromatherapie ist in Deutschland nicht offiziell anerkannt, sie zählt zu den Heilweisen der Alternativmedizin.

AYURVEDA (INDISCHE MEDIZIN)

Ayurveda bedeutet so viel wie die Wissenschaft (veda) vom langen Leben (ayur) und ist ein Lebenskonzept, das auf die philosophischen Ideen des Brahmanismus zurückgeht. Ayurveda ist aber auch ein vollständiges Medizinsystem, dessen Grundzüge vor rund 3000 Jahren entwickelt wurden. Noch heute lassen sich zwei Drittel der indischen Bevölkerung nach der ayurvedischen Medizin behandeln. Im Westen wurde die Lehre seit den sechziger Jahren vor allem durch den Guru Maharishi Mahesh Yogi bekannt.

Die Einheit des Lebens besteht nach der ayurvedischen Lehre aus Körper, Sinneswahrnehmungen, Geist und Seele. Der menschliche Körper gilt als Mikrokosmos, der die Eigenschaften des Makrokosmos, sprich des Universums, widerspiegelt. So gesehen besteht er aus den fünf Elementen Erde, Feuer, Wasser, Luft und Raum. Diese Elemente verbinden sich in den verschiedenen Strukturen und Funktionen des Körpers in variierenden Anteilen. Sie sind charakterisiert durch die drei Grundprinzipien Vata (Himmel und Luft), Pitta (Feuer und Erde) und Kapha (Erde und Wasser). Dabei gilt Vata als bestimmend für Bewegung und biologische Aktivität. Es wird mit Muskeltätigkeit, Herz-Kreislauf-System, Atmung und Ausscheidung in Verbindung gebracht. Pitta ist verantwortlich für die Bildung von Körperwärme und ganz allgemein für den Stoffwechsel zuständig. Kapha bestimmt die stofflichen Eigenschaften der Organe.

Nach ayurvedischer Lehre entstehen Krankheiten durch ein Ungleichgewicht der drei Grundprinzipien, welches Strukturen und Funktionen des Körpers schädigt. Die Behandlung zielt darauf ab, das Gleichgewicht wieder herzustellen, indem ein Zuwenig bestimmter Elemente zugeführt oder ein Zuviel beseitigt wird. Ein Zuviel muss durch mehr oder weniger drastische Maßnahmen aus dem Körper entfernt werden wie z. B. Erbrechen-Lassen, Abführen, Schwitzkuren oder Aderlass. Bei einem Zuwenig können Arzneimittel eingesetzt werden.

Die ayurvedischen Arzneimittel sind üblicherweise Kombinationen aus zahlreichen Bestandteilen, wobei die Grundsubstanzen in erster Linie pflanzlichen Ursprungs sind. In historischen Quellen werden insgesamt um die 3000 verschiedene Pflanzenarten erwähnt, von denen heute noch rund 1000 genutzt werden. Wie der Mensch, so sind auch die Pflanzen aus den fünf Elementen sowie nach den drei Grundprinzipien aufgebaut. Mit ihren jeweiligen Eigenschaften sollen sie die Störungen in der Zusammensetzung des menschlichen Körpers ausgleichen.

Rezeptur und Herstellungsverfahren ayurvedischer Arzneimittel sind komplex und durch Vorschriften geregelt. Verwendet werden Säfte oder Pulver, wässrige Extrakte, ölige Auszüge und Fermentationsprodukte. Die Produktion erfolgt durch Ärzte oder Kliniken sowie durch darauf spezialisierte indische Firmen. Innerhalb Indiens ist die Herstellung von ayurvedischen Arzneimitteln gesetzlich geregelt.

Rechtliche Stellung

In Deutschland müssen ayurvedische Heilmittel wie andere pflanzliche Arzneimittel nach den Kriterien der naturwissenschaftlichen Medizin zugelassen werden. Etliche Produkte werden als Nahrungsmittel oder auch als Nahrungsergänzungsmittel vertrieben. In diesen Fällen ist der Wirkstoffgehalt allerdings sehr gering.

TRADITIONELLE CHINESISCHE MEDIZIN (TCM)

Die Traditionelle Chinesische Medizin ist ein Medizinsystem der heutigen Volksrepublik China. Es besteht offiziell neben der westlichen Medizin und baut auf den Konzepten der Medizin der systematischen Entsprechungen auf – der historischen Medizin des chinesischen Hofes (siehe Seite 10 f.).

Die Konzepte der Traditionellen Chinesischen Medizin haben ihren Ursprung in der chinesischen Philosophie. Die drei wichtigsten Prinzipien sind Yin und Yang, die fünf Wandlungsphasen und Qi.

Yin und Yang sind zwei Aspekte eines Ganzen, wobei Yang als aktives oder funktionell-dynamisches Prinzip aufgefasst werden kann und Yin als passives oder materiell-statisches. Beide Prinzipien können nur gemeinsam existieren, die Stärkung des einen bedeutet eine Schwächung des anderen, und sie können sich unter bestimmten Umständen ineinander umwandeln. Das System der fünf Wandlungsphasen versucht, die Welt durch die Beziehung der fünf Elemente Wasser, Holz, Feuer, Erde und Metall zu beschreiben. In der TCM sind diesen Elementen die fünf „Funktionskreise" oder die fünf „klassischen inneren Organe" zugeordnet: Niere (Wasser), Leber (Holz), Herz (Feuer), Milz (Erde) und Lunge (Metall). Die einzelnen Organe sind über Leitungsbahnen miteinander verbunden und können einander beeinflussen, allerdings nur über bestimmte, feststehende Beziehungen.

Das Qi ist ein vielschichtiges Konzept, mit dem verschiedenartigste Körpervorgänge beschrieben werden. Seine zentrale Funktion ist ständige Aktivität und Dynamik. Die Blockade des Qi ist eine wichtige Krankheitsursache.

Die einzelnen Konzepte bestehen in der chinesischen Heilkunde nebeneinander. Sie werden nicht als absolute Theorien aufgefasst, sondern als Schemata, die die Einordnung von Krankheiten und deren jeweiligen Symptomen erleichtern.

System der fünf Wandlungsphasen

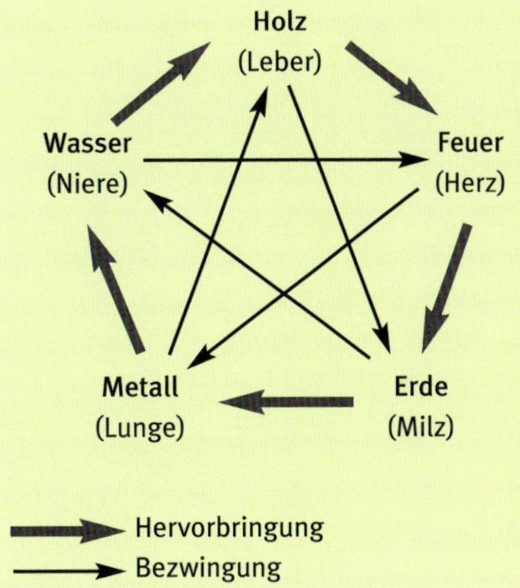

Das Grundmuster einer Erkrankung wird durch eine Vielzahl von Ursachen bestimmt. Diese können äußerlich oder innerlich sein. Sie können aber auch durch eine falsche Lebensführung hervorgerufen werden. Dabei unterscheidet man zwischen Wesen und Äußerung einer Krankheit, erkennbar als Haupt- und Nebensyndrom. Zu den Heilmaßnahmen gehören „äußere Therapien" wie die Akupunktur, „innere Therapien" – damit ist die Anwendung von Arzneimitteln gemeint – sowie „unspezifische Heilmaßnahmen" wie Diätetik, Massage oder auch Bäderanwendungen.

Die Rezeptur der Arzneimittel wird nach der exakten Diagnose individuell zusammengestellt und im Idealfall täglich neu auf die Entwicklung der Krankheit abgestimmt. Dafür ist es wichtig, dass der Therapeut genau weiß, wie sich die einzelnen Drogen innerhalb einer Mischung gegenseitig beeinflussen. Frisch hergestellte Abkochungen sind die bei weitem wichtigste Anwendungsform der Traditionellen Chinesischen Medizin. Es gibt dafür eine Reihe von Vorschriften, die z. B. Vorabkochungen bestimmter Drogen oder Separatabkochungen beinhalten.

Die pflanzlichen Drogen werden nach fünf Arzneimitteleigenschaften unterteilt. Zu den Primärqualitäten zählen die fünf Geschmacksrichtungen (sauer, bitter, süß, scharf und salzig), die vier Temperaturausstrahlungen (heiß, warm, kühl und kalt) und die Stufe der Toxizität. Sekundärqualitäten sind die vier Wirkrichtungen (steigen, fallen, schweben und sinken) und der Bezug zu den Funktionskreisen, also zu den „klassischen Organen".

Die Arzneimitteleigenschaften und die Anwendungsvorschriften sind in den Arzneibüchern der TCM festgehalten.

Rechtliche Stellung

In Deutschland zählt die TCM zu den alternativen Heilweisen. Die Arzneimittel werden auf dem üblichen Weg mit naturwissenschaftlichen Wirkungsnachweisen zugelassen.

KAMPO-MEDIZIN (JAPAN)

Die Kampo-Medizin stammt ursprünglich aus China, wird aber heute in Japan praktiziert, wo sie im 8. Jahrhundert n. Chr. eingeführt wurde. Sie stellt die gesamte physische Konstitution des Patienten in den Mittelpunkt. Dabei sind sowohl subjektive Symptome wichtig als auch äußere Umstände und Empfindungen, die scheinbar nichts mit der Krankheit zu tun haben. Innerhalb dieses Systems kann die gleiche Rezeptur zwei Patienten verordnet werden, die zwar verschiedene Krankheiten, aber eine ähnliche physische Konstitution aufweisen. Ziel der Behandlung sind die Stärkung des physischen Zustands, die Verbesserung der körpereigenen Abwehrkräfte und die Wiederherstellung des natürlichen Gleichgewichts innerhalb des gesamten Stoffwechsels.

Pflanzliche Arzneimittel sind nicht das einzige, aber ein wichtiges Therapiekonzept der Kampo-Medizin. Daneben werden auch tierische und mineralische Substanzen eingesetzt sowie physikalische Methoden wie Massage und Akupunktur. Die traditionelle „Koho-Form" des Kampo kannte 175 verschiedene Heilmittel, die in zwei alten medizinischen Schriftensammlungen niedergelegt sind. Im heutigen Japan sind 210 Kampo-Rezepte vom Gesundheitsministerium als wirksam anerkannt. Diese Rezepte bestehen in der Regel aus drei bis acht Bestandteilen und werden nach Standardanweisungen hergestellt. Die wichtigste traditionelle Zubereitungsform ist die Abkochung. Dabei müssen die rohen Drogen erst einen Tag lang im kalten Wasser ziehen, dann werden sie langsam bei geringer Hitze eingekocht. Heutzutage sind die meisten Rezepturen in Japan aber auch als Fertigpräparate in Form von Granula erhältlich.

Rechtliche Stellung

In Deutschland hat die Kampo-Medizin keine besondere Stellung. Die Rezepturen müssen je nach Wirkstoffgehalt als Phytopharmaka oder Nahrungsergänzungsmittel zugelassen oder aus den frischen Drogen zubereitet werden.

Arzneimittelrecht und Phytotherapie

Auch pflanzliche Medikamente müssen nach dem geltenden Arzneimittelgesetz zugelassen werden. In diesem Punkt unterscheiden sie sich nicht von den Medikamenten mit chemisch-synthetischen Wirkstoffen. Die Zulassungspflicht von Arzneimitteln in Deutschland kann nicht auf eine lange Tradition zurückblicken, sie geht auf das Arzneimittelgesetz aus dem Jahr 1976 zurück.

ARZNEIMITTEL IN DEUTSCHLAND

• Kurzer historischer Rückblick auf die Arzneimittelzulassung

Das Gesetz über den Verkehr mit Arzneimitteln, kurz Arzneimittelgesetz oder AMG genannt, stammt aus dem Jahre 1976 und hat die Registrierung von Arzneimitteln nach dem Arzneimittelgesetz von 1961 abgelöst. Das Ziel des Gesetzes ist es, „... im Interesse einer ordnungsgemäßen Arzneimittelversorgung von Mensch und Tier für die Sicherheit im Verkehr mit Arzneimitteln, insbesondere für die Qualität, Wirksamkeit und Unbedenklichkeit der Arzneimittel ... zu sorgen". Dem war eine Leitlinie der Weltgesundheitsorganisation (WHO) vorausgegangen, nach der die Herstellung und Qualitätskontrolle von Arzneimitteln nach dem internationalen Stand von Wissenschaft und Technik erfolgen sollte. 1973 beschlossen die Landesgesundheitsminister, diese Leitlinie in nationales Recht zu überführen. 1974 wurde der Entwurf der Bundesregierung zur Neuordnung des Arzneimittelrechts verabschiedet, wobei die wesentlichen Inhalte der WHO-Leitlinie übernommen wurden. 1976 erfolgte daraus das Arzneimittelgesetz (AMG). Seitdem sind einige Änderungen vorgenommen worden. Die 12. Änderung des Arzneimittelgesetzes beispielsweise implementiert diverse neue EU-Richtlinien in nationales Recht. Diese betreffen in erster Linie die Arzneimittelüberwachung, klinische Studien und die Qualität von Arzneimitteln. Das 12. AMG tritt Mitte 2004 in Kraft.

> **Arzneimittelzulassung in Deutschland**
>
> ➤ **Zulassungspflicht besteht seit 1976**
>
> ➤ **Die Dokumentation von Qualität, Wirksamkeit und Unbedenklichkeit von Arzneimitteln ist erforderlich**
>
> ➤ **Voraussichtlich Ende 2004 sind alle Arzneimittel auf dem Markt zugelassen**

Mit Verabschiedung der 10. Novelle des Arzneimittelgesetzes mussten in Deutschland alle Arzneimittel, die nicht nach dem geltenden Recht zugelassen worden sind, nachträglich zugelassen werden. Damit wurde eine EU-Richtlinie mit dem Ziel umgesetzt, dass alle Medikamente, die innerhalb der EU auf dem Markt sind, nach den geltenden Bestimmungen zugelassen sind. Die Anträge dafür mussten bis zum

Januar 2001 bei der zuständigen Behörde, dem BfArM (Bundesinstitut für Arzneimittel und Medizinprodukte) eingereicht werden. Dieses so genannte Nachzulassungsverfahren soll bis Ende 2004 abgeschlossen sein.

Da es sich bei den betroffenen Arzneimitteln in der Nachzulassung um bekannte Substanzen handelt, wird es seitens der Zulassungsbehörde als ausreichend erachtet, die Wirksamkeit und die Sicherheit des betreffenden Arzneimittels mit Hilfe der publizierten Literatur nachzuweisen.

Dieser Punkt wird hier erwähnt, weil sehr viele pflanzliche Arzneimittel in Deutschland von dieser Regelung betroffen sind. Aus dem Gesagten wird deutlich, dass es nicht ausreichend ist, die Sicherheit von Medikamenten nachzuweisen, es muss ferner auch der Nachweis ihrer Wirksamkeit erbracht werden. Der Grund: Der Patient soll nicht nur vor schädlichen Wirkungen von Arzneimitteln geschützt werden, sondern auch davor, unwirksame Medikamente einzunehmen. Über die Anforderungen zur Qualität von Arzneimitteln können Sie im Kapitel „Von der Heilpflanze zum Arzneimittel“ (Seite 48 ff.) mehr erfahren. Die Anforderungen an den Beleg von Wirksamkeit und Unbedenklichkeit finden Sie ab Seite 43.

• Traditionelle Arzneimittel in Deutschland

Bei Arzneimitteln, die die hohen Anforderungen an die Zulassung nicht erfüllen, die aber schon sehr lange auf dem Markt und deshalb gut bekannt sind, gab es eine weitere Möglichkeit der Zulassung. Für diese Gruppe von bewährten Heilmitteln wurde eine Liste, die so genannte Traditionsliste, erstellt, welche die Anwendungsgebiete von Heilpflanzen und Heilpflanzenkombinationen enthält, die ohne Nachweis der Wirksamkeit in einem vereinfachten Verfahren zugelassen wurden. Zu den Anwendungsgebieten der Arzneimittel auf dieser Liste gehören keine schweren Erkrankungen, sie sollen lediglich zur Besserung des Befindens bei geringfügigeren Beeinträchtigungen der Gesundheit eingenommen werden. Da der wissenschaftliche Nachweis nicht erbracht wurde, wird in der Packungsbeilage und auf dem Etikett vermerkt: „Diese Angabe beruht ausschließlich auf Überlieferung und langjähriger Erfahrung.“ Auf der Traditionsliste werden Sie viele Produkte finden, die Ihnen gut bekannt sind, weil sie schon sehr lange auf dem Markt sind. Häufig handelt es sich dabei um Arzneimittel, die nicht der Apothekenpflicht unterliegen und die auch in Reformhäusern oder Drogeriemärkten erhältlich sind. Insgesamt umfasst die Traditionsliste 1034 Arzneimittel. Neben pflanzlichen Präparaten sind auch bewährte chemisch-synthetische Medikamente verzeichnet. Die Möglichkeit der vereinfachten Zulassung besteht derzeit nicht mehr. Auf europäischer Ebene wurde allerdings eine neue Richtlinie (2004/24/EG) verabschiedet, nach der eine vereinfachte Zulassung für traditionelle pflanzliche Arzneimittel auch weiterhin möglich sein soll. Sie dient dazu, den rechtlichen Status von Heilpflanzenzubereitungen in den Mitgliedsstaaten der Europäischen Union zu vereinheitlichen.

• Zuständige deutsche Behörde für die Arzneimittelzulassung

Die zuständige Behörde für die Arzneimittelzulassung in Deutschland ist das Bundesinstitut für Arzneimittel und Medizinprodukte, kurz BfArM. Die Mitarbeiter des Instituts überprüfen Wirksamkeit, Sicherheit und Qualität der Arzneimittel, die zugelassen werden sollen. Außerdem überwachen sie die Sicherheit derjenigen Arzneimittel, die sich bereits auf dem Markt befinden. Nachdem ein Medikament zugelassen wurde, wird es von vielen Patienten eingenommen. Dabei können Nebenwirkungen auftreten, die vor der Zulassung noch nicht bekannt waren und während der klinischen Prüfung nicht aufgetreten sind. Diese werden dem BfArM von den Herstellern in Zusammenarbeit mit den Apotheken, Ärzten und Patienten gemeldet. Das kann zur Folge haben, dass diese Nebenwirkungen in die Packungsbeilage aufgenommen werden. Wenn die festgestellten Nebenwirkungen den Nutzen übersteigen, ist es möglich, dass das betreffende Arzneimittel auch wieder aus dem Verkehr gezogen wird (siehe: „Arzneimittelüberwachung“, Seite 47).

Pflanzliche Arzneimittel in Deutschland

Im Arzneimittelgesetz werden besondere Therapierichtungen eigens behandelt. Dazu gehören die Phytotherapie, die Homöopathie und die anthroposophische Medizin. Für die Bewertung der Arzneimittel dieser Richtungen und für die traditionellen Arzneimittel sind beim BfArM besondere Abteilungen zuständig. Die Zulassung von pflanzlichen Medikamenten erfordert – wie für andere Arzneimittel auch – den Nachweis von Wirksamkeit, Unbedenklichkeit und Qualität des jeweiligen Produkts.

Die Kommission E

Im Jahre 1978 wurde vom damaligen Bundesgesundheitsamt die Kommission E als Expertengremium für pflanzliche Arzneimittel gegründet. Bis zum Jahre 1995 sammelten deren Mitarbeiter wissenschaftliche Daten für 330 Arzneipflanzen. Diese wurden aufbereitet und kritisch bewertet. Daraus sind positive (empfehlenswerte Heilpflanzen) und negative Monographien (Wirksamkeit oder Sicherheit der entsprechenden Heilpflanze ist unzureichend) entstanden, die die Grundlage für die Zulassung von pflanzlichen Arzneimitteln in Deutschland darstellten. Heute werden keine weiteren Monographien mehr von der Kommission E erstellt, da sie als Wirksamkeits- und Unbedenklichkeitsnachweis nicht mehr ausreichend sind. Für die Zulassung von pflanzlichen Arzneimitteln müssen die entsprechenden Präparate durch Erkenntnisse aus der veröffentlichten wissenschaftlichen Literatur ergänzt werden. Voraussetzung ist allerdings, dass das betreffende Arzneimittel mit dem in der Literatur untersuchten vergleichbar ist, dass es sich also um eine vergleichbare Zubereitung handelt.

Bei Neuzulassungen von pflanzlichen Arzneimitteln sind mittlerweile in der Regel klinische Studien zum Nachweis ihrer Wirksamkeit erforderlich.

Die Säulen der Phytotherapie

Die drei wesentlichen Säulen der modernen Phytotherapie sind:

- Qualität
- Wirksamkeit
- Sicherheit

ARZNEIMITTEL IN EUROPA

Auf europäischer Ebene ist das Arzneimittelrecht heutzutage weitgehend harmonisiert. Es werden Richtlinien erlassen, die in allen Mitgliedsstaaten der Europäischen Union in nationales Recht umgesetzt werden müssen.

Die erste pharmazeutische Richtlinie – 65/65/EWG vom 26. Januar 1965 – schaffte die Voraussetzung für die Zulassung von

Fertigarzneimitteln. Darin wurden Anforderungen an die Qualität, die Wirksamkeit und die Unbedenklichkeit von Arzneimitteln festgehalten. Bei Verabschiedung dieser Richtlinie waren die Voraussetzungen für klinische Studien in den einzelnen Mitgliedsstaaten unterschiedlich. Zehn Jahre später wurde die europäische Prüfrichtlinie 75/318/EWG erlassen, nach der die Durchführung von klinischen Studien zur Wirksamkeit eines Arzneimittels am Menschen harmonisiert werden sollte. Das Gleiche gilt auch für Studien am Tier und in Zellkulturen, in denen Wirkmechanismen, die Verteilung von Substanzen im Körper und deren potenzielle Giftigkeit aufgeklärt werden müssen (pharmakologisch-toxikologische Untersuchungen). Außerdem wurde festgelegt, dass fünf Jahre nach erteilter Zulassung für ein Arzneimittel die Verlängerung der Zulassung bei der zuständigen Behörde beantragt werden muss. Diese und andere Richtlinien sind jetzt in einer neuen, umfassenden Richtlinie zusammengefasst, die heute die Grundlage der Arzneimittelzulassung in Europa darstellt (2001/83/EG) und derzeit von den Mitgliedsstaaten in nationales Recht umgewandelt wird (z. B. in Deutschland durch die 12. Novelle des AMG, siehe Seite 35). Die EU-Richtlinien sind für die Mitgliedsstaaten verbindlich. Leitlinien gelten als Standards, von denen in begründeten Fällen auch abgewichen werden kann. Häufig finden sie aber auch Berücksichtigung in der Gesetzgebung und sind dann ebenfalls verbindlich.

Medikamente, die neue Wirkstoffe enthalten, müssen in Europa zentral zugelassen werden und können in jedem Mitgliedsland der EU vertrieben werden.

Alle übrigen bleiben entweder auf einen Mitgliedsstaat beschränkt oder müssen das Verfahren der gegenseitigen Anerkennung durchlaufen. In diesem Fall werden Anträge in ausgewählten Mitgliedsstaaten für mehrere Länder (mindestens zwei) gleichzeitig eingereicht. Der Vertrieb kann anschließend nach dem Verfahren der gegenseitigen Anerkennung noch auf weitere Länder ausgedehnt werden. Damit gibt es innerhalb der EU drei Verfahren, nach denen Arzneimittel zugelassen werden können.

Möglichkeiten der Arzneimittelzulassung in Europa

- Zentrales Verfahren über die europäische Arzneimittelbehörde
- Dezentrales Verfahren der gegenseitigen Anerkennung der nationalen Zulassungen
- Nationales Zulassungsverfahren in einem Mitgliedsland

Zuständige Behörde für die Arzneimittelzulassung in Europa

Die zuständige Behörde für die Beurteilung der Arzneimittel ist die europäische Arzneimittel-Agentur EMEA (European Medicines Agency). Ihre Eröffnung im Jahre 1995 trug wesentlich zur Harmonisierung des Arzneimittelrechts in Europa bei. Der Sitz der EMEA ist in London. Sie berät die Mitgliedsstaaten in Fragen der Qualität, Wirksamkeit und Unbedenklichkeit von Arzneimitteln. Ferner unterstützt sie die pharmazeutische Industrie in Fragen der klinischen Forschung und ist sehr stark in die Bestrebungen zur Harmonisierung der Zulassungsanforderungen auf internationaler Ebene involviert. Die erarbeiteten Richtlinien auf internationaler Ebene (ICH: International Conference on Harmonisation) bilden die Grundpfeiler des europäischen Zulassungssystems.

Pflanzliche Arzneimittel in Europa

Heilpflanzen haben innerhalb der Mitgliedsstaaten Europas einen unterschiedlichen Status und werden nicht einheitlich reguliert. In Deutschland sind die meisten pflanzlichen Präparate Medikamente, die vor der Vermarktung von der Behörde, dem Bundesinstitut für Arzneimittel und Medizinprodukte, zugelassen werden müssen (siehe Seite 38 f.). In England dagegen gelten pflanzliche Präparate nicht als Arzneimittel, sondern als Nahrungsergänzungsmittel und fallen damit unter das Lebensmittelrecht. Andere europäische Länder wie Schweden oder Dänemark haben dafür eine eigene Kategorie „natürliche Heilmittel" mit vereinfachter Zulassung geschaffen. Es wurde bereits erwähnt, dass es in Deutschland früher eine vereinfachte Form der Zulassung für traditionelle Arzneimittel gab, nach der auch viele pflanzliche Präparate auf dem Markt gehalten werden. An einer europaweiten Vereinheitlichung des Status von pflanzlichen Arzneimitteln wird derzeit gearbeitet. Danach sollen Heilpflanzen in allen Mitgliedsstaaten der EU gleichwertig behandelt werden.

Richtlinie für traditionelle Heilpflanzen

Für Heilpflanzen, deren Wirksamkeit und Unbedenklichkeit wissenschaftlich gut belegt ist, wird auch weiterhin eine vollständige Zulassung als Arzneimittel erforderlich sein. Auf europäischer Ebene wurde dazu eine neue Richtlinie (2004/24/EG zur Änderung der Richtlinie 2001/83/EG, die das neue europäische Arzneimittelgesetz ist) erarbeitet, die mit der Veröffentlichung im Amtsblatt der Europäischen Union in Kraft tritt. Anschließend muss die neue Richtlinie innerhalb von 18 Monaten in den jeweiligen Mitgliedsländern in nationales Recht umgewandelt werden. Für Arzneimittel, deren Wirksamkeit und Sicherheit trotz ihrer langen Tradition nicht wissenschaftlich nachgewiesen werden kann, erlaubt diese europäische Richtlinie ein spezielles vereinfachtes Registrierungsverfahren anstelle der kompletten Zulassung.

Die Qualität dieser bewährten Arzneimittel muss aber vollständig nach den geltenden Monographien des europäischen Arzneibuchs oder der Arzneibücher der Mitgliedsstaaten nachgewiesen werden (mehr zur Qualität finden Sie ab Seite 48). Die traditionelle Nutzung dieser Arzneimittel ist auf bestimmte Anwendungsgebiete beschränkt, und in der Regel sind diese Medikamente niedriger dosiert. Die Sicherheit ist durch die lange erprobte Anwendung gewährleistet. Die Behörden können von den Herstellern alle Daten zur Sicherheit der Arzneimittel anfordern. Natürlich unterliegen diese Medikamente – wie alle anderen auch - der Arzneimittelüberwachung. Sollten trotz der langjährigen Anwendung bisher unbekannte Nebenwirkungen auftreten, so sind die zuständigen Behörden in der Lage, erforderliche Schritte einzuleiten.

Traditionelle Heilpflanzen in Europa

Zur Harmonisierung der Einstufung von Heilpflanzen in Europa gibt es eine neue Richtlinie, auf deren Grundlage eine Expertengruppe eine Traditionsliste mit geeigneten Heilpflanzen erstellen soll. Für die Produkte, die auf der Liste stehen, wird die Registrierung als Arzneimittel in Zukunft einfacher sein.

Diese Richtlinie bezieht sich nur auf Präparate aus pflanzlichen Stoffen. Diese können entweder als Einzelsubstanzen angeboten werden oder in Kombinationen mit anderen Pflanzen. Es dürfen auch Vitamine und Mineralstoffe enthalten sein, wenn diese die Wirkung der pflanzlichen Wirkstoffe ergänzen. Auch auf europäischer Ebene ist vorgesehen, eine Traditionsliste zu erstellen, auf der die Pflanzen zusammengefasst werden sollen, die nach den Kriterien der Richtlinie vereinfacht zugelassen (registriert) werden können. Damit soll auch eine Harmonisierung in den einzelnen Mitgliedsstaaten erleichtert werden. Diese Aufgaben erfüllt ein Ausschuss für pflanzliche Arzneimittel, der der europäischen Arzneimittelagentur angehört. Der Ausschuss erstellt auch gemeinschaftliche Pflanzenmonographien.

Alle Arzneimittel, die auf diese Weise in der Europäischen Union zugelassen werden, müssen einen entsprechenden Hinweis auf dem Etikett und auf der Packungsbeilage enthalten. Darin muss vermerkt sein, dass es sich bei dem Medikament um ein traditionelles Arzneimittel handelt. Sie als Patient werden aufgefordert, einen Arzt zu konsultieren, wenn sich die Symptome Ihrer Krankheit nicht bessern oder Nebenwirkungen auftreten, die in der Packungsbeilage nicht aufgeführt sind. Ob die Richtlinie dazu führen wird, dass Heilpflanzen innerhalb Europas alle den gleichen rechtlichen Status bekommen, wird die Zukunft zeigen.

Was zeichnet die traditionellen Arzneimittel aus?

- Sie sind mindestens 30 Jahre auf dem Markt, davon 15 Jahre in Europa
- Es sind pflanzliche Präparate
- Die Kombination mit Vitaminen und Mineralstoffen ist möglich
- Sie sind nicht für schwerwiegende Erkrankungen geeignet
- Die Qualität entspricht den Anforderungen des Arzneibuches

WICHTIGE KOMMISSIONEN UND ARBEITSGRUPPEN

Die ESCOP

ESCOP steht für „European Scientific Cooperative on Phytotherapy“ und ist, grob gesprochen, die Fortsetzung der Kommission E auf europäischer Ebene. Sie wurde mit der Absicht gegründet, harmonisierte Bewertungskriterien für pflanzliche Arzneimittel in Europa zu schaffen. Insgesamt wurden bisher 80 Positiv-Monographien von verschiedenen Arbeitsgruppen der EU-Mitgliedsstaaten erstellt, die wesentlich aussagekräftiger und umfangreicher sind als die Monographien der Kommission E. Von diesen ESCOP-Monographien ist im Jahre 2003 eine zweite überarbeitete Auflage erschienen. Unter der Überschrift „Wissenschaftlich belegte Anwendungen“ finden Sie die Bewertungen für die jeweiligen Heilpflanzen in den Pflanzensteckbriefen sowie auch im Beschwerdenkapitel. Da die Aufbereitung des wissenschaftlichen Erkenntnismaterials von der ESCOP aktueller und umfangreicher ist als in den Monographien der Kommission E, hat diese aus heutiger Sicht einen größeren Stellenwert bezüglich der Bewertung von Heilpflanzen. Das wird in der Regel auch seitens des BfArM (Bundesinstitut für Arzneimittel und Medizinprodukte), also der deutschen Zulassungsbehörde, so gesehen.

WHO

Die Weltgesundheitsorganisation (WHO) veröffentlicht weltweit Monographien zu Arzneipflanzen. 1995 wurde ein Projekt zur Erstellung von Monographien mit globaler Bedeutung ins Leben gerufen. Darin werden Anforderungen an Qualität, Wirksamkeit und Sicherheit von Arzneipflanzen beschrieben, die weltweit genutzt werden. Sie dienen in erster Linie jenen Ländern, die keine eigenen Bewertungskriterien für Heilpflanzen haben, als Hilfe bei der Beurteilung von Arzneipflanzen in der traditionellen Medizin. Im Sinne einer offiziellen Empfehlung können sie von diesen Ländern als pragmatische Entscheidungsgrundlage genutzt werden. Bereits Ende der achtziger Jahre entwickelte die WHO Leitlinien zur Beurteilung pflanzlicher Arzneimittel. Diese können den Ländern, die für dieses Gebiet den gesetzlichen Rahmen schaffen wollen, als Grundlage dienen. Dabei soll die traditionelle Erfahrung mit dem medizinischen, historischen und ethnologischen Hintergrund berücksichtigt werden. Im Jahr 2000 hat die WHO generelle Leitlinien zum methodischen Vorgehen bei der Untersuchung traditioneller Medizin veröffentlicht. Darin sind auch Leitlinien zu Qualität, Sicherheit und Wirksamkeit enthalten. Wichtige Voraussetzung für diese Untersuchungen ist die genaue Charakterisierung der Pflanzenart, ohne diese sind keine reproduzierbaren Ergebnisse möglich. Bei der Suche nach neuen Wirkstoffen spielt die traditionelle Medizin eine große Rolle (siehe: „Wildsammlung und Artenvielfalt“, Seite 61 ff.).

Die HMPWP

Für die europäische Zulassungsagentur EMEA arbeitet bereits eine Expertengruppe, die „Herbal Medicinal Products Working Party“ (HMPWP). Sie stellt auf Seiten der europäischen Behörde Leitlinien zur Bewertung von Wirksamkeit, Unbedenklichkeit und Qualität von pflanzlichen Arzneimitteln auf. Dies erfolgt auf Grundlage der WHO- und der ESCOP-Monographien. Die so genannten „core-data“ werden für Behörden und Antragsteller im dezentralen europäischen Zulassungsverfahren publiziert. Bisher liegen Entwürfe oder fertige Monographien für 17 Pflanzendrogen vor. Aus der HMPWP wird der Ausschuss für pflanzliche Arzneimittel der EMEA hervorgehen.

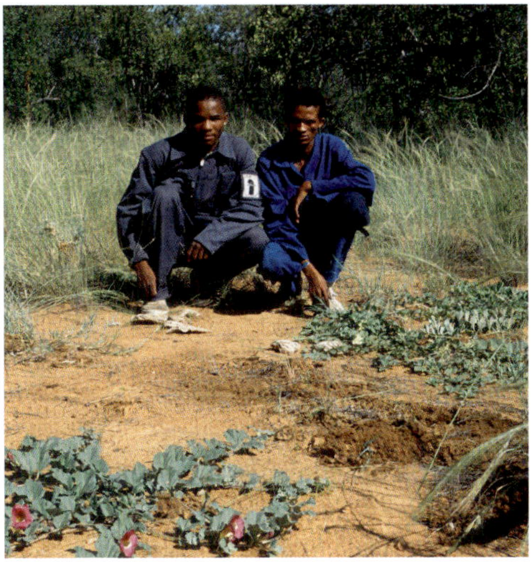

In südafrikanischen Ländern wird die Teufelskralle – ein wichtiges Rheumamittel – angebaut.

Die verschiedenen Gremien

- Kommission E: auf nationaler Ebene
- ESCOP: auf europäischer Ebene
- HMPWP: auf europäischer behördlicher Ebene
- WHO: auf internationaler Ebene

HEILPFLANZEN ALS LEBENSMITTEL

Nach der Richtlinie für traditionelle Arzneimittel in Europa (2004/24/EG) können pflanzliche Erzeugnisse, die keine Arzneimittel sind und die die Kriterien des Lebensmittelrechts erfüllen, auch weiterhin als Lebensmittel in der EU vermarktet werden. Wesentliche Kriterien zur Beurteilung, ob ein Präparat ein Lebensmittel oder ein Arzneimittel ist, sind pharmakologische Wirkung, Dosierung und häufig auch die Darreichungsform. Zu den typischen Darreichungsformen von Arzneimitteln gehören Tabletten, Kapseln, Dragees oder Tropfen. Heilpflanzen, die in dieser Form angeboten werden, gelten in Deutschland in der Regel als Arzneimittel. Zwischen der eindeutigen Einstufung als Lebensmittel auf der einen und als Arzneimittel auf der anderen Seite befindet sich eine große Grauzone, in der die Zugehörigkeit nicht klar umrissen ist. Nahrungsergänzungsmittel haben zwar die Darreichungsform eines Arzneimittels, fallen aber unter das Lebensmittelrecht. Eine große Gruppe von Nahrungsmitteln – die funktionellen Lebensmittel – befinden sich ebenfalls in dieser Grauzone. Das liegt unter anderem daran, dass die gesundheitsfördernde Wirkung dieser Lebensmittel im Vordergrund steht und dass diese auch beworben wird. Die Zuordnung ist also keinesfalls immer eindeutig. Auch in diesem Bereich wird an der Harmonisierung der Einstufung innerhalb Europas gearbeitet – es werden entsprechende Richtlinien erlassen (z. B. Richtlinie 2002/46/EG des Europäischen Parlaments und des Rates vom 10. Juni 2002 zur Angleichung der Rechtsvorschriften der Mitgliedsstaaten über Nahrungsergänzungsmittel). Ein weiteres Beispiel ist die Diskussion zur Harmonisierung der Rechtsvorschriften bezüglich gesundheitsbezogener Aussagen auf Lebensmitteletiketten oder in der Werbung. Auch diese Frage wird auf europäischer Ebene verhandelt. Beispiele von Heilpflanzen, die in Deutschland schon immer sowohl unter das Lebensmittelrecht als auch unter das Arzneimittelrecht fallen, sind Tees wie Pfefferminztee oder Kamillentee. Bei dieser Einstufung spielt auch die Tradition eine große Rolle. Ein anderes Beispiel sind die Gewürze. Im Beschwerdenkapitel und in den Pflanzensteckbriefen finden Sie einige Pflanzen, die Ihnen als Gewürz gut bekannt sind. Dazu zählen Ingwer oder Curcuma, die sowohl als Arzneimittel gehandelt werden als auch unter das Lebensmittelrecht fallen.

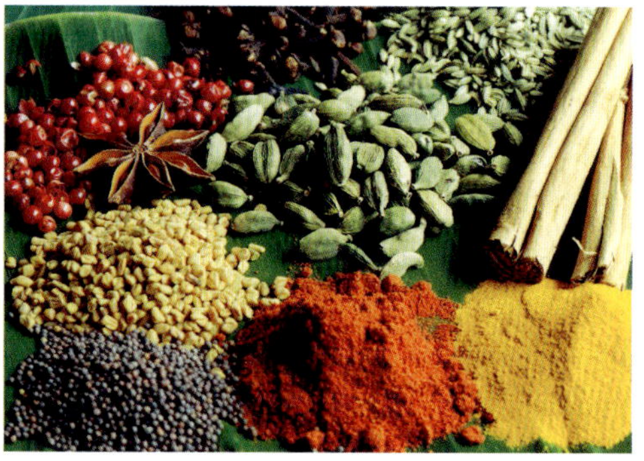

Bei pflanzlichen Produkten sind die Übergänge zwischen Nahrung und Arznei oft fließend.

Heilpflanzen zwischen Arznei- und Lebensmittelpflanzen

Heilpflanzen können sein:

- Arzneimittel
- Lebensmittel
- Nahrungsergänzungsmittel
- funktionelle Lebensmittel

Wissenschaft und Forschung

Die zentrale Aufgabe der modernen Phytotherapie besteht darin, den wissenschaftlichen Nachweis der Wirksamkeit und Unbedenklichkeit von pflanzlichen Heilmitteln zu erbringen. Das erfolgt nach internationalen Standards und nach europäischen Richtlinien. Die wissenschaftlichen Untersuchungen werden zunächst experimentell im Zellsystem und in Tierversuchen durchgeführt. Erst dann folgen erste Studien am Menschen. Wenn Wirksamkeit und Sicherheit ausreichend belegt sind, kann die Zulassung für das Arzneimittel beantragt werden.

WISSENSCHAFTLICHE STUDIEN

Es wurde schon mehrfach erwähnt, dass es Richt- und Leitlinien gibt, nach denen Wirksamkeit und Unbedenklichkeit von Arzneimitteln untersucht werden sollen. Dabei handelt es sich um international anerkannte und erarbeitete Standards, die Eingang in die europäische Gesetzgebung finden und gefunden haben. In den Standards ist festgelegt, welche Untersuchungen erforderlich sind, um die Wirksamkeit, den Wirkmechanismus und die Verteilung der zu untersuchenden Substanzen und ihrer Abbauprodukte im Körper beurteilen zu können.

Untersuchungen in Zellen und am Tier

Wissenschaftliche Untersuchungen zu einer bestimmten Wirksubstanz finden zunächst am Tier und/oder im Zellexperiment statt.

Da die Unbedenklichkeit eines Arzneimittels ein ganz entscheidender Faktor ist, muss untersucht werden, ab welcher Dosierung eine Substanz giftig wird und welche Symptome auftreten, wenn man sie über einen längeren Zeitraum einnimmt. Dabei ist es wichtig, zu überprüfen, ob die zu untersuchende Substanz eine Auswirkung auf die Zellteilung hat, sprich, ob sie Mutationen auslösen kann. Diese Untersuchungen finden sowohl im Zellsystem als auch im Tierversuch an der Maus statt. Ebenso entscheidend ist es, ein mögliches Krebs auslösendes Risiko zu bestimmen.

Ferner muss überprüft werden, ob die Wirkstoffe Auswirkungen auf die Fortpflanzung und auf die Entwicklung des Kindes im Mutterleib haben können. Sobald es irgendwelche Hinweise auf eine mögliche Schädigung des Ungeborenen gibt, darf das Arzneimittel von Schwangeren nicht eingenommen werden, sprich, die Einnahme während der Schwangerschaft ist kontraindiziert.

Pharmakologisch-toxikologische Studien

Untersuchungen zum Wirkmechanismus und zur Abklärung giftiger oder sonstiger gesundheitsgefährdender Eigenschaften einer Substanz werden zunächst an Zellen und an verschiedenen Tieren durchgeführt. Dieses sind Studien zur Pharmakologie und Toxikologie eines Wirkstoffs.

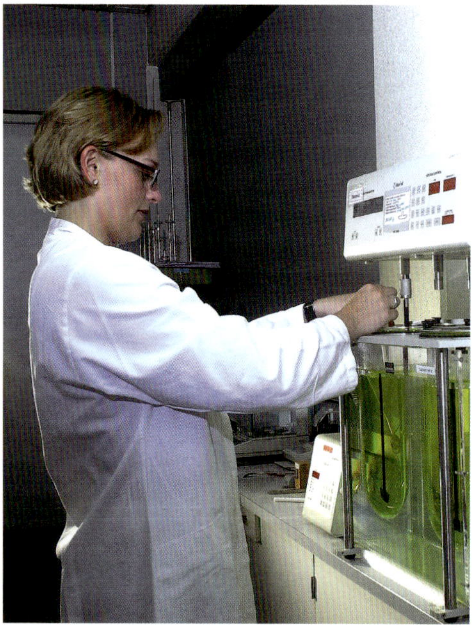

Viele Untersuchungen zur pharmakologischen Wirkung von Arzneipflanzen werden mit Hilfe von Zellkulturen durchgeführt.

Bei den meisten pflanzlichen Arzneimitteln wird von der Einnahme während der Schwangerschaft und Stillzeit abgeraten. Das ist in der Regel nur eine reine Vorsichtsmaßnahme, weil bislang keine Untersuchungen an Schwangeren durchgeführt worden sind bzw. weil keine ausreichenden Erfahrungen diesbezüglich vorliegen.

In einer weiteren notwendigen Untersuchung muss geprüft werden, ob und in welchem Ausmaß das neue Arzneimittel allergische Reaktionen hervorruft. Entscheidend für die Wirksamkeit, aber auch für die Schädlichkeit von Wirkstoffen im Körper ist die Verteilung der Substanzen im Blut und in den Organen. Dazu wird untersucht, wie lange die einzelnen Substanzen brauchen, um an den Wirkort zu gelangen, wie lange sie im Blut verweilen, ob sie sich im Körper anreichern und wie die Substanzen vom Entgiftungsorgan, der Leber, abgebaut werden. Ferner muss geklärt werden, was mit den Abbauprodukten passiert: wie und wann sie ausgeschieden werden.

Je nachdem, für welche Anwendung ein Arzneimittel entwickelt wird, kann ein toxischer oder auch ein Krebs auslösender Effekt akzeptiert werden oder nicht. Dabei müssen Risiko und Nutzen – etwa bei einer sehr schweren Erkrankung – sehr sorgfältig gegeneinander abgewogen werden.

Zur Durchführung und Dokumentation sämtlicher erforderlicher Untersuchungen gibt es international anerkannte Leitlinien, die so genannte „Gute Laborpraxis“ (GLP: Good Laboratory Practice).

Dokumentation der Sicherheit

Erst wenn die Unbedenklichkeit bzw. ein annehmbarer Grad an Sicherheit im Zellsystem und am Tier dokumentiert wurde, können klinische Studien am Menschen beginnen.

Studien am Menschen

Klinische Studien am Menschen laufen in verschiedenen Phasen ab. In der ersten Phase wird der Wirkstoff erstmals am Menschen getestet. Dazu werden gesunde freiwillige Testpersonen (Probanden) ausgewählt, die die Substanz zunächst in geringen Dosen verabreicht bekommen. Da es in dieser ersten Phase besonders auf die Verträglichkeit der zu untersuchenden Substanz ankommt, werden anfangs sehr viele Laborwerte erhoben und alle Ereignisse wie Wirkungen und unerwünschte Nebenwirkungen dokumentiert. Die Anzahl der Patienten ist in dieser Phase noch gering, auf jeden Fall unter 100. Wie in den vorangegangenen pharmakologischen Untersuchungen am Tier muss auch die Verteilung und die Verfügbarkeit der Wirkstoffe und ihrer Abbauprodukte am Menschen überprüft werden.

Nach sorgfältiger Auswertung der Studienergebnisse wird abgewogen, ob die nächste Phase – die Phase-II-Studie – beginnen kann. In der zweiten Phase der klinischen Prüfung wird die Substanz das erste Mal am kranken Menschen getestet. Die Anzahl der Personen, die in diese Studie aufgenommen werden, ist ebenfalls noch gering (einige hundert Probanden). Die Patienten leiden unter der Krankheit, gegen die der Wirkstoff entwickelt wurde. In dieser Phase soll geprüft werden, ob die Substanz am kranken Menschen wirksam ist.

Nach jeder abgeschlossenen Phase erfolgt eine Nutzen-Risiko-Abschätzung, also die Überprüfung, ob der Nutzen des Wirkstoffs das Risiko in der Anwendung, also die unerwünschten Wirkungen, übersteigt. Wenn dieses Verhältnis positiv ausfällt, kann die nächste Phase eingeleitet werden. Die Entwicklung vieler Wirkstoffe erreicht die nächste Phase allerdings nicht mehr. Die Phase III wird mit einer großen Anzahl von Patienten durchgeführt – es können mehrere tausend Probanden sein. Das ist wichtig, um die Wirksamkeit und die Unbedenklichkeit abzusichern. Alle Studienergebnisse sowie alle erhobenen Daten werden sorgfältig dokumentiert. Sie müssen zur Zulassung des Medikaments in Form eines Berichts zusammengefasst werden. Dieser Bericht mit allen dazugehörigen Studienunterlagen umfasst normalerweise viele Ordner.

Auch wenn sich ein Arzneimittel bereits auf dem Markt befindet, werden noch klinische Studien durchgeführt. Diese werden dann als Phase-IV-Studien bezeichnet. In der Regel ist die Patientenzahl in dieser Phase noch höher als in Phase-III-Studien. Es werden weitere Daten zur Wirksamkeit erfasst. Vor allem aber dienen diese Studien dazu, weitere Ergebnisse zur Sicherheit eines Produktes zu gewinnen. Je größer die Anzahl der getesteten Patienten ist, desto größer ist die Wahrscheinlichkeit, dass auch seltene Nebenwirkungen erfasst werden. Diese werden in die Packungsbeilage aufgenommen.

Dokumentation der Sicherheit von Arzneimitteln in klinischen Studien

Alle aufgetretenen Wirkungen eines Medikaments werden im Rahmen einer klinischen Studie erfasst, dokumentiert und der zuständigen Behörde mitgeteilt. Diese Daten werden für die Arzneimittelüberwachung gesammelt und bewertet.

Auch die Durchführung von klinischen Studien erfolgt nach internationalen Leitsätzen. Auf EU-Ebene wurde im Jahre 2001 eine neue Richtlinie erlassen. Diese Richtlinie 2001/20/EG des Europäischen Parlaments und des Rates vom 4. April 2001 dient der Angleichung der Rechts- und Verwaltungsvorschriften der Mitgliedsstaaten über die Anwendung der guten klinischen Praxis bei der Durchführung von klinischen Prüfungen mit Humanarzneimitteln. Sie ist am 1. Mai 2001 in Kraft getreten und muss spätestens bis zum 1. Mai 2004 in den Mitgliedsstaaten der EU in nationales Recht implementiert sein. In Deutschland ist diese Richtlinie fester Bestandteil des 12. AMG (Arzneimittelgesetz).

Wissenschaftliche Studien von Heilpflanzen

Die Anforderungen an pflanzliche Arzneimittel unterscheiden sich im Prinzip nicht von denen an chemisch-synthetische Medikamente. Dennoch gibt es einige Sonderregelungen, die zumindest teilweise damit zusammenhängen, dass pflanzliche Arzneimittel Gemische aus verschiedenen Stoffen darstellen und dass man es in der Regel nicht nur mit einem klar definierten Wirkstoff zu tun hat. Viele Richtlinien oder Leitlinien werden aus diesem Grunde an die speziellen Gegebenheiten von pflanzlichen Arzneimitteln angepasst. Das wird normalerweise dadurch erreicht, dass es sowohl bei der EMEA als auch beim BfArM spezielle Expertengremien dafür gibt (HMPWP bei der EMEA bzw. spezielle Therapierichtungen und die Kommission E beim BfArM, siehe auch Seite 37 und 41).

Für bekannte Substanzen – viele Arzneimittel aus Heilpflanzen gehören dazu – kann die Wirksamkeit auch mit Hilfe von Daten aus der bestehenden Literatur nachgewiesen werden, sofern sich die Herstellungsweise nicht wesentlich von den bereits veröffentlichten Daten unterscheidet. Das ist dann gegeben, wenn es sich um gleiche oder vergleichbare Extrakte handelt. Diese Maßnahme dient nicht zuletzt dazu, unnötige Tierversuche so weit als möglich zu vermeiden.

Wie bereits an anderer Stelle erwähnt, bietet die lange Anwendungserfahrung von pflanzlichen Arzneimitteln eine gute Grundlage für deren Sicherheit.

Was beinhalten klinische Studien?

In den Pflanzensteckbriefen können Sie erkennen, ob klinische Studien zur Wirksamkeit von Präparaten aus Heilpflanzen durchgeführt wurden oder nicht. Es gibt pflanzliche Präparate, zu denen sehr viele klinische Studien durchgeführt wurden, und andere, zu denen es wenige oder gar keine gibt. Das hat vor allem finanzielle Gründe, denn die Durchführung klinischer Studien ist ein recht aufwendiges und kostspieliges Verfahren, für das erst ein Geldgeber gefunden werden muss. Einige Kriterien, nach denen klinische Studien durchgeführt werden sollten, sind in dem Kasten auf Seite 47 dargestellt. Viele ältere Studien entsprechen den erwähnten Standards für klinische Studien allerdings nicht mehr.

Woher kommt der Begriff „Placebo“?

Der Begriff „Placebo“ entstammt offenbar dem Kirchenlatein und hat erst nach dem Zweiten Weltkrieg Eingang in die europäische medizinische Terminologie gefunden. Im angloamerikanischen Sprachraum gab es aber schon 1787 ein Scheinmedikament, das damals aber noch nicht Placebo hieß. Das Wort „Placebo“ erscheint bereits in den Psalmen der „Vulgata“ im Zusammenhang mit der Auferstehung der Toten: „Placebo domino in regione vivorum“ (Ich werde dem Herrn im Reiche der Lebenden gefallen). Im Mittelalter wurde dieser Psalm häufig im Rahmen von Vespern der Totenmessen rezitiert und später von einem Kirchenchor, der nicht wirklich an der Trauer der Angehörigen Anteil hatte, gegen Entgelt gesungen. Daher wurden diese Chormitglieder bald als „Placebos“ bezeichnet. Der Begriff bezog sich damals auch auf Schmeichler, die ihre „Fahne nach dem Winde hängen“.
Der niederländische Maler Pieter Breughel d. Ä. (1520–1569) hat in seiner Darstellung holländischer Sprichwörter einen „Placebo“ in dieser Form gemalt.

Arzneimittelüberwachung

Alle Arzneimittel, die im Handel sind, unterliegen der Arzneimittelüberwachung. Sämtliche unerwünschten Wirkungen, die im Zusammenhang mit der Einnahme eines Medikaments stehen könnten, egal ob durch das Mittel verursacht oder nicht, müssen der Behörde zugänglich gemacht werden. An dieser Erfassung können Sie als Patient mithelfen, indem Sie Ihrem Arzt oder Apotheker unerwünschte Wirkungen nach der Einnahme eines Arzneimittels mitteilen. Das BfArM leitet diese an die EMEA weiter. In Zukunft soll eine harmonisierte Erfassung in einer einheitlichen Datenbank auf internationaler Ebene mit Hilfe elektronischer Medien erfolgen. Dadurch soll die Sicherheit von Arzneimitteln weltweit erhöht werden. Aufgrund dieser Entwicklung wird es in Zukunft nicht mehr für nötig erachtet, die Zulassung für Arzneimittel alle fünf Jahre zu verlängern. Diese soll dann nur einmal, höchstens zweimal nach Erteilung der Zulassung erforderlich sein.

Mit zu den häufigsten Nebenwirkungen im Zusammenhang mit pflanzlichen Arzneimitteln gehören allergische Reaktionen. Sie kommen aber durch die Einnahme von verarbeiteten Heilpflanzen seltener vor als durch häufigen Körperkontakt, wie er in manchen Berufsgruppen auftritt, z. B. bei der Hopfenpflückerkrankheit.

Wechselwirkungen

Pflanzliche Arzneimittel können Wechselwirkungen mit anderen Arzneimitteln aufweisen. Diese müssen in der Packungsbeilage vermerkt werden, um Patienten, Ärzte und Apotheker auf mögliche Gefahren aufmerksam zu machen. Es wäre allerdings falsch, wirksame Phytotherapeutika allein wegen möglicher Wechselwirkungen mit anderen Medikamenten vom Markt zu nehmen.

Wichtige Begriffe aus der klinischen Forschung

- **Placebokontrolle:**
  Eine Gruppe von Patienten erhält das Arzneimittel, eine andere ein Placebo.
- **Parallelgruppenvergleich:**
  Beide oder mehrere Gruppen werden gleichzeitig untersucht.
- **Cross-over-Design:**
  Werden die Gruppen nach einer Auswaschphase getauscht – die Placebogruppe erhält das Arzneimittel, die Arzneimittelgruppe das Placebo –, so spricht man vom Cross-over-Design.
- **Randomisierung:**
  Die Verteilung der Patienten auf die Gruppen erfolgt zufällig.
- **Doppelblindstudie:**
  Patienten und Arzt wissen nicht, ob sie das Medikament oder ein Placebo bekommen bzw. verordnet haben.
- **Run-in-Phase:**
  Im Idealfall wird am Anfang der Untersuchung eine Eingangsphase durchgeführt, in der alle Patienten ein Placebo erhalten. Danach dürfen alle Patienten, die auf das Placebo reagiert haben, nicht weiter an der Studie teilnehmen.
- **Offene Studien:**
  Die Patienten werden nicht stationär behandelt.
- **Anwendungsbeobachtungen:**
  Die Durchführung erfolgt von niedergelassenen Ärzten – ohne Placebokontrolle – bei der Behandlung.

Von der Heilpflanze zum Arzneimittel

Die moderne Phytotherapie verwendet viele Arzneipflanzen aus kontrolliertem Anbau. Dadurch werden relativ gleich bleibende Bedingungen geschaffen. Diese sind abhängig vom Standort mit seinen spezifischen Bodencharakteristika sowie von den jeweiligen klimatischen Gegebenheiten. Nach der Ernte werden die Pflanzen je nach ihrer jeweiligen Bestimmung weiterverarbeitet. Alle diese Verfahren unterliegen strengen Qualitätskontrollen und müssen nach international anerkannten Standards durchgeführt werden. Der Grund: Der lange Weg von der Arzneipflanze zum fertigen Medizinprodukt soll für die Zulassungsbehörde transparent sein – er muss wie ein roter Faden nachvollzogen werden können.

ARZNEIPFLANZENANBAU

In Deutschland und in anderen europäischen Ländern spielt der Arzneipflanzenanbau eine große Rolle. Wenn ein großer Bedarf an qualitativ hochwertigen Heilpflanzen besteht oder die erforderlichen Pflanzen unter Naturschutz stehen, werden die zur Herstellung von Arzneimitteln benötigten Pflanzen in Kulturen angebaut. Durch kontrollierten Anbau ist das Pflanzenmaterial exakt definiert und homogen. Außerdem

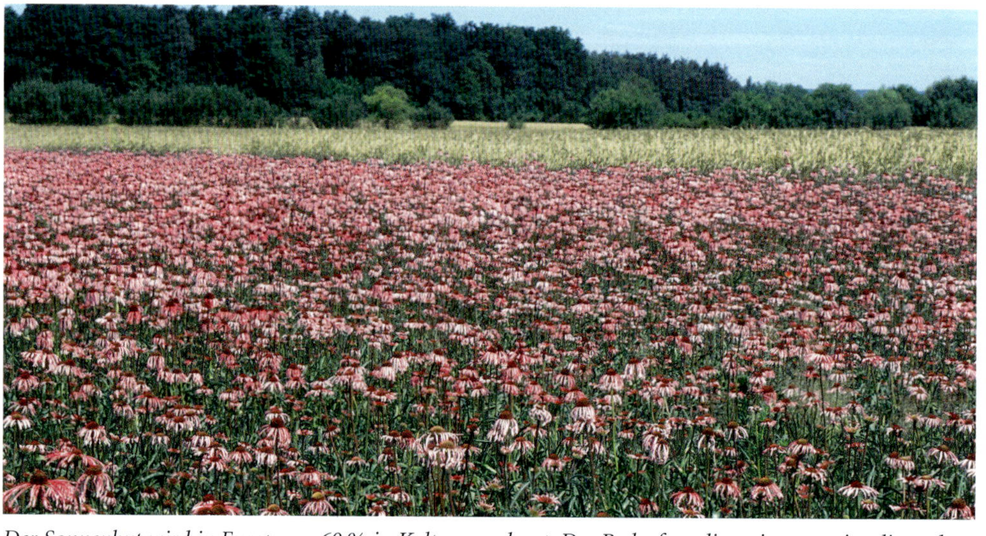

Der Sonnenhut wird in Europa zu 60 % in Kultur angebaut. Der Bedarf an dieser immunstimulierenden Pflanze ist groß, er kann durch Wildsammlungen nicht gedeckt werden.

ist die Möglichkeit von Verwechslungen und Verfälschungen dadurch deutlich reduziert. Eine eindeutige Charakterisierung der Pflanze und weitgehend standardisierte Bedingungen von Wachstum und Ernte ermöglichen erst die Produktion vergleichbarer Chargen über einen langen Zeitraum hinweg. Nur so sind reproduzierbare wissenschaftliche Ergebnisse möglich.

Gerade bei Pflanzen, deren wirksame Inhaltsstoffe bekannt sind, kann durch gezielte Züchtung eine Anreicherung dieser Inhaltsstoffe erlangt werden.

Um den Anbau von Arzneipflanzen in Deutschland weiter auszuweiten bzw. zu verbessern, gibt es eine ganz beachtliche Anzahl von öffentlichen Forschungsprojekten zum Arzneipflanzenanbau. Hier einige Beispiele:

Am Institut für Pflanzenbauwissenschaften der Humboldt-Universität Berlin laufen Anbauversuche mit dem blassfarbenen Sonnenhut, der echten Goldrute und der Pestwurz. Am Institut für Pflanzenbau der Friedrich-Wilhelm-Universität Bonn wird beispielsweise an der Inkulturnahme von Bärentraubenblättern sowie von der weißen Taubnessel und dem Maiglöckchen gearbeitet. Anbauversuche mit der Artischocke und der Nachtkerze werden am Institut für Pflanzenbau und Pflanzenzüchtung der Justus-Liebig-Universität in Gießen durchgeführt. Dort wird auch die Schwermetallaufnahme verschiedener Arzneipflanzen untersucht. Das Landesamt für Verbraucherschutz und Landwirtschaft in Güterfelde führt Anbauversuche – auch für den ökologischen Landbau – mit Baldrian, Johanniskraut und der Nachtkerze durch. Dies sind nur ein paar Beispiele von aktuellen Forschungsvorhaben, die Ihnen einen kleinen Eindruck von den zahlreichen Aktivitäten auf dem Gebiet des Arzneipflanzenanbaus vermitteln sollen.

Die folgende Tabelle gibt Ihnen einen Überblick, zu welchen Anteilen pflanzliche Arzneimittel in Europa durch Arzneipflanzenanbau oder durch Wildsammlungen gewonnen werden.

Verhältnis kultivierte Pflanze versus Wildpflanzen in Europa in %

Pflanze	Kultur	Wildsammlung
Ginkgo	50	50
Johanniskraut	30	70
Ginseng	95	5
Sägepalme	5	95
Sonnenhut	60	40
Baldrian	40	60
Knoblauch	100	0
Rosskastanie	10	90
Mariendistel	70	30
Weißdorn	5	95
Brennnessel	50	50
Efeu	5	95
Artischocke	95	5
Traubensilberkerze	2	98
Keuschlamm	10	90
Taigawurzel	20	80
Teufelskralle	20	80
Rainfarn	95	5
Ingwer	95	5

WAS SIND PFLANZLICHE ARZNEIMITTEL?

Vermutlich haben Sie eine ziemlich genaue Vorstellung davon, was man unter pflanzlichen Arzneimitteln versteht. Hier eine kurze Erklärung: Pflanzliche Arzneimittel werden aus Heilpflanzen bzw. aus Teilen daraus hergestellt. Dies kann durch Extraktion, also durch Auszug mit bestimmten Lösungsmitteln wie Wasser oder Alkohol geschehen, oder auch durch Zerkleinern und Pulverisieren der verwendeten Pflanzenteile. Die offizielle Definition für pflanzliche Arzneimittel gemäß der EU-Richtlinie 24/2004/EG lautet:

Pflanzliche Arzneimittel

- alle Arzneimittel, die als Wirkstoff(e) ausschließlich einen oder mehrere pflanzliche Stoffe enthalten
- können auch eine oder mehrere pflanzliche Zubereitungen enthalten
- Kombinationen mehrerer pflanzlicher Stoffe oder pflanzlicher Zubereitungen sind auch pflanzliche Arzneimittel

Die verwendeten Begriffe wie „pflanzliche Stoffe“ und „pflanzliche Zubereitungen“ sind ebenfalls genau definiert worden.

Weiterhin werden bestimmte pflanzliche Ausscheidungen (z. B. Harze), die keiner speziellen Behandlung unterzogen wurden, ebenfalls als pflanzliche Stoffe angesehen. Durch die botanische Bezeichnung der Pflanze sowie der Varietät und der verwendeten Pflanzenteile sind pflanzliche Stoffe eindeutig definiert. Die botanische Bezeichnung für eine Art besteht immer aus dem Gattungsnamen und dem Art-Epitheton, sprich dem Attribut zur genauen Charakterisierung einer Art.

Pflanzliche Stoffe

Unter pflanzlichen Stoffen versteht man:

- zerkleinerte oder geschnittene Pflanzen oder Pflanzenteile
- Algen
- Pilze
- Flechten

Sie können unverarbeitet sein, sind gewöhnlich getrocknet, aber zuweilen auch frisch.

Carl von Linné, Arzt und Botaniker am schwedischen Hof, der im Jahre 1732 Lappland bereiste und Untersuchungen über den Nutzen von Pflanzen durchführte, begründete die moderne botanische Nomenklatur. In seinem Werk „Systema naturae“ schuf er eine Einteilung fast aller Pflanzen dieser Welt in etwa 300 heute noch gültige Pflanzenfamilien. Der wissenschaftliche Name einer Art besteht aus dem Gattungsnamen, dem Epitheton und dem abgekürzten oder ausgeschriebenen Namen des Erstbeschreibers. Linné wird durch L. abgekürzt. Erscheint der Name in Klammern, so wurde die Art zwar von dieser Person zuerst beschrieben, aber inzwischen von einem anderen Autor systematisch anders eingeordnet und umbenannt. Dieser erscheint dann ohne Klammern hinter dem Erstbeschreiber. Durch den Zusatz des verwendeten Pflanzenteils und der entsprechenden Züchtung, Sorte oder Unterart – nicht einheitlich als Varietät bezeichnet – ist das verwendete Ausgangsmaterial eindeutig charakterisiert und wird als Droge bezeichnet.

Wann wird geerntet?

Wirkstoffreiche Drogen müssen zum richtigen Zeitpunkt geerntet werden. Auch die Tageszeit spielt dabei häufig eine Rolle, besonders dann, wenn Pflanzen im blühenden Zustand geerntet werden müssen. Zudem ist es wichtig, dass sich die Pflanzen in einer bestimmten Wachstumsphase befinden. Nach der Ernte müssen sie sorgfältig getrocknet werden – auch dafür gibt es unterschiedliche Verfahren, die je nach Pflanze verschieden sein können. In der Regel sollten die Trocknungstemperaturen bei maximal 80 °C liegen. Anschließend müssen die Drogen trocken, kühl und lichtgeschützt gelagert werden. An die einzelnen Herstellungsschritte und die Qualität der fertigen Zubereitung werden hohe Anforderungen gestellt. Auch dafür gibt es spezielle Leit- und Richtlinien, nach denen die Herstellung von Arzneimitteln erfolgen soll, bezeichnet „Die gute Herstellungspraxis" (GMP: Good Manufacturing Practice).

Pflanzliche Zubereitungen

Pflanzliche Zubereitungen werden durch eine bestimmte Behandlung der Pflanzen hergestellt. Dazu gehören:

- Extraktion
- Destillation
- Pressung
- Fraktionierung
- Reinigung
- Konzentrierung oder Fermentierung

Dabei entstehen zerriebene oder pulverisierte pflanzliche Stoffe, Tinkturen, Extrakte, ätherische Öle, Presssäfte und verarbeitete Ausscheidungen von Pflanzen.

Extrakte und Tinkturen

- Trockenextrakte (Sicca):
  Feste Zubereitungen, bei denen das Auszugsmittel vollständig verdampft wurde. Der Trockenrückstand beträgt mindestens 95 %.
- Dickextrakte (Spissa):
  Zähflüssige Extrakte, die in der Konsistenz zwischen Fluid- und Trockenextrakt liegen. Der Trockenrückstand beträgt mindestens 70 %.
- Fluidextrakte:
  Flüssige Zubereitungen, die zu einem Teil aus Auszugsmittel und zu einem Teil aus der getrockneten Ausgangsdroge bestehen.
- Tinkturen:
  Flüssige Zubereitungen aus getrockneter Droge, manchmal ist eine Vorbehandlung nötig.

Pflanzenextrakte

Unter Pflanzenextrakten versteht man konzentrierte Zubereitungen aus getrocknetem pflanzlichen Material. Diese werden mit Hilfe von bestimmten Lösungsmitteln, z. B. Alkohol, hergestellt. Vor dem Extrahieren werden die Pflanzen meistens zerkleinert. Manchmal ist eine Inaktivierung von Enzymen (aktive Proteine, die für bestimmte Vorgänge in der Pflanze zuständig sind) oder ein Entfetten der Droge notwendig. Je nach Zustand und Methode werden Trockenextrakte, Dickextrakte, Fluidextrakte und Tinkturen unterschieden.
Entsprechende Beispiele dazu finden Sie in der Innenklappe des Buches.

Allgemein spricht man von Zubereitungen, wenn sich neben dem Ausgangsmaterial, dem Extrakt oder der Frischpflanze noch zugesetzte Stoffe in dem entsprechenden Material befinden. Von Extraktzubereitungen spricht man, wenn neben den Pflanzeninhaltsstoffen noch technische Hilfsstoffe oder Auszugsmittel vorhanden sind.

Frischpflanzenauszüge

Arzneimittel können auch aus frischem Pflanzenmaterial gewonnen werden. Wenn das reine, frische Pflanzenmaterial verwendet wird, spricht man von nativen Zubereitungen. Ist das zugesetzte Auszugsmittel enthalten, wird es nicht mehr als native Zubereitung bezeichnet. Ein gutes Beispiel für diese Unterscheidung sind Presssäfte, die nach dem Pressen nativ sind. Wegen ihrer hohen Empfindlichkeit gegenüber Bakterien und anderen Mikroorganismen wird ihnen Alkohol zugesetzt. Nun sind es keine nativen Presssäfte mehr, sondern Presssaft-Zubereitungen. Genauso wird auch beim Mistelpresssaft zur Unterstützung der Kreislauffunktion verfahren. Dem nativen Presssaft aus frischem Mistelkraut wird Alkohol (Ethanol) zugesetzt.

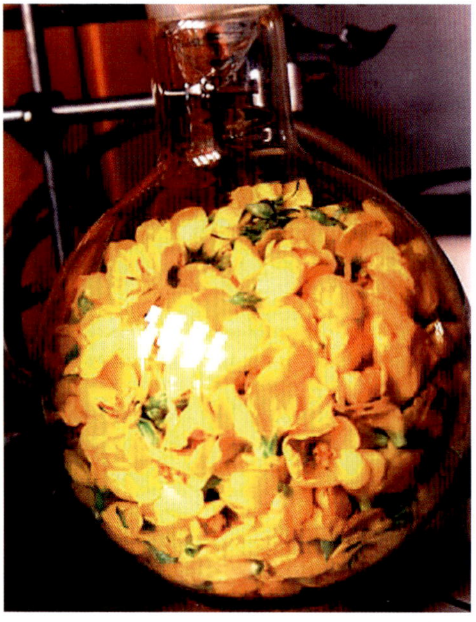

Zur Herstellung von Tinkturen bestehen in den offiziellen Arzneibüchern genaue Vorschriften.

Verhältnis von Droge zu Auszugsmittel

Bei der Zubereitung von Drogenextrakten benötigt man mehr Ausgangsmaterial, als in der fertigen Zubereitung vorhanden ist. Der Grund: Die Drogenzubereitung ist ein Konzentrationsprozess. Damit man hinterher noch weiß, wie viel Droge für das Arzneimittel verwendet wurde, wird das Droge-Extrakt-Verhältnis (DEV) angegeben. Wenn Sie ein pflanzliches Fertigarzneimittel kaufen, finden Sie entsprechende Angaben zum Lösungsmittel und zum Droge-Extrakt-Verhältnis. Das DEV gibt an, wie viel Gewichtsanteile Ausgangsdroge auf einen Gewichtsanteil Drogenzubereitung kommen. Ein DEV von 5 : 1 bedeutet dementsprechend, dass für 100 g Drogenzubereitung 500 g Ausgangsdroge verwendet wurde. Je niedriger das DEV, desto gehaltvoller ist die Droge im Hinblick auf die gewünschten Wirkstoffe, da man weniger Ausgangsdroge benötigt. In der Regel wird das DEV mit einer Schwankungsbreite angegeben, was damit zusammenhängt, dass die Drogen nicht immer gleich gehaltvoll sind, sondern natürlichen Schwankungen unterliegen – in Abhängigkeit von Ernte, Witterungsbedingungen und Erntezeitpunkt. Bei einem validierten Herstellungsverfahren (nach speziellen Vorschriften geprüft) wird diese Schwankungsbreite aus Erfahrungswerten verschiedener Chargen errechnet. Die Angaben des DEV sind vor allem deshalb wichtig, um verschiedene Arzneimittel mit unterschiedlichen Droge-Extrakt-Verhältnissen miteinander vergleichen zu können. Das ist besonders in den Fällen von Bedeutung, in denen sich der Zulassungsantrag auf publizierte wissenschaftliche Daten stützt. Man muss daraus entnehmen können, ob die Extrakte, mit denen die wissenschaftlichen Studien durchgeführt wurden, mit dem eigenen Präparat vergleichbar sind. In den Monographien von Kommission E und ESCOP wird die empfohlene Tagesdosis in der Regel auch in Gramm angegeben. Auf diese Weise kann aufgrund der Angabe des DEV ermittelt werden, ob die Dosierungsempfehlungen für ein Arzneimittel mit denen der entsprechenden Monographien übereinstimmen.

Droge-Extrakt-Verhältnis

Das Droge-Extrakt-Verhältnis, kurz DEV, gibt das Verhältnis der Ausgangsdroge zur fertigen Drogenzubereitung an.

Im Allgemeinen kann man davon ausgehen, dass die Extraktion wirksamer ist, wenn das DEV niedrig ist und umgekehrt.

Bei Extraktzubereitungen, das sind Drogenzubereitungen mit zugesetzten Hilfsstoffen, wird bei der Angabe des Droge-Extrakt-Verhältnises auch die Masse des verbliebenen Extraktionsmittels sowie die der Hilfsstoffe mit einbezogen. Bei Trockenextrakten finden Sie diese Angabe auch auf der Arzneimittelpackung, bei Flüssigextrakten wird sie nicht extra angegeben. Per Definition nach Arzneibuch besteht sie, mit Ausnahme von Ölmazeraten, aus einem Teil Droge und einem Teil Extraktionsmittel.

PHARMAZEUTISCHE QUALITÄT

Grundvoraussetzung für die Erteilung einer Zulassung ist der gesetzlich vorgeschriebene Nachweis der Qualität sowie von Wirksamkeit und Unbedenklichkeit des Arzneimittels (siehe: „Wissenschaft und Forschung“, Seite 43 ff.). Zum Nachweis der Qualität gibt es ebenfalls umfangreiche Vorschriften, die erfüllt werden müssen. Das Herstellungsverfahren und die Methoden zur Qualitätskontrolle sowie die Ergebnisse der Qualitätsprüfung müssen dokumentiert werden. Die Anforderungen sind im Arzneimittelgesetz festgelegt. Arzneimittel dürfen nur in den Verkehr gebracht werden, wenn sie allgemein anerkannten pharmazeutischen Regelungen entsprechen. Diese sind im Arzneibuch festgehalten.

Das Arzneibuch

Das Arzneibuch ist eine Sammlung von Monographien. Es enthält Vorschriften über Qualität, Prüfung, Lagerung und Bezeich-

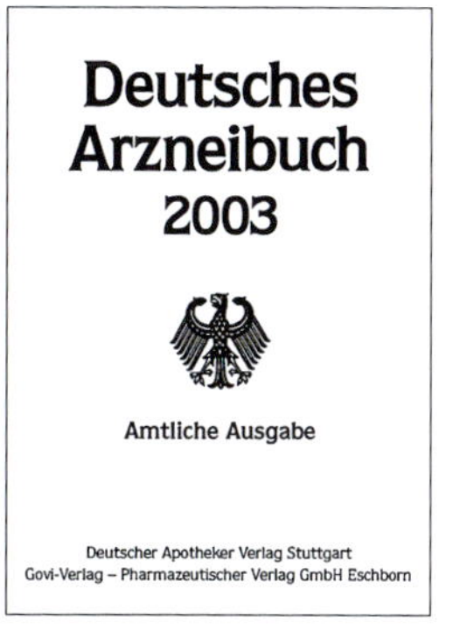

Das Deutsche Arzneibuch beinhaltet die amtlichen Vorschriften über die Zubereitung von Arzneimitteln.

nung von Arzneimitteln sowie von ihren Ausgangsstoffen. In Deutschland gilt sowohl das Deutsche Arzneibuch (DAB) als auch das Europäische Arzneibuch. Letzteres erscheint als amtliche deutsche Ausgabe in deutscher Sprache. Das DAB enthält nur die

Untersuchungen zur Qualität von Melissenblättern

- **Definition:**
  - Charakterisierung der Droge: Welche Pflanzenteile werden verwendet? Getrocknete Laubblätter von Melissa officinalis L.
  - Angaben von Mindestgehalten: Mind. 4,0 % Hydroxyzimtsäurederivate
- **Eigenschaften (makroskopisch):**
  - Geruch und Geschmack: Melissenblätter haben einen zitronenartigen Geruch
  - Merkmale gemäß Prüfung auf Identität
- **Prüfung auf Identität (makroskopisch, mikroskopisch/chemisch):**
  - Exakte botanische Beschreibung der Droge: Genaue botanische Beschreibung von Melissenblättern
  - Beschreibung der verarbeiteten Droge, z. B. Pulver (mikroskopische Beschreibung): Beschreibung des Pulvers und der Bruchstücke von Melissenblättern
  - Chemische Charakterisierung der Droge (meistens Dünnschichtchromatographie), Versuchsanordnung und Vergleichslösungen sind genau spezifiziert. Genaue Methodenbeschreibung für die Dünnschichtchromatographie
- **Prüfung auf Reinheit:**
  - Menge fremder Bestandteile festgelegt: Höchstens 10 % Stängelanteil, deren Durchmesser größer als 1 mm ist
  - Verunreinigungen durch andere Pflanzen: Höchstens 2 % andere Pflanzenbestandteile (in 20 g Droge untersucht)
  - Wassergehalt bestimmt: Höchstens 10 % Trocknungsverlust bei 1,000 g pulverisierter Droge
  - Ascheanteil: Höchstens 12 %
- **Gehaltsbestimmung:** Genaue Vorschrift und Methodenbeschreibung zur Gehaltsbestimmung von Hydroxyzimtsäurederivaten
- Lagerung: Vor Licht geschützt

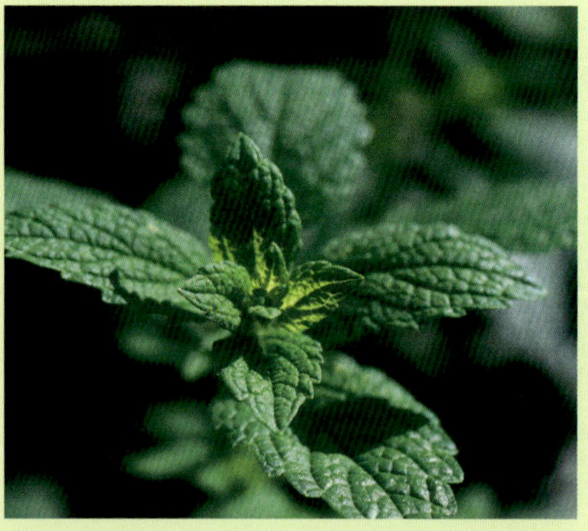

Prüfungen zur Qualität der Droge werden an der zerkleinerten Pflanze vorgenommen. Die genaue Charakterisierung erfolgt nach allgemeinen botanischen Merkmalen mit bloßem Auge und unter dem Mikroskop.

nationalen Vorschriften, die den europäischen Vorschriften teilweise entsprechen. Außerdem gibt es noch das Homöopathische Arzneibuch (HAB), das für homöopathische Zubereitungen gilt. Weitere Vorschriften sind die Arzneimittelprüfrichtlinien, die in das europäische Arzneimittelgesetz (Richtlinie 2001/83/EG) aufgenommen wurden. Die entsprechenden Vorschriften, welche Prüfungen auf dem Weg vom Rohstoff zum Fertigarzneimittel durchgeführt und dokumentiert werden müssen, sind Bestandteil der Arzneimittelprüfrichtlinien. Der Kasten auf Seite 54 gibt Ihnen am Beispiel von Melissenblättern einen Einblick, welche Prüfungen nach dem Europäischen Arzneibuch vorgenommen werden müssen.

Damit ist die Droge gut charakterisiert. Allerdings müssen noch weitere Untersuchungen durchgeführt werden. Es liegt auch nicht für alle Drogen eine Monographie im Arzneibuch vor. In diesem Fall ist der Hersteller des Ausgangsstoffes angehalten, zusätzliche Daten direkt bei der Behörde einzureichen bzw. die eigenen Monographien und Spezifikationen vorzulegen. Zusätzlich zur Prüfung der Droge ist auch noch eine Prüfung des Fertigarzneimittels vorgesehen. Darin müssen die physikalischen und chemischen Eigenschaften des fertigen Produkts, z. B. der Tabletten oder Kapseln, geprüft werden. Im Allgemeinen sind die Prüfungen so ausgelegt, dass sich der Weg von der Arzneipflanze bis zum fertigen Medikament wie ein roter Faden zurückverfolgen lässt. Für den Patienten ist die Haltbarkeit des Medikaments wichtig. Es muss garantiert sein, dass der oder die Wirkstoffe über eine bestimmte Zeit stabil bleiben. Probleme mit der Stabilität der wirksamen Bestandteile hat es z. B. bei Knoblauchzubereitungen gegeben. Ebenso schwierig ist es, Zubereitungen von Aloe, z. B. in Getränken, stabil zu halten. Für pflanzliche Arzneimittel sind daher umfangreiche Stabilitätsprüfungen vorgeschrieben.

Eigenschaften des Fertigarzneimittels

- Qualitative und quantitative Zusammensetzung der wirksamen Bestandteile
- Form, Farbe, Geruch
- Zerfallszeit
- Bestimmung von enthaltenen Konservierungsstoffen

Stabilitätsprüfung

Bei der Stabilitäts- oder Haltbarkeitsprüfung werden die charakteristischen Eigenschaften des jeweiligen Arzneimittels über einen längeren Zeitraum geprüft. Diese werden zu Beginn der Prüfung bestimmt und in der Regel bei 25 °C und 60 % relativer Luftfeuchte nach sechs oder zwölf Monaten (es gibt verschiedene Möglichkeiten der Durchführung) sowie bei 40 °C und 75 % relativer Luftfeuchte für weitere sechs Monate ermittelt. Es werden nur festgelegte Schwankungsbreiten akzeptiert. Vor allem müssen die wirksamen Bestandteile nach dieser Zeit noch vorhanden sein. Außerdem darf keine Verunreinigung mit Bakterien oder anderen Mikroorganismen erfolgt sein.

Für die Sicherheit der Patienten ist es aber nicht nur entscheidend, dass das Produkt eindeutig charakterisiert und stabil ist, sondern auch, dass es nicht durch Mikroorganismen verunreinigt oder durch Schadstoffe wie Schwermetalle belastet ist. Vorschriften zur Gehaltsbestimmung von Mikroorganismen, Schwermetallen oder anderen Stoffen sind im Arzneibuch aufgeführt.

Mikrobiologische Verunreinigungen

Die Methoden zur Untersuchung bakterieller Verunreinigungen zur Ermittlung der Keimzahlen bzw. zur Sterilitätsprüfung sind ebenfalls im DAB genau beschrieben. Zusätzlich muss auch auf andere Mikroorganismen wie Hefe- und Schimmelpilze untersucht werden. Je nachdem, wofür ein Arzneimittel verwendet wird, muss es mehr oder weniger steril sein. Hier wird eine Einteilung in Kategorien vorgenommen, die von sterilen Zubereitungen über unterschiedlich definierte akzeptable Keimzahlen reicht. Die höchste Keimzahl bei pflanzlichen Arzneimitteln ist für zerkleinerte oder pulverisierte Drogen erlaubt. Dazu gehören die üblichen Tees, die zur Zubereitung mit siedendem Wasser übergossen werden. Für Tees, denen kein kochendes Wasser zugesetzt wird, ist die erlaubte Keimzahl und Pilzbesiedlung auch dementsprechend geringer.

Es leuchtet ein, dass die mikrobiologische Verunreinigung ein wichtiges Testkriterium bei der Stabilitätsprüfung darstellt.

Belastungen durch Schwermetalle, Pflanzenschutzmittel und Aflatoxine

Heilpflanzen sind den Belastungen der Umwelt ausgesetzt. Einige Pflanzen neigen dazu, bestimmte Schwermetalle anzureichern. Johanniskraut oder Weidenrinde beispielsweise haben die Tendenz, Cadmium anzureichern. Auf der anderen Seite kann durch das Extraktionsverfahren im Rahmen der Arzneimittelherstellung auch eine Abreicherung erfolgen, indem die enthaltenen Schwermetalle nicht quantitativ mit extrahiert werden. Daher müssen die Arzneimittelhersteller ihrem Zulassungsantrag eine Liste mit dem Schwermetallgehalt der Droge und des verwendeten Extrakts beilegen. Die Bewertung erfolgt in Anlehnung der erlaubten Höchstwerte für Lebensmittel. Heilpflanzen können auch mit Aflatoxinen – Pilzgiften – belastet sein. Auch hier wurden Höchstmengen entsprechend denen des Lebensmittelrechts festgesetzt. Aflatoxine sind Krebs erregende Stoffe, die im Lebensmittelbereich besonders häufig auf Nüssen und Pistazien vorkommen.

Beim konventionellen Anbau von Arzneipflanzen werden in der Regel Pflanzenschutzmittel verwendet. Ebenso wie im Lebensmittelrecht gibt es Grenzwerte von einzelnen Substanzen, die nicht überschritten werden dürfen.

> **Verunreinigungen und Belastungen von Heilpflanzen**
>
> **Zur Sicherheit müssen Drogen sowie pflanzliche Extrakte und Fertigarzneimittel auf ihre mögliche Belastung mit Schwermetallen wie Blei, Cadmium und Quecksilber überprüft werden. Weiterhin wird die Keimzahl bestimmt – das ist die Anzahl von Bakterien pro Gramm Droge. Auch die Anzahl von Schimmelpilzen, Pilzgiften und Hefen muss ermittelt werden. Ferner gibt es Grenzwerte bezüglich der Rückstände von Pflanzenschutzmitteln. Diese sind im Europäischen Arzneibuch angegeben.**

Untersuchungen zur Bioverfügbarkeit

Wie bereits besprochen, werden Studien vorgenommen, um die Wirksamkeit einer Substanz und deren Verteilung im Körper ermitteln zu können. Es muss gezeigt werden, dass ein Stoff die Zielorgane erreicht und dass die wirksame Substanz freigesetzt wird. Bei gleichen Extrakten wird davon ausgegangen, dass die Freisetzung der wirksamen Substanzen gleich ist. Wenn aber die

Herstellung des Arzneimittels hinsichtlich der pharmazeutischen Zusammensetzung der Hilfsstoffe unterschiedlich ist, muss nachgewiesen werden, dass die Wirkstoffe entsprechend dem untersuchten Präparat freigesetzt werden, also die gleiche Bioverfügbarkeit aufweisen. Bei pflanzlichen Arzneimitteln werden selten Bioverfügbarkeitsstudien durchgeführt, weil es sich in der Regel um Wirkstoffgemische handelt. Nur bei Phytopharmaka mit bekannten wirksamkeitsbestimmenden oder -mitbestimmenden Inhaltsstoffen ist die Durchführung von Bioverfügbarkeitsstudien sinnvoll.

DIE WICHTIGSTEN INHALTSSTOFFE

Sie haben bereits einiges über Drogen, Drogenzubereitungen und Extrakte sowie über die Qualitätskontrolle von Phytopharmaka erfahren. Wir haben erwähnt, dass unterschiedliche Pflanzenteile verwendet werden und dies als die Pflanzendroge dargestellt. Das entscheidende Kriterium für die gleich bleibende Wirksamkeit eines pflanzlichen Arzneimittels ist die standardisierte Herstellung, die einen gleich bleibenden Anteil der wirksamen Inhaltsstoffe garantiert. Zur Extraktion der wichtigsten Inhaltsstoffe aus den verschiedenen Drogen werden unterschiedliche Auszugsmittel (Lösungsmittel) verwendet. Zu den häufigsten Auszugsmitteln zählen Wasser, Wasser-Ethanol-Gemische oder Ethanol. Mit Wasser und stark wässrigen Lösungsmitteln können polare Inhaltsstoffe herausgezogen werden – das sind Substanzen, die wasserliebend sind. Unpolare – fettliebende Substanzen – werden in der Phytotherapie mit Aceton, Isopropanol oder mit Ethanol extrahiert. Je nach Inhaltsstoff werden bestimmte Alkohol-Wasser-Gemische verwendet. Beispiele für unpolare Lösungsmittel sind Hexan oder Kohlendioxid, die in Deutschland bisher kaum bei der Extraktion verwendet werden.

Die kontrollierte Herstellung bringt den Vorteil, dass Heilpflanzen in Fertigarzneimitteln standardisiert werden können: Das garantiert eine gleich bleibende Qualität.

Standardisierung und Normierung

Ohne eine Standardisierung ist es schwierig, eine reproduzierbare Wirksamkeit von Heilpflanzen zu erreichen. Nur ein Herstellungsverfahren, das immer nach der gleichen Methode und mit den gleichen Extraktionsmitteln arbeitet, gewährleistet die Produktion eines standardisierten Extraktes.

Bei einigen Heilpflanzen sind die wirksamkeitsbestimmenden Inhaltsstoffe be-

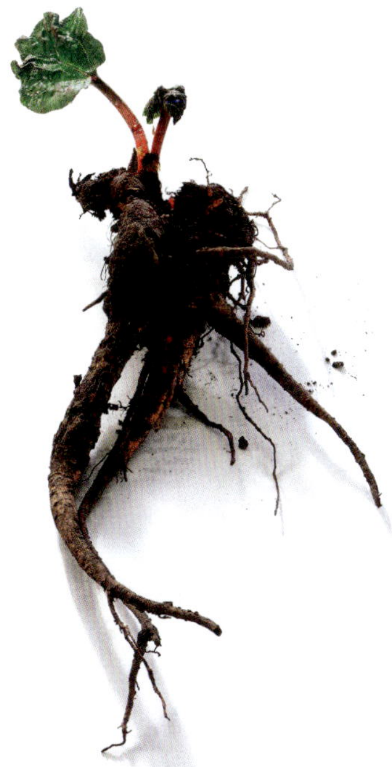

Pflanzliche Arzneimittel können aus unterschiedlichen Pflanzenteilen hergestellt werden: aus Blüten, Kraut, Stängeln oder Wurzeln.

kannt, und es wird auf einen festgelegten Normwert eingestellt. Der Begriff „Normierung" ist nur in Deutschland gebräuchlich. International wird dieses Verfahren eher als Standardisierung bezeichnet. Das Ziel der Normierung ist es, einen gleich bleibenden Gehalt an wirksamkeitsbestimmenden Inhaltsstoffen zu erhalten, unabhängig von Ernte- und Herstellungsbedingungen.

Häufig ist nicht nur ein Stoff alleine wirksamkeitsbestimmend, sondern es sind mehrere Inhaltsstoffe, die für die Wirksamkeit verantwortlich sind. Nur wenn ein isolierter Inhaltsstoff genauso wirksam ist wie der Gesamtextrakt, wird von einem wirksamkeitsbestimmenden Inhaltsstoff gesprochen. Bei allen anderen Drogen wird der Gesamtextrakt als wirksamer Bestandteil betrachtet.

Diese Stoffe werden pharmazeutisch relevante Inhaltsstoffe genannt, da sie die Wirksamkeit mitbestimmen. Für diese erfolgt in der Regel eine Mindestangabe. Weiterhin gibt es noch Leitsubstanzen, die zwar zu den charakteristischen Inhaltsstoffen der Arzneipflanze zählen, aber wahrscheinlich keinen Beitrag zu der beanspruchten pharmakologischen Wirksamkeit leisten. Auch diese Inhaltsstoffe müssen zur Qualitätskontrolle herangezogen werden.

Heilpflanzen und ihre speziellen Inhaltsstoffe

Wirksamkeitsbestimmende Inhaltsstoffe:	
Mariendistel:	Silymarin
Rosskastanie:	Aescin
Senna:	Sennoside
Maiglöckchen:	Herzglykoside
Wirksamkeitsmitbestimmende Inhaltsstoffe:	
Ginseng:	Ginsenoside
Kamille:	Apigenin-7-Glucosid, ätherisches Öl
Johanniskraut:	Hyperforin, Hypericin
Teufelskralle:	Harpagosid
Bärentraubenblätter:	Arbutin
Leitsubstanzen:	
Sonnenhut:	Echinacosid
Baldrian:	Valerensäure

Beispiele wichtiger Inhaltsstoffe

Die Inhaltsstoffe von Heilpflanzen gehören meistens bestimmten Stoffklassen an und treten in diversen Arzneipflanzen auf. Neben den wirksamkeitsbestimmenden und den wirksamkeitsmitbestimmenden Inhaltsstoffen gibt es noch charakteristische Inhaltsstoffe, die nicht für die pharmakologische Wirkung verantwortlich gemacht werden, aber zu einem relativ hohen Anteil in der Pflanze vorkommen. Wie bereits erwähnt, dienen sie manchmal als Leitsubstanzen und werden für Prüfzwecke genutzt. Weiterhin kommen Inhaltsstoffe vor, die so verbreitet sind, dass sie nicht nur charakteristisch für eine Art oder für eine Pflanzenfamilie sind, sondern in vielen Pflanzenfamilien vorkommen. Beispiele dafür sind Rutin, das zur Chargenkontrolle von Johanniskraut- und Goldrutenextrakten herangezogen wird, sowie Chlorogensäure, die ebenfalls der chargenspezifischen Kontrolle bei Johanniskraut- oder Artischockenextrakten dient.

Einzelne charakteristische Inhaltsstoffgruppen und ihre jeweiligen Wirkungen werden im folgenden Abschnitt vorgestellt. Damit möchten wir Ihnen Hintergrundinformationen zum besseren Verständnis der Pflanzensteckbriefe geben, denn dort sind einige typische Inhaltsstoffe angegeben.

Ätherische Öle sind flüchtige Pflanzeninhaltsstoffe. Sie machen den für die jeweilige Pflanze typischen Geruch aus. Bei den ätherischen Ölen handelt es sich um Stoffgemische z. B. aus Terpenen und Phenylpropanen. Enthalten sind sie z. B. in Anis, Fenchel, Salbei, Pfefferminze, Kiefernadeln, Eukalyptus und vielen anderen Pflanzen. Sie werden äußerlich angewendet bei Durchblutungsstörungen, rheumatischen Beschwerden oder bei Sportverletzungen. Innerlich helfen sie bei Erkältungskrankheiten, hier auch als Badezusatz oder zur Inhalation.

Schleimstoffe werden in erster Linie bei entzündlichen Magen-Darm-Erkrankungen und bei Bronchitis eingesetzt. Schleime, die nicht verdaut werden, bilden auf der entzündeten Magenwand eine Schutzschicht gegen den schädigenden Einfluss der Magensäure. Außerdem können sie die Säure durch ihre Inhaltsstoffe neutralisieren – abpuffern. Dieses Prinzip kommt auch beim Durchfall zum Tragen. Zu den Schleimstoffdrogen gehören Eibischwurzel, Flohsamen/Indische Flohsamen, Leinsamen und Spitzwegerich.

Scharfstoffe erregen die Wärme- und/oder Schmerzrezeptoren. Dazu gehören z. B. die Inhaltsstoffe von Ingwer oder Cayennepfeffer. Innerlich angewendet steigern sie die Speichel- und Magensaftausschüttung und werden deshalb gegen Blähungen und Magenbeschwerden eingesetzt. Äußerlich sind Scharfstoffe bei Muskelschmerzen und rheumatischen Beschwerden wirksam.

Bitterstoffe werden ausschließlich zur Anregung von Speichel-, Magen- und Gallenausschüttung angewendet. Typische Beispiele für Bitterstoffdrogen sind Enzian, Salbei, Tausendgüldenkraut, Meisterwurz und Absinth (Wermut). Man findet Sie im Magenbitter.

Herzglykoside sind Stoffe, die einen Einfluss auf Bewegung und Rhythmus des Herzens haben. Sie sind enthalten in Fingerhut, Maiglöckchen und Meerzwiebel.

Saponine sind Schaum bildende Stoffe mit der Eigenschaft, verschiedene Phasen verbinden zu können, z. B. als Emulgatoren oder Dispergiermittel (das sind Mittel, die dazu beitragen, feste Stoffe in Flüssigkeiten zu verteilen). Saponine haben aufgrund ihrer Oberflächenaktivität Seifencharakter (Sapo heißt Seife). Sie besitzen Schleim lösende Eigenschaften, wirken antibiotisch und verdauungsfördernd. Saponinhaltige Pflanzen sind beispielsweise Primelwurzel, Efeublätter, Süßholzwurzel und Rosskastanie.

Alkaloide sind stickstoffhaltige Verbindungen. Dabei handelt es sich meistens um Stoffe, die auf verschiedene Weise auf die Botenstoffe des Nervensystems einwirken. Hierzu gehören Opium, Morphin, Codein, Coffein und Nikotin. Arzneipflanzen, die diese Stoffe enthalten, werden meistens besonders reguliert,

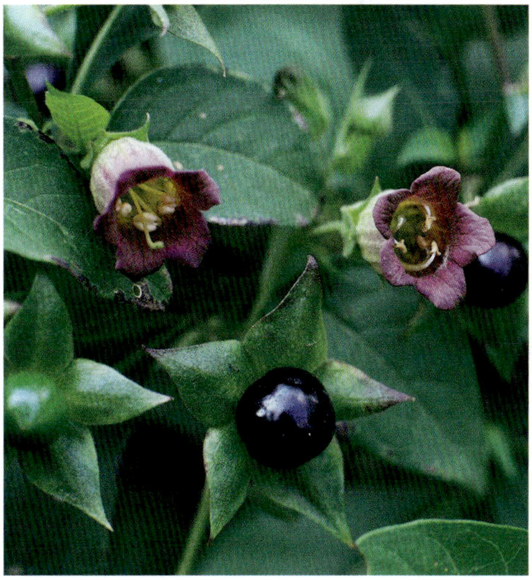

Das Gift der Tollkirsche führt zu Wahnvorstellungen mit Tobsuchtsanfällen, daher der deutsche Name.

der vorgegebene Alkaloidgehalt darf nicht überschritten werden. Sie werden eingesetzt als Schmerzmittel, Hustenstiller und als Abführmittel. Zu den Alkaloidpflanzen zählen Mohn, Schöllkraut, Tollkirsche und Kaffee.

Flavonoide und verwandte Substanzen sind im Pflanzenreich sehr weit verbreitet. Die meisten Flavonoide sind gelb und für die auffallende Färbung vieler Pflanzen und Früchte verantwortlich. Dort üben sie diverse biologische Funktionen aus wie den Schutz gegen Pilz- oder Insektenbefall und die Kontrolle von Wachstumsvorgängen. Viele dieser Stoffe haben östrogenähnliche Eigenschaften, viele wirken entzündungshemmend oder sind wirksame Antioxidanzien. Enthalten sind sie in Weißdorn, Mariendistel, Goldrute, Traubensilberkerze, Ringelblume, Arnika und Sojabohne, um nur einige Beispiele zu nennen.

Gerbstoffe wurden früher zum Gerben von Tierhäuten benutzt. Sie haben zusammenziehende, antibiotische oder entzündungshemmende Eigenschaften. Gerbstoffhaltige Pflanzen sind Tee, Eiche oder Heidelbeeren.

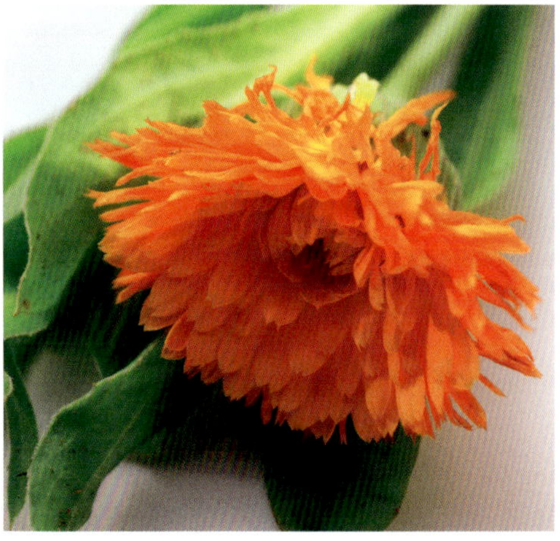

Für die gelbe Farbe vieler Pflanzen und Früchte sind häufig Flavonoide verantwortlich.

Heilpflanzen enthalten lebenswichtige Stoffe

- **Heilpflanzen sind auch Quellen für Ballaststoffe, Vitamine und Mineralstoffe. Sie enthalten Fette, Öle und Wachse und damit auch lebenswichtige ungesättigte Fettsäuren wie Linolsäure oder Linolensäure.**
- **Viele Wirkungen von Heilpflanzen sind auf sekundäre Pflanzeninhaltsstoffe zurückzuführen. Ein Beispiel ist die antioxidative Wirkung, wodurch oxidativer Stress entschärft wird.**

Phenylpropanderivate gehören zu einer Gruppe von wirksamkeitsmitbestimmenden Inhaltsstoffen. Sie sind in diversen Pflanzen enthalten. Das Arbutin in Bärentraubenblättern wirkt harntreibend, das Salicin, welches im Körper zu Salicinsäure umgewandelt wird, wirkt gegen Schmerzen und kommt in der Weidenrinde vor. Auch die Lektine der Mistel gehören in diese Gruppe. Sie werden vor allem in der Tumortherapie angewendet. Aus dieser kurzen Aufzählung ersehen Sie, dass die Anwendungsgebiete für diese Inhaltsstoffe recht unterschiedlich sind.

Harze sind nichtflüchtige Stoffe, die an Rinde und Holz einiger vorwiegend tropischer Baumarten in speziellen Exkreträumen gebildet werden. Bei Verletzung der Rinde treten die Harze als zähe und klebrige Flüssigkeit aus. In ätherischem Öl gelöst, werden sie als Balsame bezeichnet. Zu den harzhaltigen Drogen zählen Myrrhe und Weihrauch. Beide wirken desinfizierend und entzündungshemmend und werden besonders bei Entzündungen der Haut, des Rachens, des Darms und der Gelenke eingesetzt.

Wildsammlung und Artenvielfalt

Laut Weltgesundheitsorganisation (WHO) werden etwa 28 % aller Pflanzenarten medizinisch genutzt. Ein erheblicher Anteil dieser Heilpflanzen wird aus Wildsammlungen gewonnen. Sobald die genutzten Heilpflanzen von internationalem Interesse sind und in erheblichem Umfang exportiert werden, kann es zur Übernutzung und zu einer unkontrollierten Ausbeute der betreffenden Arten kommen. Eine nachhaltige Nutzung dieser Ressourcen unter Wahrung der Rechte indigener Gruppen ist daher eine wichtige internationale Aufgabe. Die Erhaltung der Artenvielfalt ist auch Ziel der Konvention von Rio de Janeiro.

Das weltweite Interesse an der Nutzung von Heilpflanzen führt zwangsläufig zu einem erhöhten Bedarf an diesen Pflanzen. Viele Menschen verlassen sich täglich auf die Heilkraft der Natur. In einigen Ländern vertrauen bis zu 80 % der Bevölkerung auf die Naturmedizin. Von den rund 35 000 genutzten Arzneipflanzen weltweit stammen etwa zwei Drittel aus Wildsammlungen. Der Neuanbau und die Aufforstung von Wildpflanzen werden aber nicht in gleichem Maße vorangetrieben, und die Pflanzen werden häufig unkontrolliert ausgebeutet, was im Laufe der Jahre dazu geführt hat, dass einige tausend der medizinisch genutzten Pflanzen in ihrem Bestand ernsthaft gefährdet sind. Viele Menschen aus der einheimischen Bevölkerung, die von der Arzneipflanzensammlung leben, entziehen sich damit selbst ihre Verdienstquelle. Auf der anderen Seite stellt die Wildsammlung häufig die einzige Möglichkeit für die einheimische Bevölkerung dar, ihre eigenen natürlichen Produkte zu vermarkten – ein Grund mehr, durch gezielte Projekte eine nachhaltige Nutzung von Arzneipflanzen zu fördern.

Da die medizinisch genutzten Pflanzen einen großen Anteil an der Artenvielfalt des Pflanzenreiches haben, ist das Verschwinden von Heilpflanzen durch Übernutzung auch ein Faktor, der zum Rückgang der genetischen Vielfalt beiträgt.

Um dieser folgenschweren Entwicklung entgegenzuwirken, wurde in Rio de Janeiro im Jahre 1992 die „Konvention über Biologische Vielfalt" (Convention on Biological Diversity, CBD) erarbeitet. Die biologische Vielfalt umfasst die Artenvielfalt, die Vielfalt der Ökosysteme und die genetische Vielfalt. Zunächst geht es aber darum, das Bewusstsein für den Wert der biologischen Vielfalt zu entwickeln und zu stärken. Diese ist jedoch stark bedroht durch globale Klimaveränderungen und das Verschwinden großer Flächen tropischen Regenwaldes.

Biologische Vielfalt

Wie schon erwähnt, gefährdet die Übernutzung von Heilpflanzen durch Wildsammlungen die biologische Vielfalt. Beim Aussterben von Arzneipflanzen sind neben der genetischen Vielfalt auch die Lebensweisen und Traditionen ganzer Gemeinschaften bedroht. Für die Sammler bedeutet das, dass sie immer größere Entfernungen zu den Sammelstellen zurücklegen müssen. Wenn dieser Entwicklung nicht durch gezielte Schulung zur schonenden Nutzung entgegengewirkt wird, sind die betreffenden Arzneipflanzen bald vom Aussterben bedroht. Von nachhaltiger Nutzung kann dann keine Rede mehr sein. Eine Heilpflanze, zu deren Erhalt Maßnahmen zur Etablierung einer nachhaltigen Nutzung unbedingt erforderlich sind, ist die afrikanische Pflaume (Prunus africana oder Pygeum africanum). Von diesem Baum wird die Rinde gewonnen. Die Droge dient zur Behandlung der Symptome einer vergrößerten Prostata. Die afrikanische Pflaume (siehe Pflanzensteckbrief Seite 206) wächst in den Hochlandwäldern Afrikas und Madagaskars in 1000 bis 2500 m Höhe. Die Exportländer, in erster Linie Kamerun und Madagaskar, könnten bei Schonung der Ressourcen von dem wachsenden Markt profitieren. Die Übernutzung der letzten Jahre hat aber dazu geführt, dass die Pflanzenpopulation ernsthaft gefährdet wurde. Da die Bäume zur Ernte gefällt werden, führt dies zur Entwaldung ganzer afrikanischer Bergregionen. So wird – ohne die Einleitung notwendiger Gegenmaßnahmen – diese gut wirksame Droge in absehbarer Zeit nicht mehr ausreichend zur Verfügung stehen. Den Exportländern wird dabei ein enormer wirtschaftlicher Nachteil entstehen – von den ökologischen Folgen ganz zu schweigen.

Auch durch die Einführung von Handelsbeschränkungen im Rahmen der „Convention on International Trade in Endangered Species of Wild Fauna and Flora“ (CITES) konnte bisher nicht wirksam gegengesteuert werden. Ursprünglich war CITES zum Schutz von Orchideen und Kakteen vom Bundesamt für Naturschutz gegründet worden. Mit der Zeit wurde immer deutlicher, dass entsprechende Maßnahmen auch zum Schutz von Arzneipflanzen getroffen werden müssen.

Das Problem von Handelsbeschränkungen ist aber auch, dass den Exportländern dadurch nicht geholfen wird. Deshalb sind gut geplante Forschungsvorhaben in Verbindung mit einer nachhaltigen Nutzung der bessere Weg. Es muss – wie in der Konvention von Rio de Janeiro festgehalten – darauf geachtet werden, dass die einheimische Bevölkerung von den Projekten profitiert.

Ein Beispiel, wo internationale Kooperationen zur Schonung der Ressourcen geführt haben, ist der Anbau der Teufelskralle in Namibia und Südafrika (siehe Pflanzensteckbrief Seite 364 f.).

Übernutzung der afrikanischen Pflaume

Die Rinde des Baumes wird international gehandelt. Die Hauptimportländer sind Frankreich, Spanien, die Schweiz und Österreich. Derzeit werden jährlich aus Afrika etwa 3900 t Rinde oder der daraus gewonnene Extrakt exportiert.

Nachhaltige Nutzung der Teufelskralle

Die nur im südlichen Afrika vorkommende Teufelskralle ist eine traditionelle Heilpflanze, deren Wurzeln bei degenerativer Gelenkerkrankung, Rückenschmerzen, Appetitlosigkeit und Verdauungsbeschwerden eingenommen werden. Gerade bei Pflanzen, deren Wurzeln (Speicherknollen) genutzt werden, ist die Gefahr der unkontrollierten Ausbeute gegeben, weil die Wurzeln nicht leicht nachwachsen. Als die Exportmengen 1000 t getrocknetes Rohmaterial für den europäischen Markt überstiegen, kam es zu einer starken Gefährdung des Bestandes. Es ist wichtig, dass die Sammelaktivität so kontrolliert durchgeführt wird, dass eine Regeneration des abgeernteten Bestandes möglich ist. Durch gezielte Schulung kann das Wissen über nachhaltige Sammelmethoden vermittelt werden. Für viele Menschen stellt das Sammeln der Wildbestände ihre einzige Einnahmequelle dar. Die Sammlung der Teufelskralle kann nur während der Regenzeit erfolgen, da die Pflanzen lediglich während dieser Periode durch ihre am Boden kriechenden Triebe erkennbar sind.

Deutsch-namibische Gemeinschaftsprojekte zielen darauf ab, dass die Wildbestände durch nachhaltige Nutzung erhalten bleiben und dass sie weiterhin von den einheimischen Sammlern genutzt werden können. Erfolgreiche Anbauversuche bergen immer die Gefahr, dass diese Einnahmequelle für die Bevölkerung verloren geht. Den richtigen Weg zu finden zwischen dem Erhalt der gefährdeten Arzneipflanzen einerseits und der Sicherung der Lebensgrundlage für die einheimische Bevölkerung andererseits, erfordert einiges Fingerspitzengefühl.

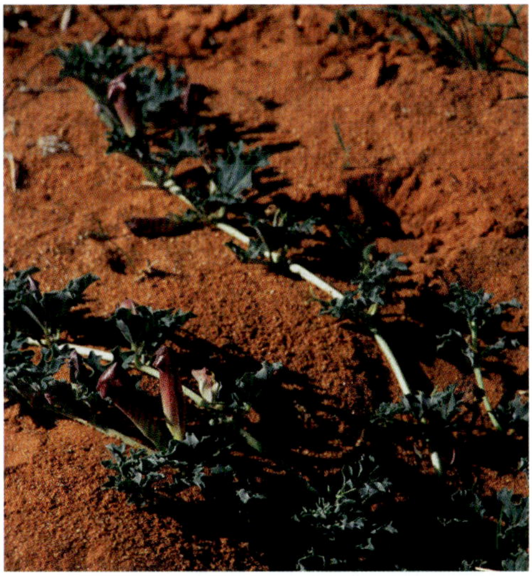

Nur während der Regenzeit sind die grünen Triebe der Teufelskralle mit den auffallenden Blüten so deutlich sichtbar. Die getrockneten Speicherknollen werden zu Arzneimitteln verarbeitet.

Exkurs in die Ethnopharmakologie

Der Begriff Ethnopharmakologie ist noch relativ jung, er stammt aus den sechziger Jahren. Damals spielte die Faszination für bewusstseinsverändernde Drogen eine große Rolle. Heute umfasst die Ethnopharmakologie nicht mehr nur derartige Drogen, sondern Pflanzendrogen allgemein. Dabei geht es um die Suche nach biologisch wirksamen Verbindungen aus Organismen, die in der traditionellen Medizin verwendet werden.

Ethnopharmakologie

Die Ziele der Ethnopharmakologie sind:

- Beobachtung
- Identifizierung
- Beschreibung und
- experimentelle Untersuchung

von Inhaltsstoffen und die Wirkung dieser Inhaltsstoffe oder der daraus gewonnenen traditionellen Medizin für die einheimische Bevölkerung

Die Ethnopharmakologie ist eine interdisziplinäre Wissenschaft, bestehend aus Ethnologie und Anthropologie, Botanik, Medizin, Pharmakologie und Zoologie. Dabei ist es nicht immer leicht, herauszufinden, ob ein natürliches Heilmittel auch wirklich von der einheimischen Bevölkerung ursprünglich genutzt wurde oder welche Einflüsse, die vielleicht nichts mit den eigenen Traditionen zu tun hatten, dazu geführt haben.

Märkte und Verbraucher

Mit der „sanften“ Medizin lassen sich knallharte Geschäfte machen. Im Wachstum begriffen und heiß umkämpft ist vor allem der Bereich der Selbstmedikation. Hier entscheiden nicht die Ärzte, sondern die Verbraucher, und die wollen immer mehr Natur.

80 % der Weltbevölkerung sind auf Arzneimittel aus natürlichen Quellen angewiesen, weil synthetische Wirkstoffe nicht zu erschwinglichen Preisen zur Verfügung stehen. Dies trifft vor allem auf Entwicklungsländer zu. Aber auch in den westlichen Industrienationen, wo die chemisch-synthetischen Medikamente die vorherrschende Stellung einnehmen, sind Phytopharmaka ein bedeutendes Marktsegment. Weltweit werden mit dem Verkauf von pflanzlichen Arzneimitteln pro Jahr rund 20 Milliarden US-Dollar umgesetzt.

DER EUROPÄISCHE MARKT

In Europa werden jährlich Phytopharmaka im Wert von rund sieben Milliarden Euro verkauft. Dieses Gesamtvolumen verteilt sich allerdings höchst unterschiedlich auf die einzelnen Länder: Deutschland und Frankreich machen zusammen mehr als zwei Drittel des europäischen Marktes aus. Spitzenreiter ist mit Abstand Deutschland: Um die 40 % der europaweit verkauften Phytopharmaka gehen hier über den Apotheken- und sonstigen Ladentisch.

Von den 4000 bekannten europäischen Pflanzen mit pharmakologischen Wirkungen sind rund 500 als Arzneipflanzen zugelassen. Von diesen wiederum decken die umsatzstärksten zehn Pflanzen alleine ein Drittel des Marktes ab.

Die europäischen Top 10

1. Ginkgo
2. Johanniskraut
3. Ginseng
4. Sägepalme
5. Sonnenhut
6. Baldrian
7. Knoblauch
8. Rosskastanie
9. Mariendistel
10. Weißdorn

Die Hälfte der Fertigpräparate enthält Extrakte, 30 % enthalten pulverisierte, getrocknete Drogen und 20 % flüssige Frischpflanzenzubereitungen.

Bei den Indikationen, für die Phytopharmaka verwendet werden, stehen Herz-Kreis-

Phytopharmaka in Europa: Marktanteile 2001

Deutschland	39 %
Frankreich	29 %
Italien	7 %
Großbritannien	6 %
Polen	6 %
Spanien	4 %
Übrige	9 %

Anwendungen pflanzlicher Arzneimittel in Europa	
Herz / Kreislauf	27,2 %
Erkältung	15,3 %
Verdauung	14,4 %
Tonika	14,4 %
Sedativa	9,3 %
Dermatika	7,4 %
Übrige	12,0 %

lauf-Erkrankungen an erster Stelle, gefolgt von den klassischen großen Anwendungsgebieten Erkältungskrankheiten und Magen-Darm-Beschwerden.

Während der gesamte Markt in den letzten Jahren stagnierte, sind einzelne Indikationsgebiete im Wachstum begriffen. So legten die pflanzlichen Mittel gegen Muskel- und Gelenkschmerzen im Jahre 2001 um 7 % zu, Venenpräparate und Magen-Darm-Medikamente erreichten jeweils ein Plus von 3 %.

DER DEUTSCHE MARKT

Für rezeptfreie Arzneimittel wurden in deutschen Apotheken im Jahr 2002 insgesamt 6,8 Milliarden Euro ausgegeben. Phytopharmaka hatten davon einen Anteil von rund 30 %. Dazu kommen noch diejenigen pflanzlichen Mittel, die nicht apothekenpflichtig sind und die in Drogerien, Reformhäusern oder Supermärkten vertrieben werden.

Die Liste der umsatzstärksten Pflanzen führt mit großem Abstand der Ginkgo an. Mit Ginkgo-Präparaten wurden im Jahre 2001 128 Millionen Euro erzielt (Herstellerabgabepreis), gefolgt von Johanniskraut mit 48 Millionen Euro. Dass die Marktentwicklung für die einzelnen Pflanzen unterschiedlich verläuft, kann rechtliche Gründe haben. Wenn z. B. die Zulassung für ein Medikament ausläuft oder wenn negative Schlagzeilen über vermeintliche Nebenwirkungen dafür sorgen, dass ein Produkt in Verruf gerät, kann das dazu führen, dass der Absatz stark zurückgeht. Insgesamt verändert sich der Markt jedoch wenig.

Nur sehr wenige pflanzliche Präparate verfügen über die umfangreiche wissenschaftliche Dokumentation, die für eine Arzneimittelneuzulassung heutzutage erforderlich ist. Dass es sich durchaus lohnen kann, in die entsprechenden Untersuchungen zu investieren, zeigt das Beispiel von Umckaloabo. Der Wurzelextrakt der südafrikanischen Kapland-Pelargonie (siehe Pflanzensteckbrief, Seite 276 f.) wurde 1983 in Deutschland als Arzneimittel zugelassen und in den letzten Jahren umfangreichen Untersuchun-

Die deutschen Top 10

Verkaufsrang	Entwicklung
1. Ginkgo	+ 2,3 %
2. Johanniskraut	- 15,5 %
3. Teufelskralle	+ 18,2 %
4. Rosskastanie	+ 0,4 %
5. Artischocke	- 21,5 %
6. Mariendistel	- 0,4 %
7. Brennnessel	+ 2,4 %
8. Kapland-Pelargonie	+ 323,9 %
9. Weißdorn	- 4,5 %
10. Efeu	+ 0,3 %

Anwendungen pflanzlicher Arzneimittel in Deutschland	
Erkältung	23,4 %
Herz-Kreislauf	16,1 %
Verdauung	13,6 %
Schmerzmittel	9,5 %
Sedativa	9,0 %
Tonika	8,2 %
Übrige	20,1 %

gen unterzogen. Mit einem Plus von über 300 % erzielte das Präparat 2001 die bei weitem größte Wachstumsrate aller deutschen Phytopharmaka. Umsatzstarke Indikationsbereiche der Selbstmedikation mit pflanzlichen Arzneimitteln waren in Deutschland Erkältungskrankheiten, Herz und Kreislauf sowie Magen und Verdauung.

DIE VERBRAUCHER

Insgesamt ist in den letzten Jahren ein zunehmender Trend zur Selbstmedikation bei Befindlichkeitsstörungen und leichteren Erkrankungen festzustellen. Das Meinungsforschungsinstitut Allensbach untersucht diese Entwicklung seit 1978. Die Befragten wurden aufgefordert, einer der zwei folgenden Aussagen zuzustimmen:

A: „Ich finde, man braucht nicht mit jeder Krankheit zum Arzt zu gehen. Wenn ich mich krank fühle und denke, dass es nicht so schlimm ist, besorge ich mir die Medikamente in der Apotheke; da brauche ich keinen Arzt."

B: „Wenn ich mich krank fühle, gehe ich zum Arzt – auch wenn ich meine, dass es nichts Schlimmes sein kann. Dass ich mir auf eigene Faust Medikamente besorge, ohne mich vom Arzt untersuchen zu lassen, das gibt es bei mir nicht."

Die Zustimmungsraten zu diesen Aussagen veränderten sich im Laufe der Jahre erheblich:

Meinungsumfrage zur Selbstmedikation

Jahr	Pro (Satz A)	Contra (Satz B)
1978	44 %	42 %
1987	49 %	34 %
1992	55 %	30 %
1996	58 %	28 %
2001	62 %	26 %

(Fehlende Angaben: unentschieden)

Innerhalb der Selbstmedikation nimmt die Verwendung pflanzlicher Arzneimittel traditionell eine wichtige Rolle ein. Auch hierbei ist ein ansteigender Trend zu verzeichnen. Einer weiteren Umfrage zufolge verwendeten im Jahr 1970 nur 52 % der Befragten regelmäßig oder gelegentlich Naturheilmittel. Im Jahr 2002 waren dies bereits 73 % der Bevölkerung, wobei Frauen mit 79 % einen besonders hohen Anteil hatten. In den neuen Bundesländern ist die Rate mit 64 % etwas geringer als in den alten (73 %). Innerhalb der unterschiedlichen sozialen Schichten, Bildungsniveaus oder Berufsgruppen sind keine Unterschiede zu erkennen.

Zwei Gründe sind im Wesentlichen für die wachsende Beliebtheit pflanzlicher Arzneimittel verantwortlich: ihre gute Verträglichkeit und die Eignung zur Vorbeugung gegen Krankheiten. Auf einer Skala von 0 (harmlos) bis 10 (gefährlich) wurden Phytopharmaka bei einem Durchschnittswert von 2,3 eingeordnet – synthetische Medikamente dagegen bei 6,7.

Wo Naturheilmittel eingesetzt werden:

	1970	2002
Erkältung	41 %	69 %
Grippe	31 %	34 %
Schlaflosigkeit	13 %	27 %
Magen	24 %	26 %
Verdauung	24 %	24 %
Kopfschmerz	13 %	24 %
Nervosität	12 %	21 %
Kreislauf	15 %	19 %
Bronchitis	12 %	18 %
Erschöpfung	8 %	15 %
Haut	8 %	14 %

Die Verwendung von Medikamenten zur Krankheitsverhütung hat allgemein zugenommen: Ihr Anteil wuchs von 24 % im Jahr 1989 auf 33 % im Jahr 2002. Zu diesem Zweck verwendeten 38 % der Befragten ausschließlich pflanzliche Präparate, 42 % griffen zu einer Kombination aus pflanzlichen und synthetischen Mitteln. Im akuten Krankheitsfall sehen die Verhältnisse insofern anders aus, als nur 4 % sich ausschließlich auf Naturheilmittel verlassen. Als zusätzliche Maßnahme greifen jedoch 62 % zu Naturheilmitteln.

Von den Anwendern pflanzlicher Arzneimittel geben 92 % an, dass diese ihnen schon bei Krankheiten geholfen haben, allerdings, wie 38 % meinen, „nicht immer“. Ein therapeutischer Erfolg wurde vor allem bei Erkältungskrankheiten und grippalen Infekten wahrgenommen.

Die Frage ist nun, ob die Anwendung von pflanzlichen Arzneimitteln auf ein besonders großes Gesundheitsbewusstsein hindeutet. Immerhin sind 61 % der Gesamtbevölkerung der Ansicht, dass die Verwender von Naturheilmitteln insgesamt stärker auf ihre Gesundheit achten, sich gesünder ernähren und durch pflanzliche Präparate ihre Abwehrkräfte stärken. Unter den Naturheilmittelanwendern selbst stimmten sogar 79 % der Befragten dieser Aussage zu.

Die Rolle des behandelnden Arztes

Entgegen den Bestimmungen der Gesundheitsreform 2004 möchte die Mehrheit der Bevölkerung es dem behandelnden Arzt überlassen, welche Art von Arzneimitteln er auf Rezept verordnet, 73 % stimmen dieser Meinung zu. Für 33 % der Befragten zählte im Jahr 2002 die Therapiefreiheit des Arztes sogar zu den drei wichtigsten politischen Anliegen. Das Vertrauen in die ärztliche Kompetenz ist offensichtlich größer als das in die Wissenschaft: Nur 22 % der Befragten sind der Meinung, dass nur solche Naturheilmittel verordnet werden sollten, deren Wirkung in wissenschaftlichen Studien nachgewiesen wurde. Für 60 % reicht es aus, „wenn viele Ärzte und Millionen Patienten aufgrund ihrer Erfahrung meinen, dass die Naturheilmittel nützen“. Die Erfahrungsheilkunde steht nach wie vor hoch im Kurs.

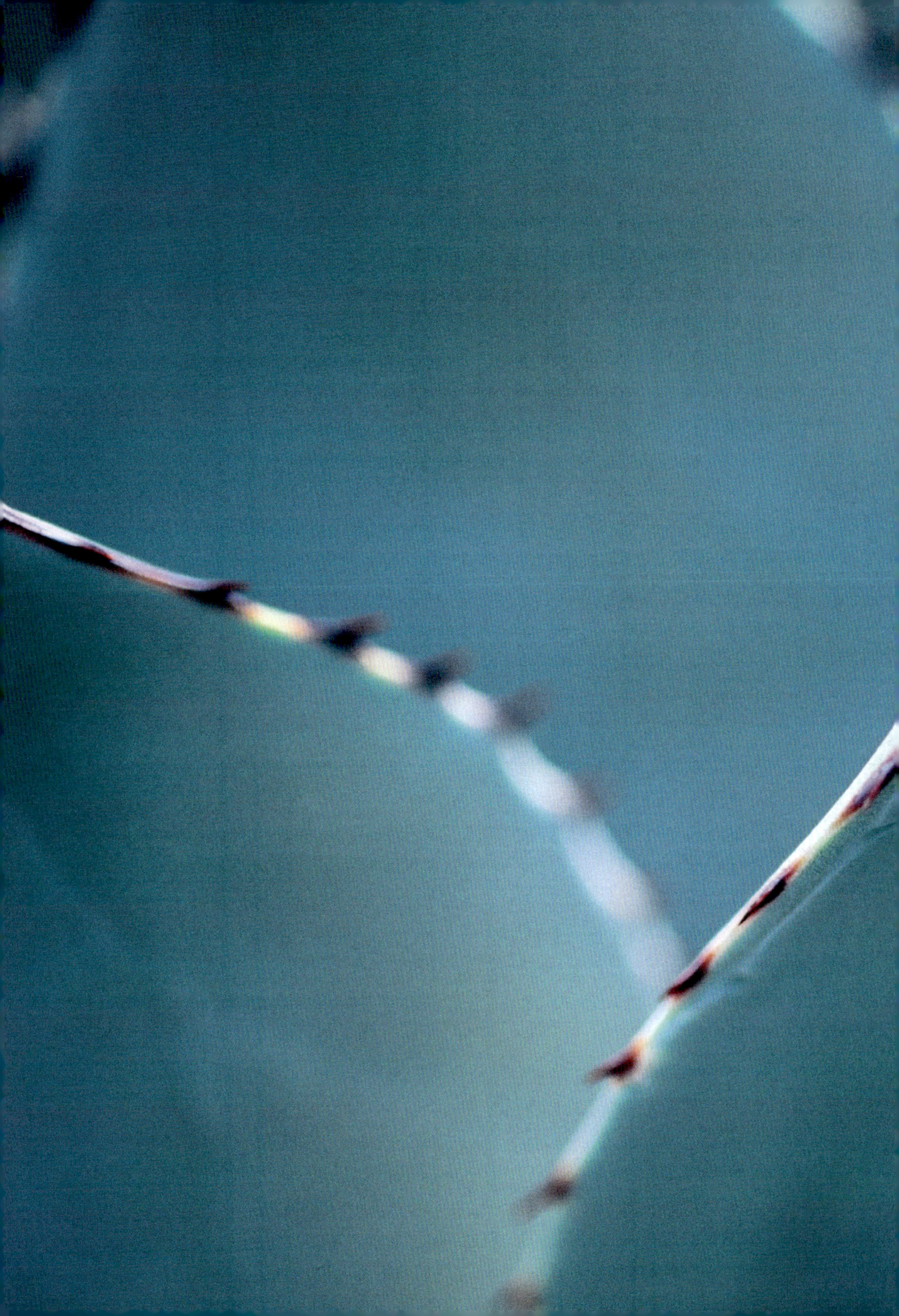

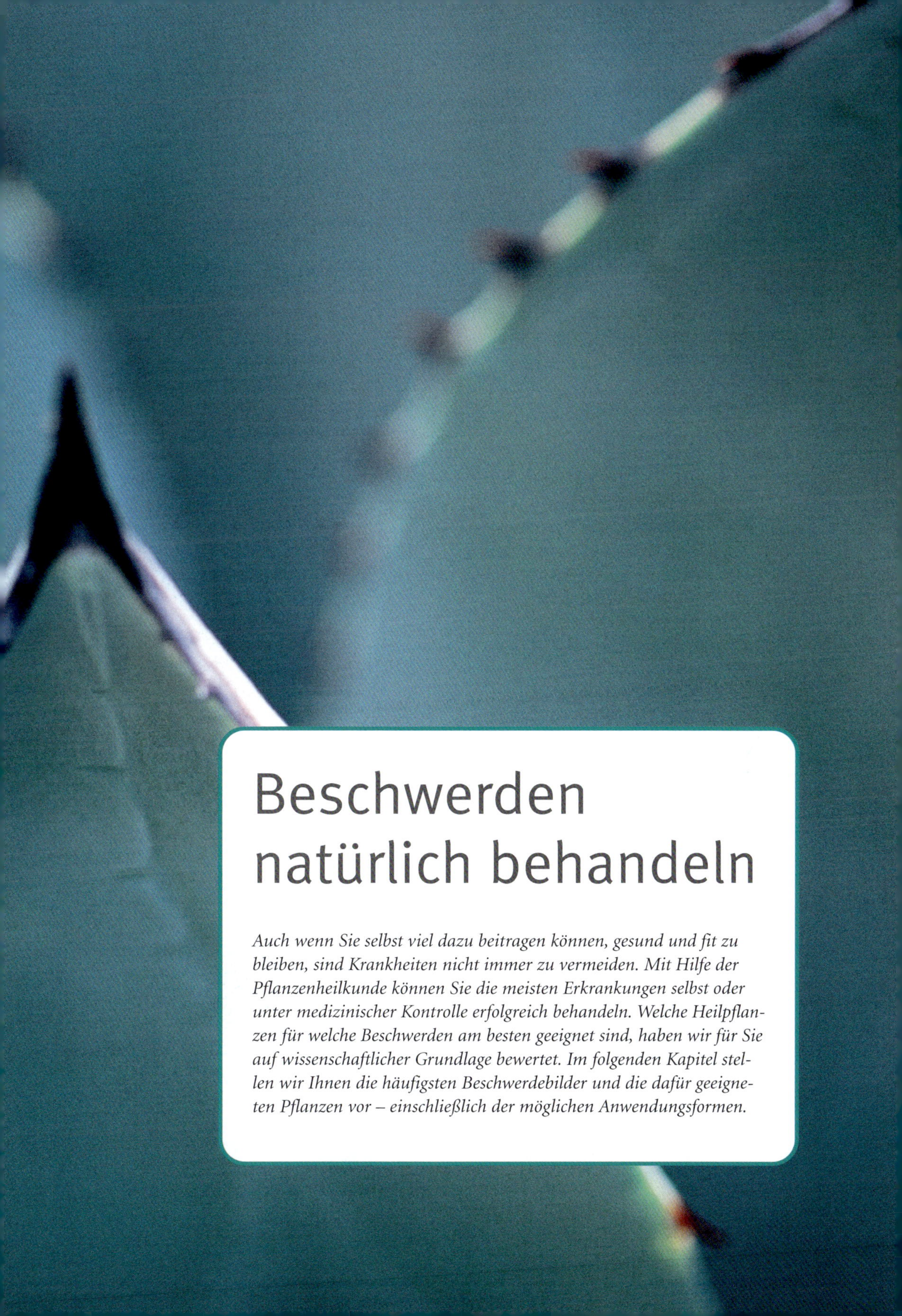

Beschwerden natürlich behandeln

Auch wenn Sie selbst viel dazu beitragen können, gesund und fit zu bleiben, sind Krankheiten nicht immer zu vermeiden. Mit Hilfe der Pflanzenheilkunde können Sie die meisten Erkrankungen selbst oder unter medizinischer Kontrolle erfolgreich behandeln. Welche Heilpflanzen für welche Beschwerden am besten geeignet sind, haben wir für Sie auf wissenschaftlicher Grundlage bewertet. Im folgenden Kapitel stellen wir Ihnen die häufigsten Beschwerdebilder und die dafür geeigneten Pflanzen vor – einschließlich der möglichen Anwendungsformen.

Herz-Kreislauf-Beschwerden

Das Herz ist der Motor unseres Körpers. Zusammen mit den Blutgefäßen bildet es das Kreislaufsystem. Die ausreichende Versorgung der Zellen mit sauerstoff- und nährstoffreichem Blut ist von grundlegender Bedeutung für die Gesundheit sämtlicher Organsysteme. Daher ist es so wichtig, das Herz nicht zu vernachlässigen. Für ein funktionstüchtiges Herz können Sie selbst einiges tun. Ein paar Anregungen finden Sie in diesem Kapitel.

WIE HERZ UND BLUTKREISLAUF FUNKTIONIEREN

Das Herz

Es besteht aus zwei großen Muskeln: den beiden Herzhälften. Diese schlagen zwar im Gleichklang, versorgen aber unterschiedliche Teilkreisläufe. Die rechte Herzhälfte nimmt sauerstoffarmes Blut aus dem Körper auf und leitet es an die Lunge weiter. Hier wird das Blut mit Sauerstoff angereichert und gelangt von dort über die linke Herzhälfte in den gesamten Organismus.

Die Pumpwirkung des Herzens entsteht durch den rhythmischen Wechsel von Erschlaffung und Anspannung der Muskelfasern. Der Anstoß dazu erfolgt im Normalfall durch elektrische Spannungen in den Muskelzellen selbst. Er kann aber auch durch äußere Reize geliefert werden, z. B. durch einen Herzschrittmacher.

WELCHE ROLLE SPIELT DIE PHYTOTHERAPIE?

Eines der wichtigsten modernen Herzmittel, Digitalis, ist pflanzlichen Ursprungs, und zwar als Bestandteil des roten Fingerhuts.

Wegen der Gefahr einer Überdosierung werden die Digitalisglykoside heutzutage nur mehr als synthetische Reinstoffe eingesetzt. Doch eine Reihe von Heilpflanzen verfügt über ähnliche, wenn auch schwächere Glykosidinhaltsstoffe. Ihnen kommt eine wichtige Rolle bei der Behandlung von Herz-Kreislauf-Beschwerden im Frühstadium zu, aber auch bei funktionellen Störungen ohne erkennbare organische Ursachen.

Für die langfristige Prophylaxe von Herz-Kreislauf-Erkrankungen sind Phytopräparate ebenfalls geeignet, da sie bekömmlicher sind als synthetisch hergestellte Arzneimittel und sich mit den meisten anderen Medikamenten vertragen. Insbesondere zur Vorbeugung gegen Arteriosklerose ist die gute Wirksamkeit einiger Pflanzen wissenschaftlich belegt.

Ob Schlaf, Büroarbeit oder Sport – die Arbeitsbelastung des Herzens schwankt im Laufe des Tages erheblich. Auch starke Emotionen wie Angst oder Aufregung können über das vegetative Nervensystem die Funktion des Herzens beeinflussen. Die Anpassung an derartige Schwankungen gelingt zum großen Teil durch die Veränderung des Pulsschlages. Dadurch kann das Blutvolumen, das innerhalb einer Minute durch den Körper pulsiert, gesteuert und bei Bedarf auf das Fünffache gesteigert werden.
Bei wiederholter oder ständiger Erhöhung der Arbeitsbelastung kommt es zu strukturellen Veränderungen – das Herz wird größer. So kann das Herz eines Ausdauersportlers 500 g wiegen, während das eines durchschnittlichen Erwachsenen nur rund 300 g auf die Waage bringt.

Die Blutgefäße

Die Blutgefäße lassen sich entsprechend ihrer Funktion in zwei Gruppen einteilen: in Arterien und Venen. Die Arterien transportieren das Blut vom Herzen weg, die Venen zum Herzen hin. Die großen, direkt vom Herzen abgehenden Arterien verzweigen sich in zahlreiche kleinere Gefäße, bis hin zu den kleinsten: den Kapillaren. Hier finden die eigentlichen Austauschvorgänge zwischen Blut und umliegendem Gewebe statt. Für den Rücktransport des Blutes zum Herzen vereinigen sich die Kapillaren wieder zu größeren Blutbahnen: den Venen.
Venen und Arterien ähneln sich in ihrem Aufbau – beide haben eine aus drei Schichten bestehende Gefäßwand. Diese fällt allerdings bei den Arterien wesentlich dicker und muskulöser aus, da sie einem hohen Innendruck standhalten muss.
Die größte Arterie ist die Aorta. Sie ist ungefähr so dick wie ein Daumen. Von ihr gehen alle wichtigen Arterien ab.

Der Blutkreislauf

Bei dem Blutkreislauf handelt es sich um ein in sich geschlossenes System von Blutgefäßen. Er bildet die Voraussetzung für die Aufrechterhaltung der Lebensfunktionen. Einerseits ermöglicht er den Zellen sämtlicher Organe und Gewebeabschnitte die Aufnahme von Sauerstoff und Nährstoffen, andererseits ist er für die Abgabe von Kohlendioxid und diversen Stoffwechselprodukten zuständig. Daneben reguliert der Blutkreislauf den Wasser- und Salzhaushalt, befördert Hormone sowie andere körpereigene Botenstoffe und steuert den Wärmetransport.
Die Strömungsgeschwindigkeit des Blutes hängt von der Gefäßgröße und vom Blutdruck ab. Dieser ist in der Aorta am höchsten und fällt in den kleinen Arterien deutlich ab. Die Venen weisen generell einen niedrigen Blutdruck auf. Er kann allerdings lokal stark ansteigen, z. B. in den Beinvenen beim Übergang vom Liegen zum Stehen. Beim Gehen sinkt der venöse Druck durch die Pumpwirkung der Muskeltätigkeit wieder ab.

ERKRANKUNGEN AN HERZ, KREISLAUF UND GEFÄSSEN

Herzinsuffizienz (Herzschwäche)

Atemnot und Herzjagen sind Anzeichen einer Herzinsuffizienz, auch Herz- oder Herzmuskelschwäche genannt. Die linksseitige Herzschwäche ist häufig von einem starken Hustenreiz begleitet, die rechtsseitige von Wasseransammlungen im Gewebe, die sich in Form von Beulen, meist an Füßen und Unterschenkeln, zeigen. Die Krankheit wird je nach Schweregrad in vier Stadien unterteilt: Die leichte Herzinsuffizienz im Stadium I kann nur vom Arzt festgestellt werden. Häufig hat der Patient in dieser Phase noch keine Beschwerden. Im Stadium II werden die Symptome erst bei erheblicher

Belastung empfunden, im Stadium III dagegen schon bei geringer Belastung, und im schwersten Stadium, der Stufe IV, kann bereits jegliche Belastung unmöglich sein. Die Beschwerden treten in diesem Stadium schon im Ruhezustand auf.

Die möglichen Ursachen für eine Herzschwäche sind vielfältig: Chronische, vor allem ungleichmäßige, Überlastung, hoher Blutdruck, Sauerstoffmangel im Herzmuskel, ein angeborener Herzfehler, Entzündungen durch Viren oder Bakterien, aber auch Alkohol, Medikamente oder andere Gifte können das Herz derartig schwächen, dass es nicht mehr in der Lage ist, das von den Venen bereitgestellte Blut vollständig in die Arterien zu pumpen. Die Folge: Der Organismus wird nicht mehr ausreichend mit sauerstoffreichem Blut versorgt.

• Herzrhythmusstörungen

Das gesunde Herz schlägt zwischen 60- und 90-mal in der Minute. Bei schnellerem, langsamerem oder unregelmäßigem Herzschlag spricht man von Herzrhythmusstörungen. Diese können unterschiedlich schwer ausfallen und vom harmlosen gelegentlichen „Herzklopfen" bis hin zum akut lebensbedrohlichen Herzblock oder Kammerflimmern reichen.

Ebenso groß ist die Bandbreite der möglichen Ursachen. Herzrhythmusstörungen sind keine eigenständige Erkrankung, sondern die Folge verschiedener Grundkrankheiten. Diese können den Herzmuskel selbst betreffen, aber auch die Schilddrüse oder den Elektrolythaushalt. Auch nervöse Einflüsse spielen eine große Rolle, allen voran der psychosoziale Stress.

Wichtig: Bei wiederholtem Herzjagen oder -stolpern sowie bei jeder Art von Herzblock sollten Sie den Arzt aufsuchen, um mögliche organische Ursachen abklären und gegebenenfalls behandeln zu lassen!

• Koronare Herzkrankheit (Angina pectoris)

Schmerzen im Brustkorb, die plötzlich einsetzen, sekunden- oder minutenlang andauern und in Arme oder Hals ausstrahlen, sind deutliche Anzeichen einer Angina pectoris. Dazu kommt ein Gefühl von Enge im Brustraum, das Atemnot und extreme Angst aus-

ARZT

➤ **Empfehlung**

Herz und Gefäße bilden eine funktionelle Einheit. Tritt an einer Stelle eine Störung auf, wirkt sie sich auch an anderer Stelle aus. Hoher Blutdruck beispielsweise trägt zur Entstehung von Arteriosklerose bei, die wiederum zum Herzinfarkt führen kann. Daher verwundert es nicht, dass sämtliche Herz-Kreislauf-Erkrankungen durch ähnliche Risikofaktoren begünstigt werden: Übergewicht, hohe Cholesterinwerte, Rauchen, Bewegungsmangel und psychosozialer Stress.

Achtung: Wenn die ersten Beschwerden auftreten, liegt bereits eine Schädigung vor, die Sie nicht rückgängig machen können. Die beste Vorbeugung ist daher eine Lebensweise, die Risikofaktoren abbaut oder, noch besser, ganz ausschließt, ergänzt durch geeignete pflanzliche Arzneimittel.

löst. Bei der stabilen Angina pectoris treten die Beschwerden erst nach körperlicher Belastung oder infolge emotionaler Aufregung auf und bleiben über Monate konstant. Ein instabiler Verlauf mit zunehmenden Schmerzen schon bei leichter Belastung gilt dagegen als Vorläufer eines Herzinfarkts und bedarf dringend ärztlicher Behandlung. Grundsätzlich entsteht eine Angina pectoris, wenn der Sauerstoffbedarf des Herzmuskels nicht mehr ausreichend gedeckt wird. Meistens liegt dem eine Verengung der Herzgefäße durch jahrelange Schädigung zu Grunde.

Funktionelle Herzbeschwerden

Bei den funktionellen Herzbeschwerden treten – je nach Einzelfall – ähnliche Symptome auf wie bei den zuvor beschriebenen Herzkrankheiten: unruhiger bis rasender Herzschlag, Beklemmungsgefühl in der Brust, Angst, Unruhe und Schweißausbrüche. Trotzdem stellt der Arzt keine organische Herzkrankheit fest. Der Ursprung der Beschwerden ist psychisch, wobei Stress eine erhebliche Rolle spielt, aber auch ein umfassendes körperliches Ungleichgewicht aufgrund falscher Lebensweise.

Hoher Blutdruck

Der Blutdruck ist zu hoch, wenn er im Alter von 40 Jahren bei Anspannung des Herzmuskels (Systole) über 140 mmHg liegt und bei Erschlaffung (Diastole) über 95 mmHg. Mit zunehmendem Alter verschiebt sich der systolische Grenzwert nach oben. Bluthochdruck (Hypertonie) verläuft (fast) ohne Symptome. Erst in sehr schweren Fällen empfinden die Patienten Kopfschmerzen und Schwindel. Dennoch schädigt ein chronisch zu hoher Blutdruck die Blutgefäße nachhaltig. Er trägt zu ihrer Verengung und Verstopfung bei und kann schließlich zu einem Herzinfarkt oder Schlaganfall führen.

Manchmal entsteht Bluthochdruck als Folge anderer Krankheiten, z. B. der Nieren oder der Schilddrüse („sekundäre" Hypertonie). In der Mehrzahl aber ist die Ursache unbekannt. In diesem Fall spricht man von „essentieller" Hypertonie. Man nimmt an, dass die Anfälligkeit dafür genetisch bedingt ist. Auslöser sind vor allem zwei Faktoren: psychosozialer Stress und übertriebene Kochsalzzufuhr, gefolgt von Übergewicht, hohem Alkoholkonsum und zu wenig sportlicher Betätigung.

Niedriger Blutdruck

Von einem niedrigen Blutdruck spricht man bei einem systolischen Wert von unter 100 mmHg. Im Gegensatz zum erhöhten Blutdruck ist der erniedrigte nicht lebensgefährlich, im Gegenteil: Das Risiko schwerer Herz-Kreislauf-Erkrankungen ist eher gering. Allerdings können vielfältige unangenehme Symptome auftreten wie Müdigkeit, Antriebslosigkeit, Konzentrationsschwäche, Kopfschmerzen, Schlafstörungen und Schwindelgefühle mit einer Neigung zu Ohnmachtsanfällen.

Abgesehen von – seltenen – Grunderkrankungen oder der Einnahme bestimmter Medikamente (z. B. gegen Depressionen) ist die Ursache für einen niedrigen Blutdruck weitgehend unklar und nicht selten psychosomatischer Natur.

Arteriosklerose (Arterienverkalkung)

Arteriosklerose ist die häufigste Ursache für einen Herzinfarkt oder Schlaganfall. Es handelt sich dabei um einen schleichenden Prozess, bei dem sich die Arterien zunehmend verengen, bis sie schließlich durch die Bildung von Blutpfropfen (Thromben) ganz blockiert sind. Das umliegende Gewebe wird nicht mehr ausreichend mit Blut versorgt, und somit auch nicht mit Sauerstoff und

lebenswichtigen Nährstoffen. Die möglichen Folgen sind: Schmerzen in den Beinen, frühes psychisch-geistiges Altern, Impotenz sowie koronare Herzkrankheit bis hin zu Herzinfarkt oder Schlaganfall.
In gewissem Umfang stellt die Arteriosklerose das körperliche Schicksal des Menschen dar. Die Blutgefäße müssen hohen Beanspruchungen standhalten. Dabei treten immer wieder kleine Blutungen und Entzündungen auf, die Narben hinterlassen: Die Arterienwände verhärten und verdicken sich. Dazu kommen Fett- und Kalkablagerungen, besonders bei erhöhtem Fettverzehr. Hoher Blutdruck, Stress und die Aufnahme von Zellgiften, z.B. im Zigarettenrauch, beschleunigen die Schädigung der Gefäße.

Venenerkrankungen

Leichte Ermüdbarkeit, Schweregefühl und Schmerzen in den Beinen, Beschwerden beim Stehen, Schwellungen an den Knöcheln oder Waden, so äußert sich eine chronische venöse Insuffizienz. Oft treten dabei auch Krampfadern auf, das sind erweiterte Venen an der Körperoberfläche, die deutlich unter der Haut hervortreten. Ursachen sind eine anlagebedingte Bindegewebsschwäche sowie eine zu starke Druckbelastung auf das Venensystem durch zu langes Stehen oder Sitzen. Aufgrund des hohen Drucks weiten sich die Venen, Flüssigkeit sammelt sich an, und einzelne Gewebeteile werden unzureichend versorgt und geschädigt. Eine stehende berufliche Tätigkeit zählt ebenso zu den Risikofaktoren wie Übergewicht, Rauchen und chronischer Bewegungsmangel.

Hämorrhoiden

Blutungen, Juckreiz und Schmerzen beim Stuhlgang sind Anzeichen für „innere Hämorrhoiden“, bei denen sich knotenförmige Vorwölbungen durch den After nach außen stülpen. Bei den „äußeren Hämorrhoiden“ dagegen handelt es sich um Blutergüsse, die durch eine Verletzung der oberflächlichen Venen entstehen.
Besonders anfällig für Hämorrhoiden sind Personen mit angeborener Bindegewebsschwäche und generellen Venenproblemen. Ihre Entstehung wird begünstigt durch zu harten Stuhl und eine überwiegend sitzende oder stehende Tätigkeit.

WIRKSAME HEILPFLANZEN ZUR BEHANDLUNG VON HERZ-KREISLAUF-BESCHWERDEN

Herzkrankheiten können lebensgefährlich sein. Bei ernsten Beschwerden wie Atemnot, rasendem Herzschlag, Schmerzen und Engegefühl in der Brust müssen Sie unbedingt rasch einen Arzt aufsuchen.
Zur Behandlung von Herz-Kreislauf-Erkrankungen im frühen Stadium sowie zu deren Vorbeugung sind pflanzliche Arzneimittel dagegen von hohem Wert, vor allem auch deshalb, weil ihre gute Verträglichkeit eine langfristige Anwendung möglich macht.
Im folgenden Abschnitt stellen wir Ihnen die wichtigsten Heilpflanzen in alphabetischer Reihenfolge vor.

Buchweizen

Buchweizenkraut enthält Rutin, das sich als isolierter Wirkstoff seit langem zur Behandlung von Venenerkrankungen etabliert hat.
Pflanzensteckbrief, siehe Seite 238 f.

Anwendungsmöglichkeiten

- Fertigpräparate (Tabletten)
- Teebeutel
- Loses Buchweizenkraut: 2 TL Kraut mit 200 ml Wasser 3 Min. kochen und anschließend 10 Min. ziehen lassen; 2- bis 3-mal täglich über einen Zeitraum von 4–8 Wochen 1 Tasse trinken.

Flohsamen

Sowohl europäische als auch indische Flohsamen enthalten Schleimstoffe, die regulierend auf die Darmtätigkeit und die Stuhlkonsistenz wirken. Kommission E und ESCOP empfehlen ihre Einnahme zur Linderung der Beschwerden bei Hämorrhoiden. Ferner wurde in klinischen Studien eine Senkung des Cholesterinspiegels nachgewiesen, was dazu beitragen kann, einer Arteriosklerose vorzubeugen.

Pflanzensteckbrief, siehe Seite 248 f.

Anwendungsmöglichkeiten

- Fertigpräparate (Granulat, wasserlösliches Pulver)
- Lose Flohsamen: 2 TL mit 100 ml Wasser vorquellen lassen, mit 200 ml weiterer Flüssigkeit morgens und abends einnehmen.

Hamamelis

Blätter und Rinde der Zaubernuss wirken entzündungshemmend. Sie eignen sich zur Behandlung von Krampfadern und Hämorrhoiden. Beide Anwendungen werden von ESCOP und Kommission E empfohlen.

Pflanzensteckbrief, siehe Seite 260 f.

Anwendungsmöglichkeiten

- Fertigpräparate (Salben und Tinkturen zur äußerlichen Anwendung)
- Innerlich: 1 EL fein geschnittene Blätter oder 1 TL Rinde mit 150 ml kochendem Wasser überbrühen und 10 Min. ziehen lassen, 2–3 Tassen pro Tag trinken
- Äußerlich: 3–6 EL Blätter mit 250 ml kochendem Wasser aufbrühen und abgekühlt für Umschläge verwenden.

Kampfer

Kampfer regt den Kreislauf an und steigert die Durchblutung. Die Kommission E empfiehlt ihn bei Herzbeschwerden (äußerlich) und niedrigem Blutdruck (innerlich), vor allem in Kombination mit Weißdorn.

Pflanzensteckbrief, siehe Seite 274

Anwendungsmöglichkeiten

- Fertigpräparate (Salben, Tropfen in Kombination mit Weißdornextrakt)
- Kampferspiritus zum Anrühren von Salben oder zur direkten äußerlichen Anwendung.

Knoblauch

Knoblauchpräparate senken den Cholesterinspiegel, verbessern die Fließeigenschaften des Blutes, verhindern die Entstehung von Blutgerinnseln, weiten die Gefäße und schützen diese vor oxidativer Schädigung. Damit eignet sich Knoblauch sehr gut zur Vorbeugung gegen Arteriosklerose und Venenerkrankungen. Auch Kommission E und ESCOP empfehlen diese Anwendungen. Außerdem wurde eine Senkung von Bluthochdruck mit Knoblauchpräparaten nachgewiesen.

Pflanzensteckbrief, siehe Seite 286 f.

Anwendungsmöglichkeiten

- Fertigpräparate (Dragees, Kapseln, Tabletten)
- Knoblauchöl
- Frische Knoblauchzwiebel (täglich 4 g).

Maiglöckchen

Maiglöckchenkraut enthält Steroidglykoside, die den als Herzmittel etablierten Digitalispräparaten ähneln. Sie steigern die Kontraktionskraft des Herzmuskels bei gleichzeitiger Verlangsamung der Schlagfrequenz und legen daher eine Verwendung bei leichter Herzinsuffizienz nahe (Schweregrad I–II). Auch die Kommission E empfiehlt diese Anwendung. Allerdings dürfen nur standardisierte Zubereitungen eingenommen werden, da es bei einer Überdosierung zu erheblichen Nebenwirkungen kommen kann.

Pflanzensteckbrief, siehe Seite 298 f.

Anwendungsmöglichkeiten

- Fertigpräparate (Dragees, Tropfen)
- Keine Verwendung als Tee!

HERBALIST

- Die herzglykosidhaltigen Pflanzen Maiglöckchen, Meerzwiebel, Oleander und Adonis können zur Behandlung der Herzinsuffizienz sehr wirkungsvoll miteinander kombiniert werden. Entsprechende Fertigarzneimittel sind in Form von Dragees oder Tropfen erhältlich.

Mäusedorn

Der Wurzelstock des Mäusedorns eignet sich zur Behandlung von Venenerkrankungen, nächtlichen Wadenkrämpfen und Hämorrhoiden. Die Kommission E empfiehlt diese Anwendung bei chronisch venöser Insuffizienz und bei Hämorrhoiden.

Pflanzensteckbrief, siehe Seite 305

Anwendungsmöglichkeiten

- Fertigpräparate (Kapseln, Tabletten)
- Die Verwendung als Tee ist nicht gebräuchlich.

ARZT

- Zubereitungen aus Meerzwiebel wirken stark harntreibend und regen die Nierentätigkeit an. Damit kann die Bildung von Ödemen vermieden werden – eine häufige Begleiterscheinung der Herzinsuffizienz. Insbesondere bei gleichzeitigem Auftreten von Herzschwäche und verminderter Nierenfunktion sind Meerzwiebel-Präparate zu empfehlen.

Meerzwiebel

Wie das Maiglöckchen enthält auch die Meerzwiebel herzwirksame Steroidglykoside und ist daher ebenfalls zur Behandlung der Herzinsuffizienz angezeigt. Die Kommission E befürwortet diese Anwendung. Auch hier müssen Sie unbedingt auf die richtige Dosierung und die Verwendung standardisierter Präparate achten!

Pflanzensteckbrief, siehe Seite 307

Anwendungsmöglichkeiten

- Fertigpräparate (Tropfen, Kapseln)
- Von der Verwendung als Tee ist strikt abzuraten!

Rosmarin

Rosmarinbäder fördern die Durchblutung und regen den Kreislauf an. Die Kommission E befürwortet die äußerliche Anwendung von Rosmarin bei Durchblutungsstörungen.

Pflanzensteckbrief, siehe Seite 331

Anwendungsmöglichkeiten

- Fertigpräparate (Badeöl)
- Lose Rosmarinblätter: 50 g mit 1 l heißem Wasser übergießen und in ein Voll- oder Sitzbad geben.

Rosskastanie

Rosskastaniensamen zeigen eine sehr gute Wirksamkeit bei der Behandlung venöser Insuffizienzen wie Ödemen, Wadenkrämpfen, Krampfadern oder Geschwüren. Diese Anwendung wird sowohl von der Kommission E als auch von der ESCOP befürwortet. Nicht zu verwechseln mit Rosskastanienblättern, deren Wirksamkeit nicht belegt ist und die von der Kommission E nicht empfohlen werden.

Pflanzensteckbrief, siehe Seite 332 f.

Anwendungsmöglichkeiten

- Fertigpräparate (Kapseln, Dragees, Tabletten)
- Die Verwendung als Tee ist nicht gebräuchlich.

Steinklee

Das Kraut des Steinklees eignet sich zur Behandlung verschiedener Venenerkrankungen. Die Kommission E empfiehlt es bei chronisch venöser Insuffizienz, oberflächlichen Thrombosen und Venenentzündungen, die ESCOP zusätzlich bei Krampfadern.

Pflanzensteckbrief, siehe Seite 353

Anwendungsmöglichkeiten

- Fertigpräparate (Tropfen, Tabletten)
- Loses Steinkleekraut: 1 TL Kraut mit 150 ml kochendem Wasser überbrühen und 5–10 Min. ziehen lassen. 2–3 Tassen täglich trinken.

Strandkiefer

Die Rinde der Strandkiefer hat in mehreren klinischen Studien eine gute Wirksamkeit bei der Behandlung von Venenerkrankungen gezeigt, vor allem bei chronisch venöser Insuffizienz, aber auch bei Krampfadern und bei Hämorrhoiden.

Pflanzensteckbrief, siehe Seite 355

Anwendungsmöglichkeiten

- Fertigpräparate (Tabletten)
- Die Verwendung als Tee ist nicht gebräuchlich.

Weißdorn

Blätter und Blüten des Weißdorns steigern die Durchblutung des Herzmuskels und wirken Rhythmusstörungen entgegen. Ihre sehr gute Wirksamkeit bei Herzinsuffizienz der Stadien I und II ist mehrfach belegt und sowohl von der Kommission E als auch von der ESCOP anerkannt. Auch bei funktionellen Herzbeschwerden und leichten Herzrhythmusstörungen kann Weißdorn empfohlen werden. Die Verträglichkeit ist im Vergleich mit anderen – auch pflanzlichen – Herzmitteln hervorragend. Die dauerhafte Anwendung ist unschädlich.

Pflanzensteckbrief, siehe Seite 376 f.

ARZT

- **Der Weißdorn ist ein wahrhaft universelles Herzmittel und in dieser Hinsicht einzigartig. Während vor allem die synthetischen Herzmittel hoch spezialisierte Wirkungen ausüben, können Weißdornpräparate bei einem breiten Spektrum organischer und funktioneller Herzkrankheiten eingesetzt werden: mit gutem Erfolg und ohne Nebenwirkungen! Im Vergleich zu den Herzglykosiden setzt die Wirkung langsam ein, manchmal erst nach acht Wochen. Dafür hält sie aber lange nach dem Absetzen des Präparates noch an. Ideal ist der Weißdorn für das Altersherz.**

Anwendungsmöglichkeiten

- Fertigpräparate (Dragees, Kapseln, Tabletten, Tropfen)
- Teebeutel
- Lose Weißdornblätter mit Blüten: 1 TL der Blätter gut zerkleinern, mit 150 ml kochendem Wasser überbrühen und 5–10 Min. ziehen lassen. 3–4 Tassen pro Tag mindestens über einen Zeitraum von 6 Wochen anwenden.

Zwiebel

Speisezwiebeln wirken, ähnlich wie Knoblauch, Cholesterin senkend und werden daher von der Kommission E zur Vorbeugung gegen Arteriosklerose empfohlen.

Pflanzensteckbrief, siehe Seite 381

Anwendungsmöglichkeiten

- Fertigpräparate (Kapseln)
- Zwiebelsaft oder -öl
- Frische (rohe) Zwiebel (täglich 50 g).

Welche Heilpflanzen bei welchen Symptomen? – eine Auswahlhilfe

Beschwerden	Die wichtigsten Heilpflanzen			
	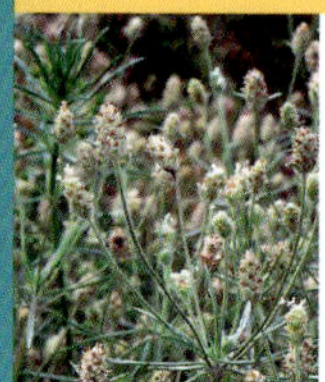 Flohsamen ➤ S. 248 f.	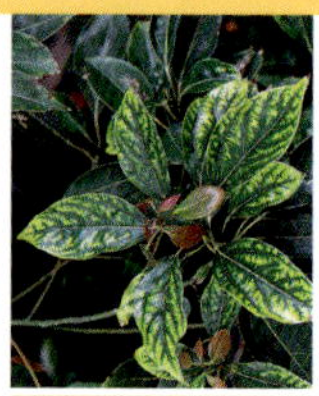 Kampfer ➤ S. 274	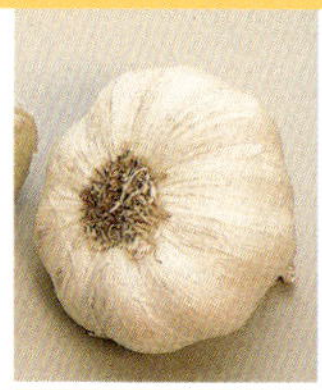 Knoblauch ➤ S. 286 f.	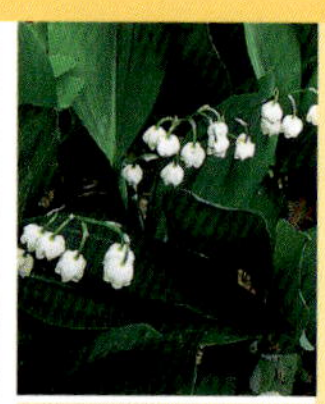 Maiglöckchen ➤ S. 298 f.
Herzinsuffizienz	🔴	🔴	🔴	🟢🟢
Herzrhythmusstörungen	🔴	🔴	🔴	🔴
Angina pectoris	🔴	🔴	🔴	🔴
Funktionelle Herzbeschwerden	🔴	🟢🟢	🔴	🔴
Hoher Blutdruck	🔴	🔴	🟢🟢	🔴
Niedriger Blutdruck	🔴	🟢🟢	🔴	🔴
Arteriosklerose	🟢🟢	🔴	🟢🟢🟢	🔴
Venenerkrankungen	🔴	🔴	🟢	🔴
Hämorrhoiden	🟢🟢	🔴	🔴	🔴
Bemerkung	In Europa v. a. indischer Flohsamen gebräuchlich	Kombination mit Weißdorn besonders wirksam		Standardisierte Fertigpräparate verwenden
Fertigpräparate	Pulver, Granulat	Salbe; Tropfen in Kombination mit Weißdorn	Diverse Präparate aus Pulver, Öl oder Trockenextrakt	Tropfen aus Flüssigextrakt

🟢🟢🟢 sehr gut geeignet, wissenschaftlich belegt (Monographie vorhanden, klinische Studien, Pharmakologie vorhanden)
🟢🟢 gut geeignet (belegt, Monographie vorhanden, wissenschaftlich nur einzelne Studien oder Pharmakologie belegt)
🟢 geeignet (verbreitete Anwendung oder Monographie vorhanden, aber wissenschaftlich schlecht belegt)
🔴 ungeeignet bzw. nicht beschrieben

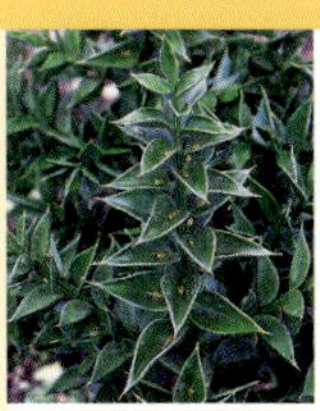 Mäusedorn	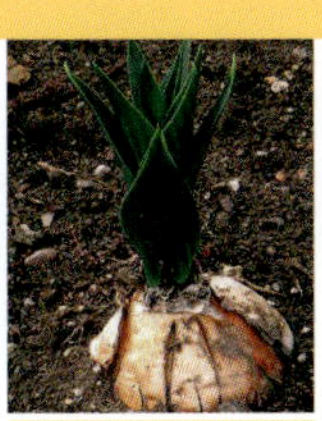 Meerzwiebel	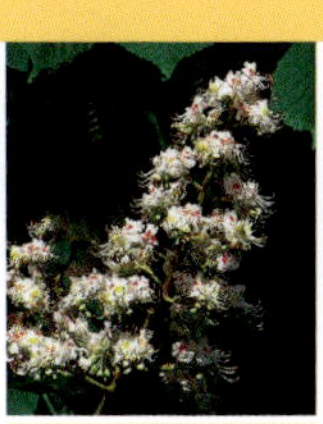 Rosskastanie	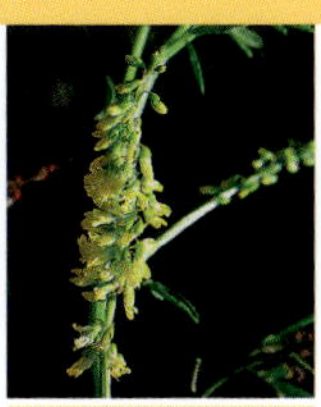 Steinklee	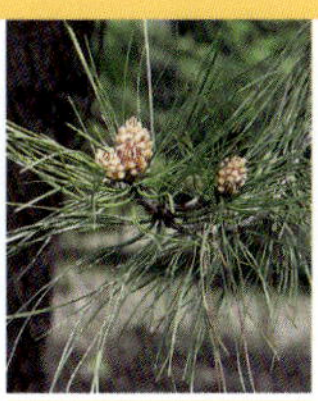 Strandkiefer	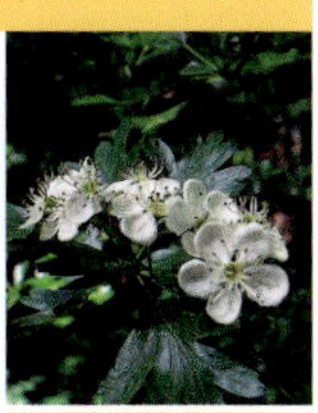 Weißdorn
➤ S. 305	➤ S. 307	➤ S. 332 f.	➤ S. 353	➤ S. 355	➤ S. 376 f.
🔴	🟢🟢	🔴	🔴	🔴	🟢🟢🟢
🔴	🔴	🔴	🔴	🔴	🟢🟢
🔴	🔴	🔴	🔴	🔴	🟢
🔴	🔴	🔴	🔴	🔴	🟢🟢
🔴	🔴	🔴	🔴	🔴	🔴
🔴	🔴	🔴	🔴	🔴	🔴
🔴	🔴	🔴	🔴	🔴	🔴
🟢🟢	🔴	🟢🟢🟢	🟢🟢	🟢🟢	🔴
🟢	🔴	🔴	🔴	🟢	🔴
	Standardisierte Fertigpräparate verwenden	Aescin-Gehalt beachten (100 mg täglich)	Cumarin-Gehalt beachten (3–30 mg täglich)		
Diverse Präparate aus Trockenextrakt	Kapseln und Tropfen mit Trockenextrakt	Diverse Präparate und Extrakte	Diverse Präparate aus Trockenextrakt	Tabletten aus Trockenextrakt	Diverse Präparate und Extrakte

Atemwegsbeschwerden

Atmen ist die Grundlage unseres Lebens – ohne Sauerstoff könnten wir nicht existieren. Doch über die Atemluft gelangen auch schädliche Substanzen wie Umweltgifte und diverse Krankheitserreger in unseren Körper. Die Atemwege sind diesen Einflüssen besonders stark ausgesetzt, denn Schadstoffe aus der Luft erhöhen das Risiko, an Atemwegsbeschwerden und Infektionen der Bronchien zu erkranken.

WIE ATEMWEGE UND ATMUNG FUNKTIONIEREN

Über die Atmung wird unser Organismus mit Sauerstoff versorgt, den wir zur Energiegewinnung benötigen. Kohlendioxid, das Abfallprodukt des Energiestoffwechsels, wird auf diesem Wege entsorgt.

Das Ein- und Ausatmen erfolgt über die Atemwege. Zu den oberen Atemwegen gehören die Nase mit ihren Nebenhöhlen und der Rachen, in dem sich Luft- und Nahrungsweg kreuzen. Am Racheneingang zu beiden Seiten des Zäpfchens befinden sich die eiförmigen Gaumenmandeln, die Teil des Lymphgewebes sind und damit wichtige Aufgaben im Rahmen der Immunabwehr erfüllen.

Der Kehlkopf, das Organ der Stimmbildung, trennt die oberen von den unteren Atemwegen. Letztere bestehen aus Luftröhre und Bronchien. In der Brust teilt sich die Luftröhre in zwei Stammbronchien, die sich weiter unten zu Bronchiolen verzweigen und schließlich in die Lungenbläschen übergehen.

WELCHE ROLLE SPIELT DIE PHYTOTHERAPIE?

Die Behandlung von Atemwegserkrankungen ist eine Domäne der Phytotherapie. Da die meisten dieser Krankheiten durch Viren hervorgerufen werden, ist keine kausale Therapie möglich. Im Vordergrund steht folglich die Linderung der Symptome, wofür pflanzliche Heilmittel besonders gut geeignet sind.

Es existiert ein großes Spektrum wirksamer Pflanzen, die nicht nur die Beschwerden bessern, sondern auch die körpereigenen Reinigungsmechanismen unterstützen und die natürliche Immunabwehr anregen. Dabei sind kaum Nebenwirkungen zu befürchten, so dass auch eine Langzeitanwendung bei chronischen Entzündungen möglich ist.

In den winzigen Blutgefäßen der Lungenbläschen findet der eigentliche Austausch der Atemgase statt: Sauerstoff aus der eingeatmeten Luft wird an rote Blutkörperchen gebunden und zu den Körperzellen transportiert. Kohlendioxid dagegen tritt aus den kapillaren Blutgefäßen in den Luftraum über und wird ausgeatmet. Für diese Vorgänge verfügt der Körper über die stattliche Anzahl von insgesamt 500 Millionen Lungenbläschen.

Atmen besteht aus dem Zusammenziehen und Erschlaffen der Zwischenrippenmuskeln und des Zwerchfells. Dieser Ablauf erfolgt automatisch, kann aber zu einem gewissen Grad bewusst gesteuert werden. Im Ruhezustand saugen wir mit einem Atemzug etwa einen halben Liter Luft ein, maximal sind jedoch vier bis fünf Liter möglich.

Die eingeatmete Luft besteht überwiegend aus Stickstoff und nur zu 20 % aus Sauerstoff. Zusätzlich enthält sie eine Vielzahl anderer Stoffe wie Staubpartikel, Geruchs- und Schadstoffe. Diese werden zum Teil in den Nasenschleimhäuten herausgefiltert.

Vor allem die oberen Atemwege sind starken Umwelteinflüssen ausgesetzt, die das Risiko einer Schädigung beinhalten. Krankheitsursache Nummer eins ist dabei eine Infektion mit Viren. Eine solche Infektion kann sich schnell auch auf die unteren Atemwege ausdehnen und steigert zudem die Empfindlichkeit des Organismus gegenüber einem unmittelbar nachfolgenden Bakterienbefall.

ERKRANKUNGEN DER ATEMWEGE

• Schnupfen

Einen Schnupfen hat wohl jeder von Ihnen schon gehabt – die Nase läuft oder ist verstopft, das Atmen fällt schwer. Schnupfen wird meist durch Viren verursacht. Häufig ist er der Beginn einer umfassenden Infektionskrankheit wie der Grippe.

Im Falle einer Überempfindlichkeit der Gefäßnerven in der Nasenschleimhaut können auch äußere Reize wie Staub, kalte Luft oder Chemikalien einen wässrigen Schnupfen auslösen. Bei einer solchen unspezifischen Empfindlichkeit spielt oft die Psyche eine Rolle. Schnupfen als allergische Reaktion auf bestimmte Pflanzenpollen ist unter dem Begriff „Heuschnupfen“ bekannt.

• Nasennebenhöhlenentzündung

Hält der Schnupfen über eine Woche an, scheiden Sie vermehrt dickflüssiges Sekret aus oder ist Ihre Nase vollständig verstopft, leiden Sie wahrscheinlich an einer Entzündung der Nasennebenhöhlen. Sehr häufig treten dabei Kopfschmerzen auf, bei entzündeten Kieferhöhlen auch Zahnschmerzen. Die Ursache ist eine virale oder bakterielle Infektion, oft im Anschluss an einen virenbedingten, akuten Schnupfen.

HERBALIST

➤ **Zur Behandlung einer Entzündung der Nasennebenhöhlen hat sich seit Jahrzehnten eine ganz bestimmte Kombination von Arzneipflanzen bewährt: nämlich Enzianwurzel, Primelblüten, Sauerampferkraut, Holunderblüten und Eisenkraut. Entsprechende Fertigarzneimittel sind in Form von Dragees und Tropfen in der Apotheke erhältlich.**

• Bronchitis

Bei Husten, verbunden mit schleimigem Auswurf, handelt es sich um eine akute Bronchitis, die weitaus häufigste Erkrankung der unteren Atemwege. Schmerzen hinter dem Brust-

bein sind ein weiteres typisches Symptom. Bei einer chronischen Bronchitis treten diese Beschwerden gehäuft auf und gipfeln schließlich in anfallsartiger Atemnot.
Die Bronchitis wird durch Viren ausgelöst. Diese können auch aus dem Nasen-Rachen-Raum auf die Bronchien übergreifen. Eine überlagernde bakterielle Infektion kann die Symptomatik verstärken. Zwar können auch wiederholte akute Erkrankungen eine chronische Bronchitis verursachen, häufiger aber entsteht diese durch eine Reizung der Atemwege in Form von Stäuben, chemischen Dämpfen oder übermäßigem Rauchen.

• Reizhusten

Darunter versteht man einen trockenen Husten ohne Auswurf, der sehr quälend sein kann. Die Betroffenen empfinden oft gleichzeitig zu dem Hustenreiz noch Schmerzen in der Brust. Reizhusten tritt als Symptom verschiedener Infektionskrankheiten auf. So ist er in vielen Fällen das vorherrschende Symptom in der ersten Phase einer Bronchitis.

• Asthma

Bronchialasthma äußert sich durch heftige Anfälle schwerer Atemnot und durch Hustenattacken. Diesen Anfällen können Warnzeichen vorausgehen wie Husten- und Niesattacken, Augenjucken, Kopfschmerzen, Übelkeit, vermehrter Harndrang oder Müdigkeit. Asthmaanfällen liegt kein anatomisches oder organisches Leiden zu Grunde, sondern eine Funktionsstörung der Bronchialmuskulatur, die sich zusammenkrampft. Folgende Auslöser sind bekannt: Allergien, unspezifische Überempfindlichkeit, virale oder bakterielle Infektionen, entzündungshemmende Medikamente, berufsbedingte Belastungen mit reizenden Stäuben oder Dämpfen sowie körperliche Belastung. Für die Anfallshäufigkeit und -stärke spielen psychische Einflüsse wie Angst, Stress und seelische Belastungen eine große Rolle. Grundsätzlich kann man sagen: Asthma bronchiale ist eine komplexe Erkrankung mit einer Vielzahl möglicher Ursachen, die durch zahlreiche Faktoren ungünstig beeinflusst werden kann.

ARZT

➤ Vorsicht mit Antibiotika

Obwohl die akute Bronchitis in 90 bis 95 % aller Fälle von Viren hervorgerufen wird, bekommen drei Viertel der Patienten, die einen Arzt aufsuchen, fälschlicherweise ein Antibiotikum verordnet. Mit Hilfe von klinischen Studien konnte zweifelsfrei nachgewiesen werden, dass Antibiotika bei einer Virenbronchitis völlig nutzlos sind, da sie nur gegen Bakterien wirken. Dafür sind sie mit teils schweren Nebenwirkungen verbunden. Zudem sorgt die häufige Verwendung von Antibiotika dafür, dass immer mehr Bakterien gegen diese resistent werden. Die Folge ist, dass die Antibiotika nicht mehr anschlagen und wirkungslos werden. Sollte im Einzelfall doch eine Antibiotika-Therapie durchgeführt werden müssen, empfiehlt sich die unterstützende Behandlung mit pflanzlichen Immunstimulanzien. Bewährt hat sich dabei die Kombination aus Indigo, Lebensbaum (Thuja) sowie dem blassfarbenen und dem Purpur-Sonnenhut. Dieses Kombinationspräparat vermag die Regeneration der Lungenfunktion wesentlich zu beschleunigen.

- **Rachenentzündung**

Kratzen und Brennen im Hals, ein Gefühl von Trockenheit sowie der Drang, sich ständig zu räuspern oder zu schlucken, das sind die Anzeichen einer Rachenentzündung.
Die akute Entzündung, oft in Verbindung mit einem Schnupfen, wird durch eine Virusinfektion hervorgerufen und gehört zu den als „Erkältung“ bezeichneten Erkrankungen. Eine chronische Rachenentzündung dagegen entsteht meist durch Stäube, chemische Reize oder Kettenrauchen.

- **Mandelentzündung**

Eine Mandelentzündung äußert sich durch vergrößerte und gerötete Gaumenmandeln, verbunden mit Schluckbeschwerden, Kopfschmerzen, verstärktem Speichelfluss und Fieber. Die Ursache ist eine Infektion mit Bakterien (im Gegensatz zur Rachenentzündung, die durch Viren hervorgerufen wird).

ARZT

- **Der umgangssprachliche Begriff „Erkältung“ bezeichnet eine Reihe von Erkrankungen wie Schnupfen, Rachenentzündung und Reizhusten, die alle durch Virusinfektionen hervorgerufen werden. Die Anfälligkeit für eine Ansteckung steigt bei geschwächtem Immunsystem, z. B. durch Unterkühlung.**
- **Gegen Viren gibt es keine allgemein wirksamen Medikamente. Die Symptome einer Erkältung klingen nach drei bis acht Tagen in der Regel von alleine wieder ab, sie können aber mit Hilfe pflanzlicher Heilmittel wirksam und schonend gelindert werden.**

- **Mund- und Zahnfleischentzündung**

Entzündungen der Mundschleimhaut und des Zahnfleisches können durch eine Vielzahl von Mikroorganismen ausgelöst werden, dazu gehören Viren, Bakterien oder Pilze. Bei längerer Krankheit sollte die Art des Erregers abgeklärt werden, da Bakterien und Pilze gegebenenfalls mit einem Antibiotikum behandelt werden müssen.

WIRKSAME HEILPFLANZEN ZUR BEHANDLUNG VON ATEMWEGSBESCHWERDEN

Pflanzenzubereitungen für Atemwegserkrankungen sind in verschiedenen Darreichungsformen erhältlich. Je nach Symptomatik können Sie eine passende lokale Anwendung wählen, etwa eine Salbe zum Einreiben, ein ätherisches Öl zum Inhalieren oder Pastillen zum Lutschen. Wichtig ist, frühzeitig mit der Behandlung zu beginnen, um eine bakterielle Folgeinfektion bzw. das Absteigen des Infekts in die Lunge zu verhindern.
Im folgenden Abschnitt stellen wir Ihnen die wichtigsten Heilpflanzen in alphabetischer Reihenfolge vor.

- **Anis**

Anisfrüchte wirken antibakteriell, aber auch schleim- und krampflösend. Damit erleichtern sie den Hustenauswurf. Kommission E und ESCOP empfehlen deren innerliche und äußerliche Anwendung bei Entzündungen der Atemwege.
Pflanzensteckbrief, siehe Seite 209

Anwendungsmöglichkeiten

- Fertigpräparate sind nicht erhältlich
- Teebeutel
- Lose Anisfrüchte: 1/2 TL frisch zerstoßen, mit 150 ml Wasser überbrühen, 10 Min. ziehen lassen; 1- bis 2-mal täglich als Tee trinken oder den Dampf inhalieren.

Arnika

Arnikablüten wirken Entzündungen entgegen, töten Bakterien ab und fördern die Wundheilung. Kommission E und ESCOP empfehlen die Anwendung bei Schleimhautentzündungen im Mund- und Rachenraum, die ESCOP außerdem bei Zahnfleischentzündungen. Achtung: Bei längerer Anwendung auf verletzter Haut kann es zu Bläschenbildung und Ekzemen kommen. Nicht anwenden bei Korbblütlerallergie!

Pflanzensteckbrief, siehe Seite 210 f.

Anwendungsmöglichkeiten

- Fertigpräparate (Salbe, Gel, Tinktur)
- Lose Arnikablüten: 2 TL mit 150 ml kochendem Wasser übergießen, 10 Min. ziehen lassen, abgekühlt für Umschläge verwenden; mehrmals täglich anwenden.

Efeu

Efeublätter wirken sekret- und krampflösend. Ihre Inhaltsstoffe sind zudem in der Lage, das Wachstum von Bakterien zu hemmen. Die Kommission E empfiehlt die Verwendung von Efeublättern bei Atemwegsentzündungen, insbesondere bei chronischen Bronchialerkrankungen.

Pflanzensteckbrief, siehe Seite 242 f.

Anwendungsmöglichkeiten

- Fertigpräparate (Tabletten, Brausetabletten, Zäpfchen sowie Tropfen und Saft mit oder ohne Alkohol)
- Die Verwendung als Tee ist nicht gebräuchlich und wegen der geringen empfohlenen Tagesdosis nicht praktikabel.

Eibisch

Blätter und Wurzeln des Eibisch lindern Schleimhautreizungen und eignen sich zur Behandlung von Rachenentzündungen und Reizhusten. Diese Anwendungen werden sowohl von der Kommission E als auch von der ESCOP empfohlen.

Pflanzensteckbrief, siehe Seite 244

Anwendungsmöglichkeiten

- Fertigpräparate (Sirup)
- Lose Eibischblätter: 2 TL mit 150 ml heißem Wasser überbrühen, 10 Min. ziehen lassen
- Lose Eibischwurzel: 3 TL mit 150 ml kaltem Wasser unter häufigem Umrühren 90 Min. stehen lassen und dann abseihen. Jeweils mehrmals täglich 1 Tasse leicht erwärmt trinken.

Eukalyptus

Eukalyptusblätter oder das daraus gewonnene Öl erleichtern Auswurf und Abtransport von Schleim, wirken leicht krampflösend und fördern bei lokaler äußerlicher Anwendung die Durchblutung. Sowohl die Kommission E als auch die ESCOP befürworten daher die Anwendung von Eukalyptus bei Erkältungskrankheiten.

Pflanzensteckbrief, siehe Seite 245

Anwendungsmöglichkeiten

- Fertigpräparate (Kapseln, Tropfen, Salben, Badezusätze)
- Lose Eukalyptusblätter: 1 TL mit 150 ml Wasser überbrühen, 5–10 Min. zugedeckt ziehen lassen, 3-mal täglich trinken
- Eukalyptusöl: 3–6 Tropfen in 150 ml warmes Wasser geben, mehrmals täglich trinken.

ARZT

- **Eukalyptusöl darf nicht bei kleinen Kindern im ersten und zweiten Lebensjahr eingesetzt werden, da die Schleimhautreizung lebensgefährliche Erstickungskrämpfe auslösen kann.**

• Fenchel

Fenchelfrüchte und das aus ihnen gewonnene Öl lösen den Schleim und wirken auswurffördernd. Dem Öl konnte eine keimtötende Wirkung nachgewiesen werden. Kommission E und ESCOP empfehlen deren Verwendung bei Entzündungen der oberen Atemwege. Fenchelzubereitungen sind auch sehr gut für Kinder geeignet.

Pflanzensteckbrief, siehe Seite 246

Anwendungsmöglichkeiten

- Fertigpräparate (Fenchelhonig oder -sirup für Kinder)
- Teebeutel
- Lose Fenchelfrüchte: 1 TL frisch zerstoßen, mit 150 ml heißem Wasser überbrühen, 10–15 Min. zugedeckt ziehen lassen; 2- bis 3-mal täglich trinken.

• Fichte

Fichtensprossen und das enthaltene ätherische Öl steigern die Bronchialsekretion. Die Kommission E empfiehlt die Verwendung bei Erkrankungen der Atemwege.

Pflanzensteckbrief, siehe Seite 247

Anwendungsmöglichkeiten

- Fertigpräparate (Salbe)
- Zubereitungen aus dem ätherischen Öl: Innerlich 4 Tropfen mit etwas Wasser verdünnen oder auf Würfelzucker geben; als Dampfbad mehrmals täglich einige Tropfen Öl in heißes Wasser geben und die Dämpfe einatmen
- Lose Fichtentriebe: Als Badezusatz 200–300 g Fichtentriebe mit 1 l heißem Wasser überbrühen, 5 Min. ziehen lassen, abseihen und ins Vollbad geben.

• Gewürznelke

Nelken und Nelkenöl wirken bei lokaler äußerlicher Anwendung schmerzstillend und töten eine Vielzahl von Viren, Bakterien und Pilzen ab. Die Kommission E empfiehlt die Nelke bei Entzündungen der Mund- und Rachenschleimhaut.

Pflanzensteckbrief, siehe Seite 251

Anwendungsmöglichkeiten

- Fertigpräparate sind nicht erhältlich
- Reines Nelkenöl:1- bis 5%ige wässrige Lösung als Mundwasser verwenden.

• Heidelbeere

Heidelbeeren ziehen das Gewebe zusammen und fördern so die Wundheilung. Die Kommission E befürwortet ihre Anwendung bei leichten Entzündungen der Mund- und Rachenschleimhaut.

Pflanzensteckbrief, siehe Seite 263

Anwendungsmöglichkeiten

- Fertigpräparate sind nicht erhältlich
- Lose getrocknete Heidelbeerfrüchte: Als Gurgellösung 2–3 EL mit $^1/_2$ l kaltem Wasser ansetzen, aufkochen und 30 Min. köcheln lassen, abseihen und im Verhältnis 1 :1 0 mit Wasser verdünnen; als Tee 2 TL mit 150 ml Wasser ansetzen, aufkochen und 10 Min. ziehen lassen, mehrmals täglich anwenden.

• Holunder

Holunderblüten wirken schweißtreibend und steigern die Bronchialsekretion. Die Kommission E empfiehlt ihre Anwendung bei Erkältungskrankheiten.

Pflanzensteckbrief, siehe Seite 265

Anwendungsmöglichkeiten

- Fertigpräparate sind nicht erhältlich
- Teebeutel
- Lose Holunderblüten: 2–3 TL mit 150 ml heißem Wasser übergießen, 5–10 Min. ziehen lassen, mehrmals täglich trinken.

• Kamille

Kamillenblüten wirken entzündungshemmend und krampflösend. Kommission E und ESCOP empfehlen deren Verwendung

HERBALIST

- Bei Kamillenblüten gibt es starke Unterschiede hinsichtlich ihres Gehalts an ätherischem Öl und damit ihrer Wirksamkeit. Spezielle Arzneisorten aus deutschem Anbau sind besonders wirkstoffreich. Die „Lebensmittelkamille" dagegen ist von niedrigerer Qualität. Fertige Teebeutel enthalten statt der Blüten überwiegend das minderwertige Kraut (auf DAB-Qualität achten).

bei Entzündungen der Mundschleimhaut und der Atemwege.

Pflanzensteckbrief, siehe Seite 272 f.

Anwendungsmöglichkeiten

- Fertigpräparate (Tropfen, Salben, Badezusätze)
- Teebeutel (nur DAB-Qualität)
- Lose Kamillenblüten: 3 TL mit 150 ml heißem Wasser überbrühen, 5–10 Min. ziehen lassen; 3- bis 4-mal täglich trinken.

Kampfer

Kampfer steigert die Bronchialsekretion und wirkt krampflösend. Die Kommission E empfiehlt die äußerliche Anwendung bei Entzündungen der Atemwege.

Pflanzensteckbrief, siehe Seite 274

Anwendungsmöglichkeiten

- Fertigpräparate (Salben)
- Kampferspiritus zum Anrühren von Salben oder zur äußerlichen Anwendung.

Kapland-Pelargonie / Umckaloabo

Die Wurzel der südafrikanischen Geranienart, bekannt unter der Bezeichnung Umckaloabo, wirkt antimikrobiell und hat sich als gut wirksam bei akuten und chronischen Entzündungen der Atemwege erwiesen. Da die medizinische Nutzung der Pflanze in Europa relativ neu ist, liegen derzeit noch keine Bewertungen von Kommission E und ESCOP vor.

Pflanzensteckbrief, siehe Seite 276 f.

Anwendungsmöglichkeiten

- Fertigpräparate (Tropfen)
- Die Verwendung als Tee ist nicht gebräuchlich.

HERBALIST

- Über das südafrikanische Traditionsmittel Umckaloabo wird zurzeit in Deutschland viel geforscht. Von großem Interesse ist sein Wirkmechanismus, denn neben antibakteriellen Eigenschaften zeigt es auch gute Fähigkeiten bei der Bekämpfung von Viren: Der Extrakt schützt die Zelle vor der Zerstörung und aktiviert gleichzeitig die körpereigene Virenabwehr.

Kiefer

Kiefernsprossen, Kiefernnadelöl und Terpentinöl steigern die Durchblutung und wirken schleimlösend. Die Kommission E empfiehlt deren innerliche wie äußerliche Anwendung bei Atemwegsentzündungen, die Verwendung von Terpentinöl vor allem bei chronischer Bronchitis.

Pflanzensteckbrief, siehe Seite 284 f.

Anwendungsmöglichkeiten

- Fertigpräparate (Tropfen, Salbe)
- Reines Kiefernnadelöl: Zur Inhalation 2 g Öl auf 300 ml heißes Wasser; als Badezusatz 2,5 g auf 100 l Wasser.

Linde

Lindenblüten wirken entzündungshemmend und antibakteriell. Die Kommission E befürwortet die Anwendung bei Erkältungskrankheiten und Reizhusten.
Pflanzensteckbrief, siehe Seite 294

Anwendungsmöglichkeiten

- Fertigpräparate sind nicht erhältlich
- Lose Lindenblüten: 1 TL mit 150 ml kochendem Wasser übergießen, 5 Min. ziehen lassen, mehrmals täglich 1 Tasse trinken oder die Dämpfe inhalieren.

Mädesüß

Mädesüßblüten und -blätter enthalten Salicylate und wirken antimikrobiell, entzündungshemmend, fiebersenkend und schweißtreibend. Die Kommission E befürwortet die Anwendung bei Erkältungskrankheiten.
Pflanzensteckbrief, siehe Seite 296

Anwendungsmöglichkeiten

- Fertigpräparate sind nicht erhältlich
- Lose Mädesüßblüten oder -blätter: 1–2 TL mit 150 ml kochendem Wasser übergießen, 10–20 Min. ziehen lassen, mehrmals täglich möglichst heiß trinken.
  Die Blüten wirken stärker als die Blätter.

Myrrhe

Das Harz des Myrrhenbaumes ist desinfizierend und zieht das Gewebe zusammen. Kommission E und ESCOP befürworten die Anwendung der Myrrhe bei Entzündungen der Mund- und Rachenschleimhaut, die ESCOP zusätzlich bei Mandelentzündung.
Pflanzensteckbrief, siehe Seite 314 f.

Anwendungsmöglichkeiten

- Fertigpräparate (Tinktur).

Primel

Primelwurzeln und -blüten wirken schleimlösend. Kommission E und ESCOP befürworten deren Anwendung bei Atemwegsentzündungen, die der Primelwurzel auch bei chronischer Bronchitis. Besonders bewährt haben sich Kombinationen mit Thymian.
Pflanzensteckbrief, siehe Seite 326 f.

Anwendungsmöglichkeiten

- Fertigpräparate (Tropfen) nur für Kombinationen
- Teebeutel
- Lose Primelwurzel oder -blüten: 1/4 TL zerkleinerte Wurzel oder 1 TL Blüten mit 150 ml heißem Wasser übergießen, 10 Min. ziehen lassen; bis zu 3-mal täglich.

Ringelblume

Ringelblumenblüten wirken entzündungshemmend und antimikrobiell. Kommission E und ESCOP befürworten die Anwendung bei Schleimhautentzündungen im Mund- und Rachenraum.
Pflanzensteckbrief, siehe Seite 330

Anwendungsmöglichkeiten

- Fertigpräparate (Tinktur)
- Lose Ringelblumenblüten: 1/2–1 TL mit 150 ml heißem Wasser übergießen, 10 Min. ziehen lassen und warm zum Gurgeln verwenden.

Salbei

Salbeiblätter töten Viren und Bakterien ab. Zudem wirken sie zusammenziehend, z. B. in den Schleimhäuten. Kommission E und ESCOP empfehlen deren äußerliche Anwendung bei Mund- und Rachenraumentzündungen. Vorsicht in der Stillzeit: Salbei reduziert die Milchbildung.
Pflanzensteckbrief, siehe Seite 338 f.

Anwendungsmöglichkeiten

- Fertigpräparate (Tropfen)
- Teebeutel
- Lose Salbeiblätter: Zum Gurgeln bzw. als Mundspülung 2 TL mit 100 ml heißem Wasser übergießen und abkühlen lassen; mehrmals täglich anwenden.

Sonnentau

Sonnentaukraut wirkt krampflösend und tötet eine Reihe von Bakterien ab. Die Kommission E bewertet deren Anwendung bei Krampf- und Reizhusten positiv. Sonnentau eignet sich auch zur begleitenden Therapie bei Keuchhusten.

Pflanzensteckbrief, siehe Seite 350 f.

Anwendungsmöglichkeiten

- Fertigpräparate (Saft, Tropfen)
- Loses Sonnentaukraut: 1–4 EL mit 150 ml heißem Wasser übergießen, 10 Min. ziehen lassen; 3- bis 4-mal täglich.

Spitzwegerich

Spitzwegerichkraut hat antibakterielle, entzündungshemmende und krampflösende Eigenschaften. Er wirkt aber auch zusammenziehend. Die Kommission E befürwortet die innerliche Anwendung von Spitzwegerich bei Mund-, Rachen- und Atemwegsentzündungen.

Pflanzensteckbrief, siehe Seite 352

Anwendungsmöglichkeiten

- Fertigpräparate (Saft)
- Teebeutel
- Loses Spitzwegerichkraut: 1½ TL mit 150 ml heißem Wasser übergießen, 10–15 Min. ziehen lassen; 3- bis 4-mal täglich.

Süßholz

Die Süßholzwurzel wirkt antibakteriell, antiviral und entzündungshemmend. Die Kommission E befürwortet die innerliche Anwendung von Süßholzwurzel bei Entzündungen der oberen Atemwege.

Pflanzensteckbrief, siehe Seite 356 f.

Anwendungsmöglichkeiten

- Fertigpräparate (Saft, Tropfen)
- Lose Süßholzwurzel: 1–2 TL mit 150 ml kochendem Wasser übergießen, dann 10–15 Min. ziehen lassen und 1 Tasse nach den Mahlzeiten trinken.

Thymian

Thymiankraut zeigt eine starke Wirkung gegen verschiedene Bakterien und Viren. Zudem fördert es den Hustenauswurf und löst Bronchialkrämpfe. Kommission E und ESCOP befürworten die Anwendung bei Atemwegsentzündungen, insbesondere bei Bronchitis. Die ESCOP empfiehlt Thymian auch bei Entzündungen der Mundschleimhaut. Thymian eignet sich auch zur begleitenden Therapie von Keuchhusten sowie zur Linderung asthmatischer Anfälle.

Pflanzensteckbrief, siehe Seite 366 f.

Anwendungsmöglichkeiten

- Fertigpräparate (Saft, Tropfen)
- Loses Kraut: 1–2 TL mit 150 ml heißem Wasser übergießen, 10–15 Min. zugedeckt ziehen lassen; mehrmals täglich.

Tormentill / Blutwurz

Der Wurzelstock des Tormentill, auch Blutwurz genannt, wirkt antibakteriell und antiviral und zieht das Gewebe zusammen. Die Kommission E empfiehlt die Verwendung bei leichten Entzündungen der Mund- und Rachenschleimhaut.

Pflanzensteckbrief, siehe Seite 368

Anwendungsmöglichkeiten

- Fertigpräparate (Kapseln, Tinktur)
- Lose Blutwurzwurzel: ½ TL mit 150 ml heißem Wasser übergießen, 10–15 Min. ziehen lassen, 3–4 Tassen täglich.

HERBALIST

- Beim Lagern der Blutwurz entsteht das Phlobaphen Tormentillrot, das weniger wirksam ist. Aus diesem Grund sollten Sie Ihre Vorräte in der Hausapotheke jährlich erneuern.

Bewährte Teemischungen

Bei trockenem Reiz- oder Kitzelhusten eignet sich die folgende Teemischung:

- *35 g Eibischblätter*
- *25 g Eibischwurzel*
- *25 g Süßholzwurzel*
- *15 g Anisfrüchte*

Pro Tasse 2 TL dieser Mischung mit 150 ml kochendem Wasser übergießen, 10–15 Min. ziehen lassen; 3- bis 4-mal täglich. Süßen mit Honig, z. B. mit Fenchel- oder Flechtenhonig, steigert die Bronchialsekretion und verbessert die Aufnahme der Wirkstoffe.

Bei akuter oder chronischer Bronchitis können Sie sich folgende Teemischung zubereiten:

- *25 g Eibischwurzel*
- *25 g Anisfrüchte*
- *25 g Süßholzwurzel*
- *25 g Primelwurzel*

Pro Tasse 1 EL der Teemischung mit 150 ml kochendem Wasser übergießen, 10 Min. ziehen lassen; 3- bis 5-mal täglich.

Die folgende Teemischung wirkt schweißtreibend und fiebersenkend. Sie eignet sich allgemein bei Erkältungen, auch im Anfangsstadium, z. B. nach Unterkühlung:

- *30 g Lindenblüten*
- *30 g Holunderblüten*
- *20 g Mädesüßblüten*
- *20 g Hagebuttenfrüchte*

Pro Tasse 1 EL der Teemischung mit 150 ml kochendem Wasser übergießen, 10 Min. ziehen lassen; mehrmals täglich.

Die zweite Variante einer schweißtreibenden Teemischung enthält zusätzlich die erfrischenden Aromen von Pfefferminze und Pomeranze – eine nahe Verwandte der Apfelsine:

- *70 g Lindenblüten*
- *15 g Pfefferminzblätter*
- *10 g Mädesüßblüten*
- *5 g Pomeranzenschalen*

Pro Tasse 1 EL der Teemischung mit 150 ml kochendem Wasser übergießen und 10 Min. ziehen lassen; mehrmals täglich, und anschließend im Bett schwitzen.

Bewährte Inhalationsmischungen

Diese Mischung ätherischer Öle eignet sich zum Dampfinhalieren bei Schnupfen. Achtung: Nicht für Kleinkinder geeignet!

- *4,5 g Eukalyptusöl*
- *4,5 g Latschenkiefernöl*
- *1,0 g Pfefferminzöl*

Die Öle mischen, mehrmals täglich 4–8 Tropfen in 1 l heißes Wasser geben und die Dämpfe einatmen.

Die folgende Mischung hilft bei akuter und chronischer Bronchitis. Achtung: Nicht für Kleinkinder geeignet!

- *2 Teile Eukalyptusöl*
- *2 Teile Terpentinöl*
- *1 Teil Kampfer*

Die Öle mischen, einige Tropfen in heißes Wasser geben und die Dämpfe einatmen.

Bewährte Gurgellösung

Wenn Sie an einer Rachenentzündung leiden, hilft Gurgeln mit folgender Lösung:

- *1 TL Salbeiblätter*
- *1 TL Kamillenblüten*

mit 150 ml kochendem Wasser übergießen und 10 Min. ziehen lassen.

Welche Heilpflanzen bei welchen Symptomen? – eine Auswahlhilfe

Beschwerden	Wichtigste Heilpflanzen			
	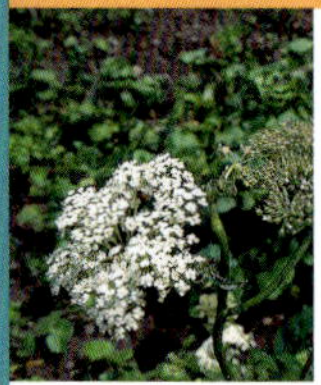	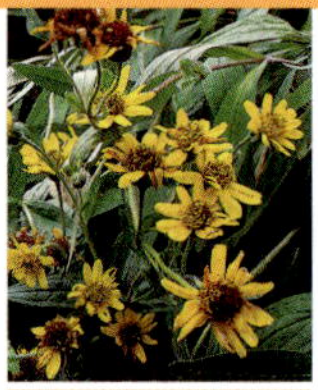	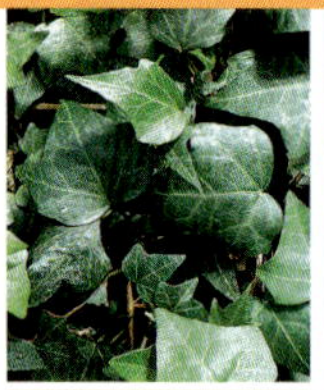	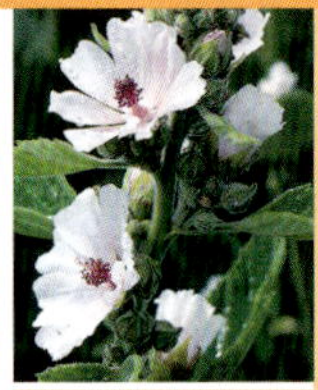
	Anis ➤ S. 209	Arnika ➤ S. 210 f.	Efeu ➤ S. 242 f.	Eibisch ➤ S. 244
Schnupfen	🟢🟢	🔴	🔴	🔴
Nasennebenhöhlen-entzündung	🔴	🔴	🔴	🔴
Bronchitis	🟢🟢	🔴	🟢🟢🟢	🔴
Reizhusten	🔴	🔴	🟢🟢🟢	🟢🟢
Asthma	🔴	🔴	🟢	🔴
Rachenentzündung	🟢🟢	🔴	🔴	🟢🟢
Mandelentzündung	🔴	🔴	🔴	🔴
Mund-/Zahnfleisch-entzündungen	🔴	🟢🟢	🔴	🟢🟢
Bemerkung	Vor Teebereitung Früchte zerquetschen	Allergie möglich	Gut für Kinder geeignet	Standardisierte Fertigpräparate verwenden
Fertigpräparate	Keine	Salbe und Gel mit Tinktur	Sirup	Tropfen aus Flüssigextrakt

🟢🟢🟢 sehr gut geeignet, wissenschaftlich belegt (Monographie vorhanden, klinische Studien, Pharmakologie vorhanden)
🟢🟢 gut geeignet (belegt, Monographie vorhanden, wissenschaftlich nur einzelne Studien oder Pharmakologie belegt)
🟢 geeignet (verbreitete Anwendung oder Monographie vorhanden, aber wissenschaftlich schlecht belegt)
🔴 ungeeignet bzw. nicht beschrieben

	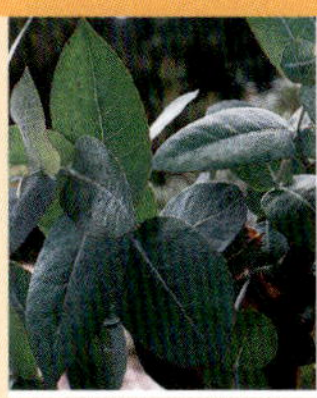 Eukalyptus	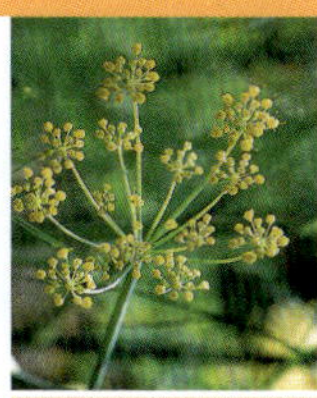 Fenchel	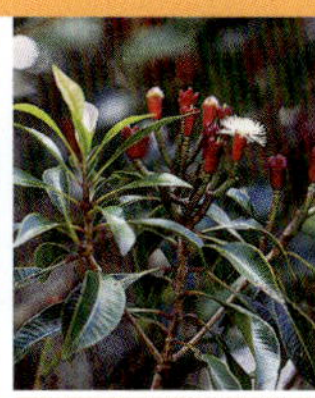 Gewürznelke	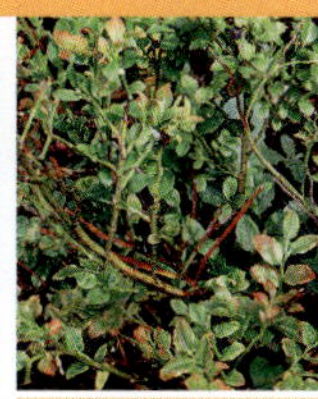 Heidelbeere	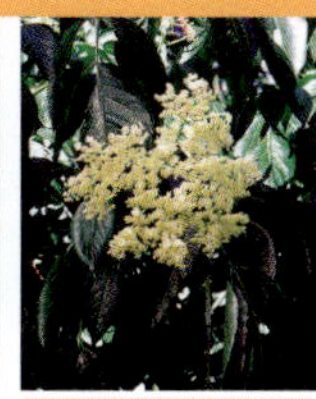 Holunder	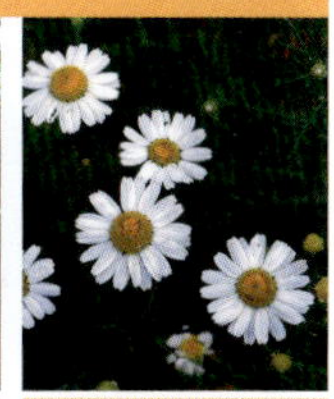 Kamille
	➤ S. 245	➤ S. 246	➤ S. 251	➤ S. 263	➤ S. 265	➤ S. 272 f.
	🟢🟢	🟢🟢	🔴	🔴	🔴	🔴
	🔴	🔴	🔴	🔴	🔴	🔴
	🟢🟢	🔴	🔴	🔴	🟢	🔴
	🔴	🔴	🔴	🔴	🟢	🔴
	🔴	🔴	🔴	🔴	🔴	🔴
	🟢🟢	🟢🟢	🔴	🔴	🔴	🟢🟢
	🔴	🔴	🔴	🔴	🔴	🔴
	🔴	🔴	🟢🟢	🟢🟢	🔴	🟢🟢
	Nicht bei Säuglingen und Kleinkindern anwenden	Vor Teebereitung Früchte zerquetschen				
	Diverse Präparate aus dem Öl	Honig, Sirup, Arzneitee	Keine	Keine	Keine	Diverse Präparate aus Flüssigextrakt oder Öl

Welche Heilpflanzen bei welchen Symptomen? – eine Auswahlhilfe

Beschwerden	Wichtigste Heilpflanzen			
	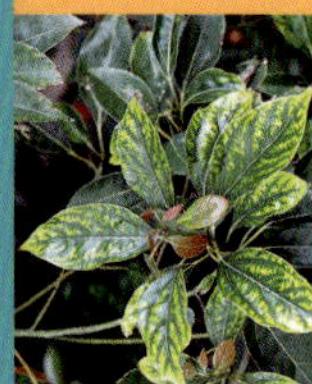	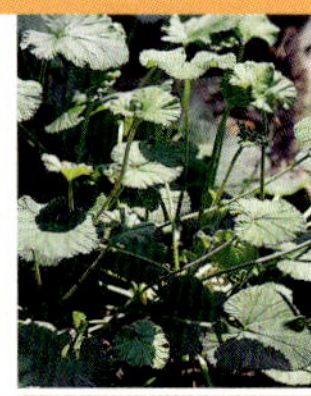	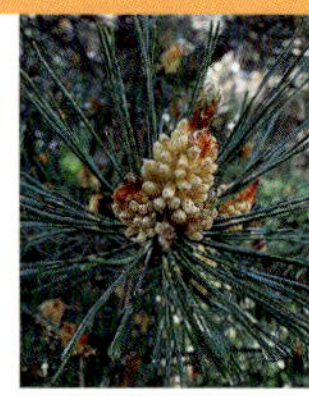	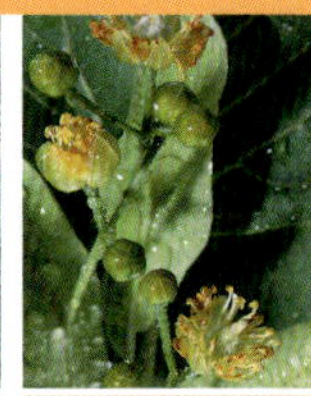
	Kampfer ➤ S. 274	Kapland-Pelargonie ➤ S. 276 f.	Kiefer ➤ S. 284 f.	Linde ➤ S. 294
Schnupfen	🔴	🟢🟢	🟢🟢	🟢
Nasennebenhöhlen-entzündung	🔴	🟢🟢	🔴	🔴
Bronchitis	🟢🟢	🟢🟢🟢	🟢🟢	🔴
Reizhusten	🟢	🔴	🔴	🟢
Asthma	🔴	🔴	🔴	🔴
Rachenentzündung	🔴	🟢🟢	🟢🟢	🟢
Mandelentzündung	🔴	🟢🟢🟢	🔴	🔴
Mund-/Zahnfleisch-entzündungen	🔴	🔴	🔴	🔴
Bemerkung	Nicht inhalieren; nicht bei Säuglingen und Kleinkindern anwenden			
Fertigpräparate	Salbe	Tropfen aus Flüssigextrakt	Tropfen oder Salbe aus dem Öl	Keine

🟢🟢🟢 sehr gut geeignet, wissenschaftlich belegt (Monographie vorhanden, klinische Studien, Pharmakologie vorhanden)
🟢🟢 gut geeignet (belegt, Monographie vorhanden, wissenschaftlich nur einzelne Studien oder Pharmakologie belegt)
🟢 geeignet (verbreitete Anwendung oder Monographie vorhanden, aber wissenschaftlich schlecht belegt)
🔴 ungeeignet bzw. nicht beschrieben

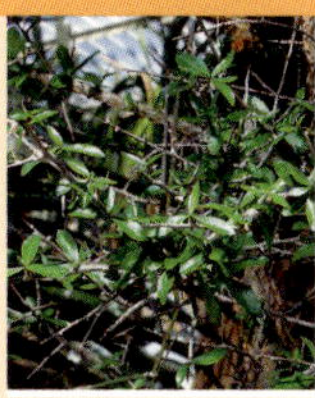	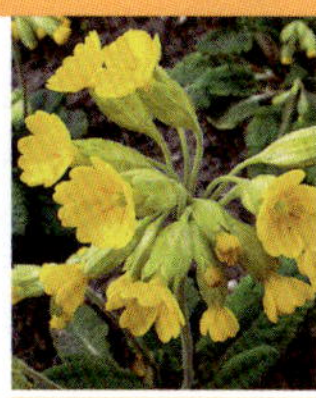	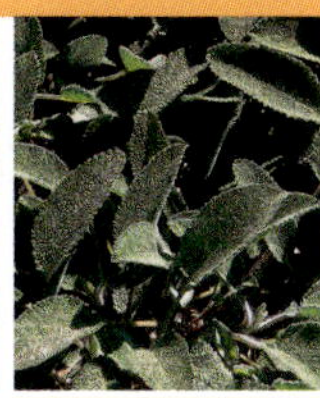	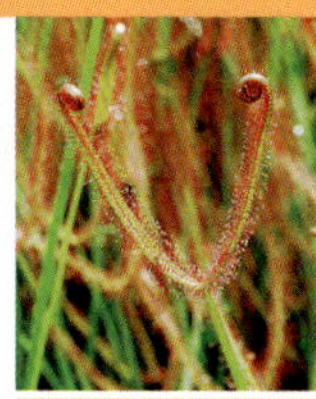	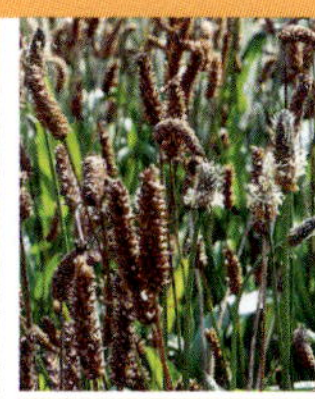	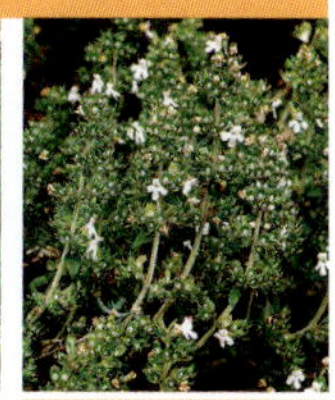
Myrrhe ➤ S. 314 f.	Primel ➤ S. 326 f.	Salbei ➤ S. 338 f.	Sonnentau ➤ S. 350 f.	Spitzwegerich ➤ S. 352	Thymian ➤ S. 366 f.
🔴	🟢	🔴	🔴	🔴	🔴
🔴	🟢	🔴	🔴	🔴	🔴
🔴	🟢🟢🟢	🔴	🟢🟢	🟢🟢	🟢🟢🟢
🔴	🔴	🔴	🟢🟢	🟢🟢	🔴
🔴	🔴	🔴	🟢	🔴	🟢
🟢	🟢	🟢	🔴	🔴	🟢🟢
🟢	🔴	🔴	🔴	🔴	🔴
🟢	🔴	🟢🟢	🔴	🔴	🔴
	Kombination mit Thymian besonders effektiv			Getrocknete Blätter nicht feucht lagern	
Tinktur	Tropfen (nur in Kombinationen), Arzneitee	Tropfen aus Flüssigextrakt, Arzneitee	Tropfen, Saft aus Flüssigextrakt	Saft aus Flüssigextrakt, Arzneitee	Tropfen, Saft aus Flüssigextrakt, Zäpfchen

Beschwerden des Verdauungstrakts

In diesem Kapitel verfolgen wir den Weg der Nahrung vom Mund über den Magen bis hinunter zum Darm. Dabei beleuchten wir die Funktionen der einzelnen Verdauungsorgane und erläutern die unterschiedlichen Krankheitsbilder, die für diese Organe typisch sind. Mit Hilfe der Pflanzenheilkunde können zahlreiche Beschwerden im Magen-Darm-Trakt gelindert oder sogar dauerhaft geheilt werden.

WIE DIE VERDAUUNGSORGANE FUNKTIONIEREN

Die Verdauungsorgane bilden eine funktionelle Einheit. Vereinfacht gesprochen handelt es sich dabei um ein durchgehendes „Rohr“, das vom Mund bis zum After reicht. Dieses Rohr ist in verschiedene, aufeinander abgestimmte Abschnitte unterteilt, wobei jedes Teilstück eine bestimmte Aufgabe im Rahmen der Nahrungsverarbeitung übernimmt. Nach der Nahrungsaufnahme über den Mund erfolgt die Zerkleinerung der Speisen zunächst durch mechanische Prozesse wie Kauen, das heißt Zerkleinern und Durchmischen. Anschließend wird der Nahrungsbrei durch die Speiseröhre weiter in den Magen transportiert. Der Magen-Darm-Trakt hat die Aufgabe, die Nahrung in resorbierbare Bestandteile zu verarbeiten, so dass sie vom Organismus aufgenommen werden können. Erleichtert werden diese Vorgänge durch Zugabe von Enzymen, die die Haupt-

WELCHE ROLLE SPIELT DIE PHYTOTHERAPIE?

Im Bereich der Magen-Darm-Erkrankungen spielt die Phytotherapie eine besonders große Rolle. Viele Beschwerden lassen sich mit einer pflanzlichen Therapie alleine schon lindern, und für diverse schwerwiegende Erkrankungen kommt der Pflanzenheilkunde als Begleittherapie eine herausragende Bedeutung zu. In diesem Kapitel begegnen Ihnen so vertraute Arzneipflanzen wie die Pfefferminze, der Kümmel und die Kamille. Letztere wird seit mehr als 2000 Jahren als Heilpflanze angewendet. Einige ebenfalls sehr wirksame Pflanzen wie die Mariendistel sind Ihnen vielleicht weniger bekannt. Die Tabelle am Ende des Kapitels erleichtert Ihnen die Auswahl der geeigneten Heilpflanzen zur Behandlung Ihrer jeweiligen Beschwerden.

bestandteile der Nahrung wie Kohlenhydrate, Eiweiße und Fette spalten und in resorbierbare (aufnehmbare) Bruchstücke zerlegen, also verdauen. Die Endprodukte der Verdauung werden wie Vitamine, Spurenelemente, Salze und Wasser über die Darmschleimhaut vom Blut oder von der Lymphe aufgenommen.

Der Mund-Rachen-Raum und die Speiseröhre sind in erster Linie für den Transport der Nahrung zuständig, während Magen, Gallenblase und Enddarm eher als Reservoir dienen. Die Verdauung und Resorption findet im Wesentlichen im Dünndarm statt. Die einzelnen Verdauungsprozesse werden durch Hormone, kleine Eiweißeinheiten (Peptide) sowie durch diverse Nerven gesteuert.

Der Leber kommt eine zentrale Rolle im Stoffwechsel zu. Ihre Hauptaufgabe ist es, die Gallenflüssigkeit herzustellen. Diese ist für die Ausscheidung von überschüssigen und giftigen Stoffen zuständig. Wenn im vorderen Dünndarmabschnitt die Fettverdauung beendet wird, so ist die Galle mit ihren Salzen daran beteiligt. Alle Substanzen, die von der Leber herausgefiltert und von der Galle abtransportiert werden, verlassen den Körper über den Stuhl oder den Urin.

FUNKTIONSSTÖRUNGEN DER VERDAUUNGSORGANE

Störungen der normalen Funktionsabläufe von Magen oder Darm können zu diversen Erkrankungen führen. Auch wenn die Ursache nur in einem einzelnen Abschnitt des Verdauungstrakts liegt, sind die anderen Organe häufig mitbetroffen.

Zu den klassischen Symptomen gehören: Verdauungsstörungen wie Durchfall oder Verstopfung, Übelkeit und Erbrechen, Sodbrennen, Druck- und Völlegefühl sowie schmerzhafte Koliken.

Funktionsstörungen des Magen-Darm-Trakts

Unter diesem Sammelbegriff finden sich alle Erkrankungen des Magen- und des Darmtrakts, für die es keine organischen Ursachen gibt bzw. bei denen die organischen Ursachen unklar sind.

Verdauungsbeschwerden

Diese treten in erster Linie durch falsches Verhalten während der Nahrungsaufnahme auf. Dazu gehören zu schnelles Essen ohne ausreichendes Kauen, unregelmäßige Nahrungsaufnahme sowie zu viel und zu reichhaltiges Essen, um nur einige Beispiele zu nennen. Die Ursachen sind eigentlich bekannt, werden aber aus vielerlei Gründen trotzdem häufig nicht abgestellt. Die daraus resultierenden Beschwerden äußern sich durch Blähungen, Völlegefühl, Sodbrennen, Brechreiz oder Appetitlosigkeit.

Es können aber auch psychische Probleme für die genannten Beschwerden verantwortlich sein. Bewegungsstörungen im Magen-Darm-Trakt kommen ebenfalls als mögliche auslösende Faktoren in Frage.

Übelkeit und Erbrechen

Häufige Auslöser für Übelkeit und Erbrechen sind virale Infekte. Oftmals liegt eine Störung der Magen- oder Darmbewegung vor. Sicher kennen Sie auch die Übelkeit, die durch psychische Belastung oder Nervosität hervorgerufen wird, beispielsweise vor einer Prüfungssituation oder einer Unterredung mit dem Chef. Medikamente und Narkosemittel können ebenfalls Übelkeit und Erbrechen hervorrufen und natürlich die Reisekrankheit. Da das Brechzentrum im Gehirn mit den Nerven in Augen, Nase, Mund und Magen verschaltet ist, ist es nicht verwunderlich, dass auch Sinneseindrücke und nervliche Belastungen mitunter Übelkeit hervorrufen. Die Symptome können kurzfristig mit Heilpflanzen behandelt werden.

Verstopfung

Ist die Darmentleerung erschwert und schmerzhaft, der Stuhl hart und trocken, dann spricht man von Verstopfungen. Die Häufigkeit der Darmentleerung alleine ist noch kein ausreichendes Kriterium. So sind Stuhlgänge zwischen dreimal täglich und alle zwei Tage durchaus als normal anzusehen. Die Ursache von Verstopfungen ist meistens ein träger Darm, der durch die Einnahme von Medikamenten bei bestimmten Erkrankungen oder infolge eine Entbindung hervorgerufen werden kann. In solchen akuten Fällen ist die Einnahme von milden Abführmitteln nötig und vertretbar. Ist die Ursache der Verstopfung aber bei mangelnder Bewegung oder falscher Ernährung zu suchen, dann sollten keine Abführmittel eingenommen werden, eine weitere Darmträgheit könnte die Folge sein. In diesen Fällen sollten Sie ernsthaft über eine Veränderung Ihrer Lebens- und Essgewohnheiten nachdenken.

Durchfall

Es wird wohl kaum jemanden geben, der von sich behaupten könnte, er hätte noch nie Durchfall gehabt. Der Stuhl ist wässrig, weil die Aufnahme von Wasser aus dem Dickdarm in den Körper vermindert ist. Die Ursachen können in einer veränderten Darmflora liegen, beispielsweise nach Einnahme von Antibiotika aufgrund eines Infekts. Durchfall kann aber auch durch schädliche Bakterien verursacht werden, die mit verunreinigten Lebensmitteln aufgenommen wurden. Bekannt sind Ihnen ganz sicher Salmonellen (z. B. Salmonella typhimurium oder S. enteritidis), bei denen der Durchfall durch die Produktion von Giftstoffen entsteht. Aber auch andere Bakterien oder Viren können Durchfall auslösen. Als weitere Ursache für Durchfallerkrankungen kommen Verdauungsstörungen infolge von Nahrungsmittelunverträglichkeiten in Frage, z.B. eine Milchzuckerunverträglichkeit. Da durch die eingeschränkte Resorption vor allen Dingen Wasser und Mineralstoffe verloren gehen, sollten Sie diese in ausreichender Menge zuführen.

ARZT

- **Wenn Sie unter häufigem Durchfall, Verstopfungen, Blähungen oder unregelmäßiger Darmentleerung leiden, suchen Sie bitte Ihren Arzt auf, um organische Ursachen auszuschließen. Der Magen-Darm-Trakt ist ein „Psychoorgan" und reagiert auf Ihren jeweiligen Gemütszustand.**

Reizmagen (funktionelle Dyspepsie)

Wenn Sie Schmerzen im Oberbauch haben, unter Übelkeit und Erbrechen leiden, Völlegefühl und Druck in der Magengegend verspüren, ohne dass organische Ursachen dafür verantwortlich wären, könnten Sie einen Reizmagen haben. 30 % der deutschen Bevölkerung leiden unter den Symptomen eines Reizmagens. Als Ursachen kommen in erster Linie Stress und psychische Belastungen, falsche Ernährungsgewohnheiten sowie Nahrungsmittelunverträglichkeiten in Frage. Streng genommen spricht man nur von einem Reizmagen, wenn die Symptome mindestens drei Monate anhalten und wiederholt auftreten. Eine Magenschleimhautentzündung und ein Magengeschwür müssen sicher ausgeschlossen werden.

Reizdarm / Reizkolon

Der Reizdarm ist eine funktionelle Darmerkrankung ohne spezifische Ursachen. In Frage käme eine gestörte Darmbewegung aufgrund einer Verletzung der glatten Darm-

muskulatur oder durch hormonelle Störungen. Beide Symptome können auch gemeinsam auftreten. Stress und Ernährungsfaktoren spielen ebenfalls eine Rolle.
Typische und häufig wiederkehrende Symptome sind Schmerzen im Unterbauchbereich, der Wechsel zwischen Durchfall und Verstopfung, ein Gefühl unvollständiger Darmentleerung sowie Blähungen.

• Magenschleimhautentzündung (Gastritis)

Es können akute und chronische Formen der Magenschleimhautentzündung auftreten. Charakteristisch für eine akute Gastritis sind Oberbauchbeschwerden, die in erster Linie durch Medikamente und Alkohol hervorgerufen werden. Typische Symptome sind auch Übelkeit und Appetitlosigkeit. Durch Weglassen der auslösenden Faktoren wird die akute Entzündung meist schnell behoben. Von größerer Bedeutung ist die chronische Gastritis. Drei Ursachen sind möglich:

1. Bedingt durch Antikörper, werden die Magensäure produzierenden Zellen zerstört (Autoimmunerkrankung). Dadurch verschiebt sich das saure Milieu im Magen in den basischen Bereich. Die Folge: Das Magensäure produzierende Hormon (Gastrin) wird ständig freigesetzt, ohne dass Magensäure produziert werden kann.

2. Der zweite Typ wird durch das Bakterium Helicobacter pylori verursacht. Dabei handelt es sich um ein Bakterium, das aus Harnstoff Ammoniak bildet. Ammoniak ist basisch und neutralisiert die Magensäure. Das Vorhandensein eines spezifischen Eiweißes in den Zellen der Magen- oder Zwölffingerdarmwand begünstigt die Anheftung dieses Bakteriums an die Zellen der Magenauskleidung. Die Übertragung erfolgt entweder direkt durch verunreinigte Lebensmittel oder auf dem Wege über den Stuhl zum Mund z. B. durch unzureichende Hygiene. Meistens ist dabei der hintere Bereich des Magens, der an den Zwölffingerdarm grenzt, betroffen. Durch die Ansiedlung des H. pylori in der Magenschleimhaut wird ein Enzym (Urease) ausgeschüttet, das ein basisches Milieu im Magen verursacht und damit die Magensäureproduktion durcheinander bringt. Außerdem wird die Magenschleimhaut geschädigt. Die Besiedlung des Magens mit diesem Bakterium nimmt mit zunehmendem Alter zu. Etwa 60 % der über 60-Jährigen sind mit Helicobacter pylori infiziert. Nicht immer kommt es dabei zu einer Magenschleimhautentzündung.

HERBALIST

➤ **Neue Untersuchungen weisen auf einen präventiven Effekt von Süßholzwurzel gegen die Besiedlung mit Helicobacter pylori hin. Weiterhin konnte gezeigt werden, dass der Honig der Manuka (neuseeländischer Teebaum) wirksam gegen dieses Bakterium eingesetzt werden kann. Das sind einfache Maßnahmen, die Sie selbst und ohne Nebenwirkungen zur Vorbeugung gegen wiederkehrende Magenschleimhautentzündungen dieses Typs vornehmen können.**

3. Ein dritter Typ der chronischen Gastritis wird durch giftige Substanzen verursacht. Dazu gehören hoher Alkoholkonsum, Medikamenteneinnahme, z. B. Aspirin, sowie der Rückfluss von Galle und Flüssigkeit aus dem Zwölffingerdarm in den Magen. Typische Symptome sind Appetitlosigkeit, Völlegefühl, ein unbestimmter Druck in der Magengegend sowie Blähungen und Aufstoßen.

Magengeschwür

Das Magengeschwür ist eine gutartige entzündliche Erkrankung der Magenwand, bei der in der Regel mehrere Schichten betroffen sind. Der Magensaft ist sehr sauer (pH 1), die Zellen der Magenwand müssen vor seinen Einflüssen und vor möglicher Selbstverdauung geschützt werden. Dafür gibt es mehrere wirksame Schutzmechanismen. Befinden sich die schützenden Faktoren der Schleimhaut und die aggressiven Faktoren allerdings im Ungleichgewicht, so kann als Folge ein Magengeschwür entstehen. Auch können Störungen in der Magenbewegung zu einem Rückstrom von bereits mit Galle versetzter Nahrung aus dem Zwölffingerdarm in den Magen führen. In diesem Fall gerät die Magensäure in Kontakt mit der Gallensäure, was die Bildung eines Geschwürs begünstigt. Als mögliche Ursachen kommen sowohl innere Faktoren als auch äußere Einflüsse in Frage. Eine weitere Ursache kann die vermehrte Sekretion von Magensäure sein. Häufiger allerdings sind äußerliche Faktoren wie Nikotin und Alkohol, Medikamente (besonders Cortison und Aspirin), Depressionen und Stress. Der Einfluss von Helicobacter pylori ist ungeklärt.

Zwölffingerdarmgeschwür

Entstehung und Symptome ähneln denen eines Magengeschwürs. Typisch für ein Zwölffingerdarmgeschwür sind Schmerzen im rechten Oberbauch sowie ein Nüchternschmerz, das heißt, die Beschwerden bessern sich nach dem Essen. Oft treten aber auch keine nennenswerten Schmerzen auf. Das Zwölffingerdarmgeschwür ist in Deutschland – etwa vier- bis fünfmal so häufig wie das Magengeschwür. Eine gewisse Rolle bei der Entstehung des Zwölffingerdarmgeschwürs wird dem Bakterium Helicobacter pylori zugesprochen.

Lebererkrankungen

Fettleber

Eine Fettleber entsteht durch Einlagerung von Fett in die Leberzellen. Sind davon mehr als die Hälfte der Zellen betroffen, spricht man von einer Fettleber. Mögliche Ursachen sind ein Überangebot an Nahrungsfetten, besonders von gesättigten Fetten, sowie Alkoholmissbrauch. Aber auch bestimmte Stoffwechselerkrankungen wie Diabetes mellitus (Zuckerkrankheit) kommen als Auslöser in Frage. Weiterhin ist die Fettsucht (Adipositas) besonders in den Industrienationen eine häufige Ursache für Leberverfettung.

ARZT

➤ Chronischer Alkoholmissbrauch fängt schon bei relativ geringen Mengen Alkohol pro Tag an. Bei Männern wird die Grenze bei etwa 60 g Alkohol, bei Frauen schon bei etwa 20 g gesetzt. Das entspricht etwa ³/₄ l Wein oder 1,5 l Bier bei Männern bzw. ¹/₄ l Wein oder 500 ml Bier bei Frauen.

Toxische Lebererkrankungen

Zu den toxischen Lebererkrankungen gehören alle Schädigungen der Leber, die durch den Kontakt mit giftigen Stoffen wie Arzneimitteln, Alkohol oder Giftstoffen aus der Umwelt bzw. am Arbeitsplatz verursacht werden. Aus diesen kann sich eine Leberzirrhose entwickeln.

Leberzirrhose

Die Leberzirrhose ist eine irreversible Schädigung der Leber, wobei deren Funktion eingeschränkt ist. Sie vernarbt und schrumpft, deshalb ist Ihnen vielleicht der Begriff

„Schrumpfleber" geläufig. Die häufigste Ursache dafür ist ein chronischer Alkoholmissbrauch, gefolgt von viralen Infektionen, auch als Gelbsucht bekannt. Die Symptome sind Müdigkeit und Leistungs- bzw. Konzentrationsschwäche. Klinisch verändern sich die Leberwerte, das sind Konzentrationen von (vor allem) Leberenzymen im Blut.

HERBALIST

➤ **Zur Behandlung von Lebererkrankungen, die durch giftige Substanzen aus der Umwelt hervorgerufen wurden, heißt das Mittel der Wahl Mariendistelfrüchte oder Silymarin, wie der wichtigste Inhaltsstoff dieser stattlichen Distelart lautet. Der Wirkstoff Silymarin regt den Reparaturmechanismus in den Leberzellen an. Es gibt keine wirksamere Heilpflanze bei Lebervergiftungen als die Mariendistel.**

Gallenbeschwerden

Gallensteine

Gallensteine sind feste, steinartige Ablagerungen in der Gallenblase oder den Gallengängen. Sie stellen die häufigste Gallenerkrankung dar und bilden die Ursache für viele andere Beschwerden im Zusammenhang mit der Galle. In den westlichen Industrieländern entwickeln ca. 10 bis 15 % der Erwachsenen Gallensteine. Risikofaktoren sind insbesondere Übergewicht und erhöhte Cholesterinwerte. Erbliche Faktoren, Fettstoffwechselstörungen, Mangel an Gallensäuren durch entzündliche Darmerkrankungen sind weitere Faktoren, die die Bildung von Gallensteinen begünstigen. Verspüren Sie plötzliche starke Oberbauchbeschwerden auf der rechten Seite mit oder ohne Übelkeit, dann machen sich Ihre Gallensteine in Form einer Gallenkolik bemerkbar. In diesem Fall müssen die Steine entfernt werden. Bei nur etwa 20 % der Betroffenen verursachen Gallensteine Beschwerden. Über 90 % aller Gallensteine sind Cholesterolsteine. Sie entstehen, wenn die Leber eine cholesterinreiche Galle produziert, die einen geringen Anteil an Lecithin und Gallensäure enthält. Eine cholesterinreiche Ernährung, hormonale Empfängnisverhütung, Fettleibigkeit und erbliche Veranlagung sind die Ursache dafür.

Gallenblasenentzündung

Werden die Gallengänge durch Steine verschlossen, kann das zu einer akuten Gallenblasenentzündung führen. Durch den Verschluss wird die Galle in der Gallenblase so stark konzentriert, dass es zu Schäden an der Schleimhaut der Gallenblase kommt. In seltenen Fällen rufen auch Bauchoperationen, Infektionen oder Unfälle eine Gallenblasenentzündung hervor. Typische Symptome sind Fieber und Schmerzen im rechten Oberbauch. Als Komplikation kann es zu einer Perforation und zum Platzen der Gallenblase mit lebensbedrohlichen Entzündungen im gesamten Bauchraum kommen. Heilpflanzen können nur zur Prävention von Gallensteinen eingesetzt werden.

ARZT

➤ **Alle Erkrankungen, die den Fettstoffwechsel betreffen, können mit Präparaten aus Artischockenblättern wirksam gelindert werden. Sinnvoll sind auch Kombinationspräparate aus Artischockenblättern und Mariendistelfrüchten.**

WIRKSAME HEILPFLANZEN ZUR BEHANDLUNG VON BESCHWERDEN DES VERDAUUNGSTRAKTS

Bei der Linderung von Beschwerden des Magen-Darm-Traktes kommt den Heilpflanzen eine wichtige Rolle zu. Welche Pflanzen sich für welche Beschwerden am besten eignen, können Sie aus den folgenden Darstellungen in alphabetischer Reihenfolge sowie aus der Tabelle am Ende des Kapitels entnehmen.

• Aloe

Bestimmte Inhaltsstoffe der Aloe (Anthracenderivate) bewirken eine Ansammlung von Wasser im Darm, erhöhen so den Füllungsdruck und regen die Darmtätigkeit an. Kommission E und ESCOP befürworten die Anwendung bei Verstopfung.

Pflanzensteckbrief, siehe Seite 207

Anwendungsmöglichkeiten

- Fertigpräparate (Dragees).
  Die Dosis sollte so gering wie möglich gewählt werden. Die Menge an Anthracenderivaten darf 20–30 mg pro Tag nicht überschreiten
- Aloepräparate sollten nur vorübergehend angewendet werden – maximal über einen Zeitraum von zwei Wochen.

• Angelika

Die Kommission E befürwortet die Einnahme von Angelikawurzel bei Appetitlosigkeit und Verdauungsbeschwerden wie leichte Magen-Darm-Krämpfe, Völlegefühl und Blähungen.

Pflanzensteckbrief, siehe Seite 208

Anwendungsmöglichkeiten

- Fertigpräparate (Tinktur)
- Teebeutel
- Lose Angelikawurzel: 1 TL zerkleinerte Wurzel mit 150 ml kochendem Wasser übergießen, 10 Min. ziehen lassen. 1- bis 2-mal täglich 1 Tasse 30 Min. vor den Mahlzeiten.

• Artischocke

Artischockenblätter eignen sich sehr gut zur Behandlung diverser Verdauungsbeschwerden, vor allem wenn diese durch Störungen von Leber oder Galle verursacht werden. Diese Anwendung wird auch von der Kommission E empfohlen. Cholesterin senkende Eigenschaften konnten ebenfalls wissenschaftlich nachgewiesen werden.

Pflanzensteckbrief, siehe Seite 212 f.

Anwendungsmöglichkeiten

- Fertigpräparate (Dragees, Kapseln, Tabletten, Tropfen)
- Frischpflanzenpresssaft
- Die Anwendung als Tee ist nicht gebräuchlich.

• Bockshornklee

Bockshornklee senkt als begleitende Therapie zu diätetischen Maßnahmen den Cholesterin- und den Blutzuckerspiegel. Für diese Anwendung wird Bockshornklee auch von der ESCOP empfohlen. ESCOP und Kommission E befürworten Bockshornklee innerlich bei Appetitlosigkeit und äußerlich bei lokalen Entzündungen, Ekzemen, Furunkeln sowie bei Geschwüren.

Pflanzensteckbrief, siehe Seite 230 f.

Anwendungsmöglichkeiten

- Bisher sind keine Fertigpräparate in Deutschland erhältlich
- Teebeutel
- Lose Bockshornsamen: Zur Cholesterin- und Blutzuckersenkung 25 g pulverisierte Samen täglich einnehmen
- Bei Appetitlosigkeit: $1/2$ bis 3 TL pulverisierte Samen bis zu 3-mal täglich mit etwas Flüssigkeit vor den Mahlzeiten einnehmen
- Äußerlich: 50 g gepulverte Samen für 5 Min. mit 250 ml Wasser aufkochen und etwas abgekühlt als feuchtwarmen Breiumschlag verwenden.

Boldo

Boldoblätter werden für krampfartige Beschwerden im Magen-Darm-Trakt (Kommission E) und bei Verdauungsbeschwerden von der Kommission E und von der ESCOP empfohlen. Die ESCOP empfiehlt die Anwendung bei leichten Leber-Galle-Beschwerden. Boldoblätter regen die Gallensaftproduktion an.

Pflanzensteckbrief, siehe Seite 232 f.

Anwendungsmöglichkeiten

- Fertigpräparate (Filmtabletten)
- Lose Boldoblätter: 1 TL fein geschnittene Droge mit 150 ml kochendem Wasser übergießen, 10 Min. ziehen lassen und 2- bis 3-mal täglich 1 Tasse trinken.

Eibisch

Die Wurzeln des Eibischs werden von der Kommission E und der ESCOP zur Behandlung von leichten Magenschleimhautentzündungen empfohlen. Die enthaltenen Schleimstoffe bilden eine schützende Schicht sowohl im Rachenraum als auch im Magen. Diese Schicht schützt die Magenschleimhaut vor der aggressiven Magensäure.

Pflanzensteckbrief, siehe Seite 244

Anwendungsmöglichkeiten

- Fertigpräparate (Sirup)
- Lose Eibischwurzeln: 3 TL zerkleinerte Wurzel mit 150 ml kaltem Wasser ansetzen, 1–2 Std. unter häufigem Rühren ziehen lassen, abseihen und leicht erwärmen; mehrmals täglich trinken (Tagesdosis bis 15 g).

Flohsamen

Die Samen bzw. Schalen des Flohsamenkrauts helfen bei Verstopfung und verbessern die Stuhlkonsistenz. Diese Anwendung wird sowohl von der Kommission E als auch von der ESCOP befürwortet. Durch ihre Cholesterin senkende Wirkung sind Flohsamen zur Vorbeugung gegen Fettleber und Gallenbeschwerden geeignet. Sie werden auch zur Entgiftung des Dickdarms eingesetzt.

Die Senkung des Cholesterinspiegels durch Flohsamen wurde in zahlreichen wissenschaftlichen Studien bestätigt. Die ESCOP rät zur Einnahme von Flohsamen bei Reizdarm.

Pflanzensteckbrief, siehe Seite 248 f.

Anwendungsmöglichkeiten

- Als Schleim: Etwa 4 TL Samen in 200 ml Wasser vorquellen lassen und mit viel Flüssigkeit trinken, 1-mal täglich. Die Tagesdosis zur Senkung des Cholesterinspiegels beträgt etwa die Hälfte davon.

ARZT

- **Bei gleichzeitiger Einnahme von Flohsamen und bestimmten anderen Medikamenten sind Wechselwirkungen möglich. Deshalb sollte die Einnahme zeitlich versetzt erfolgen. Ein Abstand von 30 bis 60 Minuten gilt dabei als ausreichend.**

Gelbwurz

Bei Verdauungsbeschwerden, insbesondere bei Völlegefühl und Blähungen, kann die Gelbwurz, auch Curcuma genannt, Ihre Beschwerden lindern. Die Wirksamkeit ist wissenschaftlich belegt, und die Anwendung wird von der Kommission E befürwortet. Wie klinische Tests eindeutig gezeigt haben, senkt Gelbwurz den Cholesterinspiegel.

Pflanzensteckbrief, siehe Seite 250

Anwendungsmöglichkeiten

- Fertigpräparate (Dragees, Kapseln, Tinktur)
- Die Verwendung als Tee ist nicht gebräuchlich.

• Heidelbeeren

Zur Linderung akuter Durchfallerkrankungen empfehlen sowohl die ESCOP als auch die Kommission E die Einnahme von getrokkneten reifen Heidelbeeren.

Pflanzensteckbrief, siehe Seite 263

Anwendungsmöglichkeiten

- Getrocknete Heidelbeeren in Form von Tees oder Pulver: 1 EL getrocknete zerquetschte Beeren, Tee oder Pulver mit 250 ml Wasser 10 Min. kochen lassen, abseihen und mehrmals täglich 1 Tasse trinken (Tagesdosis 20–60 g).
- Getrocknete Beeren pur: Mehrmals täglich einige Beeren gut kauen und essen.

• Ingwer

Ingwerwurzelstock eignet sich zur Anwendung bei Übelkeit und Erbrechen unterschiedlichster Ursache. Kommission E und ESCOP empfehlen Ingwer zur Prävention gegen Reiseübelkeit.

Pflanzensteckbrief, siehe Seite 268 f.

Anwendungsmöglichkeiten

- Fertigpräparate (Kapseln)
- Loses Pulver: 1 knappen TL mit Flüssigkeit einnehmen.

• Kamille

Kamillenblüten eignen sich besonders zur Anwendung bei krampfartigen Beschwerden im Magen-Darm-Bereich. Kommission E und ESCOP empfehlen die innerliche Anwendung bei Krämpfen und Entzündungen im Verdauungstrakt.

Pflanzensteckbrief, siehe Seite 272 f.

Anwendungsmöglichkeiten

- Fertigpräparate (Lösung)
- Teebeutel (nur DAB-Qualität)
- Lose Kamillenblüten: Etwa 3 TL mit 150 ml kochendem Wasser übergießen und 5–10 Min. zugedeckt ziehen lassen; 3–4 Tassen täglich trinken.

• Knoblauch

Knoblauchpräparate senken den Cholesterinspiegel und eignen sich deshalb zur Vorbeugung von Fettleber und Gallenerkrankungen. Die Senkung der Cholesterinwerte durch Knoblauch wird unter anderem auch von Kommission E und ESCOP befürwortet.

Pflanzensteckbrief, siehe Seite 286 f.

Anwendungsmöglichkeiten

- Fertigpräparate (Dragees, Kapseln, Tabletten)
- Knoblauchöl
- Frische Knoblauchzwiebel (täglich 4 g).

• Kümmel

Bei Verdauungsbeschwerden, krampfartigen Schmerzen im Magen-Darm-Bereich, Blähungen und Völlegefühl eignen sich Kümmel und Kümmelöl zur Linderung der Beschwerden. Diese Anwendungen werden von Kommission E und ESCOP empfohlen. Die Empfehlung beruht allerdings mehr auf Erfahrung als auf wissenschaftlichen Studien.

Pflanzensteckbrief, siehe Seite 289

Anwendungsmöglichkeiten

- Fertigpräparate (Tinktur)
- Teebeutel
- Lose Samen: Etwa 1/2 TL frisch zerstoßenen Kümmel mit 150 ml kochendem Wasser übergießen, 10 Min. zugedeckt ziehen lassen und 2–3 Tassen davon trinken.

• Löwenzahn

Löwenzahnwurzel und -kraut eignen sich zur Behandlung von Verdauungsstörungen, Appetitlosigkeit, bei Störungen des Galleflusses und zur Förderung der Harnausscheidung. Diese Anwendungen werden von der Kommission E befürwortet. Die ESCOP empfiehlt Löwenzahnwurzel für die Behandlung von Verdauungsbeschwerden, bei Appetitlosigkeit und zur Wiederherstellung der Leber- und Gallenfunktion. Das Kraut wird

zur Steigerung des Harnflusses und zur Vorbeugung gegen Nierengrieß empfohlen.
Pflanzensteckbrief, siehe Seite 295

Anwendungsmöglichkeiten

- Fertigpräparate (Tropfen, Presssaft)
- Teebeutel
- Lose Wurzel: Etwa 1 EL zerkleinerte Wurzel mit 150 ml kochendem Wasser aufgießen und 10 Min. ziehen lassen, 3-mal täglich 1 Tasse vor den Mahlzeiten trinken.

Mariendistel

Die Kommission E empfiehlt Zubereitungen aus Mariendistelfrüchten zur Behandlung von toxischen Leberschäden sowie zur unterstützenden Therapie bei chronisch-entzündlichen Lebererkrankungen und bei Leberzirrhose. Diese Anwendungen sind durch zahlreiche wissenschaftliche Studien gut belegt.
Pflanzensteckbrief, siehe Seite 302 f.

Anwendungsmöglichkeiten

- Fertigpräparate (Dragees, Kapseln, Tabletten)
- Die Anwendung als Tee ist nicht gebräuchlich
- Lose Früchte: 1–2 TL zerstoßene Früchte mit 150 ml kochendem Wasser (der Ansatz ist auch mit kaltem Wasser möglich) aufgießen und 10–15 Min. ziehen lassen, 3- bis 4-mal täglich 1 Tasse trinken.

HERBALIST

- **Mariendistelfrüchte werden auch als Gegenmittel bei Vergiftungen z. B. durch den Knollenblätterpilz verwendet. Sie sind das Mittel erster Wahl bei jeglicher, auch chronischer, Form von Lebervergiftung. Fertigpräparate sind der losen Droge vorzuziehen.**

Pfefferminze

Pfefferminzöl oder Pfefferminzblätter eignen sich zur Linderung von diversen Verdauungsstörungen. Kommission E und ESCOP empfehlen die innere Anwendung von Pfefferminze bei krampfartigen Beschwerden im oberen Verdauungstrakt und der Gallenwege sowie bei Reizdarm.
Pflanzensteckbrief, siehe Seite 324 f.

Anwendungsmöglichkeiten

- Fertigpräparate (Kapseln)
- Teebeutel
- Loses Kraut: 2–3 TL mit 150 ml kochendem Wasser übergießen, 10 Min. zugedeckt ziehen lassen und 3–4 Tassen täglich.

Schafgarbe

Medikamente aus Schafgarbenblüten fördern den Gallefluss und helfen bei Appetitlosigkeit sowie bei Verdauungsbeschwerden wie Blähungen, Krämpfen und Durchfällen. Die Kommission E empfiehlt die Verwendung von Schafgarbenblüten und -kraut bei Appetitlosigkeit und Verdauungsbeschwerden.
Pflanzensteckbrief, siehe Seite 342

Anwendungsmöglichkeiten

- Fertigpräparate (Tinkturen)
- Loses Kraut: 2–4 TL mit 150 ml heißem Wasser übergießen, 10 Min. zugedeckt ziehen lassen und 3- bis 4-mal täglich 1 Tasse davon trinken. Äußerlich 20 g auf 20 l Wasser, Badedauer: 20 Min.

Schöllkraut

Arzneimittel aus Schöllkrautextrakten zeigen eine gute Wirksamkeit bei krampfartigen Beschwerden im Magen-Darm-Trakt sowie bei funktionellen Störungen der Gallenblase und der Gallenwege. Dies ist durch zahlreiche klinische und pharmakologische Studien bestätigt worden und wird auch von der ESCOP und der Kommission E befürwortet.
Pflanzensteckbrief, siehe Seite 343 f.

Anwendungsmöglichkeiten

- Fertigpräparate (Lösung, Tabletten)
- Die Anwendung als Tee ist nicht empfehlenswert, da Fertigpräparate kontrollierte Gesamtalkaloidgehalte (Hauptbestandteil Chelidonin) aufweisen, die im Tee nicht kontrollierbar sind.

Senna

Sowohl die Kommission E als auch die ESCOP befürworten die kurzzeitige Anwendung von Sennesblättern bei gelegentlich auftretender Verstopfung. Stimulierende Abführmittel dürfen ohne ärztlichen Rat nicht über einen längeren Zeitraum eingenommen werden!

Pflanzensteckbrief, siehe Seite 346 f.

Anwendungsmöglichkeiten

- Fertigpräparate (Dragees, Kapseln, Lösung, Würfel)
- Instant-Tees
- Lose Blätter: Etwa 2 TL geschnittene Droge mit 250 ml heißem Wasser aufgießen, 5 Min. ziehen lassen, abends 1–2 Tassen warm trinken.

Soja

Die Kommission E befürwortet die Einnahme von Sojalecithin bei leichten Fettstoffwechselstörungen, insbesondere bei erhöhten Cholesterinwerten. Darüber hinaus ist die Anwendung von Sojaprotein und Sojaflavonoiden zur Senkung des Cholesterinspiegels und damit zur Vorbeugung gegen Fettleber und Gallensteine gut belegt.

Pflanzensteckbrief, siehe Seite 348 f.

Anwendungsmöglichkeiten

- Fertigpräparate als Lecithin und Nahrungsergänzungsmittel
- Sojaprodukte als Lebensmittel (seit April 2004 müssen alle gentechnisch veränderten Produkte gekennzeichnet werden, das gilt auch für Sojaprodukte).

HERBALIST

- **Sojaprotein in Kombination mit Sojaflavonoiden und Ballaststoffen eignen sich auch zur Gewichtsreduktion im Rahmen einer kalorienreduzierten Diät.**

Süßholz

Präparate aus Süßholzwurzel sind besonders bei Magenschleimhautentzündungen und Magengeschwüren geeignet. Sie wurden für diese Anwendung von der Kommission E positiv bewertet. Sollten Sie zusätzlich noch andere Medikamente einnehmen oder unter Bluthochdruck, Leber- oder Nierenerkrankungen leiden, sollten Sie vor der Einnahme Ihren Arzt befragen.

Pflanzensteckbrief, siehe Seite 356 f.

Anwendungsmöglichkeiten

- Fertigpräparate (Kapseln, Tabletten)
- Lose Wurzel: 1–2 TL mit 150 ml kochendem Wasser übergießen und 10–15 Min. ziehen lassen. 2- bis 3-mal täglich 1 Tasse davon trinken.

Teufelskralle

Die Wurzel der südafrikanischen Teufelskralle wirkt entzündungshemmend und schmerzstillend. Kommission E und ESCOP befürworten die innere Anwendung nicht nur bei Arthrose und rheumatischen Beschwerden, sondern auch bei Appetitlosigkeit.

Pflanzensteckbrief, Seite 364 f.

Anwendungsmöglichkeiten

- Fertigpräparate (Tabletten, Kapseln)
- Lose Teufelskrallenwurzel: 1/2 TL fein geschnittene Wurzel mit 150 ml kochendem Wasser überbrühen, 8 Std. ziehen lassen, 3-mal täglich 1 Tasse trinken.

• Tormentill / Blutwurz

Der Wurzelstock aus Tormentill, auch Blutwurz genannt, eignet sich zur Linderung einfacher Durchfallerkrankungen. Die enthaltenen Gerbstoffe wirken stark zusammenziehend. Diese Anwendung wird auch von der Kommission E befürwortet.

Pflanzensteckbrief, siehe Seite 368

Anwendungsmöglichkeiten

- Fertigpräparate (Kapseln)
- Lose Wurzel: 1 TL zerkleinerte Droge mit 150 ml kaltem Wasser ansetzen, kurz aufkochen lassen, abseihen und 3- bis 4-mal täglich 1 Tasse vor den Mahlzeiten trinken.
- Pulver: Mehrmals täglich 1 Msp. mit geriebenen Äpfeln oder Apfelmus vermischen und einnehmen.

• Zimtbaum

Sowohl die Kommission E als auch die ESCOP empfehlen die Einnahme von Zimtrinde bei Verdauungsbeschwerden wie Blähungen und krampfartigen Beschwerden sowie bei Appetitlosigkeit. Die ESCOP empfiehlt Zimtrinde auch bei Durchfall. Diese Anwendung könnte auf der bakterienfeindlichen Wirkung von Zimtrinde bei bakteriell verursachten Durchfallerkrankungen beruhen.

Pflanzensteckbrief, siehe Seite 380

Anwendungsmöglichkeiten

- Fertigpräparate nur in Kombination mit fünf weiteren Drogen
- Lose Zimtrinde: 1 TL zerkleinerte Droge mit 250 ml kochendem Wasser übergießen, 10 Min. zugedeckt ziehen lassen und warm vor den Mahlzeiten trinken.

• Bewährte Teemischungen

Bei einer Magenschleimhautentzündung und als unterstützende Therapie bei einem Magengeschwür eignet sich ein Tee aus Süßholzwurzel, Pfefferminzblättern und Kamillenblüten:

Pro Tasse:
- *ca. 1/2 TL Süßholzwurzel, zerkleinert*
- *ca. 1/2 TL Kamillenblüten*
- *ca. 1 TL Pfefferminzblätter*

mit 150 ml kochendem Wasser übergießen, 5–10 Min. zugedeckt ziehen lassen und täglich 3–4 Tassen davon trinken.

Bei Verdauungsbeschwerden können Sie sich einen Tee aus Pfefferminzblättern und Kümmel zubereiten:

Pro Tasse:
- *ca. 1 TL Pfefferminzblätter*
- *ca. 1/2 TL zerstoßener Kümmel*

mit 150 ml kochendem Wasser übergießen, 10 Min. zugedeckt ziehen lassen und bei Bedarf davon trinken.

Neben den genannten Teemischungen können Sie auch zu bewährten Fertigpräparaten greifen. Diese eignen sich vor allem für unterwegs oder zur Einnahme am Arbeitsplatz.

ARZT

- **Zur Behandlung von Magenbeschwerden, besonders aufgrund von Bewegungsstörungen des Magens, sowie bei Magenschleimhautentzündungen, Magen-Darm-Krämpfen und bei Magen- und Zwölffingerdarmgeschwüren gibt es geeignete Pflanzenkombinationen als Fertigpräparate. Darin enthalten sind Auszüge von bitterer Schleifenblume, Angelikawurzel, Kamillenblüten, Kümmel, Mariendistelfrüchten, Melissenblättern, Pfefferminzblättern, Schöllkraut und Süßholzwurzel.**

Welche Heilpflanzen bei welchen Symptomen? – eine Auswahlhilfe

Beschwerden	Wichtigste Heilpflanzen			
	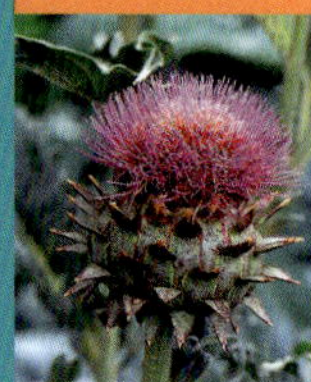	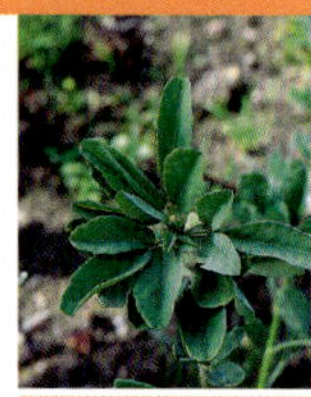	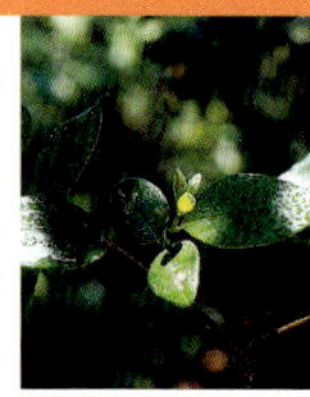	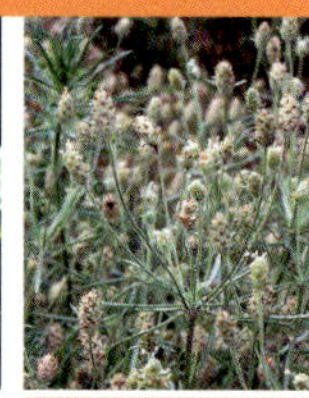
	Artischocke ➤ S. 212 f.	Bockshornklee ➤ S. 230 f.	Boldo ➤ S. 232 f.	Flohsamen ➤ S. 248 f.
Verdauungsstörungen	🟢🟢🟢	🟢🟢	🟢🟢	🔴
Übelkeit und Erbrechen	🔴	🔴	🔴	🔴
Verstopfung	🔴	🔴	🔴	🟢🟢
Durchfall	🔴	🔴	🔴	🟢🟢
Magenschleimhautentzündung	🔴	🔴	🔴	🔴
Magen-/Zwölffingerdarm-geschwür	🔴	🔴	🔴	🔴
Fettleber	🟢🟢	🟢🟢	🟢	🟢🟢
Toxische Lebererkrankungen und Leberzirrhose	🔴	🔴	🔴	🔴
Gallenerkrankungen	🟢🟢	🟢🟢	🟢	🟢🟢
Bemerkung	Besonders Fettverdauung, Cholesterin senkend	Cholesterin senkend, (Blutzucker senkend)	Bei leichten Leber-Galle-Beschwerden	Ballaststoff, Quellmittel, Cholesterin senkend
Fertigpräparate	Trockenextrakt	Pulverisierte Samen	Tabletten mit Trockenextrakt	Granulat oder Nahrungsmittel

🟢🟢🟢 sehr gut geeignet, wissenschaftlich belegt (Monographie vorhanden, klinische Studien, Pharmakologie vorhanden)
🟢🟢 gut geeignet (belegt, Monographie vorhanden, wissenschaftlich nur einzelne Studien oder Pharmakologie belegt)
🟢 geeignet (verbreitete Anwendung oder Monographie vorhanden, aber wissenschaftlich schlecht belegt)
🔴 ungeeignet bzw. nicht beschrieben

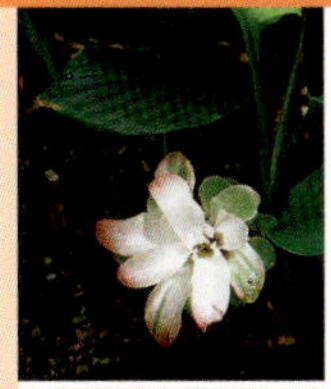	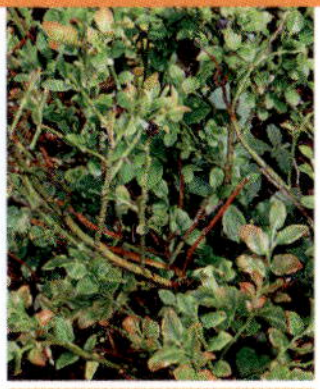	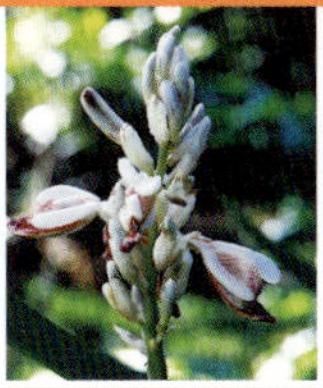	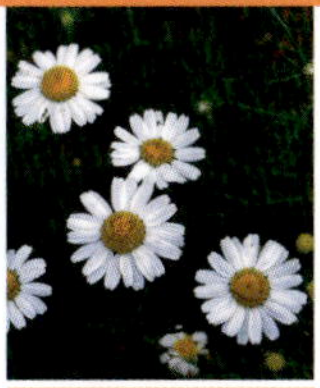	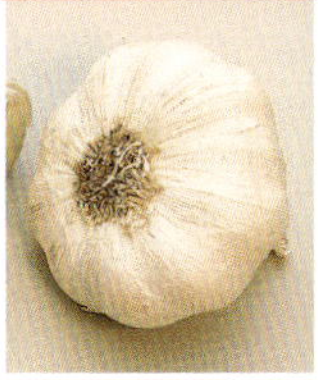	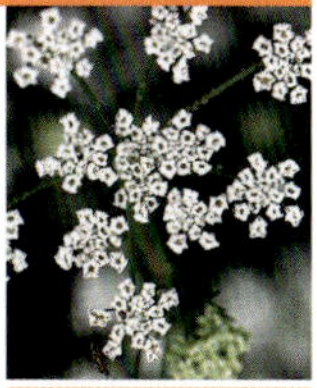
Gelbwurz ➤ S. 250	Heidelbeeren ➤ S. 263	Ingwer ➤ S. 268 f.	Kamille ➤ S. 272 f.	Knoblauch ➤ S. 286 f.	Kümmel ➤ S. 289
🟢🟢	🔴	🟢	🔴	🔴	🟢🟢
🔴	🔴	🟢🟢🟢	🟢🟢	🔴	🔴
🔴	🔴	🔴	🔴	🔴	🔴
🔴	🟢	🔴	🔴	🔴	🔴
🔴	🔴	🔴	🟢🟢	🔴	🔴
🔴	🔴	🔴	🟢	🔴	🔴
🔴	🔴	🔴	🔴	🟢🟢	🔴
🔴	🔴	🔴	🔴	🔴	🔴
🟢	🔴	🔴	🔴	🟢🟢	🔴
Auch als Gewürz (Curcuma)	Nur getrocknete Heidelbeeren	Besonders Reiseübelkeit und nach Narkose	Besonders bei entzündlichen Erkrankungen	Cholesterin senkend	Auch als Gewürz
Ethanolische Trockenextrakte	Tee und Pulver	Wurzelstock, gepulvert	Wässrig-ethanolische Extrakte, Tees	Pulver, Öl, Extrakt	Als Tee oder Öl

Welche Heilpflanzen bei welchen Symptomen? – eine Auswahlhilfe

Beschwerden	Wichtigste Heilpflanzen			
	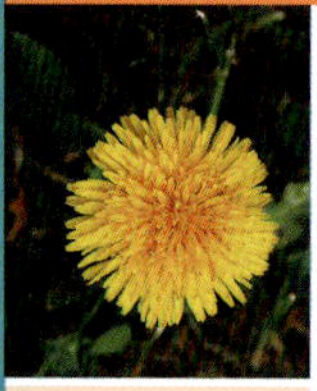	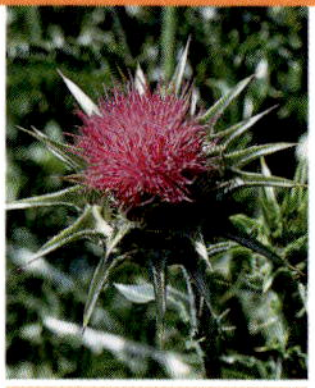	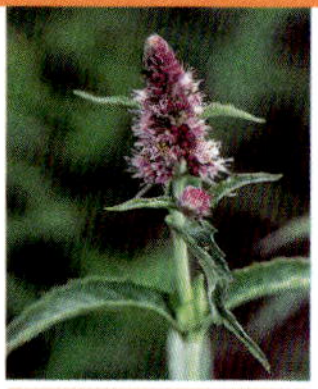	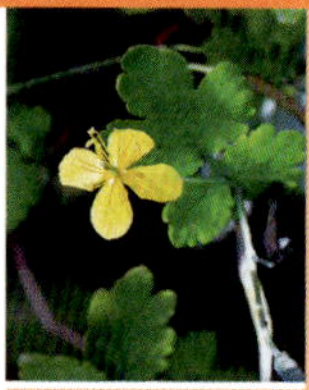
	Löwenzahn ➤ S. 295	Mariendistel ➤ S. 302 f.	Pfefferminze ➤ S. 324 f.	Schöllkraut ➤ S. 343 f.
Verdauungsstörungen	🟢🟢	🔴	🟢🟢	🟢🟢
Übelkeit und Erbrechen	🔴	🔴	🟢🟢	🔴
Verstopfung	🔴	🔴	🔴	🔴
Durchfall	🔴	🔴	🔴	🔴
Magenschleimhautentzündung	🔴	🔴	🟢	🔴
Magen-/Zwölffingerdarm-geschwür	🔴	🔴	🔴	🔴
Fettleber	🟢	🔴	🔴	🔴
Toxische Lebererkrankungen und Leberzirrhose	🔴	🟢🟢🟢	🔴	🔴
Gallenerkrankungen	🟢🟢	🔴	🔴	🟢🟢
Bemerkung	Besonders zur Steigerung des Galleflusses	Toxische und entzündliche Lebererkrankungen	Besonders als Kapseln bei Reizdarm	Auch bei Magenkrämpfen, Blähungen
Fertigpräparate	Als Tee, Tropfen oder Presssaft	Trockenextrakte, Ethylacetat, Ethanol, Aceton	Magensaftresistente Kapseln, Pfefferminzöl, Tee	Lösung, Tabletten mit Extrakt

🟢🟢🟢 sehr gut geeignet, wissenschaftlich belegt (Monographie vorhanden, klinische Studien, Pharmakologie vorhanden)
🟢🟢 gut geeignet (belegt, Monographie vorhanden, wissenschaftlich nur einzelne Studien oder Pharmakologie belegt)
🟢 geeignet (verbreitete Anwendung oder Monographie vorhanden, aber wissenschaftlich schlecht belegt)
🔴 ungeeignet bzw. nicht beschrieben

	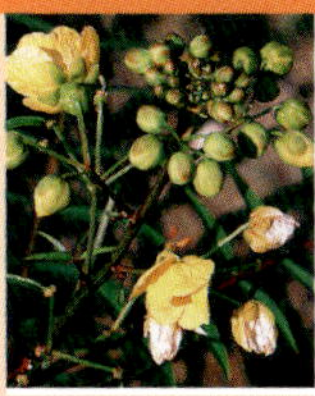	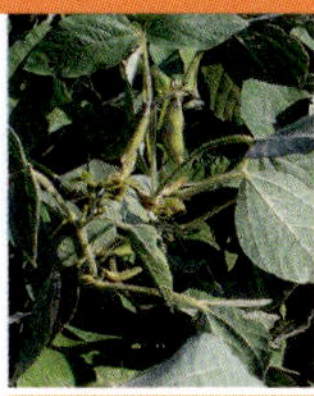	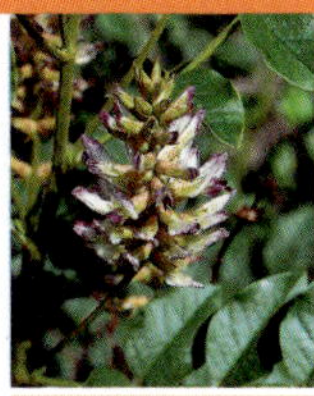	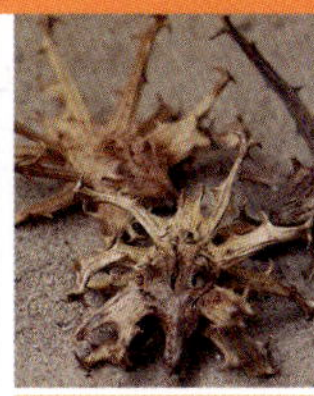	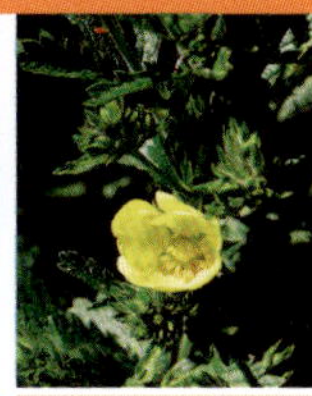	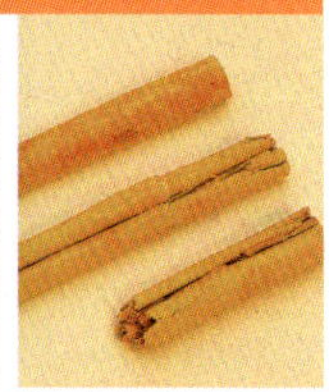
	Senna ➤ S. 346 f.	Soja ➤ S. 348 f.	Süßholz ➤ S. 356 f.	Teufelskralle ➤ S. 364 f.	Tormentill ➤ S. 368	Zimtbaum ➤ S. 380
	🔴	🔴	🔴	🟢	🔴	🟢
	🔴	🔴	🔴	🔴	🔴	🔴
	🟢🟢	🔴	🔴	🔴	🔴	🔴
	🔴	🔴	🔴	🔴	🟢	🟢
	🔴	🔴	🔴	🔴	🔴	🔴
	🔴	🔴	🟢🟢	🔴	🔴	🔴
	🔴	🟢🟢	🔴	🔴	🔴	🔴
	🔴	🔴	🔴	🔴	🔴	🔴
	🔴	🟢🟢	🔴	🔴	🔴	🔴
	Nur kurzzeitig bei akuten Verstopfungen	Cholesterin senkend	Wechselwirkungen mit Medikamenten möglich	Bei Appetitlosigkeit	Akute leichte Durchfallerkrankungen	Appetitanregend, bei Magenkrämpfen
	Pulverisierte Sennesblätter und/oder -früchte	Lecithin Nahrungsergänzung, Lebensmittel	Standardisierter Süßholzwurzelextrakt	Tabletten, Kapseln	Kapseln mit Trockenextrakt	Nur in Kombinationen

Beschwerden am Bewegungsapparat

Knochen, Gelenke und Muskeln bilden das Grundgerüst des menschlichen Körpers. Und das reibungslose Zusammenwirken der einzelnen Bestandteile garantiert unsere Beweglichkeit. Jede Störung dieses Gefüges bedeutet eine Einschränkung unserer Lebensäußerungen und damit unserer Lebensqualität. Bewegungsstörungen sind häufig die Folge von Fehlhaltungen und Fehlbelastungen, sie können aber auch seelische Ursachen haben.

WIE DER BEWEGUNGSAPPARAT FUNKTIONIERT

• Das Skelett

Das Skelett – oder Knochengerüst – gibt dem Körper seine Form. Knochen sind lebendes Gewebe, das stetig abgebaut und erneuert wird. Die Grundsubstanz der Knochen besteht aus Mineralien, vor allem aus Calciumsalzen, die über eine elastische, organische Matrix zusammengehalten werden. In der Kindheit und Jugend wird mehr Knochensubstanz aufgebaut als abgebaut, ab dem 30. Lebensjahr kehrt sich dieses Gleichgewicht um. Im Alter, bei Frauen besonders nach der Menopause, nimmt der Knochenschwund stark zu. Damit steigt auch das Risiko für schwere und schlecht heilende Brüche.

• Die Gelenke

Ein Gelenk verbindet zwei oder mehr Knochen miteinander, wobei deren Enden mit Knorpeln überzogen sind. Von außen wer-

WELCHE ROLLE SPIELT DIE PHYTOTHERAPIE?

Bei akuten Zuständen wie Muskelschmerzen oder Verletzungen kann die Behandlung mit pflanzlichen Arzneimitteln alleine vollkommen ausreichend sein. Das gilt beispielsweise für stumpfe Verletzungen wie Prellungen, Verstauchungen oder Blutergüsse. Hierfür empfehlen wir besonders Darreichungsformen zur äußerlichen Anwendung wie Salben, Gele oder Umschläge.

Bei chronischen Gelenkerkrankungen wie Arthrose oder Arthritis dagegen reicht die schmerzstillende oder entzündungshemmende Wirkung der Phytopharmaka oft nicht aus. Die unterstützende Anwendung von pflanzlichen Mitteln kann aber in vielen Fällen die Dosis der chemisch-synthetischen Antirheumatika verringern helfen, die den Organismus aufgrund ihrer Nebenwirkungen zum Teil stark belasten.

den die Gelenke durch Gelenkbänder gestützt, innerlich mit Gelenkflüssigkeit geschmiert. Da die Gelenke starken Belastungen ausgesetzt sind, treten Gelenkerkrankungen durch Abnutzung mit fortschreitendem Alter sehr häufig auf.

• Die Muskulatur

Unsere Muskeln sind über die Sehnen mit den Knochen verbunden. Dadurch ist die Übertragung der Kraft von den Muskeln auf die Knochen und damit eine Bewegung überhaupt erst möglich. Im Gegensatz zur glatten Muskulatur der Organe und Gefäße können wir die Skelettmuskulatur willentlich steuern und beeinflussen.

ERKRANKUNGEN DES BEWEGUNGSAPPARATS

• Muskelschmerzen

Zu den Formen akuter Muskelschmerzen gehören Muskelkater, Muskelkrämpfe und der Muskelhartspann.
Beim Muskelkater handelt es sich um eine vorübergehende Ermüdungserscheinung nach Überbeanspruchung. Er setzt oft erst nach 24 bis 48 Stunden ein. Die Ursache sind winzige Risse in den Muskelfasern, so genannte Mikroverletzungen.
Auch Muskelkrämpfe können nach Überanstrengung auftreten, manchmal aber auch spontan. Sie äußern sich als plötzliches schmerzhaftes Zusammenziehen eines Muskels mit krampfartiger Verhärtung und betreffen besonders häufig die Wadenmuskulatur. Bei häufig wiederkehrenden Muskelkrämpfen kann eine ernste Durchblutungsstörung vorliegen.
Muskelhartspann ist eine Verhärtung der Muskulatur, ausgelöst z. B. durch Überbeanspruchung sowie durch Muskel- oder Gelenkerkrankungen.

• Hexenschuss

Plötzliche, intensive Schmerzen im Bereich der Lendenwirbelsäule, auch Hexenschuss genannt, sorgen bei den Betroffenen meist für eine starke Einschränkung ihrer Beweglichkeit. Dabei handelt es sich um eine Zerrung oder Verspannung der Rückenstreckmuskulatur nach ungeschickter Bewegung bzw. nach zu schwerem oder falschem Heben. Tritt ein Hexenschuss häufiger auf, könnte ein Bandscheibenschaden vorliegen.

• Stumpfe Verletzungen

Dazu zählen Prellungen, Quetschungen, Muskelzerrungen, Muskelfaserrisse sowie Verstauchungen und Verrenkungen der Gelenke. Sie alle sind mit Schmerzen und gestörter Beweglichkeit, manchmal auch mit Schwellungen oder oberflächlichen Blutergüssen verbunden.
Muskelzerrungen und Muskelfaserrisse treten häufig nach ungewohnter körperlicher Aktivität auf. Gelenkverletzungen resultieren aus falscher Belastung, z. B. durch Überbeugung oder Überdehnung.

• Weichteilrheumatismus

Rheumatische Beschwerden, also Schmerzen in der Umgebung der Gelenke, sprich der Muskeln und Sehnen, nicht der Knochen, werden unter dem Begriff Weichteilrheumatismus zusammengefasst. Die Beschwerdebilder sind vielfältig. Mögliche Ursachen: Abnutzungserscheinungen, vegetative Störungen und psychosomatische Einflüsse.

• Arthrose

Ein Spannungsgefühl und Steifheit in den Gelenken können erste Anzeichen einer beginnenden Arthrose sein. Bei fortschreitendem Verlauf treten am Anfang und schließlich während einer Belastung zunehmend starke Schmerzen auf; am Schluss wird das betroffene Gelenk gänzlich funktionsunfähig. Besonders häufig befällt die Arthrose große Gelenke wie Hüfte oder Knie. Die Arthrose ist eine Verschleißerscheinung, die zwei Drittel aller Menschen ab dem Alter von 55 Jahren mehr oder weniger stark betrifft. Ursache ist eine Überbeanspruchung. Diese kann im Lebenswandel begründet sein, z. B. bei Schwerarbeit, Leistungssport oder Übergewicht. Eine Überbeanspruchung durch Fehlbelastung entsteht bei Gelenkdeformierungen, seien sie angeboren oder die Folge von Entzündungen.

ARZT

➤ **Zur Behandlung von Arthrose gibt es ein pflanzliches Kombinationspräparat mit vier Wirkstoffen: Goldrutenkraut, Eschenrinde sowie Pappelrinde und -blätter. Es ist als Fertigarzneimittel in Form von Tropfen erhältlich. Wenn Sie gleichzeitig ein chemisch-synthetisches Mittel einnehmen, können Sie dieses niedriger dosieren oder vielleicht sogar ganz absetzen.**

• Arthritis (Rheuma)

Arthritis tritt in mehreren Formen auf, die sich alle durch Gelenkschmerzen äußern. Bei der eitrigen Arthritis kommt noch eine Eiteransammlung im Gelenk dazu. Die chronische Polyarthritis, auch rheumatoide Arthritis oder Rheuma genannt, befällt viele Gelenke gleichzeitig und beginnt schleichend mit Gelenkschmerzen, Morgensteifigkeit und Schwellungen. Der fortschreitende Verlauf führt zu Deformierungen, Versteifungen und Funktionsverlust der betroffenen Gelenke. Arthritis ist eine Entzündung. Akut kann sie spontan oder nach stumpfen Verletzungen auftreten sowie durch Infektionen, Allergien oder Grunderkrankungen wie Tripper hervorgerufen werden. Die rheumatoide Arthritis dagegen ist eine Autoimmunkrankheit: Das Abwehrsystem richtet sich gegen körpereigenes Gewebe und ruft dort Entzündungen hervor, die dauerhafte Schäden hinterlassen. Weshalb es zu diesen Vorgängen kommt, ist weitgehend unklar. Die Krankheit betrifft häufiger Frauen als Männer.

• Gicht

Nächtliche starke Schmerzen in einem Gelenk, meistens im großen Zeh, verbunden mit Rötung, Schwellung und Wärmeentwicklung sowie mäßigem Fieber deuten auf einen akuten Gichtanfall hin. Dieser wiederholt sich oft in den nachfolgenden Nächten und kann nacheinander verschiedene Gelenke befallen. Bei chronischer Gicht treten knotenförmige Ablagerungen in Knorpeln und Weichteilen auf (z. B. an Ohren, Augenlidern und Nasenflügeln). Bei der Gicht lagern sich Harnsäurekristalle ab, wodurch lokal Gewebe zerstört und eine Entzündung hervorgerufen wird. Ursache ist eine Stoffwechselstörung, die in 90 % der Fälle genetisch bedingt ist. Vorsichtsmaßnahmen sind Alkoholabstinenz, Gewichtskontrolle und der gemäßigte Verzehr von Fleisch, Fisch und Hülsenfrüchten.

WIRKSAME HEILPFLANZEN ZUR BEHANDLUNG VON MUSKEL- UND GELENKBESCHWERDEN

Zur Behandlung von Muskelschmerzen und stumpfen Verletzungen haben Sie die Wahl zwischen verschiedenen wirksamen Heilpflanzen. Geeignet sind Arzneiformen zur äußerlichen Anwendung wie Salben, Gele und Tinkturen. Bei den chronischen Gelenkerkrankungen Arthrose und Arthritis (Rheuma) kann oft nicht auf chemisch-synthetische Medikamente verzichtet werden. Die zusätzliche Anwendung von Phytopräparaten (innerliche und äußerliche Darreichungsformen kombiniert) trägt aber dazu bei, die Dosis der synthetischen Präparate so weit wie möglich zu reduzieren.

Im folgenden Abschnitt stellen wir Ihnen die wichtigsten Heilpflanzen in alphabetischer Reihenfolge vor.

Arnika

Arnikablüten regen die Durchblutung an, wirken entzündungshemmend und lindern Schmerzen. Sowohl die Kommission E als auch die ESCOP empfehlen die äußerliche Anwendung von Arnika bei Verstauchungen, Prellungen, Quetschungen oder Blutergüssen sowie bei rheumatischen Beschwerden (Polyarthritis).

Pflanzensteckbrief, siehe Seite 210 f.

Anwendungsmöglichkeiten

- Fertigpräparate (Salbe, Tinktur)
- Nur zur äußerlichen Anwendung!

HERBALIST

- Arnikablüten lösen häufig Allergien aus. Ursache ist der Inhaltsstoff Helenalin. Da Blüten aus Spanien oder Portugal kein Helenalin enthalten, sind diese sehr viel besser verträglich. Auch ohne eine Allergie gegen Korbblütler kann unverdünnte Arnikatinktur oder deren Anwendung auf geschädigter Haut Ekzeme hervorrufen, daher sollte Arnika nicht über längere Zeit bei offenen Wunden verwendet werden.

Beinwell

Kraut und Wurzeln des Beinwells wirken entzündungshemmend, regen die Durchblutung an, fördern den Rückgang von Schwellungen und regen die Knochenheilung an. Die Kommission E rät zur äußerlichen Anwendung bei Prellungen, Zerrungen und Verstauchungen.

Pflanzensteckbrief, siehe Seite 222 f.

Anwendungsmöglichkeiten

- Fertigpräparate (Salbe)
- Nur zur äußerlichen Anwendung! Am besten fragen Sie nach Präparaten, die frei von Pyrrolizidinalkaloiden sind.

Brennnessel

Brennnesselkraut wirkt entzündungshemmend. Sowohl die Kommission E als auch die ESCOP empfehlen die Anwendung von Brennnesselkraut zur unterstützenden Behandlung rheumatischer Beschwerden (Polyarthritis).

Pflanzensteckbrief, siehe Seite 236 f.

Anwendungsmöglichkeiten

- Fertigpräparate (Presssaft, Kapseln)
- Teebeutel
- Loses Brennnesselkraut: 1 TL fein geschnittene Blätter mit 150 ml kochendem Wasser überbrühen und 20 Min. ziehen lassen, mehrmals täglich trinken.

Cayennepfeffer

Cayennepfeffer oder Chilifrüchte regen stark die Durchblutung an und erzeugen ein schmerzlinderndes Wärmegefühl. Die Kommission E befürwortet die äußere Anwendung von Cayennepfeffer bei Muskelschmerzen. Klinische Studien zeigten außerdem gute Erfolge bei der Behandlung von Arthrose und Arthritis.

Pflanzensteckbrief, siehe Seite 240 f.

Anwendungsmöglichkeiten

- Fertigpräparate (Salbe, Pflaster, Tinktur).

• Herbstzeitlose

Blüten, Knollen und Samen der Herbstzeitlose zeigen eine gute Wirksamkeit bei der Behandlung akuter Gichtanfälle. Auch die Kommission E befürwortet diese Anwendung.

Pflanzensteckbrief, siehe Seite 264

Anwendungsmöglichkeiten

- Fertigpräparate (Tabletten, Tropfen)
- Die Herbstzeitlose ist sehr giftig, daher nur eingestellte Fertigpräparate verwenden.

HERBALIST

- Colchicin, ein Wirkstoff der Herbstzeitlose, unterbricht die Reaktionskette, die zu einem akuten Gichtanfall führt – und das mit einem raschen Wirkungseintritt. Colchicinhaltige Zubereitungen sind verschreibungspflichtig.

• Johanniskraut

Johanniskraut wirkt bei äußerer Anwendung entzündungshemmend und fördert die Durchblutung. Die Kommission E empfiehlt dessen Verwendung bei Muskelschmerzen und stumpfen Verletzungen. Johanniskraut erhöht die Lichtempfindlichkeit! Während der Anwendung starke Sonnenbestrahlung meiden (siehe: „Hautkrankheiten", Seite 122).

Pflanzensteckbrief, siehe Seite 270 f.

Anwendungsmöglichkeiten

- Fertigpräparate (Öl zum Einreiben).

• Kampfer

Der durch Destillation gewonnene Wirkstoff aus dem Kampferbaum lindert Schmerzen und regt die Durchblutung an. Die Kommission E rät zur äußerlichen Anwendung bei Muskelschmerzen und Rheuma (Polyarthritis). Auch bei stumpfen Verletzungen hat er sich bewährt.

Pflanzensteckbrief, siehe Seite 274

Anwendungsmöglichkeiten

- Fertigpräparate (Salbe)
- Campherspiritus.

• Katzenkralle

Katzenkrallenwurzeln regulieren die Reaktivität des Immunsystems. Einzelanwendungen und eine klinische Studie zeigten die gute Wirksamkeit bei der unterstützenden Therapie von rheumatoider Arthritis. Eine Bewertung von Kommission E und ESCOP liegt derzeit nicht vor.

Pflanzensteckbrief, siehe Seite 278 f.

Anwendungsmöglichkeiten

- Fertigpräparate nur in Österreich erhältlich (Kapseln)
- Verschiedene Fertigtees.

• Meerrettich

Die Meerrettichwurzel regt die Durchblutung an und wird von der Kommission E bei leichten Muskelschmerzen empfohlen.

Pflanzensteckbrief, siehe Seite 306

Anwendungsmöglichkeiten

- Fertigpräparate zur äußeren Anwendung sind nicht erhältlich
- Frische Wurzel: 2 EL frisch geraspelten Meerrettich 1–2 cm dick in eine Kompresse einschlagen, 3–5 Min. auf die schmerzenden Stellen legen; hinterher die betroffene Hautpartie mit Hautcreme einreiben.

• Pfefferminze

Pfefferminzöl wirkt Entzündungen entgegen und wird von Kommission E und ESCOP bei Muskelschmerzen und bei rheumatischen Beschwerden empfohlen.

Pflanzensteckbrief, siehe Seite 324 f.

Anwendungsmöglichkeiten

- Fertigpräparate (ätherisches Öl, Lösung).

Senf (weißer Senf)

Senfsamen reizen die Haut und regen die Durchblutung an. Die Kommission E empfiehlt die äußere Anwendung bei Weichteilrheumatismus und Arthrose.

Pflanzensteckbrief, siehe Seite 345

Anwendungsmöglichkeiten

- Fertigpräparate sind nicht erhältlich
- Lose Senfsamen: 3–4 EL gemahlene Samen mit warmem Wasser zu einem Brei verrühren, auf die betroffenen Stellen auftragen und 10–15 Min. einwirken lassen, bis zu 3-mal täglich anwenden.

Teufelskralle

Die Wurzel der Teufelskralle wirkt entzündungshemmend und schmerzstillend. Kommission E und ESCOP befürworten die innere Anwendung bei Arthrose. Auch bei Rheuma bzw. Arthritis wurden in klinischen Studien Besserungen erzielt.

Pflanzensteckbrief, siehe Seite 364 f.

Anwendungsmöglichkeiten

- Fertigpräparate (Tabletten, Kapseln)
- Lose Wurzel: 1 EL fein geschnittene Wurzel mit 300 ml kochendem Wasser überbrühen, 8 Std. ziehen lassen und in 3 Portionen kurz vor den Mahlzeiten trinken.

Weide

Weidenrinde wirkt entzündungshemmend und schmerzlindernd. Kommission E und ESCOP empfehlen die innere Anwendung bei rheumatischen Beschwerden wie Arthritis und chronischer Polyarthritis.

Pflanzensteckbrief, siehe Seite 372 f.

Anwendungsmöglichkeiten

- Fertigpräparate (Dragees, Kapseln, Lösung)
- Lose Weidenrinde: 1 TL fein geschnittene Rinde mit 150 ml kochendem Wasser überbrühen und 20 Min. ziehen lassen; mehrmals täglich trinken.

Weihrauch

Das Harz des Weihrauchbaumes hemmt Entzündungsprozesse. Die innere Anwendung zeigte in klinischen Studien eine gute Wirksamkeit bei chronischer Arthritis (Rheuma).

Pflanzensteckbrief, siehe Seite 374 f.

Anwendungsmöglichkeiten

- Fertigpräparate sind nur in der Schweiz erhältlich (Kapseln).

Bewährte Teemischungen

Rheumatee:

- *30 g Bittersüßstängel*
- *25 g Holunderblüten*
- *25 g Weidenrinde*
- *10 g Sandelholz*
- *10 g Wacholderbeeren*

1 EL der Mischung mit 150 ml kochendem Wasser übergießen und 10–15 Min. ziehen lassen, 3–4 Tassen pro Tag trinken.

Einreibungen

Schmerzlindernde Mischung bei Muskelschmerzen und Weichteilrheumatismus:

- *10 g Kampfer*
- *10 g Eukalyptusöl*
- *10 g Terpentinöl*

mit Sonnenblumen- oder Erdnussöl auf 100 g auffüllen. Die betroffenen Stellen mehrmals täglich einreiben.

Diese schmerzstillende Rezeptur hat sich bewährt bei Arthritis:

- *70 g Brennnesseltinktur*
- *25 g Arnikatinktur*
- *5 g Kampfer*

Die schmerzenden Gelenke mehrmals täglich mit 10 Tropfen der Mischung einreiben.

Welche Heilpflanzen bei welchen Symptomen? – eine Auswahlhilfe

Beschwerden	Wichtigste Heilpflanzen			
	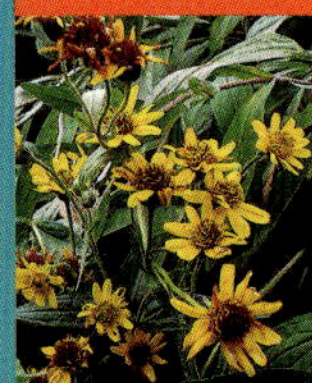	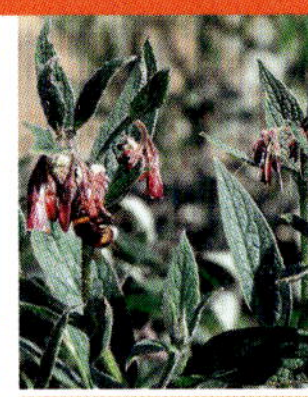	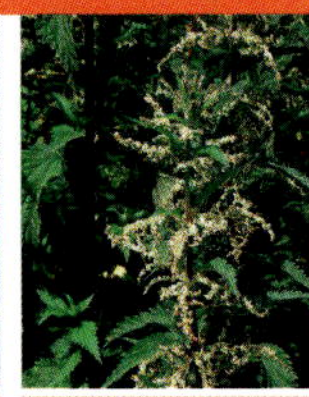	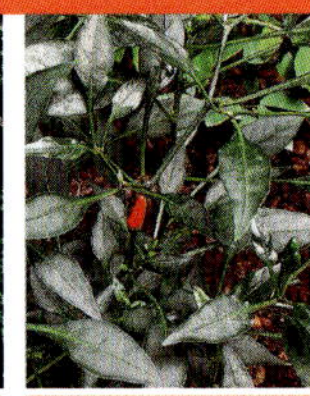
	Arnika ➤ S. 210 f.	Beinwell ➤ S. 222 f.	Brennnessel ➤ S. 236 f.	Cayennepfeffer ➤ S. 240 f.
Muskelschmerzen	🔴	🔴	🔴	🟢🟢🟢
Hexenschuss	🔴	🔴	🔴	🟢
Stumpfe Verletzungen	🟢🟢	🟢🟢	🔴	🔴
Weichteilrheumatismus	🔴	🔴	🔴	🟢
Arthrose	🔴	🔴	🔴	🟢🟢
Arthritis (Rheuma)	🟢	🔴	🟢🟢	🔴
Gicht	🔴	🔴	🔴	🔴
Bemerkung	Allergie / Hautreizung möglich	Nur 4–6 Wochen pro Jahr anwenden		Gehalt an Capsaicinoiden beachten: ‹ 0,075 %
Fertigpräparate	Pulver, Granulat	Salbe, Umschlagpaste mit Extrakt	Presssaft, Kapseln mit Trockenextrakt	Salbe und Pflaster mit verschiedenen Extrakten

🟢🟢🟢 sehr gut geeignet, wissenschaftlich belegt (Monographie vorhanden, klinische Studien, Pharmakologie vorhanden)
🟢🟢 gut geeignet (belegt, Monographie vorhanden, wissenschaftlich nur einzelne Studien oder Pharmakologie belegt)
🟢 geeignet (verbreitete Anwendung oder Monographie vorhanden, aber wissenschaftlich schlecht belegt)
🔴 ungeeignet bzw. nicht beschrieben

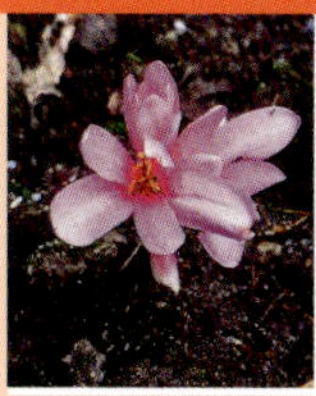
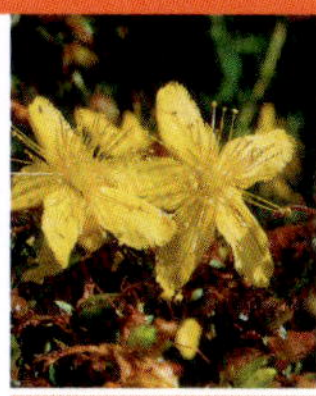
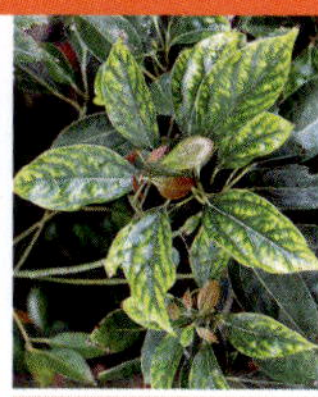
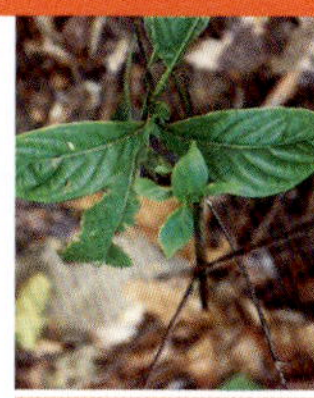
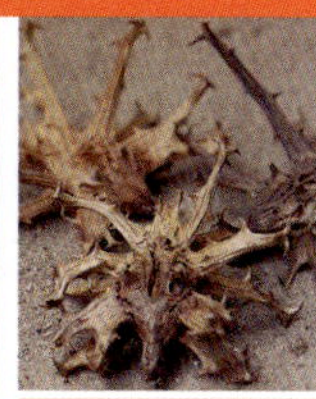
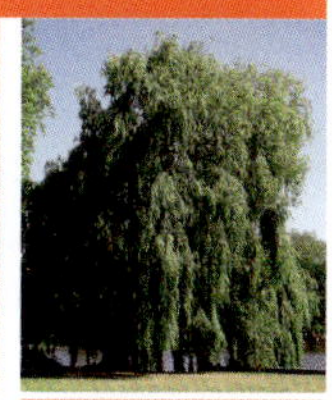

Herbstzeitlose ➤ S. 264	Johanniskraut ➤ S. 270 f.	Kampfer ➤ S. 274 f.	Katzenkralle ➤ S. 278 f.	Teufelskralle ➤ S. 364 f.	Weide ➤ S. 372 f.
🔴	🟢	🟢🟢	🔴	🔴	🔴
🔴	🔴	🔴	🔴	🔴	🔴
🔴	🟢🟢	🟢🟢	🔴	🔴	🔴
🔴	🔴	🔴	🔴	🔴	🔴
🔴	🔴	🔴	🔴	🟢🟢🟢	🔴
🔴	🔴	🟢	🟢🟢	🟢🟢	🟢🟢
🟢🟢🟢	🔴	🔴	🔴	🔴	🔴
Nur standardisierte Fertigarzneimittel verwenden	Sonnen- und UV-Licht meiden				Salicingehalt beachten: 60–120 mg pro Tag
Dragees und Lösung mit Presssaft	Öl zum Einreiben	Salbe oder Lösung	Nur in Österreich: Kapseln mit Trockenextrakt	Tabletten und Kapseln mit Trockenextrakt	Diverse Präparate mit Trockenextrakt

Hautkrankheiten

Die Haut ist ein Grenzorgan, sie vermittelt zwischen Körper und Umwelt. Dadurch ist sie vielen schädlichen Einflüssen ausgesetzt. Als Stoffwechselorgan scheidet die Haut Giftstoffe aus, nimmt aber auch Schadstoffe auf und leitet sie an die Blutbahn weiter. Ein kontinuierlicher Prozess des Absterbens und der Erneuerung der äußeren Zellschicht ermöglicht es der Haut, die vielfältigen Reize aus der Umwelt zu verarbeiten.

DIE HAUT

Mit einer Oberfläche von bis zu zwei Quadratmetern ist die Haut unser größtes Organ. Sie schirmt das Körperinnere nach außen ab und schützt uns vor physikalischen Reizen, chemischen Giften und vor diversen Krankheitserregern.

Die äußere Schicht, die Epidermis oder Oberhaut, besteht aus verhornten, bereits abgestorbenen Zellen, deren oberste Hornschuppen ständig abgestoßen werden. Gleichzeitig wachsen aus der darunter liegenden Lederhaut wieder neue Zellen nach. Unter der Haut liegen das Unterhautbindegewebe und das Unterhautfettgewebe. Schweiß- und Talgdrüsen, die den Wärmehaushalt sowie die Ausscheidung von Schlackenstoffen regulieren, gehen aus der Lederhaut hervor, während die Haartaschen im tieferen Gewebe verankert sind.

Die Haut ist schädlichen Umwelteinflüssen ausgesetzt wie kein anderes Organ. Dazu gehört z. B. die UV-Strahlung des Sonnen-

WELCHE ROLLE SPIELT DIE PHYTOTHERAPIE?

Pflanzliche Arzneimittel haben traditionell einen großen Stellenwert bei der Behandlung von Hauterkrankungen – seien sie durch Parasiten, Verletzungen oder durch andere Ursachen hervorgerufen. Auch heutzutage bieten sie eine wertvolle Alternative oder Ergänzung zu synthetischen Mitteln, da sie die Haut nicht schädigen.

Bei langwierigen Krankheiten wie Neurodermitis, Schuppenflechte oder Akne ist besonders die geringe Nebenwirkungsrate der Phytopräparate vorteilhaft, da sie auch eine Langzeitanwendung ermöglicht. Neben der Behandlung mit pflanzlichen Heilmitteln ist häufig auch eine Umstellung der Ernährungsgewohnheiten erforderlich.

lichts. Aber auch körpereigene Krankheitsauslöser, z. B. Hormone oder eine gesteigerte Immunabwehr im Falle einer Allergie, machen sich häufig auf der Haut bemerkbar. Die meisten Hautkrankheiten sind harmlos, wenn auch mitunter recht schmerzhaft und unschön. Da sie in der Regel schnell bemerkt werden, können sie frühzeitig wirkungsvoll behandelt werden.

ERKRANKUNGEN DER HAUT

• Hautentzündungen (Neurodermitis)

Hautentzündungen sind vielgestaltig. Sie äußern sich in Form von Schwellungen, Knötchen oder Bläschen, verbunden mit einer Rötung, nässenden Stellen, Krustenbildung und Juckreiz.

Sie können durch äußere Einflüsse entstehen (Bakterien, Allergien) oder durch innere (Hormone, genetische Veranlagung). Ein bekanntes Beispiel dafür ist die Neurodermitis, auch atopisches Ekzem genannt. Sie beginnt meist im frühen Kleinkindalter mit Juckreiz, Rötung, Nässen, Krusten- und Schuppenbildung vor allem am Kopf. Die Haut ist insgesamt sehr trocken. Beim Erwachsenen sind neben dem Gesicht besonders Gelenkbeugen, Hals, Schulter und Brust betroffen. Das Krankheitsbild wird stark durch psychische und Umweltfaktoren beeinflusst (Stress, Allergene, Wetter).

• Schuppenflechte

Rote Flecken, die mit silbrig-weißen Schuppen bedeckt sind, deuten auf eine Schuppenflechte hin. Sie kann am ganzen Körper auftreten, befällt aber bevorzugt Ellenbogen, Knie, Rücken und Kopf. Die Krankheitsherde können jucken und, bei Entfernen der Hautschuppen, bluten.

Die tiefer liegende Ursache der Schuppenflechte ist unklar. Es handelt sich dabei um eine verstärkte Neubildung von Hautzellen. Die Anlage dazu wird vererbt und ist bei hellhäutigen Menschen besonders häufig. Ausgelöst wird die Erkrankung durch verschiedene Reize wie etwa hormonelle Faktoren, psychosozialen Stress oder Infektionen.

• Akne

Die Akne ist ein verbreitetes Pubertätsleiden, das sich bis zum 30. Lebensjahr hinziehen kann. In einer schwachen Form leiden bis zu 80 % aller Jugendlichen an Akne. Bei einigen, vor allem männlichen, Betroffenen nimmt die Krankheit sehr schwere Formen an, z. B. mit großflächigen Entzündungen und Abszessen, die mitunter tiefe Narben hinterlassen können.

Akne wird durch die verstärkte Produktion des männlichen Sexualhormons Androgen ausgelöst, das die Produktion der Talgdrüsen stimuliert. Das Talgdrüsensekret trocknet ein und verstopft die Hautöffnungen. Dies verhindert den Abfluss freier Fettsäuren, die durch bestimmte Bakterien freigesetzt werden und nun innerhalb der Haut Entzündungen mit Eiterbildung hervorrufen. Der Schweregrad der Akne richtet sich nach der Empfindlichkeit der Talgdrüsen gegenüber Androgen sowie nach der Geschwindigkeit der Hornbildung. Beide Eigenschaften sind genetisch festgelegt. Bei entsprechender Veranlagung kann Akne auch durch Reizstoffe ausgelöst werden wie Kortison, Jod, Vitamin B_{12} oder Mineralöl (Paraffin). Letzteres ist Bestandteil zahlreicher Heilsalben und Körperpflegeprodukte.

• Herpes

Dicht zusammenstehende, klare Bläschen sind das typische Anzeichen einer Herpeserkrankung. Nach mehreren Tagen trocknen die Bläschen ein und fallen ab. Der befallene Bereich schmerzt oft. Hinzu kommt ein

Gefühl der Abgeschlagenheit, manchmal verbunden mit Fieber. Herpes ist eine Viruserkrankung. Tatsächlich sind Herpes-Viren in der Luft allgegenwärtig. Praktisch jeder Mensch wird im Kleinkindalter damit infiziert. In den allermeisten Fällen aber ist das Immunsystem in der Lage, die Herpes-Viren ohne Krankheitszeichen zu bekämpfen. Diese Personen sind dann in der Regel für ihr weiteres Leben immunisiert. Nur bei etwa jedem hundertsten Infizierten treten die typischen Krankheitssymptome auf. Nach einer Herpeserkrankung können Viren im infizierten Bereich zurückbleiben. Diese werden dann durch bestimmte Reize reaktiviert, z. B. durch Sonnenstrahlung oder Hormonschwankungen, aber auch durch Stress.

• Furunkel

Ein Furunkel ist eine gerötete, münzgroße Erhebung in der Haut, die in ihrem Zentrum Eiter enthält. Oft schmerzt die betreffende Stelle. Im Prozess der Selbstheilung wird der Eiter abgestoßen, der Furunkel platzt auf, und die Haut heilt zu. Ursache eines Furunkels ist eine Entzündung, die durch Bakterien hervorgerufen wird. Die „Fresszellen" der körpereigenen Immunabwehr vermögen den Entzündungsherd zwar lokal zu begrenzen, scheitern aber zunächst bei der Bekämpfung des Erregers, so dass es vorübergehend zur Eiterbildung kommt.

ARZT

➤ **Vorsicht bei Furunkeln im Gesicht! Eine Verschleppung des Erregers über die Blutgefäße des Nasen-Augen-Bereichs hin zur Hirnhaut erfolgt schnell und kann gefährlich werden. Um dies zu vermeiden, sollte der Furunkel möglichst nicht manipuliert werden. In diesem Fall empfiehlt sich die rasche Bekämpfung mit einem Antibiotikum.**

• Warzen

Warzen sind kleine runde Knoten in der Haut, die am ganzen Körper auftreten können. Ihre Oberfläche ist meist stark verhornt, mit Ausnahme der Flachwarzen. Diese kommen vor allem im Gesicht und auf dem Handrücken vor. Warzen werden durch Viren hervorgerufen. Meist verschwinden sie von selbst, können aber auch mit Medikamenten behandelt oder operiert werden.

• Wunden

In der Regel werden äußerliche Verletzungen an der Haut mit Hilfe körpereigener Selbstheilungskräfte schnell behoben. Diese lassen sich allerdings mit pflanzlichen Präparaten unterstützen und beschleunigen. Auch kommt es darauf an, eine Infektion mit Bakterien zu verhindern. Unterschieden werden Schürfwunden, bei denen nur die oberflächliche Hautschicht zerstört ist, Schnittwunden mit glatten Wundrändern und meist starken Blutungen sowie Platzwunden mit unregelmäßigen Wundrändern, die das Ansiedeln von Bakterien begünstigen.

• Verbrennungen

Verbrennungen werden nach ihrem jeweiligen Schweregrad unterteilt. Grad 1: Verletzung der oberen Hautschicht mit Rötung und Schwellung; Grad 2a: Blasenbildung; Grad 2b: Bindegewebe unter der Oberhaut teilweise zerstört, Bildung von Blutgerinnseln; Grad 3: Haut total zerstört, Fortschreiten in tiefere Gewebeschichten.

Bei schwereren Verbrennungen ab Grad 2a sollten Sie einen Arzt aufsuchen!

WIRKSAME HEILPFLANZEN ZUR BEHANDLUNG VON HAUTKRANKHEITEN

Eine große Anzahl von Pflanzen eignet sich für die Behandlung der verschiedenen Hautkrankheiten, je nachdem, ob eine antibakterielle, antivirale, entzündungshemmende oder zusammenziehende Wirkung erzielt werden soll. Als geeignete Anwendungsformen stehen Cremes, Salben und Gele zum Auftragen zur Verfügung, darüber hinaus auch Umschläge oder Badezusätze.
Im folgenden Abschnitt stellen wir Ihnen die wichtigsten Heilpflanzen vor.

• Arnika

Arnikablüten wirken Entzündungen entgegen, töten Bakterien ab und fördern die Wundheilung. Kommission E und ESCOP empfehlen die äußerliche Anwendung bei Hautentzündungen, Wunden, Furunkeln und Insektenstichen. Achtung: Bei längerer Anwendung auf verletzter Haut kann es zu Bläschenbildung und Ekzemen kommen. Nicht anwenden bei Korbblütlerallergie!
Pflanzensteckbrief, siehe Seite 210 f.

Anwendungsmöglichkeiten

- Fertigpräparate (Salbe, Gel, Tinktur)
- Lose Arnikablüten: 2 TL mit 150 ml kochendem Wasser übergießen, 10 Min. ziehen lassen, abgekühlt für Umschläge verwenden; mehrmals täglich anwenden.

• Asiatischer Wassernabel

Das Kraut des asiatischen Wassernabels hat antibakterielle Eigenschaften und fördert die Wundheilung. Die Kommission E befürwortet die innerliche Anwendung bei Mund-, Rachen- und Atemwegsentzündungen.
Pflanzensteckbrief, siehe Seite 214

Anwendungsmöglichkeiten

- Fertigpräparate (Salbe, Tinktur)
- Loses Wassernabelkraut: 1 EL Kraut mit 150 ml heißem Wasser übergießen, 10 Min. ziehen lassen, abseihen und abgekühlt für Umschläge verwenden.

• Ballonrebe

Ballonrebenkraut wirkt Entzündungen entgegen, lindert den Juckreiz und spendet Feuchtigkeit. Es eignet sich für die äußerliche Anwendung bei Hautentzündungen (auch bei Neurodermitis) und Insektenstichen. Kommission E und ESCOP haben die Droge bisher nicht bewertet.
Pflanzensteckbrief, siehe Seite 219

Anwendungsmöglichkeiten

- Fertigpräparate (Salbe).

• Bittersüßer Nachtschatten

Bittersüßstängel wirken antimikrobiell. Sie ziehen das Gewebe zusammen und hemmen die Entstehung von Entzündungen. Die Kommission E empfiehlt die innerliche und äußerliche Anwendung als unterstützende Maßnahme bei chronischen Hautentzündungen (auch bei Neurodermitis).
Pflanzensteckbrief, siehe Seite 226 ff.

Anwendungsmöglichkeiten

- Fertigpräparate (Tabletten, Tropfen, Salbe)
- Lose Bittersüßstängel: 2 TL Stängel mit 250 ml Wasser 10 Min. kochen lassen, abseihen und abgekühlt für Umschläge verwenden; nach 1 Std. abnehmen.

• Borretsch

Borretschöl hemmt Entzündungen und zeigte in klinischen Studien eine gute Wirksamkeit gegen Hautentzündungen, insbesondere bei Neurodermitis. Eine Bewertung durch die Kommission E liegt nicht vor.
Pflanzensteckbrief, siehe Seite 234 f.

Anwendungsmöglichkeiten

- Fertigpräparate (Kapseln, Lotion, Badeöl).

Gewürznelke

Nelkenöl mit dem Hauptinhaltsstoff Eugenol wirkt bei lokaler äußerlicher Anwendung schmerzstillend und desinfizierend. Es besitzt die Fähigkeit, eine Vielzahl von Bakterien abzutöten. Neuere Untersuchungen zeigen auch entzündungshemmende Effekte. Erfahrungsgemäß eignet sich das Öl der Gewürznelke ebenfalls gut zur Behandlung von Insektenstichen.

Pflanzensteckbrief, siehe Seite 251

Anwendungsmöglichkeiten

- Fertigpräparate sind nicht erhältlich
- Reines Nelkenöl unverdünnt oder als 10%ige alkoholische Lösung mehrmals täglich auf die Einstichstelle auftragen.

Hamamelis

Blätter und Rinde des Hamamelisstrauches wirken Entzündungen entgegen und ziehen das Gewebe zusammen. Sowohl die Kommission E als auch die ESCOP empfehlen die äußerliche Anwendung der Zaubernuss bei Hautentzündungen und Wunden. Eine klinische Studie zeigte auch eine Wirksamkeit gegen Herpes.

Pflanzensteckbrief, siehe Seite 260 f.

Anwendungsmöglichkeiten

- Fertigpräparate (Salbe, Lösung)
- Lose Hamamelisblätter oder -rinde: 3–6 EL Blätter oder 2–4 TL Rinde mit 250 ml Wasser aufkochen, 15 Min. ziehen lassen und abgekühlt für Umschläge verwenden; für einen Badezusatz die 2- bis 4fache Menge einsetzen.

Johanniskraut

Ölige Zubereitungen aus Johanniskraut (Rotöl) wirken Entzündungen entgegen und fördern die Wundheilung. Die Kommission E rät zur äußerlichen Anwendung bei Verletzungen und Verbrennungen.

Pflanzensteckbrief, siehe Seite 270 f.

ARZT

- **Johanniskraut kann zu einer erhöhten Empfindlichkeit gegen Sonnenlicht führen, die sich ähnlich wie ein Sonnenbrand äußert. Daher sollten Sie während der Anwendung starke Sonnenbestrahlung meiden und einen Sonnenschutz mit einem hohen Lichtschutzfaktor verwenden.**

Anwendungsmöglichkeiten

- Fertigpräparate (Öl): Für Umschläge Verbandsmaterial mit Rotöl tränken, auflegen und nach 8–10 Std. wechseln.

Kamille

Kamillenblüten hemmen Entzündungen sehr wirkungsvoll. Kommission E und ESCOP empfehlen die äußerliche Anwendung bei Hautentzündungen. Klinische Studien zeigten auch gute Erfolge bei der Wundbehandlung.

Pflanzensteckbrief, siehe Seite 272 f.

Anwendungsmöglichkeiten

- Fertigpräparate (Salbe, Creme, Lösung, Badezusatz, Öl)
- Teebeutel (nur DAB-Qualität)
- Lose Kamillenblüten: 1 EL Blüten mit 150 ml heißem Wasser übergießen, zugedeckt 5–10 Min. ziehen lassen, abseihen und abgekühlt für Umschläge verwenden; als Badezusatz 50 g Blüten auf 1 l Wasser, 15 Min. bedeckt ziehen lassen.

Mahonie

Die Rinde der Mahonie wirkt Entzündungen entgegen, hemmt die Produktion der Talgdrüsen und tötet Bakterien ab. Sie eignet sich zur Behandlung von Akne oder Schuppen-

flechte. Eine Bewertung durch Kommission E oder ESCOP liegt nicht vor.
Pflanzensteckbrief, siehe Seite 297

Anwendungsmöglichkeiten

- Fertigpräparate (Salbe, Creme).

• Melisse

Melissenblätter wirken antiviral, insbesondere gegen Herpes-Viren, wie klinische Studien gezeigt haben. Die ESCOP befürwortet die äußerliche Anwendung von Melisse zur Behandlung von Herpes.
Pflanzensteckbrief, siehe Seite 308 f.

Anwendungsmöglichkeiten

- Fertigpräparate (Creme).

ARZT

- Melissenblätterextrakt als Alleintherapie zur Behandlung von Herpes (Herpes labialis) ist durchaus eine ernst zu nehmende Alternative zum synthetischen Standardmittel Aciclovir. In rund 50 % der Fälle führt das pflanzliche Präparat zum Erfolg. Besonders bewährt hat sich die prophylaktische Anwendung vor starker Sonnenbestrahlung, z. B. im Gebirge oder am Strand.
- Melissentee ist für die Anwendung gegen Herpes allerdings nicht ausreichend stark konzentriert.

• Myrrhe

Das Harz des Myrrhenbaumes ist desinfizierend und bewirkt, dass sich das Gewebe zusammenzieht. Die ESCOP befürwortet die Anwendung von Myrrhenharz bei leichten Hautentzündungen und bei Wunden.
Pflanzensteckbrief, siehe Seite 314 f.

Anwendungsmöglichkeiten

- Fertigpräparate (Tinktur).

• Nachtkerze

Das Öl aus den Samen der Nachtkerze hemmt Entzündungsprozesse und eignet sich sehr gut zur Behandlung von Neurodermitis, wie klinische Studien gezeigt haben. Eine Bewertung der Kommission E liegt bisher allerdings nicht vor.
Pflanzensteckbrief, siehe Seite 316 f.

Anwendungsmöglichkeiten

- Fertigpräparate (Kapseln).

• Odermennig

Das Kraut des Odermennig wirkt antimikrobiell und zieht das Gewebe zusammen. Die Kommission E empfiehlt die äußerliche Anwendung bei leichten, oberflächlichen Hautentzündungen.
Pflanzensteckbrief, siehe Seite 318

Anwendungsmöglichkeiten

- Fertigpräparate sind nicht erhältlich
- Loses Odermennigkraut: Für Umschläge 2–3 EL Kraut mit 100 ml Wasser kalt aufsetzen und einige Min. köcheln lassen, abseihen und nach dem Abkühlen mehrmals täglich anwenden.

• Pappel

Die Knospen der Pappel enthalten Salicylate. Sie wirken entzündungshemmend und antibakteriell und fördern die Wundheilung. Die Kommission E empfiehlt die äußerliche Anwendung bei oberflächlichen Hautverletzungen und bei Sonnenbrand.
Pflanzensteckbrief, siehe Seite 320

Anwendungsmöglichkeiten

- Fertigpräparate (Salbe)
- Lose Pappelknospen: 3 TL Knospen mit 300 ml Wasser kalt ansetzen, kurz aufkochen, abseihen und als Badezusatz oder abgekühlt für Umschläge verwenden.

• Ringelblume

Die Blüten der Ringelblume hemmen Entzündungen, fördern die Wundheilung und töten Viren und Bakterien ab. Kommission E und ESCOP empfehlen die äußerliche Anwendung der Ringelblume bei Wunden, die ESCOP zusätzlich bei Hautentzündungen. Eine klinische Studie zeigte außerdem einen guten Erfolg bei der Behandlung von Verbrennungen und Verbrühungen.

Pflanzensteckbrief, siehe Seite 330

Anwendungsmöglichkeiten

- Fertigpräparate (Salbe)
- Teebeutel
- Lose Ringelblumenblüten: 1 EL Blüten mit 1/2 l Wasser kalt ansetzen, kurz aufkochen lassen, abseihen und abgekühlt für Umschläge verwenden; zur Reinigung verschmutzter Wunden 2 TL Blütenblätter ohne Kelch mit 150 ml kochendem Wasser übergießen, 10 Min. ziehen lassen, abseihen und abgekühlt verwenden.

• Schachtelhalm

Schachtelhalmkraut wirkt durch seinen Kieselsäuregehalt adstringierend. Außerdem festigt es das Bindegewebe und regt den Stoffwechsel der Haut an. Die Kommission E empfiehlt die äußerliche Anwendung bei schlecht heilenden Wunden.

Pflanzensteckbrief, siehe Seite 340 f.

Anwendungsmöglichkeiten

- Fertigpräparate (Dragees, Tabletten, Kapseln, Tropfen, Presssaft)
- Loses Schachtelhalmkraut: Für Umschläge 2–3 EL Kraut mit 1 l Wasser 20–30 Min. kochen lassen, abseihen und abkühlen lassen; Verbandsmull damit tränken.

• Spitzwegerich

Spitzwegerichkraut tötet Bakterien ab und wirkt der Entstehung von Entzündungen entgegen. Die Kommission E befürwortet die äußerliche Anwendung bei Hautentzündungen. Auch die Anwendung zur Wundversorgung hat sich bewährt.

Pflanzensteckbrief, siehe Seite 352

Anwendungsmöglichkeiten

- Fertigarzneimittel für die äußerliche Anwendung sind nicht erhältlich
- Loses Spitzwegerichkraut: Für Umschläge 1–2 EL Kraut mit 150 ml kaltem Wasser ansetzen, kurz aufkochen, abseihen und abgekühlt mehrmals täglich anwenden.

HERBALIST

- **Durch die enthaltenen Iridoide wirkt Spitzwegerich antibakteriell. Bei zu langsamer Trocknung der frischen Blätter oder bei feuchter Lagerung des getrockneten Krautes polymerisieren diese und verlieren ihre Wirksamkeit.**

• Stiefmütterchen

Stiefmütterchenkraut wirkt reizlindernd. Im Tierversuch zeigte es eine Besserung von Ekzemen. Es eignet sich zur Behandlung von Milchschorf. Die Kommission E empfiehlt die äußerliche Anwendung von Stiefmütterchen bei leichten Hautentzündungen.

Pflanzensteckbrief, siehe Seite 354

Anwendungsmöglichkeiten

- Fertigpräparate sind nicht erhältlich
- Teebeutel
- Loses Stiefmütterchenkraut: 1–2 TL Kraut mit 150 ml heißem Wasser übergießen, 5 Min. ziehen lassen, abgekühlt für Umschläge verwenden; für Sitzbäder 2–3 EL getrocknetes Kraut mit 1 l kochendem Wasser übergießen, nach 15 Min. abseihen und ins Badewasser geben.

• Teebaum

Das ätherische Öl aus den Blättern des australischen Teebaums zeigt eine hohe Wirksamkeit gegen Bakterien und Pilze. Es eignet sich daher zur äußerlichen Behandlung verschiedener Infektionen wie Pilzbefall, Warzen oder Akne. Die Wirksamkeit gegen Akne wurde auch mit guten Erfolgen in einer klinischen Studie nachgewiesen. Da das Öl die intakte Haut durchdringt, ist es auch bei Nagelbettentzündungen hilfreich. Eine Bewertung der Kommission E oder der ESCOP liegt nicht vor.

Achtung: Teebaumöl löst relativ häufig Allergien auf der Haut aus.

Pflanzensteckbrief, siehe Seite 362 f.

Anwendungsmöglichkeiten

- Fertigpräparate (Gel, Cremes, Lotionen)
- Kosmetikprodukte
- Verdünntes, reines Teebaumöl (Konzentration sollte 5 % nicht überschreiten).

• Walnuss

Walnussblätter haben adstringierende Eigenschaften und hemmen das Wachstum von Pilzen. Die Kommission E befürwortet die äußerliche Anwendung von Walnussblättern bei leichten Hautentzündungen.

Pflanzensteckbrief, siehe Seite 371

Anwendungsmöglichkeiten

- Fertigpräparate sind nicht erhältlich
- Lose Walnussblätter: 2–3 TL Blätter mit 100 ml kaltem Wasser ansetzen, aufkochen, 10–15 Min. köcheln lassen, abseihen und abgekühlt für Umschläge verwenden.

• Weiße Taubnessel

Die Blüten der weißen Taubnessel ziehen das Gewebe zusammen, sie wirken aber auch schleimhautschützend. Die Kommission E empfiehlt die äußerliche Anwendung bei leichten Hautentzündungen.

Pflanzensteckbrief, siehe Seite 378

Anwendungsmöglichkeiten

- Fertigpräparate sind nicht erhältlich
- Lose Taubnesselblüten: Für Umschläge 6 EL mit 100 ml heißem Wasser übergießen, 10 Min. ziehen lassen und abgekühlt mehrmals täglich anwenden; für Sitzbäder 5 EL Blüten mit 500 ml Wasser entsprechend zubereiten, mindestens 4-mal wöchentlich anwenden.

• Bewährte Mischungen

Für Umschläge zur Behandlung von Hautentzündungen oder schlecht heilenden Wunden können Sie die folgende Mischung verwenden:

- *25 g Weiße-Taubnessel-Blüten*
- *25 g Odermennigkraut*
- *50 g Hamamelisblätter*

50 g der Mischung mit ½ l heißem Wasser übergießen, 10 Min. ziehen lassen, abseihen und mehrmals täglich lauwarm bis kalt für Umschläge verwenden.

Das Gleiche gilt für die Rezeptur aus gerbstoffreichen Walnussblättern und dem hautfreundlichen Stiefmütterchen:

- *1 TL Walnussblätter*
- *1 TL Stiefmütterchenkraut*

mit 250 ml heißem Wasser 10–15 Min. kochen lassen, abseihen und lauwarm für Umschläge verwenden.

Badezusatz bei Hautentzündungen:

- *1 Teil Kamillenblütenextrakt*
- *4 Teile Haferstrohextrakt*

30–50 ml der Mischung für ein Vollbad verwenden; bis zu 4-mal wöchentlich. Nicht anwenden bei Korbblütlerallergie. In diesem Fall Kamille durch Schafgarbe ersetzen.

Welche Heilpflanzen bei welchen Symptomen? – eine Auswahlhilfe

Beschwerden	Wichtigste Heilpflanzen			
	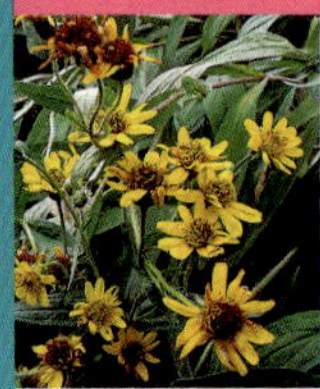	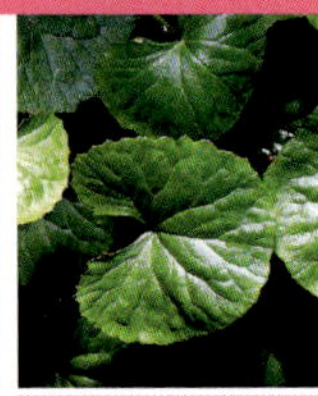	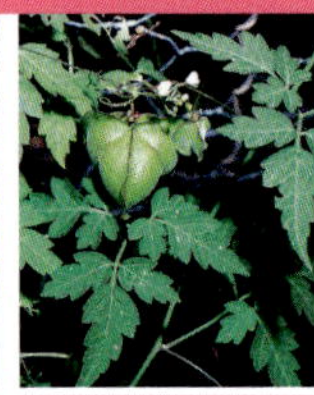	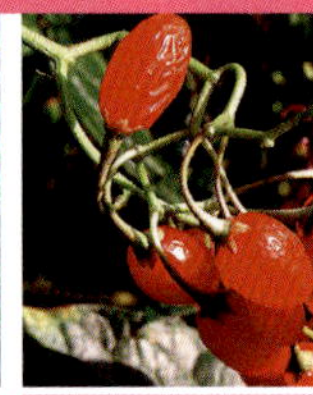
	Arnika ➤ S. 210 f.	Asiatischer Wassernabel ➤ S. 214	Ballonrebe ➤ S. 219	Bittersüßer Nachtschatten ➤ S. 226 ff.
Hautentzündungen	🟢🟢	🟢	🟢	🟢🟢
Neurodermitis	🔴	🔴	🟢	🟢
Schuppenflechte	🔴	🔴	🔴	🔴
Akne	🔴	🟢	🔴	🔴
Herpes	🔴	🔴	🔴	🔴
Furunkel	🟢🟢	🔴	🔴	🔴
Wunden	🟢🟢	🟢🟢	🔴	🔴
Insektenstiche	🟢	🔴	🟢	🔴
Verbrennungen	🟢	🔴	🔴	🔴
Bemerkung	Allergie möglich			
Fertigpräparate	Salbe und Gel mit Tinktur	Salbe mit Tinktur	Salbe mit Tinktur	Tabletten mit Trockenextrakt, Tropfen und Salbe mit Tinktur

🟢🟢🟢 sehr gut geeignet, wissenschaftlich belegt (Monographie vorhanden, klinische Studien, Pharmakologie vorhanden)
🟢🟢 gut geeignet (belegt, Monographie vorhanden, wissenschaftlich nur einzelne Studien oder Pharmakologie belegt)
🟢 geeignet (verbreitete Anwendung oder Monographie vorhanden, aber wissenschaftlich schlecht belegt)
🔴 ungeeignet bzw. nicht beschrieben

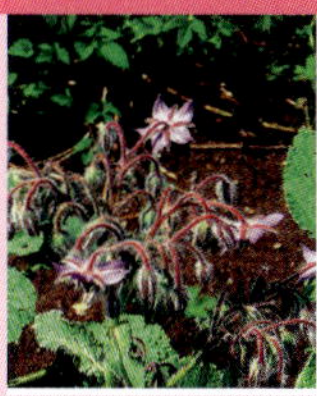	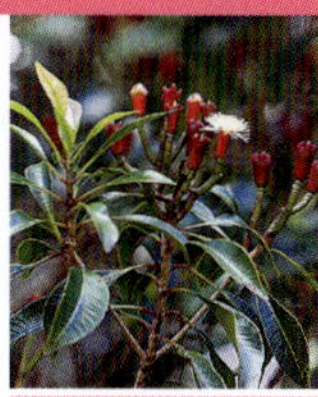	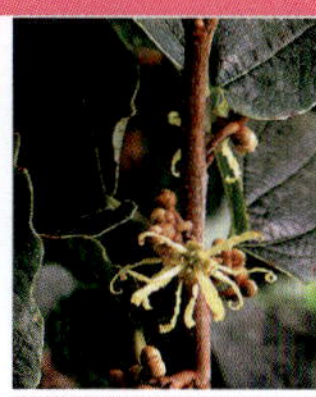	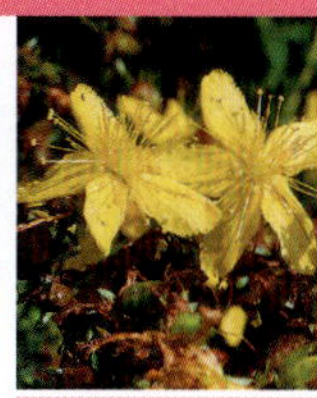	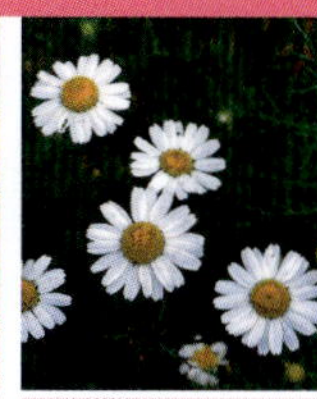	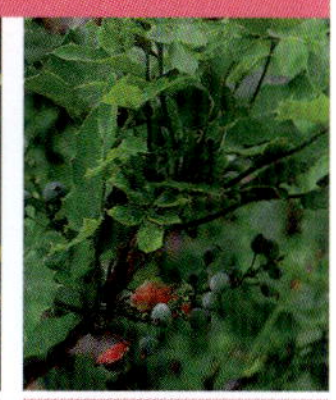
Borretsch ➤ S. 234 f.	Gewürznelke ➤ S. 251	Hamamelis ➤ S. 260 f.	Johanniskraut ➤ S. 270 f.	Kamille ➤ S. 272 f.	Mahonie ➤ S. 297
🟢🟢	🔴	🟢🟢	🔴	🟢🟢🟢	🔴
🟢🟢	🔴	🔴	🔴	🔴	🔴
🔴	🔴	🔴	🔴	🔴	🟢🟢
🔴	🔴	🔴	🔴	🔴	🟢🟢
🔴	🔴	🟢	🔴	🔴	🔴
🔴	🔴	🔴	🔴	🔴	🔴
🔴	🔴	🟢🟢	🟢	🟢🟢	🔴
🔴	🟢	🔴	🔴	🔴	🔴
🔴	🔴	🔴	🟢	🟢	🔴
Wirkt erst nach 4–12 Wochen			Sonnenstrahlung meiden	Allergie möglich	
Kapseln und Lotion mit Öl aus den Samen	Keine	Salbe und Lösung mit Destillat oder Flüssigextrakt	Öl	Diverse Präparate mit Flüssigextrakt oder ätherischem Öl	Salbe und Creme mit Tinktur

Welche Heilpflanzen bei welchen Symptomen? – eine Auswahlhilfe

Beschwerden	Wichtigste Heilpflanzen			
	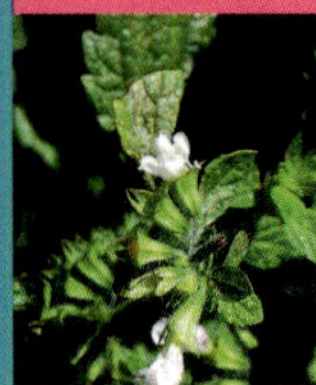	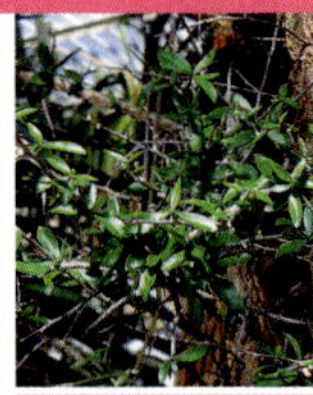	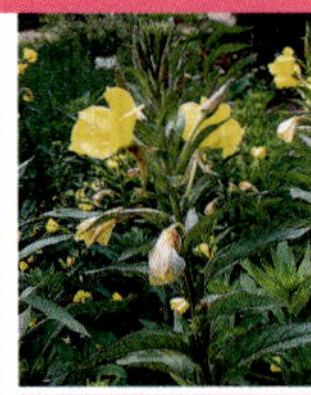	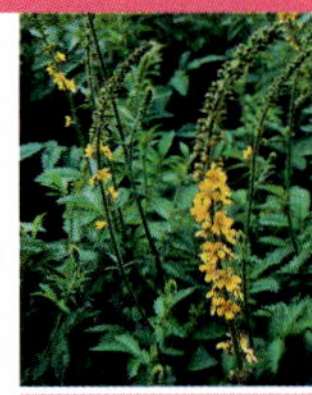
	Melisse ➤ S. 308 f.	Myrrhe ➤ S. 314 f.	Nachtkerze ➤ S. 316 f.	Odermennig ➤ S. 318
Hautentzündungen	🔴	🟢	🔴	🟢
Neurodermitis	🔴	🔴	🟢🟢🟢	🔴
Schuppenflechte	🔴	🔴	🟢	🔴
Akne	🔴	🔴	🟢	🔴
Herpes	🟢🟢	🔴	🔴	🔴
Furunkel	🔴	🔴	🔴	🔴
Wunden	🔴	🟢	🔴	🔴
Insektenstiche	🔴	🔴	🔴	🔴
Verbrennungen	🔴	🔴	🔴	🔴
Bemerkung			Wirkt erst nach 4–12 Wochen	
Fertigpräparate	Creme mit Trocken-extrakt	Tinktur	Kapseln mit Öl	Keine

🟢🟢🟢 sehr gut geeignet, wissenschaftlich belegt (Monographie vorhanden, klinische Studien, Pharmakologie vorhanden)
🟢🟢 gut geeignet (belegt, Monographie vorhanden, wissenschaftlich nur einzelne Studien oder Pharmakologie belegt)
🟢 geeignet (verbreitete Anwendung oder Monographie vorhanden, aber wissenschaftlich schlecht belegt)
🔴 ungeeignet bzw. nicht beschrieben

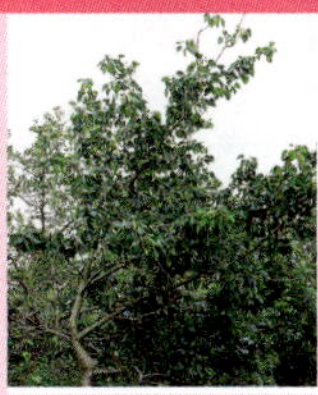	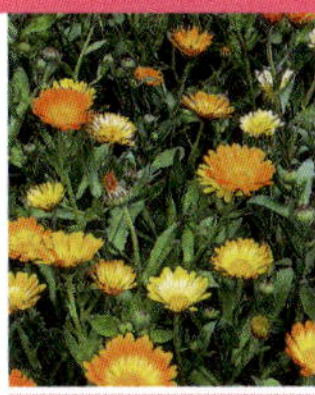	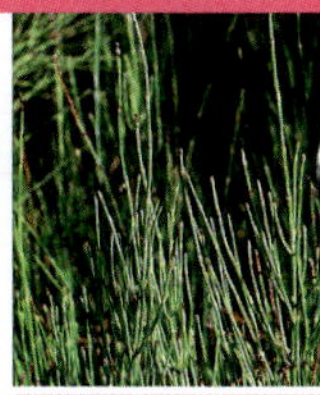	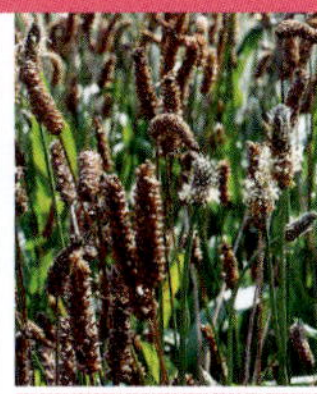	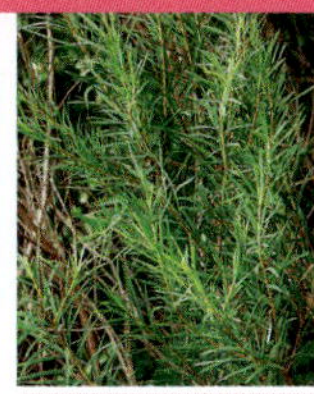	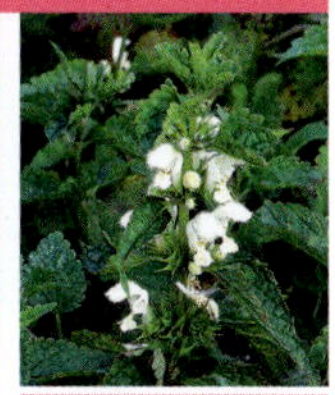
Pappel ➤ S. 320	Ringelblume ➤ S. 330	Schachtelhalm ➤ S. 340 f.	Spitzwegerich ➤ S. 352	Teebaum ➤ S. 362 f.	Weiße Taubnessel ➤ S. 378
🔴	🔴	🔴	🟢🟢	🟢	🟢
🔴	🔴	🔴	🔴	🔴	🔴
🔴	🔴	🔴	🔴	🔴	🔴
🔴	🔴	🔴	🔴	🟢🟢	🔴
🔴	🔴	🔴	🔴	🔴	🔴
🔴	🔴	🔴	🔴	🟢	🔴
🟢	🟢🟢	🟢🟢	🟢🟢	🟢	🔴
🔴	🔴	🔴	🔴	🔴	🔴
🟢	🟢🟢	🔴	🔴	🔴	🔴
	Allergie möglich			Allergie möglich	
Salbe	Salbe mit Tinktur, Arzneitee	Diverse Präparate mit Trockenextrakt und Pulver	Keine	Ätherisches Öl, pur oder in Kosmetika	Keine

Beschwerden des Urogenitaltrakts

Zum Urogenitaltrakt gehören die Geschlechtsorgane von Frau und Mann sowie die Blase und Niere mit ihren ab- und zuleitenden Harnwegen. In diesem Kapitel sollen allerdings nur Erkrankungen beschrieben werden, die die Nieren- und Blasenfunktion betreffen sowie Probleme mit der Prostata. Ausführliche Informationen zu den Geschlechtsorganen der Frau finden Sie im folgenden Kapitel ab Seite 140.

WIE NIERE UND BLASE FUNKTIONIEREN

• Die Nieren

Die Nieren sind extrem stark durchblutet und wahre Hochleistungsfilter! Sie dienen der Ausscheidung körperfremder Substanzen, die nichts mehr im Körper „verloren" haben. Dazu gehört die Ausscheidung von Endprodukten aus dem Stoffwechsel wie der Harnstoff. Außerdem müssen körperfremde Stoffe wie Medikamente(nreste), Gifte, Nikotin oder Coffein entsorgt werden!

Andererseits regeln die Nieren den Salz- und Wasserhaushalt und halten die Stoffe im Körper, die noch gebraucht werden. Salze und Wasser werden je nach Bedarf des Körpers ausgeschieden oder zurückgehalten. Eiweiße und ihre Bausteine, die Aminosäuren, sowie Kohlenhydrate werden im Filter der Niere zurückbehalten.

WELCHE ROLLE SPIELT DIE PHYTOTHERAPIE?

Harnwegsinfekte gehören zu den klassischen Anwendungsgebieten der Phytotherapie. Im Vergleich zu synthetischen Medikamenten haben pflanzliche Heilmittel bei gleicher Wirksamkeit eine geringere Nebenwirkungsrate. Sie nehmen schon seit Jahrhunderten einen festen Platz in der Behandlung von Harnwegserkrankungen ein. Bereits Tabernaemontanus (1530–1590) hat im 16. Jahrhundert die durchspülende Wirkung der Goldrute erwähnt: „Es reinige auch die Nieren und die Harngänge von allem groben Schleim." Oder zu Birkenblättern: „Birkenwasser soll gut sein, den Stein der Nieren und Blase zu brechen und auszutreiben." Diese und andere Pflanzen stehen Ihnen in der modernen Phytotherapie in Form von standardisierten Arzneimitteln zur Behandlung und Vorbeugung von Harnwegsinfekten zur Verfügung. Eine geeignete Auswahl der wichtigsten Heilpflanzen finden Sie in der Tabelle am Ende des Kapitels.

Zudem regulieren die Nieren den Säure-Basen-Haushalt, so dass das Blut immer leicht basisch ist und nicht sauer wird. Und sie haben eine große Bedeutung für den Hormonhaushalt. So greifen Nieren in den Stoffwechsel von Hormonen ein, indem sie diese herstellen, regulieren und abbauen.
Solange die Nieren gesund sind, spüren Sie nichts von ihnen! Funktionieren sie aber nicht richtig, „vergiftet" sich der Körper auf Dauer selbst. Das kommt daher, weil sich körperfremde Stoffe im Stoffwechsel anreichern und nicht mehr in ausreichendem Maße ausgeschieden werden. Ist die Niere erst einmal stark geschädigt, ist eine Heilung nicht mehr möglich, deshalb kommt der Vorbeugung gegen Harnwegserkrankungen mit Heilpflanzen große Bedeutung zu.

• Die Blase

Nieren und Blase gehören zusammen. Von den Nieren gelangt der Harn mit allen Stoffen, die entsorgt werden müssen, zur Blase. Während die Nieren kontinuierlich Urin ausscheiden (etwa 50 ml pro Stunde), wird er in der Blase gespeichert.
Haben sich etwa 200 ml Urin angesammelt, spüren Sie einen leichten Harndrang. Ab einer Füllung von 350 ml Urin müssen Sie Ihre Blase spätestens entleeren.
Die Fähigkeit der Blase, Urin zu speichern, nennt man Kontinenz. Das Gegenteil – Inkontinenz – bezeichnet das Nachlassen dieser Speicherfähigkeit, z.B. in fortgeschrittenem Alter, infolge bestimmter Krankheiten oder auch nach einer Schwangerschaft.
Die Organe im unteren Bauchraum werden durch eine Muskelgruppe gehalten, die aus mehreren Schichten besteht – der Beckenbodenmuskulatur. Wenn Sie diese regelmäßig trainieren, sprich abwechselnd an- und entspannen, verringern Sie das Risiko, im Alter inkontinent zu werden.

ERKRANKUNGEN VON BLASE UND NIEREN

• Blasenentzündung

Wenn das Wasserlassen schmerzt und Sie das Gefühl haben, Ihre Blase ist auch nach dem Wasserlassen niemals wirklich leer, dann haben Sie mit großer Wahrscheinlichkeit eine Harnwegsinfektion. Vor allem bei Frauen können, bedingt durch die kurze Harnröhre, sehr leicht Bakterien oder Viren in die Harnblase gelangen und dort eine Blasenentzündung hervorrufen. Auch mechanische oder chemische Reize wie Geschlechtsverkehr oder die Einnahme bestimmter Medikamente können zu einer Blasenentzündung führen. Etwa 20 % der Frauen leiden unter chronischen oder häufig wiederkehrenden Harnwegsinfekten. Bei Männern und Jungen kommen Blasenentzündungen dagegen eher selten vor.
Typische Symptome einer Blasenentzündung sind: brennende Schmerzen beim Wasserlassen, häufiger Harndrang, übel riechender Urin, das Gefühl von Restharn in der Blase, Unterleibsschmerzen und gelegentlich auch Fieber.

ARZT

➤ **Bei Harnwegserkrankungen gehört die Phytotherapie zur Standardmedizin. Eine Durchspülungstherapie kann die Behandlung mit einem Antibiotikum überflüssig machen. Das gilt vor allem dann, wenn die Keimzahl noch relativ gering ist und die Schmerzen noch nicht sehr stark sind. Wichtig ist, dass Sie rechtzeitig mit der Therapie beginnen und so viel wie möglich trinken.**

• Reizblase

Auch eine Reizblase ist bei Frauen nicht selten. Dabei treten dieselben Symptome auf wie bei einer Blasenentzündung, z. B. Brennen beim Wasserlassen und häufiger Harndrang. Im Unterschied zur Entzündung sind bei der Reizblase allerdings keine Erreger beteiligt. Die Ursache ist vielmehr eine nervlich bedingte Funktionsstörung der Blase, bei der es zu einer schmerzhaften Verkrampfung der Blasenmuskulatur kommt. Eine Reizblase kann aber auch durch häufig wiederkehrende Harnwegsinfekte entstehen.

• Nieren- und Blasensteine

Oxalsäure (als Calciumoxalat) ist mit 60 % der häufigste Bestandteil von Nieren- und Blasensteinen. Die Oxalsäure entsteht im Aminosäure-Stoffwechsel und wird mit der Nahrung aufgenommen. Tee, Kakao, Schokolade, Spinat, Rhabarber, Zitrusfrüchte oder Nüsse enthalten viel Oxalsäure.

Nierensteine machen sich bemerkbar, wenn sie versuchen, durch den schmalen Gang von der Niere zur Blase zu gelangen. Sie verspüren dabei kolikartige Schmerzen im Lendenbereich, die bis auf die Innenseite der Oberschenkel oder auf den Lendenbereich der gesunden Seite ausstrahlen können. Eine Nierenkolik kann von Schüttelfrost, Harndrang und Erbrechen begleitet sein. Kleine Steine (bis Erbsengröße) wandern und können noch leicht ausgeschwemmt werden. Große Steine dagegen führen zu einer Entzündung der Nierenbeckenschleimhaut und müssen operativ entfernt werden. Sie entstehen, wenn sich bestimmte Salze im Urin konzentrieren und als harte Substanzen ausfallen. Häufig wird die Nierensteinbildung durch schlechte Ernährungsgewohnheiten begünstigt. Eine fett- und eiweißarme Ernährung führt dagegen selten zu Nierensteinen.

Blasensteine sind entweder Abgänge von Nierensteinen, oder sie werden in der Blase selbst gebildet, meist durch Harnabflussstörungen. Blasensteine können sich durch Harnstottern, Schmerzen oder auch durch Blut im Urin bemerkbar machen. Im Gegensatz zur Harnwegsentzündung sind von Blasensteinen besonders oft Männer in fortgeschrittenem Alter betroffen.

ARZT

- Bei Nierensteinen oder zur Vorbeugung gegen Nierensteine empfehlen sich Orthosiphonblätter in Kombination mit anderen Heilpflanzen. Bei stärkeren Schmerzen und sobald die Nieren betroffen sind, sollten Sie sofort Ihren Arzt aufsuchen!
- Alle Heilpflanzen, die harntreibend wirken, können in Verbindung mit reichlicher Flüssigkeitsaufnahme – besonders bei vorangegangenen Infekten – zur Vorbeugung gegen Nierenentzündungen angewendet werden.

• Nierenentzündung

Abgeschlagenheit, eine stark ausgeprägte Blutarmut, erhöhter Blutdruck, besonders des zweiten, niedrigeren Wertes (diastolischer Blutdruck), und auch häufige eitrige Infekte können Anzeichen einer schwerwiegenden Nierenfunktionsstörung sein. Bei solchen Symptomen sollten Sie auf jeden Fall einen Arzt aufsuchen. Eine Nierenentzündung kann durch eine nicht behandelte Blasenentzündung verursacht werden. Dann nämlich, wenn die Bakterien über den Harnleiter zu den Nieren aufsteigen. Nierenentzündungen können aber auch nach bakteriellen Infekten wie Angina, Nebenhöhlenentzündungen, Scharlach oder Zahnabszess entstehen. Außerdem ist die Nierenfunktion häufig bei bestimmten Erkrankungen wie Diabetes eingeschränkt.

WIRKSAME HEILPFLANZEN ZUR BEHANDLUNG VON HARNWEGSERKRANKUNGEN

Bei beginnender Blasenentzündung, Reizblase und Harngrieß ist häufig eine Durchspülungstherapie mit den entsprechenden Heilpflanzen ausreichend. Dazu sollten Sie unbedingt viel trinken (in erster Linie Wasser, aber auch Tees sind geeignet) – möglichst 2 bis 3 Liter pro Tag. Geben Sie Ihrem Harndrang nach und gehen Sie häufig zur Toilette, damit die Keime, die sich in Ihrer Blase befinden, ausgeschwemmt werden. Pflanzliche Heilmittel können bei Entzündungen schmerzlindernd und antibakteriell sowie harntreibend wirken.

Im folgenden Abschnitt stellen wir Ihnen die wichtigsten Heilpflanzen in alphabetischer Reihenfolge vor.

HERBALIST

- Der Vorteil von Fertigpräparaten gegenüber Tees besteht darin, dass Sie eine standardisierte Menge von wirksamen Inhaltsstoffen zu sich nehmen. Bei der Zubereitung eines Tees wissen Sie nie, wie hoch der Wirkstoffgehalt tatsächlich ist. Mit Teebeuteln ist es zwar leichter, eine definierte Menge Tee aufzunehmen, als mit losen Blättern, die Qualität ist aber nicht immer die beste.

• Bärentraube

Bärentraubenblätter eignen sich zur Behandlung von entzündlichen Erkrankungen der ableitenden Harnwege, sofern keine Antibiotikatherapie erforderlich ist, sowie bei funktionell bedingten Störungen wie der Reizblase. Ohne ärztlichen Rat sollten Sie Bärentraubenblätter nicht länger als 1 Woche und höchstens 5-mal pro Jahr einnehmen. Kinder, Schwangere und Stillende sollten keine Bärentraubenblätter einnehmen.

Pflanzensteckbrief, siehe Seite 220 f.

Anwendungsmöglichkeiten

- Fertigpräparate (Dragees, Tabletten, Lösung)
- Teebeutel
- Lose Bärentraubenblätter: 3 TL der Blätter gut zerkleinert mit 150 ml kochendem Wasser überbrühen und 10 Min. ziehen lassen, bis zu 4 Tassen täglich trinken; auch als Kaltansatz möglich: 3 TL der Blätter gut zerkleinert mit 150 ml kaltem Wasser ansetzen, 6–12 Std. ziehen lassen. Vor dem Trinken erwärmen.

• Birke

Birkenblätter eignen sich zur Durchspülung bei bakteriellen und entzündlichen Erkrankungen der ableitenden Harnwege. Diese Anwendung wird von der Kommission E und der ESCOP befürwortet. Die ESCOP bewertet auch die Behandlung von Harngrieß positiv, so dass den Birkenblättern eine vorbeugende Wirkung bei der Entstehung von Nierensteinen zukommt.

Pflanzensteckbrief, siehe Seite 224 f.

Anwendungsmöglichkeiten

- Fertigpräparate (Dragees, Brausetabletten)
- Teebeutel
- Lose Birkenblätter: 2–3 TL der Blätter gut zerkleinern, mit 150 ml kochendem Wasser überbrühen und 10 Min. ziehen lassen, 3–4 Tassen pro Tag trinken.

• Brennnessel

Die Brennnessel eignet sich zur Behandlung von entzündlichen Erkrankungen der ableitenden Harnwege. Diese Anwendung wird auch von der Kommission E und der ESCOP empfohlen. Zusätzlich befürwortet die Kommission E Brennnesselkraut zur Vorbeugung und Behandlung von Nierengrieß. Damit dient die Brennnessel auch zur Vorbeugung gegen Nieren- oder Blasensteine.

Pflanzensteckbrief, siehe Seite 236 f.

Anwendungsmöglichkeiten

- Für diese Anwendung gibt es keine Fertigpräparate
- Teebeutel
- Lose Brennnesselblätter: 4 TL der Blätter gut zerkleinern, mit 150 ml kochendem Wasser überbrühen und 10 Min. ziehen lassen, 2–3 Tassen pro Tag trinken.

• Goldrute

Echtes Goldrutenkraut wirkt nachweislich harntreibend und ist deshalb zur Durchspülung bei entzündlichen Erkrankungen der Harnwege, bei Harnsteinen und bei Nierengrieß sowie zu deren Vorbeugung geeignet. Diese Anwendung wird auch von der Kommission E und der ESCOP empfohlen. Goldrutenkraut wirkt krampflösend, entzündungshemmend und antibakteriell. Es ist das beste Mittel bei entzündlichen Harnwegserkrankungen, ist aber auch zur Behandlung einer Reizblase hervorragend geeignet.

Pflanzensteckbrief, siehe Seite 256 f.

Anwendungsmöglichkeiten

- Fertigpräparate (Tabletten, Kapseln, Tropfen)
- Loses Goldrutenkraut: 2 TL Blätter mit 150 ml kochendem Wasser übergießen und 15 Min. ziehen lassen, 2–4 Tassen pro Tag zwischen den Mahlzeiten trinken.

• Hauhechel

Die Kommission E befürwortet die Anwendung der Hauhechel zur Durchspülung bei entzündlichen Erkrankungen der ableitenden Harnwege sowie zur Vorbeugung und Behandlung von Nierengrieß. Die ESCOP empfiehlt sie außerdem noch zur unterstützenden Behandlung von bakteriellen Infektionen des Harntrakts.

Pflanzensteckbrief, siehe Seite 262

HERBALIST

➤ Goldrute ist das Mittel der Wahl

Bei einer Blasenentzündung sind Goldrutenpräparate sehr zu empfehlen. Sie wirken krampflösend, entzündungshemmend und durchspülend. Und sie haben keine Nebenwirkungen. Bis zu einer gewissen Bakteriendichte wirken sie auch antibakteriell. Die Goldrute eignet sich auch zur Behandlung einer Reizblase. Im Tee können Sie Goldrutenkraut und Bärentraubenblätter kombinieren. Das in den Bärentraubenblättern enthaltene Arbutin wird im Körper in einen antibiotisch wirkenden Stoff, das Hydrochinon, umgewandelt.

Patienten sollten in der Apotheke nach Präparaten aus der echten Goldrute fragen. Die Riesengoldrute oder die kanadische Goldrute haben ebenfalls gute harntreibende Eigenschaften, wirken aber nicht entzündungshemmend und krampflösend.

Anwendungsmöglichkeiten

- Fertigpräparate (Tabletten) nur als Kombinationspräparat mit Goldrutenkraut und Orthosiphonblättern
- Lose Hauhechelwurzel: 1 TL zerkleinerte Wurzel mit 150 ml kochendem Wasser übergießen und 20–30 Min. ziehen lassen, 2–4 Tassen täglich trinken.

• Orthosiphon (Katzenbart)

Kommission E und ESCOP befürworten die Anwendung von Orthosiphonblättern zur Durchspülungstherapie bei bakteriellen und entzündlichen Erkrankungen der ableitenden Harnwege und bei Nierengrieß. Die ESCOP rät außerdem noch zur unterstützenden Behandlung von bakteriellen Infektionen des Harntrakts.

Pflanzensteckbrief, siehe Seite 319

Anwendungsmöglichkeiten

- Fertigpräparate aus Orthosiphon (Kapseln und Dragees) sowie Kombinationspräparate mit Goldrutenkraut und Schachtelhalmkraut oder Hauhechelwurzel
- Lose Orthosiphonblätter: 1–2 TL Blätter mit 150 ml kochendem Wasser übergießen und 10–15 Min. ziehen lassen, 2- bis 4-mal täglich 1 Tasse trinken.

• Schachtelhalm

Die Kommission E empfiehlt Schachtelhalmkraut zur Durchspülungstherapie bei bakteriellen und entzündlichen Erkrankungen der ableitenden Harnwege und bei Nierengrieß.

Pflanzensteckbrief, siehe Seite 340 f.

Anwendungsmöglichkeiten

- Fertigpräparate (Dragees, Tabletten, Kapseln, Tropfen)
- Teebeutel
- Loses Schachtelhalmkraut: 2–3 TL der Blätter mit 150 ml kochendem Wasser überbrühen und 10–15 Min. ziehen lassen, täglich 3 Tassen trinken.

HERBALIST

- **Kombinationen aus Heilpflanzen, wie in diesen Teemischungen angegeben, haben von der Kommission E eine eigene Monographie als geeignete Kombination zur unterstützenden Behandlung von entzündlichen Erkrankungen der ableitenden Harnwege erhalten.**

• Bewährte Teemischungen

Bei Harnwegsinfekten, z. B. Blasenentzündung, und zur Vorbeugung gegen Nierensteine können Sie sich selbst eine geeignete Teemischung zubereiten:

Pro Tasse:

- *1–2 TL Birkenblätter*
- *1–2 TL Goldrutenkraut*
- *1–2 TL Orthosiphonblätter (Katzenbart)*

mit 150 ml kochendem Wasser übergießen, 10–15 Min. ziehen lassen, 3–4 Tassen täglich davon trinken – am besten noch zusätzlich ein Glas Wasser.

Die folgende Teemischung eignet sich besonders bei akuten Blasenentzündungen, die durch Bakterien hervorgerufen wurden (ärztliche Diagnose). Diese Mischung sollten Sie nicht länger als 1 Woche anwenden:

Pro Tasse:

- *1–2 TL Bärentraubenblätter*
- *1–2 TL Goldrutenkraut*
- *1–2 TL Orthosiphonblätter*

mit 150 ml kochendem Wasser übergießen, 10–15 Min. ziehen lassen, abseihen und täglich 3–4 Tassen davon trinken.

ERKRANKUNGEN DER PROSTATA

Vergrößerte Prostata (Benigne Prostatahyperplasie, kurz BPH)

Da bei einer vergrößerten Prostata besonders Probleme beim Wasserlassen auftreten, wird diese Erkrankung im Zusammenhang mit den Beschwerden des Urogenitaltrakts behandelt. Streng genommen gehört die Prostata aber zu den männlichen Geschlechtsorganen. Die Prostata oder Vorsteherdrüse ist eine schmale Drüse, die nur bei Männern vorkommt. Sie enthält ein Sekret, das dem Ejakulat beigemischt wird und für die Beweglichkeit der Spermien verantwortlich ist. Im gesunden Zustand nimmt man sie nicht unmittelbar wahr. Ist die Prostata aber vergrößert – das passiert mit zunehmendem Alter aufgrund hormoneller Einflüsse –, äußert sich dieser Zustand durch Probleme beim Wasserlassen. Die Betroffenen, das sind 60 % der Männer über 50 Jahren, haben häufiger das Bedürfnis, die Blase zu entleeren, sowohl tagsüber als auch nachts. Der Harnstrahl ist nicht mehr so kräftig, es tröpfelt nur noch, und die Blase kann nicht mehr vollständig geleert werden. Das liegt daran, dass der Harnleiter von der ihn umgebenden vergrößerten Prostata zunehmend eingeengt wird. Die Benigne Prostatahyperplasie (BPH) wird in Abhängigkeit vom Schweregrad in verschiedene Stadien eingeteilt. Im Stadium I (nach Alken) sind die oben genannten Symptome ohne Restharnbildung vorhanden. Im Stadium II liegt eine Restharnbildung vor. Im Stadium III ist keine vollständige Blasenkontrolle mehr möglich. Eine andere Einteilung nach Vahlensieck unterscheidet vier Stadien mit einer etwas feineren Abstufung. Pflanzliche Arzneimittel eignen sich für die Behandlung der Symptome einer vergrößerten Prostata im Stadium I und II nach Alken (bzw. II und III nach Vahlensieck).

ARZT

➤ **Sie können mit den empfohlenen pflanzlichen Präparaten nur die Probleme beim Wasserlassen behandeln. Die Vergrößerung der Prostata wird dadurch nicht behoben. Deshalb sollten Sie in regelmäßigen Abständen Ihren Urologen aufsuchen.**

WIRKSAME HEILPFLANZEN

Für die Probleme beim Wasserlassen eignen sich in erster Linie Präparate aus Sägepalmenfrüchten. Sie sind nebenwirkungsarm und ihren chemisch-synthetischen Kontrahenten durchaus ebenbürtig. Auch in Kombinationen mit Kürbiskernen oder Brennnesselwurzel sind sie zu empfehlen.

Allgemeine Information

In Deutschland sind derzeit nur Präparate aus ethanolischen Extrakten der Sägepalme erhältlich. Diese werden von der Zulassungsbehörde nicht als gleichwertig mit CO_2- und Hexan-Extrakten angesehen. Die größte Anzahl der klinischen Studien wurde mit Hexan- oder CO_2-Extrakten durchgeführt. Diese beiden Extraktionsmittel sind lipophiler (fettliebender) als Ethanol, und es wird seitens der Behörde bezweifelt, dass mit Ethanol die gleichen Inhaltsstoffe herausgezogen werden. Die Hersteller sind aufgefordert, die Gleichwertigkeit der Präparate mit klinischen Studien zu belegen. Als Patient können Sie dennoch beruhigt auf diese Mittel zurückgreifen, denn es liegt ein positiver Erfahrungsschatz mit den ethanolischen Extrakten in Deutschland vor.

• Afrikanische Pflaume

Ein weiteres interessantes pflanzliches Arzneimittel, das bei einer vergrößerten Prostata verwendet wird, ist die Rinde der afrikanischen Zwergpflaume. Sie ist zur Linderung der Symptome bei Prostatahyperplasie sehr gut geeignet. Die Wirkung ist wissenschaftlich belegt. In Deutschland ist derzeit kein entsprechendes Präparat erhältlich, anders in Österreich, der Schweiz und Frankreich.

Pflanzensteckbrief, siehe Seite 206

Anwendungsmöglichkeiten

- Fertigpräparate (lipophile Extrakte als Kapseln). Wichtig: Die Behandlung sollte über einen Zeitraum von mindestens 6–8 Wochen erfolgen.

• Brennnessel

Wenn Sie aufgrund einer vergrößerten Prostata Probleme beim Wasserlassen haben, so kann Ihnen die Einnahme von Präparaten aus Brennnesselwurzel helfen, Ihre Beschwerden zu lindern. Durch die Einnahme von Brennnesselwurzel verringert sich die Restharnmenge, und der Harnfluss verbessert sich spürbar. Diese Anwendung wird sowohl von der Kommission E als auch von der ESCOP empfohlen.

Pflanzensteckbrief, siehe Seite 236 f.

Anwendungsmöglichkeiten

- Fertigpräparate (Kapseln, Filmtabletten oder Tropfen)
- Lose Brennnesselwurzel: 1–1½ TL der zerkleinerten Wurzel mit 150 ml Wasser aufkochen, etwa 1 Min. kochen und anschließend 10 Min. ziehen lassen, 2–3 Tassen täglich trinken.

• Kürbis

Präparate aus Kürbiskernen oder Kürbiskernöl lindern nachweislich die Probleme beim Wasserlassen im Falle einer vergrößerten Prostata oder bei einer Reizblase. Die Kommission E empfiehlt die Anwendung von Kürbiskernen zur Behandlung einer Reizblase sowie bei Problemen mit dem Wasserlassen, sofern eine vergrößerte Prostata die Ursache der Beschwerden ist.

Pflanzensteckbrief, siehe Seite 290 f.

Anwendungsmöglichkeiten

- Fertigpräparate aus Kürbiskernöl und aus Kürbiskernen (Kapseln) sowie Kombinationspräparate mit Extrakten aus Früchten der Zwergsägepalme. Die Anwendung sollte über einen langen Zeitraum erfolgen
- Die Anwendung als Tee ist nicht gebräuchlich.

• Sägepalme

Medikamente aus Sägepalmenfrüchten sind gut geeignet, um die Beschwerden beim Wasserlassen aufgrund einer vergrößerten Prostata zu lindern. Die Kommission E empfiehlt deren Anwendung bei Problemen mit dem Wasserlassen aufgrund einer vergrößerten Prostata. Diese Anwendung ist wissenschaftlich gut belegt.

Pflanzensteckbrief, siehe Seite 336 f.

Anwendungsmöglichkeiten

- Fertigpräparate (lipophile Extrakte als Kapseln). Es sollten nur Fertigpräparate verwendet werden!
- Die Anwendung als Tee kann nicht empfohlen werden.

ARZT

- **Für männliche Patienten mit Problemen beim Wasserlassen infolge einer vergrößerten Prostata sind Fertigpräparate aus Sägepalmenfrüchten erwiesenermaßen das Mittel erster Wahl. Das haben zahlreiche Studien gezeigt.**

Welche Heilpflanzen bei welchen Symptomen? – eine Auswahlhilfe

Beschwerden	Wichtigste Heilpflanzen			
	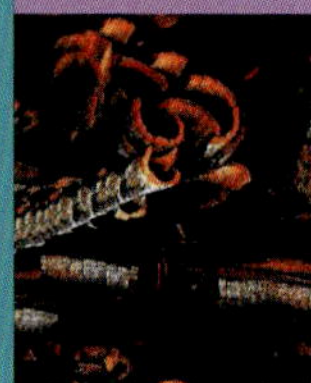 Afrikanische Pflaume ➤ S. 206	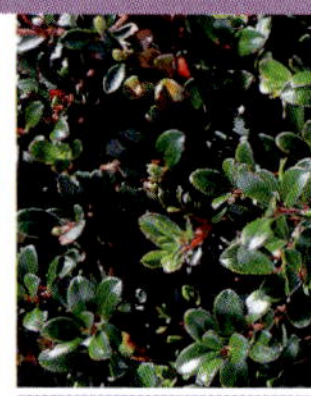 Bärentraube ➤ S. 220 f.	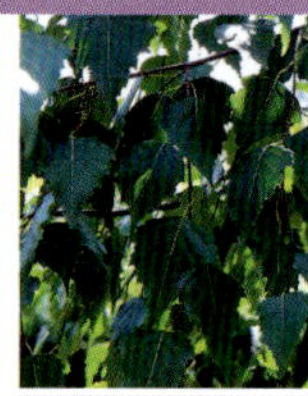 Birke ➤ S. 224 f.	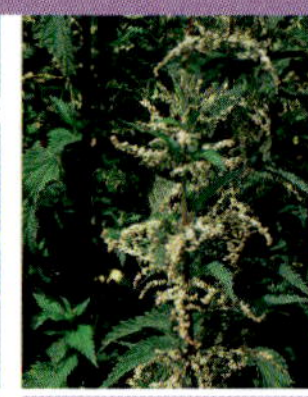 Brennnessel ➤ S. 236 f.
Blasen- und Harnwegs-entzündung	red ●	●●	●●	● (Kraut)
Blasen- und Nierensteine	red ●	red ●	red ●	● (Kraut)
Reizblase	red ●	red ●	red ●	red ●
Vergrößerung der Prostata – Benigne Prostatahyperplasie	●●	red ●	red ●	●● (Wurzel)
Bemerkung	Gut wirksam bei Prostata-vergrößerung	Wirkt anti-bakteriell, aber nicht harntreibend	Bekannt aus der Erfahrungsheilkunde	Häufig in Kombinationen
Fertigpräparate	Kapseln mit lipophilen Extrakten	Dragees aus Trockenextrakt, Arzneitees	Dragees und Brausetabletten aus Trockenextrakt, Arzneitees	Diverse Präparate aus Trockenextrakten, Arzneitees

●●● sehr gut geeignet, wissenschaftlich belegt (Monographie vorhanden, klinische Studien, Pharmakologie vorhanden)

●● gut geeignet (belegt, Monographie vorhanden, wissenschaftlich nur einzelne Studien oder Pharmakologie belegt)

● geeignet (verbreitete Anwendung oder Monographie vorhanden, aber wissenschaftlich schlecht belegt)

red ● ungeeignet bzw. nicht beschrieben

	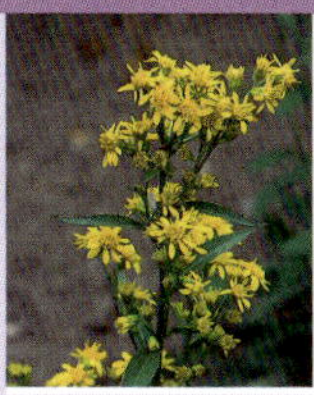	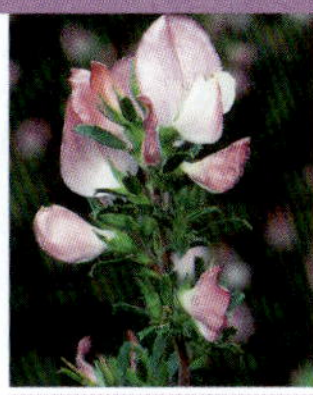	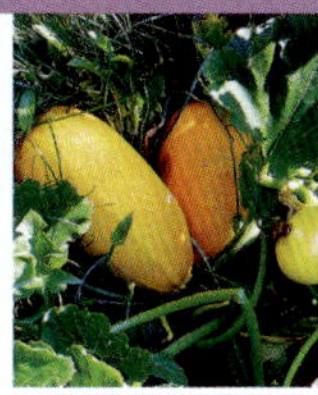	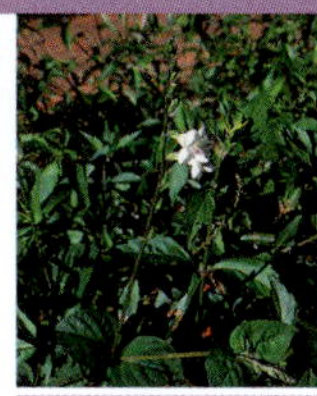	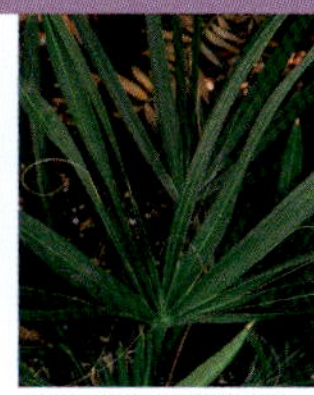	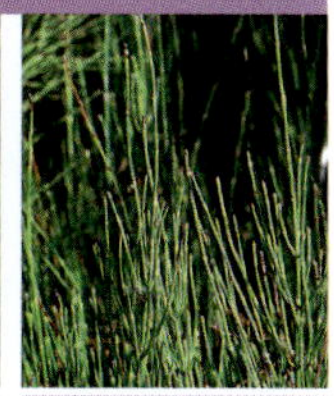
	Goldrute ➤ S. 256 f.	Hauhechel ➤ S. 262	Kürbis ➤ S. 290 f.	Orthosiphon ➤ S. 319	Sägepalme ➤ S. 336 f.	Schachtelhalm ➤ S. 340 f.
	🟢🟢	🟢	🔴	🟢	🔴	🟢🟢
	🟢🟢	🟢	🔴	🟢	🔴	🟢
	🟢🟢	🔴	🟢🟢	🔴	🟢	🔴
	🔴	🔴	🟢🟢	🔴	🟢🟢🟢	🔴
	Studien mit echtem Goldrutenkraut	Studien in Kombination mit Goldrute und Orthosiphon	Kombination mit Sägepalmenfrüchten empfehlenswert	Besonders in Kombinationen geeignet	Mittel erster Wahl bei Prostatavergrößerung	Bekannt aus der Erfahrungsheilkunde
	Diverse Präparate aus Trockenextrakt	Arzneitees und Kombinationspräparate	Diverse Extrakte in Kapseln	Diverse Präparate mit Trockenextrakten, Kombinationen	Kapseln mit lipophilem Extrakt (in Deutschland nur Ethanol)	Arzneitee

Gynäkologische Beschwerden

Die in diesem Kapitel behandelten typischen Beschwerdebilder aus der Frauenheilkunde umfassen in erster Linie menstruationsabhängige Beschwerden sowie Probleme, die vorrangig während der Wechseljahre auftreten. Erkrankungen, die die männlichen Fortpflanzungsorgane betreffen, wurden bereits im vorhergehenden Kapitel „Urogenitaltrakt" behandelt, sofern eine Behandlung mit Heilpflanzen sinnvoll und erfolgversprechend erscheint.

WIE DER WEIBLICHE ZYKLUS FUNKTIONIERT

Der Menstruationszyklus ist ein Meisterwerk des Zusammenspiels von Hormonen der Hirnanhangsdrüse (Hypophyse) und des Eierstocks. Das Hypophysenhormon LH (luteinisierendes Hormon) und FSH (follikelstimulierendes Hormon) bewirken das Heranwachsen des Eibläschens (Follikel) im Eierstock. Dabei produziert das Eibläschen in zunehmendem Maße Estradiol (eher bekannt unter dem Namen Östrogen). Der Anstieg des Östrogenspiegels im Blut führt zu einer Schleimabsonderung, die optimale Bedingungen für die Spermien auf ihrem Wege zur Eizelle bietet. Deshalb erreicht die Schleimproduktion zum Zeitpunkt des Eisprungs ihren Höhepunkt. Nicht nur die Menge, sondern auch die Struktur des

WELCHE ROLLE SPIELT DIE PHYTOTHERAPIE?

Beschwerden, die im Zusammenhang mit dem weiblichen Zyklus oder während der Wechseljahre auftreten, stellen ein großes Anwendungsgebiet der modernen Phytotherapie dar. Gerade im Zuge der kritischen Diskussionen um die Hormonersatztherapie während der Wechseljahre ist das Interesse an natürlichen Alternativen gewachsen. Eine der populärsten Pflanzen auf diesem Gebiet ist die Traubensilberkerze, die seit dem 18. Jahrhundert in Europa bei Wechseljahresbeschwerden angewendet wird. Traubensilberkerze und Mönchspfeffer (Keuschlamm) zählen neben dem Rotklee und der Sojabohne zu den bekanntesten Heilpflanzen im Bereich der Gynäkologie. Ihre Wirksamkeit ist wissenschaftlich gut untersucht. Beide Pflanzen bieten eine wirksame, dabei aber sanfte Alternative zu herkömmlichen Behandlungsmethoden bei gynäkologischen Erkrankungen. Die Tabelle am Schluss des Kapitels erleichtert Ihnen die Auswahl der geeigneten Heilpflanzen zur Linderung Ihrer jeweiligen Beschwerden.

Schleimes verändert sich, so dass Sie den Zeitpunkt des Eisprungs mit etwas Übung anhand der Schleimbeschaffenheit selbst ermitteln können. Weiterhin wird eine abrupte Freisetzung von LH aus der Hirnanhangsdrüse bewirkt und damit der Eisprung vom Eierstock in den Eileiter ausgelöst. Dazu platzt der Follikel, und die herangereifte Eizelle gelangt mit dem Eisprung in den Eileiter. Der zurückbleibende Follikel wandelt sich unter dem Einfluss von LH zum Gelbkörper um und produziert das Gelbkörperhormon Progesteron sowie Östrogen. Das Progesteron bereitet die Gebärmutterschleimhaut (Endometrium) auf das Einnisten der befruchteten Eizelle vor. In diesem Fall produziert der Follikel unter dem Einfluss des Hormons Choriongonadotropin (HCG) weiterhin Progesteron, das während der Frühschwangerschaft den erhöhten Progesteronspiegel aufrechterhält. Etwa ab der achten Schwangerschaftswoche übernimmt die Plazenta die Progesteronproduktion.

Wird die Eizelle nicht befruchtet, kommt es nach etwa 14 Tagen der Wanderung des Eies zur Menstruationsblutung, wobei die oberen Schichten der Gebärmutterschleimhaut und die verkümmerte Eizelle ausgeschieden werden. Der erhöhte Progesteronspiegel während der zweiten Zyklushälfte bewirkt neben dem Einfluss auf die Gebärmutterschleimhaut auch Veränderungen in den Genitalorganen: Das Scheidensekret verändert sich in Farbe und Struktur. In den Brüsten kommt es zur vermehrten Ausbildung von Drüsenläppchen. Viele Frauen nehmen diese Veränderung als Spannungsgefühl in den Brüsten wahr (siehe Seite 142).

In diesem aufwendigen Regelsystem können verschiedene Störungen auftreten. Die häufigsten möchten wir Ihnen auf den folgenden Seiten vorstellen.

HORMONABHÄNGIGE BESCHWERDEN DER FRAU

Während der unterschiedlichen Lebensabschnitte verändern sich die Hormonproduktion und das Wechselspiel der Hormone untereinander. Dadurch treten mitunter Beschwerden auf, die durch bestimmte Heilpflanzen gelindert werden können.

• Menstruationsstörungen

Störungen im Menstruationszyklus können organische Ursachen haben oder aber durch Fehler in der Steuerung der Hormone verursacht werden.

Ausbleiben der Regelblutung (Amenorrhö):

Ist das Ausbleiben der Regel organisch bedingt, helfen Heilpflanzen nicht. Viel häufiger sind allerdings nervös bedingte Amenorrhöen oder solche, die ihre Ursache in der Hirnanhangsdrüse haben. Wahrscheinlich ist eine erhöhte Ausscheidung des Hormons Prolaktin für das Ausbleiben der Monatsblutung bzw. für das Auftreten von Zyklen ohne Eisprung verantwortlich.

Verlängerte oder starke Regelblutung (Menorrhagie):

Haben Sie sehr starke Blutungen oder eine Regel, die mehr als fünf Tage andauert, so müssen Sie mit organischen Ursachen rechnen, z. B. Myome oder Endometriose, und sollten Ihren Arzt aufsuchen. Seelische oder psychische Belastungen kommen als Ursache eher für ein Ausbleiben der Regel oder einen verlängerten Zyklus in Frage. Auf jeden Fall sollten Sie in sich hineinhören und überlegen, welche Ursachen für die Störung verantwortlich sein könnten, denn Stress oder spezielle Aufregungen wie Arbeitsplatzwechsel, eine bevorstehende große Reise oder Ähnliches können schnell zu einer Verschiebung des Zyklus führen.

Regelschmerzen (Dysmenorrhö)

Eine schmerzhafte Periode ist wahrscheinlich jeder Frau bekannt. Meistens handelt es sich um maximal zwei Tage, an denen Regelschmerzen in Form von einer krampfartigen Menstruation, Rückenschmerzen, Kopfschmerzen, Übelkeit, Erbrechen, Durchfall, Spannungsgefühl in den Brüsten oder auch seelischen Verstimmungen auftreten. Die Ursache für all diese Probleme ist der Anstieg des Hormons Prostaglandin gegen Ende des monatlichen Zyklus. Es wird von den Zellen der Gebärmutterschleimhaut gebildet und bei der Regelblutung freigesetzt. Frauen mit heftigen Regelschmerzen haben in ihrem Menstruationsfluss eine höhere Konzentration von diesem Hormon als Frauen, die davon weniger betroffen sind. Treten die beschriebenen Symptome eher vor Beginn der Regelblutung auf, spricht man von einem PMS (siehe unten).

Prämenstruelles Syndrom (PMS)

PMS ist der Sammelbegriff für eine Reihe zyklisch wiederkehrender körperlicher und psychischer Symptome. Sie treten in der zweiten Zyklushälfte vor Einsetzen der Periode auf und enden beim Eintreten der Regelblutung. Von PMS betroffen sind in erster Linie Frauen zwischen 30 und 40 Jahren. Zu den körperlichen Beschwerden zählen Kopfschmerzen, Migräne, Wassereinlagerungen besonders in den Beinen, Gewichtszunahme, häufiger Harndrang, schmerzhafte Brüste, Herzbeschwerden, Schwindel und Schlafstörungen. Ein Spannungsgefühl in den Brüsten tritt vor allem während der zweiten Zyklushälfte, ebenfalls kurz vor Einsetzen der Regelblutung auf. Hormonell bedingt kommt es zu einer vermehrten Ausbildung von Drüsengewebe (siehe Seite 141), das sich eben als Spannungsgefühl in den Brüsten bemerkbar macht. Wenn Sie in dieser Zeit besonders reizbar sind, dann liegt das daran, dass auch Ihre Psyche von den körperlichen Veränderungen betroffen ist. Häufige psychische Symptome sind ängstliche oder depressive Verstimmungen. In diesem Fall sind Sie schnell in einer weinerlichen Stimmung, fühlen sich verlassen und unverstanden, sind leicht reizbar und für Ihre Umwelt „ungenießbar". Diese Symptome sind für Sie und auch für Personen in Ihrer Umgebung unangenehm, können aber mit pflanzlichen Präparaten gut behandelt werden. Ausprägung und Stärke der beschriebenen Erscheinungen fallen bei den betroffenen Frauen sehr unterschiedlich aus.

HERBALIST

➤ **Leiden Sie an dem Prämenstruellen Syndrom, dann helfen Ihnen Präparate aus dem Keuschlamm (Mönchspfeffer) am besten! Aber denken Sie daran, dass es mit einer Kapsel nicht getan ist. In der Regel ist eine Kur über mehrere Monate erforderlich, um einen positiven Effekt zu erzielen.**

• Beschwerden in der Schwangerschaft

Als schwangere Frau stehen Ihnen leider nur wenige Medikamente zur Verfügung. Besonders während des ersten Schwangerschaftsdrittels sollten Sie möglichst ganz auf die Einnahme von Medikamenten verzichten. Das gilt in der Regel auch für pflanzliche Präparate. Gerade während dieser Zeit leiden aber viele Frauen unter Übelkeit und Erbrechen oder auch unter starken Kopfschmerzen. Zur Linderung dieser Beschwerden gibt es aber doch einige pflanzliche Präparate, deren Einnahme sich nicht nachteilig auf die Entwicklung Ihres Kindes auswirkt.

ARZT

➤ Die ersten drei Monate der Schwangerschaft sind eine kritische Phase, da sich während dieser Zeit Gehirn und Nervensystem des Ungeborenen bilden. Aber auch sämtliche Organe entstehen im ersten Schwangerschaftsdrittel. Nur die Entwicklung des Immunsystems und der Blutzellen findet später statt.

Schwangerschaftserbrechen

Etwa die Hälfte aller Frauen haben in den ersten Wochen ihrer Schwangerschaft mit Unwohlsein, Übelkeit und Erbrechen zu kämpfen. Es ist zwar beruhigend, zu wissen, dass diese Symptome in der Regel nicht besorgniserregend sind, aber dennoch lindert das Ihre Beschwerden nicht. Die Ursache für die Übelkeit liegt in der vermehrten Ausschüttung des Schwangerschaftshormons Choriongonadotropin. Ab dem vierten Monat sinkt der Spiegel dieses Hormons wieder, und die Übelkeit lässt bei den meisten Frauen schlagartig nach.

Kopfschmerzen

Kopfschmerzen sind zwar keine spezielle Krankheit, die im Zusammenhang mit der Schwangerschaft steht, aber dennoch können Sie als Schwangere davon betroffen sein. Da Sie während der Schwangerschaft keine herkömmlichen Schmerzmittel einnehmen sollten, ist es wichtig, über eine pflanzliche Alternative ohne Nebenwirkungen zu verfügen.

Die häufigsten zwei Formen von Kopfschmerzen sind Kopfschmerzen vom Spannungstyp und Migräne. Während migräneartige Kopfschmerzen meistens einseitig sind, mit Übelkeit einhergehen und sich durch körperliche Aktivität verschlimmern, sind Kopfschmerzen vom Spannungstyp in der Regel beidseitig. Meist haben Sie dabei ein dumpfes Druckgefühl, so als würden Sie in einen Schraubstock eingespannt. Häufig leiden auch Patienten mit Bluthochdruck unter dieser Art von Kopfschmerz. Als schwangere Frau können Sie wie alle Menschen unter „ganz normalen“ Kopfschmerzen leiden. Häufig treten aber auch hormonell bedingte Blutdruckschwankungen und Gefäßveränderungen auf, die leicht zu Kopfschmerzen führen können. Neben ätherischen Ölen wie Pfefferminze oder Lavendel helfen bei Kopfschmerzen kühle Auflagen und frische Luft.

➤ **Empfehlung**

Frauen, die unter Schwangerschaftserbrechen leiden, sollten morgens möglichst schon im Bett eine Kleinigkeit zu sich nehmen. Außerdem ist es hilfreich, auf eine ausreichende Vitamin- und Mineralstoffzufuhr zu achten. Fragen Sie Ihren Arzt nach geeigneten Präparaten für Schwangere.

ARZT

Sollten Sie unter sehr heftigem oder dauerhaftem Erbrechen mit Gewichtsabnahme leiden, ist es ratsam, Ihren Gynäkologen um Rat zu fragen. Das gilt auch, wenn der Zustand nach der zwölften Woche noch anhält. Um den Elektrolytverlust auszugleichen und einer Austrocknung vorzubeugen, kann eine Infusion nötig sein.

Rückenschmerzen / Ischiasschmerz

Der Ischiasnerv ist der dickste und längste Nerv, der unseren Körper durchzieht. Er verläuft vom unteren Ende der Wirbelsäule (des Wirbelkanals) hinten am Bein entlang bis in die Fußspitze. Er ist der Hauptnerv der Beine. Wenn Sie Probleme mit dem Ischiasnerv haben, spüren Sie meistens sehr genau, wo er verläuft. Während der Schwangerschaft kann es durch Veränderungen im Beckenbereich oder auch durch Formveränderungen der Wirbelsäule zur Reizung des Ischiasnervs kommen. Mit der äußerlichen Anwendung bestimmter Heilpflanzen lassen sich diese Beschwerden auch während der Schwangerschaft wirksam und ohne unerwünschte Nebenwirkungen lindern.

ARZT

- **Für viele Beschwerden, die während der Schwangerschaft auftreten, können Sie Heilpflanzen verwenden, die nur lokal (äußerlich) angewendet werden und damit nicht in den Blutkreislauf Ihres Kindes gelangen. Das ist ganz besonders im ersten Drittel der Schwangerschaft wichtig.**

• Wechseljahresbeschwerden

Die Wechseljahre stellen die Übergangsphase von der Geschlechtsreife in einen neuen Lebensabschnitt dar. Die weiblichen Keimdrüsen stellen ihre Funktion im Durchschnitt im Alter von 49 Jahren ein. Die Menstruationsblutungen werden unregelmäßig und schwächer. Der Eisprung bleibt aus, und der Körper bildet keine Gelbkörper mehr. Dementsprechend kommt es zu einem massiven Abfall der Produktion von Östrogenen und Gestagenen (z. B. Progesteron), während die Gonadotropinspiegel (HCG) noch über Jahre erhöht sind. Als Menopause wird der Zeitraum der letzten Blutung bezeichnet. Die Prämenopause ist der Zeitraum drei Jahre vor der Menopause und die Postmenopause sieben Jahre danach. Bei vielen Frauen sind die Wechseljahre mit Beschwerden verbunden, die in erster Linie auf den Abfall der Östrogenproduktion zurückzuführen sind. Dies ist der Grund, weshalb häufig mit künstlichen Hormonen therapiert wird. Typische Symptome während der Wechseljahre sind Hitzewallungen, Schwindel, Herzrhythmusstörungen wie Herzrasen, Schwitzen, Angstgefühle, depressive Verstimmungen, Osteoporose (Knochenschwund) oder erhöhte Cholesterinwerte. Häufig ist eine alternative Behandlung mit Heilpflanzen, die pflanzliche Östrogene enthalten, ebenfalls geeignet, um die Wechseljahre erträglicher zu machen.

WIRKSAME HEILPFLANZEN ZUR BEHANDLUNG VON GYNÄKOLOGISCHEN BESCHWERDEN

Die Anzahl der Pflanzen, die zur Linderung zyklusabhängiger Beschwerden und von gesundheitlichen Problemen während der Wechseljahre geeignet sind, ist begrenzt. Dafür sind sie wissenschaftlich gut untersucht. Welche Pflanzen sich für welche Beschwerden am besten eignen, können Sie aus den folgenden Darstellungen in alphabetischer Reihenfolge sowie aus der Tabelle am Kapitelende entnehmen.

• Cayennepfeffer

Cayennepfefferextrakt hat eine stark durchblutungsfördernde Wirkung und kann durch die erzeugte Wärme schmerzhafte Muskel-

verspannungen und Nervenschmerzen, z. B. bei Ischias, lindern. Die Kommission E empfiehlt Cayennepfeffer zur Behandlung von schmerzhaftem Muskelhartspann im Schulter-Arm- und Wirbelsäulen-Bereich.
Pflanzensteckbrief, siehe Seite 240 f.

Anwendungsmöglichkeiten

- Nur äußerlich: Fertigpräparate (Pflaster, Salben).

• Ingwer

Der Wurzelstock des Ingwers eignet sich zur Linderung von Übelkeit und Erbrechen unterschiedlichster Ursache. Kommission E und ESCOP empfehlen Ingwer zur Prävention gegen Reiseübelkeit. Die Anwendung bei Schwangerschaftserbrechen ist aus Vorsichtsgründen nicht genannt. Der Ingwer eignet sich aber auch dafür.
Pflanzensteckbrief, siehe Seite 268 f.

Anwendungsmöglichkeiten

- Fertigpräparate (Kapseln)
- Ingwerpulver: etwa 1/3 TL in 150 ml Wasser auflösen, täglich 2–4 Tassen trinken.

HERBALIST

- **Bei morgendlicher Übelkeit hilft Ihnen auch Ingwer. Dazu gibt es Fertigpräparate, die ursprünglich gegen Reiseübelkeit eingesetzt wurden. Diese Präparate sind auch bei Schwangerschaftserbrechen wirksam und können bedenkenlos eingenommen werden.**

ARZT

- **Achten Sie auf die Packungsbeilage. Die Einnahme für Schwangere wird nicht ausdrücklich empfohlen. Das liegt daran, dass bislang zu wenig Studien mit Schwangeren durchgeführt wurden. Seien Sie aber beruhigt: Es gibt keinen Hinweis, dass die Einnahme von Ingwerpräparaten während der Schwangerschaft einen schädlichen Einfluss auf die Schwangerschaft oder die Gesundheit des ungeborenen Kindes haben könnte.**

• Johanniskraut

Die Kommission E empfiehlt Johanniskraut zur Behandlung von leichten bis mittelschweren Depressionen. Diese Anwendung ist wissenschaftlich gut belegt. Aus diesem Grunde eignet sich Johanniskraut zur Behandlung depressiver Verstimmungen als häufiges Symptom während der Wechseljahre oder eines PMS. Weitere Angaben siehe unter „Depressive Verstimmungen“ (Seite 162).
Pflanzensteckbrief, siehe Seite 270 f.

Anwendungsmöglichkeiten

- Fertigpräparate (Dragees, Kapseln, Filmtabletten, Tinktur, Saft)
- Loses Johanniskraut: etwa 2 TL Kraut mit 150 ml kochendem Wasser übergießen, 5–10 Min. ziehen lassen und abseihen, morgens und abends 1–2 Tassen trinken.

• Kamille

Kamillenblüten eignen sich besonders zur Anwendung bei krampfartigen Beschwerden während der Regelblutung oder auch bei Übelkeit als Symptom im Rahmen eines PMS. Sowohl die Kommission E als auch die ESCOP empfehlen die innerliche Anwendung von Kamillenblüten bei Krämpfen und Entzündungen im Verdauungstrakt.
Pflanzensteckbrief, siehe Seite 272 f.

Anwendungsmöglichkeiten:

- Fertigpräparate (Lösung)
- Teebeutel (nur DAB-Qualität)
- Lose Kamillenblüten: etwa 3 TL Blüten mit 150 ml kochendem Wasser übergießen, 5–10 Min. zugedeckt ziehen lassen und abseihen, 3–4 Tassen täglich trinken.

• Keuschlamm (Mönchspfeffer)

Die Kommission E empfiehlt Keuschlamm bei unregelmäßigen Menstruationszyklen, prämenstruellen Beschwerden sowie bei Mastodynie (Spannungsgefühl in den Brüsten). In der Regel ist eine längerfristige Anwendung von mindestens drei Monaten erforderlich. Die Droge ist im Allgemeinen sehr gut verträglich. Bei wiederholtem Spannungs- und Schwellungsgefühl in den Brüsten sowie bei Schwankungen der Regelblutungen sollte zur diagnostischen Aufklärung zunächst ein Arzt aufgesucht werden.

Pflanzensteckbrief, siehe Seite 282 f.

Anwendungsmöglichkeiten

- Fertigpräparate (Filmtabletten, Kapseln, Lösung, Tropfen)
- Die Anwendung als Tee ist nicht gebräuchlich.

• Pfefferminze

Pfefferminzöl oder andere Zubereitungen für die äußere Anwendung eignen sich sehr gut zur lokalen Behandlung von Kopfschmerzen. Die äußerliche Anwendung ist auch während der Schwangerschaft und in der Stillzeit vertretbar und bietet damit eine wohltuende Möglichkeit, Kopfschmerzen während der Schwangerschaft schonend zu behandeln. Die Wirksamkeit bei Kopfschmerzen ist durch klinische Studien belegt.

Pflanzensteckbrief, siehe Seite 324 f.

Anwendungsmöglichkeiten

- Fertigpräparate (Lösung, Öl) zur äußeren Anwendung.

• Rotklee

Die Anwendung von Rotklee bei Beschwerden während der Wechseljahre ist noch relativ neu. Aus diesem Grunde gibt es auch keine Monographie der Kommission E. Die wirksamen Inhaltsstoffe (Isoflavonoide) sind auch aus anderen Pflanzen wie Soja oder Hauhechel bekannt. Die Wirksamkeit ist wissenschaftlich allerdings noch nicht eindeutig belegt.

Pflanzensteckbrief, siehe Seite 334 f.

Anwendungsmöglichkeiten

- Fertigpräparate nur als Nahrungsergänzungsmittel.

• Salbei

Leiden Sie während der Wechseljahre oder in der zweiten Zyklushälfte unter vermehrter Schweißproduktion, so kann die Anwendung von Salbeiblättern hilfreich sein. Diese Anwendung wird auch von der Kommission E und der ESCOP positiv bewertet und ist durch klinische Studien belegt.

Pflanzensteckbrief, siehe Seite 338 f.

Anwendungsmöglichkeiten

- Fertigpräparate (Dragees, Lösung, Tropfen)
- Teebeutel
- Lose Salbeiblätter: Ca. 1 TL Blätter mit 150 ml kochendem Wasser übergießen, 10–15 Min. zugedeckt ziehen lassen, abseihen und 2–4 Tassen täglich trinken.

• Schafgarbe

Die Kommission E empfiehlt die Verwendung von Schafgarbenblüten und -kraut bei Appetitlosigkeit und Verdauungsbeschwerden sowie äußerlich in Form eines Sitzbades bei funktionellen Unterbauchbeschwerden der Frau. Nicht anwenden bei Korbblütlerallergie.

Pflanzensteckbrief, siehe Seite 342.

Anwendungsmöglichkeiten

- Keine Fertigpräparate im Handel

HERBALIST

➤ Ähnlich wie die Kamille wirkt auch die Schafgarbe krampflösend und kann bei krampfartigen Unterbauchbeschwerden während der Menstruation äußerlich angewendet werden. Sie ist allerdings schwächer in der Wirkung als die Kamille. Aufgrund der Inhaltsstoffe ist die krampflösende Wirkung verständlich, jedoch wissenschaftlich bisher nur unzureichend belegt.

➤ 2–4 TL getrocknetes Kraut mit 150 ml heißem Wasser übergießen, 10 Min. zugedeckt ziehen lassen und 3- bis 4-mal täglich 1 Tasse davon trinken. Äußerlich 20 g auf 20 l Wasser, Badedauer: 20 Min.

• Soja

Die Kommission E hat keine Bewertung zur Anwendung von Sojabohnen bei Beschwerden während der Wechseljahre vorgenommen. Wissenschaftlich ist die Verwendung von Isoflavonoiden (Inhaltsstoffe aus Sojabohnen) und Sojaproteinen zur Verbesserung der Begleitsymptome während der Wechseljahre gut belegt.

Pflanzensteckbrief, siehe Seite 348 f.

Anwendungsmöglichkeiten

➤ Fertigpräparate nur als Nahrungsergänzungsmittel

➤ Diverse Sojaprodukte als Lebensmittel.

• Traubensilberkerze

Präparate aus dem Wurzelstock der Traubensilberkerze sind das Mittel der Wahl bei Wechseljahresbeschwerden. Die Kommission E empfiehlt die Einnahme zusätzlich bei prämenstruellen Beschwerden und bei Zyklusstörungen.

Pflanzensteckbrief, siehe Seite 369 f.

Anwendungsmöglichkeiten

➤ Fertigpräparate (Dragees, Filmtabletten, Lösung, Tinktur)

➤ Die Anwendung als Tee ist nicht gebräuchlich.

HERBALIST

➤ Das wichtigste Mittel bei Wechseljahresbeschwerden ist die Traubensilberkerze, auch bekannt unter dem lateinischen Namen Cimicifuga. Sie ist wissenschaftlich gut untersucht.
Haben Sie Geduld und erwarten Sie nicht zu schnell eine Wirkung. Die Anwendung sollte über einen längeren Zeitraum erfolgen.

• Andere wirksame Heilpflanzen

Da die Beschwerden von Frauen mit Prämenstruellem Syndrom und bei Frauen während der Wechseljahre sehr unterschiedlich sein können, eignen sich zur Behandlung gegebenenfalls auch noch andere Heilpflanzen. So treten während der Wechseljahre häufig auch Herzbeschwerden auf, die Sie erfolgreich mit Weißdornpräparaten behandeln können. Bei vielen Frauen kommt es während dieser Zeit und in den Jahren nach dem Klimakterium zu erhöhten Cholesterinwerten. Sojaprotein und -isoflavonoide wären hier hilfreich, um den Cholesterinspiegel zu senken. Wenn Sie an dieser Stelle keine Lösung für Ihr gesundheitliches Problem finden, dann schlagen Sie in den entsprechenden Beschwerdenkapiteln nach.

Welche Heilpflanzen bei welchen Symptomen? – eine Auswahlhilfe

Beschwerden	Wichtigste Heilpflanzen			
	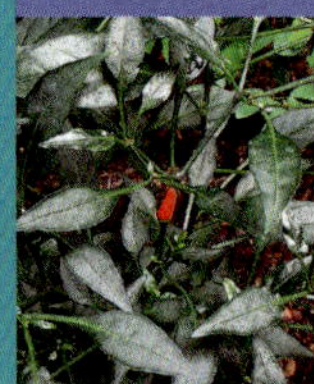	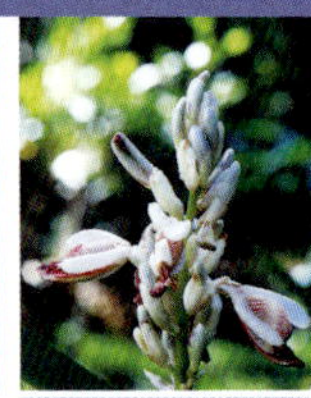	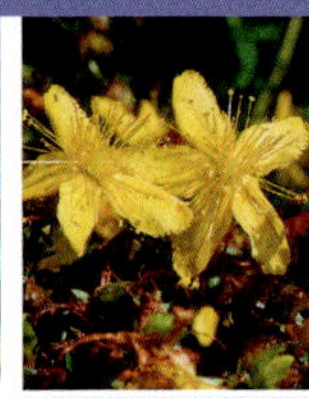	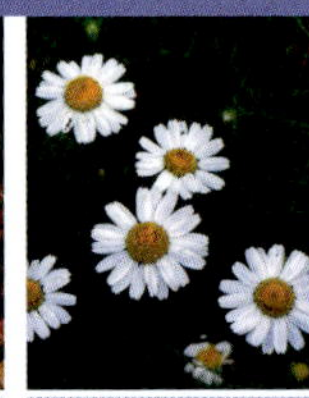
	Cayennepfeffer ➤ S. 240 f.	Ingwer ➤ S. 268 f.	Johanniskraut ➤ S. 270 f.	Kamille ➤ S. 272 f.
Menstruationsstörungen	🔴	🔴	🔴	🟢
Prämenstruelles Syndrom	🔴	🟢🟢	🟢🟢	🟢
Beschwerden während der Schwangerschaft	🟢🟢	🟢🟢	🔴	🔴
Wechseljahresbeschwerden	🔴	🔴	🟢🟢	🔴
Bemerkung	Bei Rückenschmerzen, z. B. Ischias	Bei Übelkeit und Erbrechen, Schwangerschaftserbrechen	Bei Stimmungsschwankungen: Wechseljahre, PMS	Nur bei Regelschmerzen
Fertigpräparate	Standardisierte Cayennepfefferextrakte	Ingwerwurzelpulver	Methanolische und ethanolische standardisierte Extrakte	Standardisierter wässrig-ethanolischer Extrakt

🟢🟢🟢 sehr gut geeignet, wissenschaftlich belegt (Monographie vorhanden, klinische Studien, Pharmakologie vorhanden)
🟢🟢 gut geeignet (belegt, Monographie vorhanden, wissenschaftlich nur einzelne Studien oder Pharmakologie belegt)
🟢 geeignet (verbreitete Anwendung oder Monographie vorhanden, aber wissenschaftlich schlecht belegt)
🔴 ungeeignet bzw. nicht beschrieben

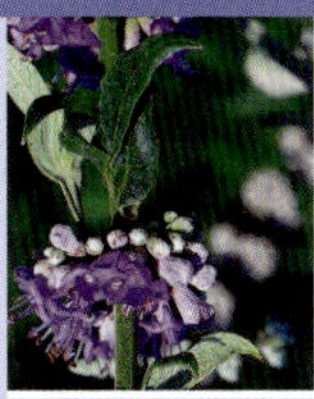	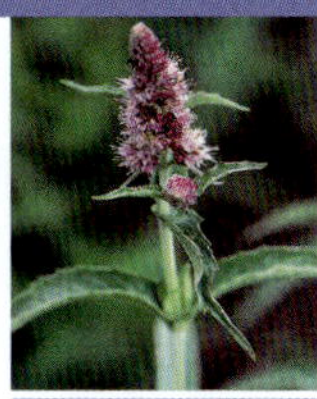	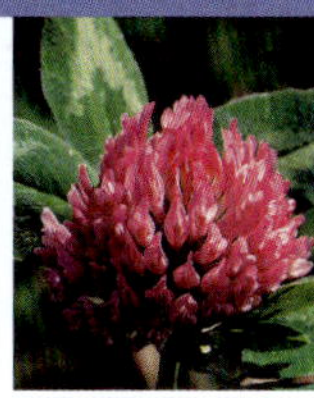	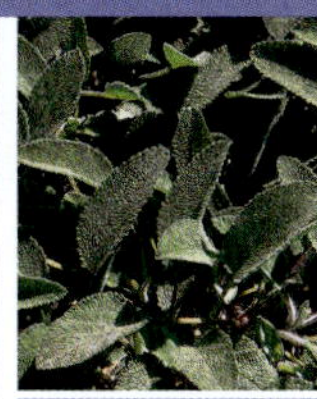	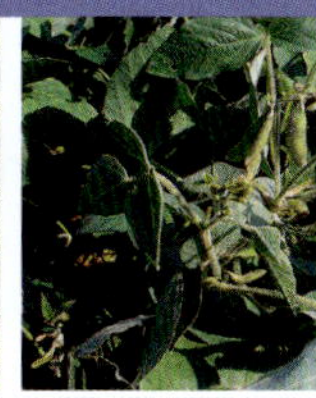	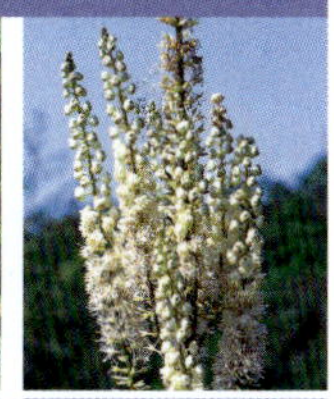
Keuschlamm / Mönchspfeffer ➤ S. 282 f.	Pfefferminze ➤ S. 324 f.	Rotklee ➤ S. 334 f.	Salbei ➤ S. 338 f.	Soja ➤ S. 348 f.	Traubensilberkerze ➤ S. 369 f.
🟢🟢	🔴	🔴	🔴	🔴	🟢
🟢🟢🟢	🟢🟢	🔴	🔴	🔴	🟢
🟢	🟢🟢	🔴	🔴	🔴	🔴
🔴	🟢🟢	🟢	🟢	🟢🟢	🟢🟢🟢
Mittel erster Wahl bei PMS	Bei Kopfschmerzen, besonders Spannungskopfschmerz	Noch wenige wissenschaftliche Untersuchungen	Gut geeignet bei übermäßigem Schwitzen	Besonders Prävention gegen Osteoporose und erhöhte Cholesterinwerte	Mittel erster Wahl bei Wechseljahresbeschwerden
Überwiegend ethanolische Trockenextrakte	Lösung aus Pfefferminzöl	Nahrungsergänzungsmittel, Kapseln, standardisierter Extrakt	Wässrige oder wässrig-ölige Trockenextrakte	Nahrungsergänzungsmittel, standardisierte Extrakte	Ethanolische und isopropanolische standardisierte Extrakte

Beschwerden des Nervensystems

Das menschliche Nervensystem ist ein hochkomplexes Gebilde. Es dient der Aufnahme, Weitergabe und Verarbeitung von Informationen. Wobei die Übertragung, mit Unterstützung von chemischen Botenstoffen, von Zelle zu Zelle erfolgt. Gehirn und Nerven spielen dabei eine zentrale Rolle – Störungen im Nervensystem sind daher sehr vielschichtig. Sie können Gehirn und Gedächtnis, Muskeln und Bewegungsapparat, Sprache und Sinne, eben den gesamten Organismus betreffen.

WIE DAS NERVENSYSTEM FUNKTIONIERT

Gehirn und Rückenmark bilden das zentrale Nervensystem. Eine weitere Einheit stellen die peripheren Nerven dar. Es handelt sich um die Nerven, die vom Rückenmark in die Peripherie laufen. Damit ist der Bereich außerhalb des zentralen Nervensystems gemeint. Diese Nerven nehmen die Reize aus der Umgebung wahr und leiten sie an das Gehirn weiter. Umgekehrt empfangen sie auch Signale vom Gehirn und übermitteln diese an die ausführenden Organe.
Ganz grob kann das Gehirn in Großhirn, Kleinhirn und Hirnstamm unterteilt werden. Wobei den einzelnen Abschnitten des Gehirns bestimmte Funktionen zugeordnet werden. Wobei die seitliche Anordnung mancher Funktionen individuell verschieden sein kann. Aufgrund spezifischer Untersuchungsmethoden ist es möglich, die jeweiligen Funktionen bestimmten Orten im Gehirn zuzuordnen. Dabei entsteht eine individuelle „Landkarte". Die Grobeintei-

WELCHE ROLLE SPIELT DIE PHYTOTHERAPIE?

Erkrankungen des Nervensystems bieten ein weites Anwendungsfeld für pflanzliche Arzneimittel. Bei leichteren Beschwerden reicht oft die Behandlung mit Phytopharmaka aus. Bei schwereren Erkrankungen eignen sie sich als Begleitmedikamente. Im Rahmen der Schmerzbehandlung sind in der Regel die chemisch-synthetischen Medikamente stärker, aber auch mit größeren Nebenwirkungen behaftet. Cayennepfefferextrakt bildet eine Ausnahme und wird auch bei starken Nervenschmerzen wie Ischias mit Erfolg eingesetzt. Andere Schmerzmittel wie die Weidenrinde haben historische Bedeutung in der Entwicklung der Acetylsalicylsäure, dem Aspirin, erlangt.

lung ist allerdings bei allen Personen gleich. So sind Sprache, Intelligenz und Persönlichkeit im vorderen Abschnitt (Stirnhirn) des Großhirns zu finden. Im Hinterhauptslappen befindet sich das Sehzentrum. Der Schläfenlappen ist für Gedächtnis und Emotionen verantwortlich, und das Kleinhirn ist für das Gleichgewicht und die Koordination der Bewegungen zuständig. Im Hirnstamm werden der Kreislauf, die Atmung und der Blutdruck reguliert. Hier befinden sich auch die Nervenbahnen, die das Gehirn mit dem Rückenmark verbinden. Die Hirnanhangsdrüse (Hypophyse) ist für die Ausschüttung vieler Hormone verantwortlich, wobei die zentrale Steuerung dafür im Zwischenhirn erfolgt. Gemeinsam steuern diese beiden Hirnregionen viele Funktionen der Geschlechtsorgane.

Die Übertragung der empfangenen Signale von außen bzw. vom Gehirn erfolgt über Nervenzellen. Diese docken mit bestimmten Berührungsstellen, den Synapsen, an andere Nervenzellen oder Muskelzellen an und übertragen auf diese Weise chemische Botenstoffe, die so genannten Neurotransmitter. Die Weiterleitung des Reizes erfolgt über das Axon, den Achsenzylinder der Nervenzelle. Bewegungen im Körper, die unwillentlich ausgeführt werden, steuert das vegetative oder autonome Nervensystem. Dazu gehören so wichtige Funktionen wie der Herzrhythmus, die Atmung und die Darmbewegung.

Das sensomotorische Nervensystem ist für die Sinneswahrnehmung und die Bewegung zuständig. Sinneseindrücke aus der Umgebung wie das Sehen, Hören, Schmecken, Fühlen, die Temperaturwahrnehmung usw. werden an das Zentralnervensystem weitergeleitet, wahrgenommen und dort in eine bestimmte Bewegung „übersetzt". Das Signal „heiß" beim Verbrennen auf einer heißen Herdplatte beispielsweise wird mit „Finger wegziehen" übersetzt, was die entsprechende Bewegung ausgelöst. Dass dies mit hoher Geschwindigkeit erfolgt, wird anhand dieses Beispiels deutlich.

FUNKTIONSSTÖRUNGEN DES NERVENSYSTEMS

Erkrankungen des Nervensystems – auch neurologische Erkrankungen genannt – umfassen das Zentralnervensystem und das periphere Nervensystem. Der komplexe Aufbau des Nervensystems macht es anfällig für Störungen. Diese können häufig und für den Gesamtablauf relativ harmlos sein, wie z. B. Kopfschmerzen, und werden als funktionelle Störungen des Nervensystems bezeichnet. Es können aber auch schwerwiegende und lebensbedrohliche Zustände auftreten. Dazu gehört beispielsweise der Schlaganfall.

Kopfschmerzen

Die häufigste Art sind Spannungskopfschmerzen. Sie gehen meistens vom Nacken aus, sind schwer lokalisierbar und machen sich als „Störquelle" den ganzen Tag bemerkbar, ohne Sie vollständig lahm zu legen. Häufig verteilt sich der Schmerz vom Nacken aus über Stirn und Schläfen oder erfasst den ganzen Kopf. Der Schmerz ist dumpf und drückend. Spannungskopfschmerzen sind gefäßbedingte Kopfschmerzen. Es ist wahrscheinlich, dass dabei eine Regulationsstörung der Spannung in der glatten Muskulatur der Gefäßwand vorliegt. Ursachen können Muskelverspannungen im Nacken- und Schulterbereich sein, die sehr häufig durch Fehlhaltungen ausgelöst werden. Eine Überbelastung der Augen durch Fehlsichtigkeit, Bildschirmarbeit oder schlechte Lichtverhältnisse kann ebenfalls Kopfschmerzen auslösen. Die häufigsten

Ursachen für den Spannungskopfschmerz sind allerdings psychosomatischer Natur. Genannt seien Stress, zu wenig Schlaf und psychische Belastungen. Abnutzungserscheinungen wie z. B. Arthrose im Bereich der Nackenwirbel sind eine weitere potenzielle Ursache. Darüber hinaus ist es möglich, dass auch Fehler in der Schmerzverarbeitung im Gehirn vorliegen, die durch dauerhafte Fehlhaltungen ausgelöst werden können. Möglich ist auch eine herabgesetzte Schmerzempfindlichkeit der betroffenen Personen.

Kopfschmerzen können auch durch Medikamenteneinnahme oder durch verstopfte Nebenhöhlen entstehen (siehe: „Atemwegsbeschwerden", Seite 80 ff.).

Junge Männer leiden in seltenen Fällen unter einem „Cluster-Kopfschmerz", verbunden mit stechenden, halbseitigen Schmerzen (meistens hinter den Augen), tränenden Augen und einer laufenden Nase. Die Schmerzen treten attackenartig, häufig mehrmals täglich und ohne Vorwarnung auf. Die Ursachen sind nicht vollständig geklärt. Alkohol und Nikotin scheinen eine Rolle zu spielen. Eine Behandlung mit pflanzlichen Arzneimitteln ist leider nicht möglich.

• Migräne

Wiederholte, anfallsartige Kopfschmerzen, oft halbseitig im Stirn- und Schläfenbereich lokalisiert, weisen auf eine Migräne hin. Die Schmerzen beginnen meistens in der Stirn-Schläfen-Gegend und breiten sich häufig über die ganze Schädelhälfte aus. Tief sitzende, pochende Schmerzen, die im Laufe der Zeit immer heftiger werden und durch äußere Einflüsse wie Licht und Lärm verstärkt werden können, charakterisieren den Migräne-Kopfschmerz. Die Schmerzen werden bei Bewegung eher schlimmer. Je nach Ausprägung der Migräne können auch weitere Symptome wie Herzrasen, Schüttelfrost, Schwitzen, Bauchkrämpfe und Übelkeit auftreten. Die Ursachen der Migräne sind keinesfalls vollständig geklärt. Offensichtlich gibt es eine Veranlagung dafür – das bedeutet, dass genetische Ursachen eine Rolle spielen. Von entscheidender Bedeutung ist anscheinend der Botenstoff Serotonin. Wie oben beschrieben, erfolgt die Übertragung von Botenstoffen durch Reizungen der Nervenzellen, die daraufhin bestimmte Botenstoffe freisetzen und eine Reaktion, z. B. der Muskeln, des Magen-Darm-Trakts oder der

ARZT

➤ **Empfehlung**

Leiden Sie häufig unter Kopfschmerzen? Wenn keine andere Erkrankung als Ursache dafür in Frage kommt, sollten Sie versuchen, etwas für sich zu tun. Bei Kopfschmerzen tut vollkommene Entspannung gut. Ein heißes Bad oder eine Ruhephase einzulegen kann bereits helfen. Sportliche Betätigung – am besten Ausdauersport – an der Luft oder ein Spaziergang sind ebenfalls hilfreich. Weiterhin sollten Sie sich gezielte Übungen zur Entspannung Ihrer Nackenmuskulatur zeigen lassen. Eine ausgewogene Ernährung mit viel frischem Obst und Gemüse sollten Sie ebenfalls berücksichtigen. Kopfschmerzen können auch die Folge von Flüssigkeitsmangel sein. Probieren Sie Akupunktur oder ähnliche alternative Verfahren aus, vielleicht ist das für Sie das Richtige.

ARZT

➤ Bestimmte Faktoren fördern die Entstehung einer Migräne. Langfristige Verhaltensmaßnahmen können Ihnen vielleicht helfen, die Intervalle zwischen den einzelnen Attacken zu vergrößern. Vermeiden Sie bestimmte Nahrungsmittel wie Käse, Schokolade und Alkohol. Führen Sie Buch, wann Migräneattacken einsetzen und was Sie zuvor getan und gegessen haben. Haben Sie einen regelmäßigen Schlaf? Sprechen Sie mit Ihrem Arzt, wenn Sie stärkere Medikamente brauchen.

Gefäße, auslösen. Im Fall der Migräne ist offensichtlich das Gleichgewicht gestört, und der Migräne-Kopfschmerz wird auf eine Reaktion von Serotonin auf die Gefäße zurückgeführt. Eine Erweiterung der Gefäße im Magen-Darm-Trakt kann dementsprechend Übelkeit und Erbrechen, als typisches Begleitsymptom der Migräne, hervorrufen. Der häufigste Auslösefaktor der Migräne ist psychosozialer Stress. Oft tritt eine Migräne kurz vor der Monatsblutung auf (siehe: „PMS“, Seite 142). Auch das Wetter und natürlich Alkohol, Nikotin- und Medikamentenmissbrauch können eine Rolle spielen.

Eine weitere Ausprägung der Migräne wird von Sehstörungen begleitet. Typisch bei dieser Form der Migräne sind ein eingeschränktes Sichtfeld, Lichterscheinungen oder auch Lähmungserscheinungen und Sprachstörungen.

HERBALIST

➤ Als medikamentöse Therapie bei Migräne sollten Sie zuerst ein Mittel gegen Übelkeit einnehmen. Das geeignete pflanzliche Präparat dafür wäre der Ingwer. Anschließend, 15 bis 20 Minuten später, sollte dann ein spezifisches Kopfschmerzmittel folgen.

• Nervenschmerzen (Neuralgien)

Nervenschmerzen treten im Bereich des betroffenen Nervs auf. Das kann z. B. durch Berührung, beim Kauen oder Sprechen der Fall sein. Ursachen von Nervenschmerzen sind in erster Linie seelisch bedingt. Schmerzen des peripheren Nervensystems können zu Sensibilitätsstörungen, Lähmungserscheinungen, Kribbeln oder Taubheitsgefühl führen. Ist der Ischiasnerv betroffen, so reichen die Schmerzen bis in die Zehenspitzen. Umgangssprachlich werden diese Beschwerden als „Ischias“ bezeichnet. Sie treten oft infolge eines Bandscheibenvorfalls auf.

Neuralgien des Gesichtsnervs äußern sich durch Zucken der Muskulatur von Mund- und Augenwinkeln oder der Augenlider. Neben psychischen Ursachen können Entzündungen der Nebenhöhlen, Augen- und Zahnerkrankungen sowie organische Schäden am Ursprung des Hirnnervs für die Schmerzen verantwortlich sein. Infektionskrankheiten oder ein Tumor kommen ebenfalls als mögliche Ursache in Frage.

• Schlaganfall

Die rechte und linke innere Kopfschlagader versorgen das Gehirn mit Blut. Sie gehen von der rechten bzw. linken gemeinsamen Halsschlagader ab und sind jeweils für eine Gehirnhälfte zuständig. Über eine Arterie sind sie miteinander verbunden. Aus den Schlüsselbeinarterien entspringen die Vertebralarterien, die das Kleinhirn und das verlängerte Mark versorgen.

Ein Schlaganfall entsteht, wenn eine der inneren Kopfschlagadern oder der Vertebralarterien durch einen Blutpfropf verstopft ist. Die Blutversorgung des entsprechenden Hirnteils ist dann nicht mehr gewährleistet. Ein Teil der Versorgung wird von den verbindenden Arterien übernommen. Das reicht aber nicht aus. Die Hirnzellen werden nicht mehr mit Sauerstoff und Zucker versorgt und sterben ab: Es kommt zum Schlaganfall, auch Hirninfarkt genannt. Eine weitere Ursache des Schlaganfalls kann eine Blutung im Gehirn durch Riss einer Hirnarterie sein. Ein Verschluss der Gefäße kann auch an anderer Stelle erfolgen, z. B. am Herzen nach einem Herzinfarkt oder in ausgeweiteten Beinvenen, in denen das Blut langsam fließt. Dieser Gefäßpfropf wird dann mit dem Blutstrom an eine enge Stelle gespült und führt dort zum Verschluss. Die Symptome des Schlaganfalls hängen von der Lokalisation der betroffenen Stelle im Gehirn ab. Es kommt zu Ausfällen wie Sprachstörungen, halbseitigen Lähmungen, Schluckbeschwerden und Bewusstlosigkeit, um nur einige Beispiele zu nennen. Erhebliche Risikofaktoren für einen Schlaganfall sind Bluthochdruck, Zuckerkrankheit (Diabetes), Übergewicht, Stress, Bewegungsmangel, Rauchen, Alkohol und Störungen des Fettstoffwechsels, z. B. erhöhte Cholesterinwerte – alles Faktoren, die ebenfalls die Entstehung einer Arteriosklerose begünstigen (siehe: „Herz-Kreislauf-Beschwerden", Seite 70 ff.).

ARZT

➤ **Achten Sie auf eine ausgewogene, fettarme Ernährung und ausreichende Bewegung. Wenn Sie gefährdet sind, sollten Sie sich außerdem selbst beobachten und bei kleinsten Anzeichen wie Schwindel oder Augenflimmern sofort einen Arzt aufsuchen. Typische Alarmsignale für einen drohenden Schlaganfall sind außerdem: Taubheitsgefühl, Sprachstörungen, vorübergehender Sehverlust.**

HERBALIST

➤ **Die Phytotherapie kann hier nur vorbeugend eingesetzt werden. In Frage kommen Pflanzen, die die Cholesterinwerte senken, wie Soja oder Knoblauch, sowie Pflanzen, die den Fettstoffwechsel günstig beeinflussen, wie die Artischocke, oder solche, die durchblutungsfördernd und blutdrucksenkend wirken wie Knoblauch und Ginkgo.**

• Erhöhte Schweißproduktion

Viele Personen, die an einer erhöhten Schweißproduktion (Hyperhidrose) leiden, denken zunächst nicht daran, dass es sich dabei um eine „richtige Krankheit" handeln könnte. Das übermäßige Schwitzen kann auf bestimmte Körperstellen wie Achseln oder Hände begrenzt sein, es kann aber auch den ganzen Körper betreffen. Wenn Sie unter starkem Schwitzen leiden, ist das durchaus ein Grund, Ihren Arzt zu konsultieren. Es gibt eine Reihe von Krankheiten, bei denen übermäßiges Schwitzen als Begleitsymptom vorkommt. Viele Frauen leiden während der Wechseljahre unter erhöhter Schweißproduktion (siehe: „Gynäkologische Beschwerden", Seite 140 ff.). Aber auch bei einer Schilddrüsenüberfunktion und anderen Störungen des Hormonhaushalts sowie bei der Fettsucht (siehe: „Beschwerden des Verdauungstrakts", Seite 94 ff.) kann dieses Symptom auftreten. Die Ursachen der erhöhten Schweißproduktion ohne weitere Erkrankungen sind bisher nicht bekannt. Schäden des Sympathikus, des Nervs, der zum unwillkürlichen Nervensystem gehört, und die Einnahme bestimmter Medikamente, z. B. Cortison oder Aspirin, können ebenfalls zu einer vermehrten Schweißproduktion führen. Psychische Faktoren wie Angst und Nervosität kommen ebenso als Ursachen in Frage. Die Therapie erfolgt mit Medikamenten oder durch einen chirurgischen Eingriff, bei dem die entsprechenden Nerven, die für das Schwitzen verantwortlich sind, durchtrennt werden.

In der Pflanzenheilkunde sind Salbeiblätter in verschiedenen Darreichungsformen wie Fertigpräparate oder Tee das Mittel der Wahl zur Linderung der Beschwerden.

• Reisekrankheit

Schaukelnde Bewegungen, z. B. während des Autofahrens, führen zur dauerhaften Erregung des Gleichgewichtsorgans im Ohr, die das Brechzentrum stimuliert. Bei der Reisekrankheit kommt es zum Sinneskonflikt zwischen Auge und Gleichgewichtsorgan. Optisch wird eine stabile, nicht bewegte Umwelt erfasst, aber das Gleichgewichtsorgan im Innenohr und die Rezeptoren im Gehirn melden Veränderungen der Lage ans Gehirn, dem die Augen nicht folgen können. Bei diesem Konflikt spielen die chemischen Botenstoffe des Nervensystems Dopamin und Serotonin eine erhebliche Rolle: Sie lösen Übelkeit und Erbrechen aus. Das Phänomen verstärkt sich, wenn man im Auto liest.

WIRKSAME HEILPFLANZEN ZUR BEHANDLUNG VON BESCHWERDEN DES NERVENSYSTEMS

Bei den hier genannten Erkrankungen können Heilpflanzen im Falle leichterer Ausprägungen als Begleitmedikation und zur Prophylaxe eingesetzt werden. Welche Pflanzen sich für Ihre jeweiligen Beschwerden am besten eignen, können Sie aus den folgenden Darstellungen in alphabetischer Reihenfolge sowie aus der Tabelle am Ende des Kapitels entnehmen.

• Artischocke

Durch ihre Cholesterin senkenden Eigenschaften und die positive Wirkung auf den Fettstoffwechsel können Artischockenblätter zur Vorbeugung gegen einen Schlaganfall eingesetzt werden. Die Kommission E empfiehlt sie bei Verdauungsbeschwerden und Störungen des Fettstoffwechsels.

Pflanzensteckbrief, siehe Seite 212 f.

Anwendungsmöglichkeiten

- Fertigpräparate (Dragees, Kapseln, Tabletten, Tropfen)
- Frischpflanzenpresssaft
- Die Anwendung als Tee ist nicht gebräuchlich.

• Cayennepfeffer

Der Cayennepfeffer hat eine stark durchblutungsfördernde Wirkung und kann durch die erzeugte Wärme schmerzhafte Muskelverspannungen und Nervenschmerzen lindern, z. B. bei Ischias. Die Kommission E empfiehlt ihn bei schmerzhaftem Muskelhartspann im Schulter-Arm- und Wirbelsäulen-Bereich.

Pflanzensteckbrief, siehe Seite 240 f.

Anwendungsmöglichkeiten

- Nur äußerlich: Fertigpräparate (Pflaster, Salben).

ARZT

- Die Anwendung von Salben und Pflastern aus Cayennepfefferextrakt kann bei Nervenschmerzen nach Gürtelrose, Ischias oder infolge der Zuckerkrankheit auch über einen längeren Zeitraum von mehreren Wochen erfolgen.

• Fichte

Fichtennadelöl steigert die Durchblutung und kann äußerlich bei Nervenschmerzen angewendet werden. Dies wird auch von der Kommission E befürwortet.

Pflanzensteckbrief, siehe Seite 247

Anwendungsmöglichkeiten

- Reines Fichtennadelöl (als Badezusatz): 2,5 g auf 100 l Wasser.

• Ginkgo

Ginkgoblätter fördern die Durchblutung, beugen arteriellen Verschlusskrankheiten vor und sind wirksam bei arteriellem Bluthochdruck. Deshalb können Ginkgopräparate vorbeugend gegen Schlaganfall eingesetzt werden. Die antioxidative Wirkung trägt zur Verhinderung einer Arteriosklerose bei. Darüber hinaus verbessert Ginkgo die Sauerstoffnutzung des Gewebes und die Fließeigenschaften des Blutes. Kommission E und ESCOP empfehlen Ginkgopräparate vor allem bei nachlassender Gedächtnisleistung, aber auch bei Arterienverschluss, Kopfschmerzen, Schwindel und Ohrgeräuschen.

Pflanzensteckbrief, siehe Seite 252 f.

Anwendungsmöglichkeiten

- Fertigpräparate (Tabletten, Tropfen)
- Die Teezubereitung ist nicht zu empfehlen.

• Ingwer

Ingwer eignet sich zur Anwendung bei Übelkeit und Erbrechen unterschiedlichster Ursachen. Er ist auch ein wichtiges Kreislaufmittel. Kommission E und ESCOP empfehlen Ingwerwurzel zur Prävention gegen Reiseübelkeit. Der Ingwer ist gut erforscht, sein therapeutischer Nutzen unbestritten.

Pflanzensteckbrief, siehe Seite 268 f.

Anwendungsmöglichkeiten

- Fertigpräparate (Kapseln)
- Loses Pulver: 1 knappen TL mit etwas Flüssigkeit 1/2 Std. vor Reisebeginn einnehmen.

• Kiefer

Kiefernnadelöl und Terpentinöl steigern die Durchblutung und können äußerlich bei Nervenschmerzen angewendet werden. Dies wird von der Kommission E befürwortet.

Pflanzensteckbrief, siehe Seite 284 f.

Anwendungsmöglichkeiten

- Fertigpräparate (Tropfen, Salbe)
- Reines Kiefernnadelöl (als Badezusatz): 2,5 g auf 100 l Wasser.

• Knoblauch

Knoblauchpräparate senken den Cholesterinspiegel, verbessern die Fließeigenschaften des Blutes, verhindern die Entstehung von Blutgerinnseln, weiten die Gefäße und schützen diese vor oxidativer Schädigung. Damit eignet sich Knoblauch sehr gut zur Vorbeugung gegen Arteriosklerose und Schlaganfall, auch durch die Fähigkeit, den Blutdruck zu senken. Kommission E und ESCOP empfehlen diese Anwendungen ebenfalls.

Pflanzensteckbrief, siehe Seite 286 f.

Anwendungsmöglichkeiten

- Fertigpräparate (Dragees, Kapseln, Tabletten)
- Knoblauchöl
- Frische Knoblauchzwiebel (täglich 4 g).

• Mutterkraut

Die ESCOP empfiehlt die Einnahme von Mutterkraut zur Prophylaxe gegen Migräne. Im Zellexperiment konnte eine entzündungshemmende Wirksamkeit eines Mutterkrautextrakts oder des Inhaltsstoffs Parthenolid nachgewiesen werden.

Pflanzensteckbrief, siehe Seite 312 f.

Anwendungsmöglichkeiten

➤ Fertigpräparate (Tabletten, 50–120 mg pulverisierter Extrakt) als Arzneimittel und Nahrungsergänzungsmittel z. B. in England und Frankreich erhältlich.

• Pestwurz

Neuere wissenschaftliche Studien bestätigen die Wirksamkeit von standardisierten pflanzlichen Arzneimitteln aus Pestwurzwurzelstock bei Migräne. Maßgeblich sind dabei die krampflösenden Einflüsse auf die Blutgefäße im Kopfbereich. Pestwurz ist sehr gut verträglich. Die Kommission E empfiehlt die Anwendung auch bei akuten Schmerzen im Bereich der Harnwege.

Pflanzensteckbrief, siehe Seite 322 f.

Anwendungsmöglichkeiten

➤ Fertigpräparate (Kapseln)

➤ Von der Teezubereitung wird wegen giftiger Inhaltsstoffe abgeraten.

• Pfefferminze

Pfefferminzöl eignet sich sehr gut für die äußere lokale Anwendung zur Linderung von Kopfschmerzen, besonders vom Spannungstyp. Diese Wirksamkeit ist durch klinische Studien belegt. Sowohl Kommission E als auch ESCOP empfehlen die äußere Anwendung von Pfefferminzöl bei Muskel- und Nervenschmerzen.

Pflanzensteckbrief, siehe Seite 324 f.

Anwendungsmöglichkeiten

➤ Fertigpräparate (Lösung, Öl) zur äußeren Anwendung.

• Salbei

Leiden Sie unter vermehrter Schweißproduktion, so kann die Anwendung von Präparaten aus Salbeiblättern hilfreich sein. Bevorzugt werden wässrige Extrakte in Form von Fertigpräparaten. Diese Anwendung wird auch von der Kommission E und der ESCOP positiv bewertet. Sie konnte durch klinische Studien belegt werden.

Pflanzensteckbrief, siehe Seite 338 f.

Anwendungsmöglichkeiten

➤ Fertigpräparate (Dragees, Tropfen)

➤ Lose Salbeiblätter: Ca. 1 TL der Blätter mit 150 ml kochendem Wasser übergießen, 10–15 Min. zugedeckt ziehen lassen, abseihen und 2–4 Tassen täglich trinken.

• Weide

Die Rinde der Silberweide enthält Salicylsäure, die entzündungshemmend, schmerzlindernd und fiebersenkend wirkt. Kommission E und ESCOP empfehlen die innere Anwendung der Rinde bei Kopfschmerzen.

Pflanzensteckbrief, siehe Seite 372 f.

Anwendungsmöglichkeiten

➤ Fertigpräparate (Dragees, Kapseln, Lösung)

➤ Lose Weidenrinde: 1 TL fein geschnittene Rinde mit 150 ml kochendem Wasser überbrühen, 20 Min. ziehen lassen und abseihen, mehrmals täglich trinken.

HERBALIST

➤ **Besonders zur Vorbeugung gegen Schlaganfall und Arteriosklerose stehen Ihnen weitere Heilpflanzen mit Cholesterin senkenden Eigenschaften wie Soja oder Flohsamen zur Verfügung (siehe: „Beschwerden des Verdauungstrakts“, Seite 94 ff.).**

Welche Heilpflanzen bei welchen Symptomen? – eine Auswahlhilfe

Beschwerden	Wichtigste Heilpflanzen			
	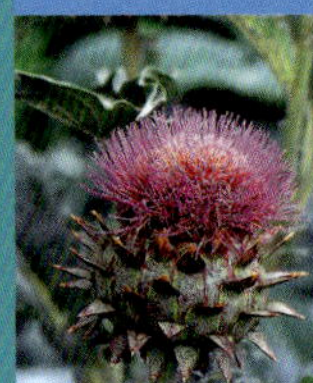 Artischocke ➤ S. 212 f.	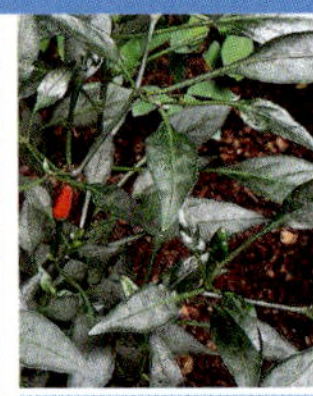 Cayennepfeffer ➤ S. 240 f.	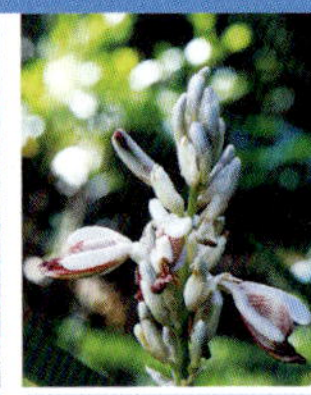 Ingwer ➤ S. 268 f.	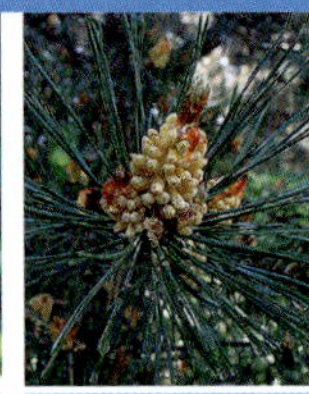 Kiefer ➤ S. 284 f.
Kopfschmerzen	🔴	🔴	🔴	🔴
Migräne	🔴	🔴	🟢🟢	🔴
Nervenschmerzen	🔴	🟢🟢🟢	🔴	🟢
Schlaganfall	🟢🟢	🔴	🔴	🔴
Vermehrtes Schwitzen	🔴	🔴	🔴	🔴
Reiseübelkeit	🔴	🔴	🟢🟢🟢	🔴
Bemerkung	Nur Prävention durch Cholesterinsenkung	Nur äußerlich	Bei Migräne rechtzeitig eingenommen gegen Übelkeit	Äußerlich bei Nervenschmerzen
Fertigpräparate	Diverse Präparate mit Trockenextrakt	Pflaster und Salben	Wurzelstock, gepulvert	Kiefernnadelöl und Terpentinöl, als Badezusatz

🟢🟢🟢 sehr gut geeignet, wissenschaftlich belegt (Monographie vorhanden, klinische Studien, Pharmakologie vorhanden)

🟢🟢 gut geeignet (belegt, Monographie vorhanden, wissenschaftlich nur einzelne Studien oder Pharmakologie belegt)

🟢 geeignet (verbreitete Anwendung oder Monographie vorhanden, aber wissenschaftlich schlecht belegt)

🔴 ungeeignet bzw. nicht beschrieben

Knoblauch	Mutterkraut	Pestwurz	Pfefferminze	Salbei	Weide
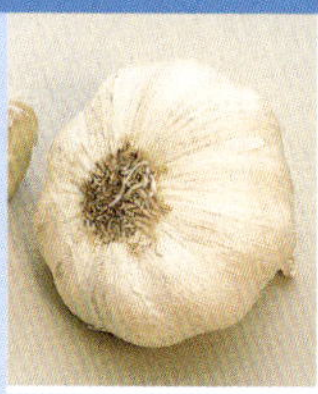	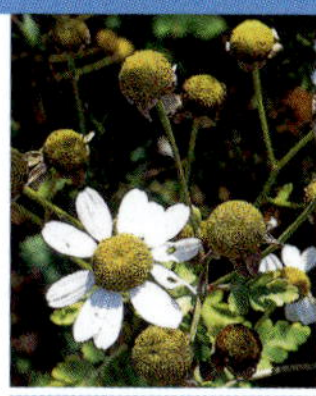	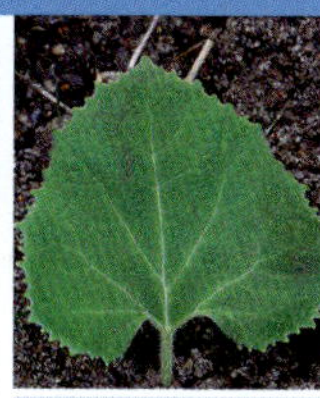	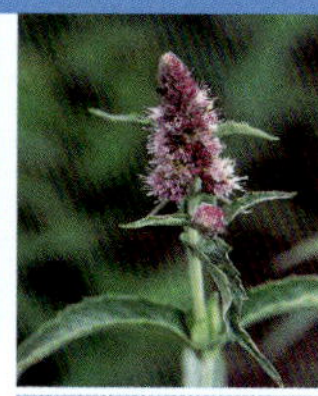	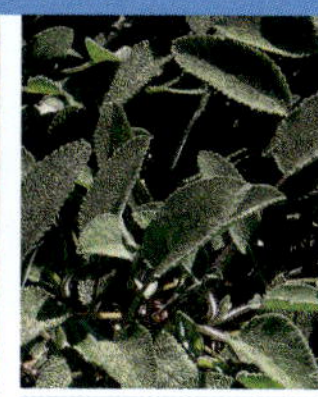	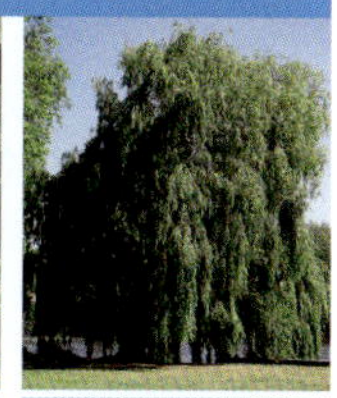
➤ S. 286 f.	➤ S. 312 f.	➤ S. 322 f.	➤ S. 324 f.	➤ S. 338 f.	➤ S. 372 f.
● (rot)	● (grün)	● (grün)	●● (grün)	● (rot)	●● (grün)
● (rot)	●● (grün)	●● (grün)	● (grün)	● (rot)	● (grün)
● (rot)	● (rot)	● (rot)	●● (grün)	● (rot)	●● (grün)
●● (grün)	● (rot)	● (rot)	● (rot)	● (rot)	● (rot)
● (rot)	● (rot)	● (rot)	● (rot)	●● (grün)	● (rot)
● (rot)	● (rot)	● (rot)	● (rot)	● (rot)	● (rot)
Prävention durch Cholesterin- und Blutdrucksenkung, durchblutungsfördernd	Migräneprophylaxe, Erleichterung der Symptome	Krampflösendes Schmerzmittel	Äußerliche Anwendung, erste Wahl bei Spannungskopfschmerz	Innere Anwendung mit Fertigpräparaten	Salicingehalt beachten (120–140 mg täglich)
Pulver, Öl, Extrakt	Standardisierter Extrakt, Tabletten z. B. in England und Frankreich	Standardisierter Extrakt	Pfefferminzöl	Dragees oder Tropfen mit Trockenextrakt	Dragees, Kapseln oder Lösung mit Trockenextrakt

Psychische Beschwerden

Im vorangegangenen Kapitel wurden die Funktionen von Gehirn und Nervensystem beschrieben. Die psychischen Beschwerden stehen damit in engem Zusammenhang. Viele organische Leiden haben psychische Ursachen oder ziehen umgekehrt psychische Beschwerden nach sich. Diese sollen im folgenden Kapitel im Vordergrund stehen, wobei wir die Heilpflanzen, die sich zur Behandlung psychischer Beschwerden eignen, vorstellen möchten.

GESUNDE PSYCHE – DIE ROLLE DER PSYCHE IN DER MEDIZIN

Die moderne Medizin beschäftigt sich sehr intensiv mit den Ursachen diverser psychischer Erkrankungen und versucht Störungen in den biochemischen Prozessen ausfindig zu machen. Dazu gehören beispielsweise Veränderungen im Gleichgewicht chemischer Botenstoffe, die bei der Erregung von Nervenzellen eine besondere Rolle spielen (siehe: „Beschwerden des Nervensystems", Seite 150 ff.). Andererseits kann einer Gleichgewichtsstörung von chemischen Botenstoffen auch eine persönliche Gleichgewichtsstörung zu Grunde liegen. Deshalb sollten im Bereich der psychischen Erkrankungen medikamentöse Behandlungen, Psychotherapie und ganzheitliche Methoden wie Entspannungs- und Bewegungstherapien wenn möglich Hand in Hand gehen.

WELCHE ROLLE SPIELT DIE PHYTOTHERAPIE?

Häufig sind psychische Störungen nicht auf eine einzige Ursache zurückzuführen, sondern sie sind sehr vielgestaltig. Aus diesem Grund lassen sie sich mit synthetischen Psychopharmaka auch nicht immer adäquat behandeln. Pflanzliche Arzneimittel, die bei psychischen Beschwerden eingesetzt werden können, setzen in der Regel an verschiedenen Körperfunktionen an und bieten deshalb häufig die besseren Therapiemöglichkeiten. Und sie sind besser verträglich. Zu den psychischen Erkrankungen, die in diesem Kapitel behandelt werden, zählen Depressionen, Unruhe, Angst und Schlafstörungen. Das sind die klassischen Anwendungsgebiete von Heilpflanzen, die einerseits auf einer langjährigen Tradition beruhen, andererseits aber auch durch die moderne Phytotherapie wissenschaftlich gut belegt sind. Heilpflanzen wie Johanniskraut, Baldrian, Melisse und Kava Kava wären hier zu nennen. Die ersten drei sind Ihnen sicher bekannt.

Der Einfluss chemischer Botenstoffe auf die Entstehung psychischer Erkrankungen ist unbestritten. Darüber hinaus sind sehr viele äußere Faktoren für die Ausprägung der Krankheit verantwortlich. Sie kann Tagesschwankungen unterliegen und auch im Wechsel der Jahreszeiten unterschiedlich stark auftreten. Bekannt sind z. B. Depressionen im Winter oder das Gefühl scheinbarer Ausweglosigkeit im Frühjahr, unter dem besonders ältere Menschen leiden. Dabei können äußere Faktoren wie das Licht eine entscheidende Rolle spielen. Der Einfluss der Psyche bei der Entstehung von Krankheiten wird heutzutage auch in der modernen Medizin stärker beachtet als noch vor einigen Jahren. Das Gebiet der Psychosomatik hat mehr an Bedeutung gewonnen.

Psychische Ursachen können auch organische Schädigungen zur Folge haben. Daher setzt sich die Wissenschaft mit dem Einfluss des Nervensystems auf das Immunsystem, aber auch auf andere Körperfunktionen auseinander. Botenstoffe des Nervensystems wirken auf Zellen des Immunsystems sowie auf den Hormonhaushalt und umgekehrt. Deshalb ist es nicht verwunderlich, dass sich psychische Belastungen auf die Körperfunktionen auswirken. Viele dieser Störungen beeinflussen unseren Schlaf.

Schlaf

Unser Schlaf ist durch eine zyklische Abfolge verschiedener Stadien definiert, die sich während einer Nacht normalerweise ca. fünf- bis sechsmal wiederholen. Diese sind mit der Atemfrequenz und der Körpertemperatur korreliert. Sobald Sie die Augen geschlossen haben und entspannt im Bett liegen, befinden Sie sich in der Einschlafphase. In diesem Stadium sind Sie noch relativ leicht aufzuwecken – Sie befinden sich im Halbschlaf. Allmählich erschlaffen Ihre Muskeln, die Herz- und Atemfrequenz wird langsamer und regelmäßiger, das Bewusstsein lässt nach, die Augenbewegung erfolgt nur noch senkrecht. Das ist die Phase, in der Sie manchmal das Gefühl haben, zu fallen – jetzt sind Sie im Leichtschlaf. Im nächsten Stadium wird der Schlaf weiter vertieft. In dieser Phase verarbeiten Sie Ihre psychischen Probleme. Allgemein sind die Träume realitätsbezogen. Bei größeren Konflikten gelingt es Ihnen nicht, abzuschalten, und Sie bringen sich um Ihre Erholung. Erst nach einer weiteren Vertiefung dieser Schlafphase beginnt der eigentliche Tiefschlaf. Ihre Muskeln sind erschlafft, die Herz- und Atemfrequenz ist sehr langsam und regelmäßig. Diese Phase ist unbedingt nötig, um vollständig zu entspannen und zu regenerieren. Auch Ihr Immunsystem erholt sich in dieser Phase. Darauf folgt der REM-Schlaf. REM steht für englisch „rapid eye movement“, ist also durch eine schnelle Augenbewegung charakterisiert. In dieser Phase träumen Sie am meisten und könnten sich, wenn Sie in diesem Stadium geweckt würden, am besten an Ihre Träume erinnern. Die Atem- und Herzfrequenz ist schnell und unregelmäßig. Die Schlaf- und Traumphasen sind bei allen Menschen gleich und wiederholen sich im Laufe einer Nacht wie gesagt mehrmals.

STÖRUNGEN DER PSYCHE

Je nach Art und Schweregrad psychischer Störungen können pflanzliche Arzneimittel bei der Therapie eine wichtige Rolle spielen. Typische Anwendungsgebiete für die Phytotherapie sind depressive Verstimmungen, Angst, nervöse Unruhe und Schlafstörungen. Zur Linderung Ihrer psychischen Beschwerden hält die Pflanzenwelt eine ganze Reihe hochwirksamer und gut verträglicher Drogen für Sie bereit.

Depressive Verstimmungen

Melancholie, Pessimismus, eine besonders große Traurigkeit, das Stehen vor scheinbar unlösbaren Aufgaben, dazu ein mangelndes Selbstwertgefühl – das alles sind Gemütszustände, die eine depressive Verstimmung charakterisieren. Es handelt sich dabei um eine ernst zu nehmende Erkrankung, die behandlungsbedürftig ist. Auf welche Ereignisse ein Mensch mit Depressionen reagiert, ist individuell verschieden. Eine genetische Veranlagung kann eine Rolle spielen. So konnte nachgewiesen werden, dass Depressionen vermehrt bei Personen auftreten, deren Mutter oder Vater ebenfalls darunter leidet. Die Wahrscheinlichkeit, an Depressionen zu erkranken, steigt, wenn beide Elternteile betroffen sind. Über eine Beteiligung chemischer Botenstoffe, die an der Weiterleitung von Nervenimpulsen beteiligt sind, wurde anfangs schon gesprochen. Man hat herausgefunden, dass die Botenstoffe Serotonin und Noradrenalin bei depressiven Menschen in geringeren Konzentrationen vorliegen. Dabei ist häufig das Verhältnis zu anderen Botenstoffen aus dem Gleichgewicht geraten. Die Behandlung erfolgt dementsprechend mit Medikamenten, die die Konzentration dieser Botenstoffe wieder anheben bzw. das Gleichgewicht mit anderen Botenstoffen herstellen. Depressionen können auch hormonelle Störungen als Ursache haben. Als weitere Faktoren kommen fehlendes Sonnenlicht, Medikamenteneinnahme und selbstverständlich auch andere Erkrankungen in Frage. Häufige Begleitsymptome von depressiven Verstimmungen sind: Schlafstörungen, Angst oder nervöse Unruhe (siehe unten).

Angst

Im täglichen Leben gibt es immer wieder Situationen, in denen wir Angst haben. Doch etwa 10 % der Bevölkerung erleben ihre Angstzustände so stark, dass normale alltägliche Situationen zum Problem werden. Geläufige Angststörungen sind Flugangst, Platzangst, Angst in geschlossenen Räumen, Höhenangst, Phobien vor z. B. Spinnen. Auch eine übermäßige Angst vor Erkrankungen kann behandlungsbedürftig sein. Die Betroffenen werden von ihren Angstzuständen überfallen, ohne dass ein äußerer Anlass erkennbar wäre. Die Ursachen für Angststörungen sind noch nicht vollständig geklärt und können vielschichtig sein. Ähnlich wie bei Depressionen wird auch im Falle von Angststörungen eine Veranlagung diskutiert. Dabei spielt offenbar die Stabilität des autonomen Nervensystems, also von dem Teil des Nervensystems, der die Funktion der inneren Organe reguliert, eine Rolle. Die Erregung durch äußere Reize ist möglicherweise stärker als bei Personen, die nicht unter Angststörungen leiden. Neben der psychischen Belastung treten auch körperliche Symptome auf wie Herzrasen, Zittern, Schwindel und Brustschmerzen. Die Angst, einen Herzinfarkt zu erleiden, tritt häufig bei Männern mittleren Alters auf und kann durch zu intensive Auseinandersetzung mit den Symptomen dieser Krankheit oder durch Betroffene im persönlichen Umfeld ausgelöst werden.

Nervöse Unruhe

Nervosität und Stress kennen Sie sicher aus Ihrem Alltag. Sie sind unruhig und ruhelos, reizbar und überempfindlich, haben Angst, zu versagen und die Ihnen übertragene Aufgabe nicht zu bewältigen. Auf der einen Seite sind Sie schnell ermüdet, auf der anderen aber überaktiv. Nervöse Unruhe und Angststörungen können die gleichen Ursachen haben und in beiden Fällen zu Schlafstörungen führen. Körperliche Symptome sind u. a. Schwitzen, Herzrasen, Herz-Kreislauf-Beschwerden und Magen-Darm-Erkrankungen.

Schlafstörungen

Oft sind Depressionen auch für Schlafstörungen verantwortlich. Die häufigsten Ursachen sind Unruhe, Stress und Ärger. Personen, die in Schichtarbeit tätig sind, können keinen stabilen Schlafrhythmus entwickeln und leiden häufig unter Schlafstörungen. Medikamenteneinnahme, Alkohol- und Kaffeekonsum, Krankheiten, Schmerzen, aber auch Licht, Lärm oder die Schlafapnoe, eine Atemstörung während des Schlafens, sind weitere mögliche Ursachen.

Vergeht mehr als eine halbe Stunde, bis Sie einschlafen, dann leiden Sie unter Einschlafstörungen. Wachen Sie in der Nacht auf und brauchen länger als eine halbe Stunde, um wieder einzuschlafen, spricht man von Durchschlafstörungen. Das zu frühe morgendliche Erwachen tritt häufig infolge schwieriger Lebenssituationen und depressiver Verstimmungen auf.

ARZT

- **Bei leichten Schlafstörungen können Sie selbst etwas für sich tun: Entspannen Sie sich vor dem Schlafengehen in einem warmen Bad. Verwenden Sie dazu entspannende Zusätze wie Baldrian, Melisse, Lavendel, Hopfen und Passionsblume. Probleme sollten Sie nicht vor dem Einschlafen diskutieren. Machen Sie einen Spaziergang, um zur Ruhe zu kommen. Sport am Abend, Kaffee und regelmäßigen Alkoholkonsum sollten Sie vermeiden. Wenn Sie nicht einschlafen können, dann lesen Sie ein leichtes Buch und trinken einen Kräutertee. Rezeptvorschläge finden Sie am Ende des Kapitels.**

WIRKSAME HEILPFLANZEN ZUR BEHANDLUNG PSYCHISCHER BESCHWERDEN

Die hier genannten Erkrankungen gehören zu den klassischen Anwendungsgebieten der Phytotherapie. Herausragende Heilpflanzen sind Johanniskraut, Kava Kava und Baldrian. Wegen möglicher Leberschäden ist Kava Kava derzeit als Arzneimittel in Deutschland, Österreich und der Schweiz nicht auf dem Markt erhältlich.

Baldrian

Bei nervöser Unruhe und Schlafstörungen ohne organische Ursache können Sie mit Baldrian eine Verkürzung der Einschlafzeit sowie eine Verbesserung der Schlafqualität erzielen. Kommission E und ESCOP empfehlen ihn bei nervöser Anspannung und Einschlafstörungen. Diese Anwendung ist wissenschaftlich gut belegt. Die schlaffördernde Wirkung beruht auf dem Einfluss der Inhaltsstoffe auf die chemischen Botenstoffe des zentralen Nervensystems.

Pflanzensteckbrief, siehe Seite 217 f.

Anwendungsmöglichkeiten

- Fertigpräparate (Dragees, Tabletten, Tropfen, Tinktur)
- Teebeutel, Teeaufgusspulver
- Lose Baldrianwurzel: 1 TL mit 150 ml kochendem Wasser übergießen, 10–15 Min. ziehen lassen und 1 Tasse vor dem Schlafengehen trinken.

Hopfen

ESCOP und Kommission E empfehlen Hopfenzapfen bei Schlafstörungen, Angespanntheit und Unruhe. Empfehlenswert ist die Kombination mit Baldrian, da die Wirksamkeit von Hopfen alleine bisher nicht ausreichend wissenschaftlich belegt ist.

Pflanzensteckbrief, siehe Seite 266 f.

Anwendungsmöglichkeiten

- Fertigpräparate (Dragees)
- Lose Hopfenzapfen: 3–4 TL mit 150 ml kochendem Wasser übergießen, 10–15 Min. ziehen lassen und 1 Tasse vor dem Schlafengehen trinken. Bei Unruhe ca. 1 TL auf 150 ml Wasser, mehrmals täglich 1 Tasse trinken.

Johanniskraut

Johanniskraut hat einen positiven Einfluss auf die Stimmungslage und ist deshalb zur Behandlung von depressiven Verstimmungen geeignet. Kommission E und ESCOP empfehlen es zur Linderung leichter bis mittelschwerer Depressionen.

Pflanzensteckbrief, siehe Seite 270 f.

Anwendungsmöglichkeiten

- Fertigpräparate (Dragees, Kapseln, Filmtabletten, Tinktur, Saft)
- Loses Johanniskraut: 2 TL Kraut mit 150 ml kochendem Wasser übergießen, 5–10 Min. ziehen lassen. Morgens und abends 1–2 Tassen trinken.

HERBALIST

- **Johanniskraut ist das Mittel der Wahl bei leichten bis mittelschweren Depressionen. Die Wirksamkeit ist durch zahlreiche klinische Studien belegt. Außerdem liegt eine sehr lange Erfahrung aus der Praxis vor. Die negativen Schlagzeilen, die dem Johanniskraut zu Unrecht einen schlechten Ruf eingebracht haben, beruhen auf Wechselwirkungen mit anderen Medikamenten. Wenn Sie andere Arzneimittel einnehmen, sollten Sie Ihren Arzt davon in Kenntnis setzen.**

ARZT

- **Bei den Medikamenten, die nicht gleichzeitig mit Johanniskraut eingenommen werden dürfen, handelt es sich um Präparate, die nach Organtransplantation, bei AIDS oder bei rheumatischer Arthritis verordnet werden, um die Aktivität des Immunsystems herabzusetzen. Lesen Sie die Packungsbeilage und sprechen Sie mit Ihrem Arzt, wenn Sie Fragen haben. Abgesehen von dieser Einschränkung, ist die Einnahme von Johanniskrautpräparaten mit geringen Nebenwirkungen verbunden.**

Kava Kava

Kava Kava, auch Rauschpfeffer genannt, ist nachweislich angstlösend und wird von Kommission E und ESCOP zur Einnahme bei Angst, nervöser Unruhe und Anspannung empfohlen. Die Anwendung ist wissenschaftlich gut belegt.

Pflanzensteckbrief, siehe Seite 280 f.

Anwendungsmöglichkeiten

- Derzeit sind keine Fertigpräparate im Handel
- Traditioneller Kavatrunk auf den Südseeinseln, in Deutschland nicht gebräuchlich.

Lavendel

Lavendelblüten eignen sich aufgrund ihrer entspannenden und beruhigenden Wirkung besonders bei Unruhe, nervösen Beschwerden und Einschlafstörungen. Diese Anwendung wird auch von der Kommission E empfohlen. Wissenschaftlich ist sie bislang allerdings nicht belegt.

Pflanzensteckbrief, siehe Seite 292

Anwendungsmöglichkeiten

- Teebeutel
- Lavendelblütenöl, auch als Badezusatz
- Lose Blüten: 1–2 TL Blüten mit 150 ml kochendem Wasser übergießen und zugedeckt 10 Min. ziehen lassen, vor dem Schlafengehen trinken
- Lavendelbad: 20–100 g auf 20 l Wasser.

Melisse

Melissenblätter wirken beruhigend auf die Nerven und sind zur Behandlung nervös bedingter Einschlafstörungen geeignet. Die Kommission E bewertet diese sowie die Anwendung bei funktionellen Magen-Darm-Beschwerden positiv. Die ESCOP empfiehlt die Einnahme von Melissenblättern zur Behandlung von nervöser Unruhe, Anspannung und Gereiztheit, außerdem bei Verdauungsbeschwerden, die auch nervös bedingt sein können.

Pflanzensteckbrief, siehe Seite 308 f.

Anwendungsmöglichkeiten

- Fertigpräparate (Dragees, Kapseln, Lösung)
- Teebeutel
- Lose Melissenblätter: 5 TL Blätter mit 150 ml kochendem Wasser übergießen, 10 Min. zugedeckt ziehen lassen, vor dem Schlafengehen trinken. Besonders in Kombination mit Baldrian hilfreich.

Passionsblume

Passionsblumenkraut eignet sich, um Beschwerden bei leichten Einschlafstörungen und nervösen Unruhezuständen zu lindern. Die Kommission E bewertet diese Anwendung positiv. Die ESCOP empfiehlt die Einnahme von Passionsblumenkraut zur Behandlung von Unruhe, Anspannung und Gereiztheit und damit verbundenen Einschlafschwierigkeiten. Wissenschaftlich ist die Anwendung schlecht belegt.

Pflanzensteckbrief, siehe Seite 321

ARZT

- **Bei Schlafstörungen bietet sich ein Fertigpräparat aus verschiedenen Heilpflanzen an, z. B. aus Baldrian, Hopfen, Melisse und Passionsblume.**

Anwendungsmöglichkeiten

- Fertigpräparate (Dragees, Tropfen)
- Loses Passionsblumenkraut: 1 TL Kraut mit 150 ml kochendem Wasser übergießen, 10 Min. ziehen lassen und 2–3 Tassen täglich davon trinken.

Bewährte Teemischungen

Bei Unruhezuständen und Einschlafstörungen hilft folgende Rezeptur:

Pro Tasse:

- *1 knapper TL Baldrianwurzel*
- *3 TL Melissenblätter*
- *1 TL Hopfenzapfen*

mit 150 ml kochendem Wasser übergießen, 5–10 Min. ziehen lassen, abseihen und vor dem Einschlafen trinken.

Wenn Sie unter Schlafstörungen infolge depressiver Verstimmungen leiden, bereiten Sie sich diese Mischung zu:

- *2 TL Johanniskraut*
- *1 knapper TL Baldrianwurzel*
- *2 TL Passionsblumenkraut*
- *1 TL Lavendelblüten*

Pro Tasse: 1 TL der Mischung mit 150 ml kochendem Wasser übergießen, 5–10 Min. ziehen lassen, abseihen und vor dem Einschlafen trinken.

Welche Heilpflanzen bei welchen Symptomen? – eine Auswahlhilfe

Beschwerden	Wichtigste Heilpflanzen		
	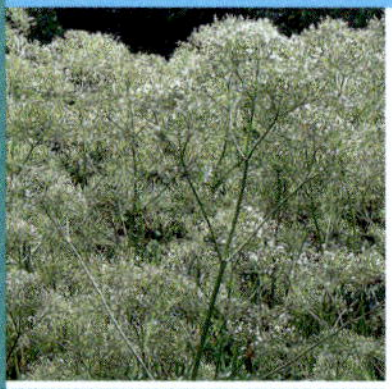 Baldrian ➤ S. 217 f.	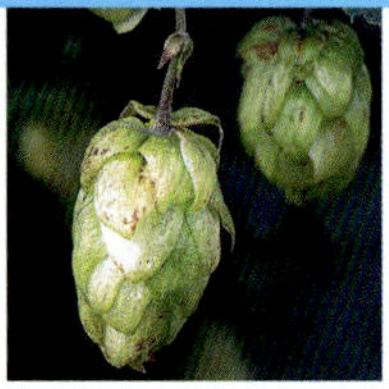 Hopfen ➤ S. 266 f.	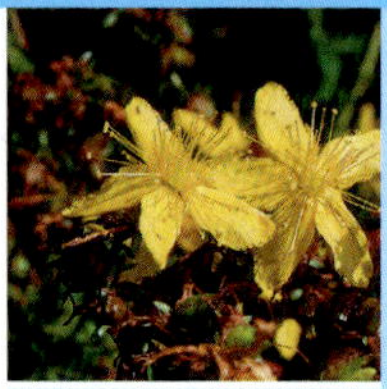 Johanniskraut ➤ S. 270 f.
Depressive Verstimmungen	🔴	🔴	🟢🟢🟢
Angst	🔴	🔴	🟢
Schlafstörungen	🟢🟢🟢	🟢	🟢
Nervöse Unruhe	🟢🟢🟢	🟢	🟢
Bemerkung	Mittel erster Wahl bei Schlafstörungen	Nur in Kombination mit Baldrian wissenschaftlich belegt	Mittel erster Wahl bei depressiven Verstimmungen
Fertigpräparate	Diverse Präparate mit Trockenextrakt	Dragees mit Trockenextrakt	Diverse Präparate mit Trockenextrakt

🟢🟢🟢 sehr gut geeignet, wissenschaftlich belegt (Monographie vorhanden, klinische Studien, Pharmakologie vorhanden)
🟢🟢 gut geeignet (belegt, Monographie vorhanden, wissenschaftlich nur einzelne Studien oder Pharmakologie belegt)
🟢 geeignet (verbreitete Anwendung oder Monographie vorhanden, aber wissenschaftlich schlecht belegt)
🔴 ungeeignet bzw. nicht beschrieben

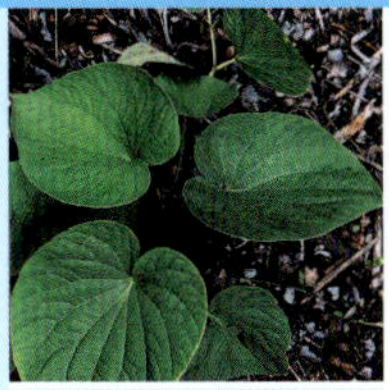	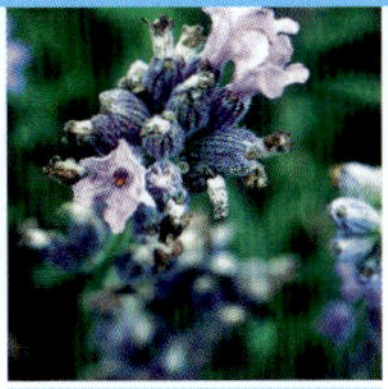	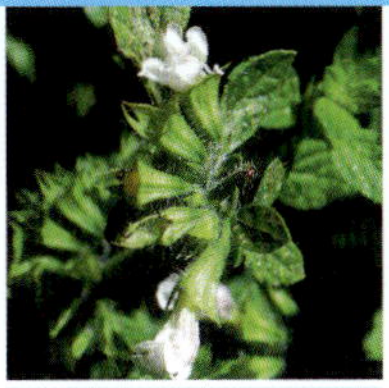	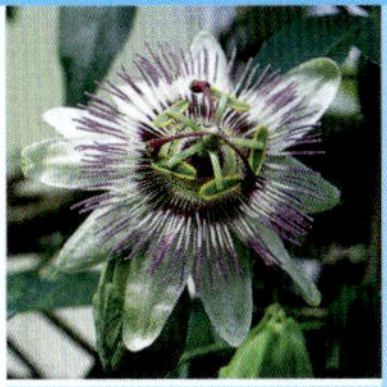
Kava Kava	Lavendel	Melisse	Passionsblume
➤ S. 280 f.	➤ S. 292	➤ S. 308 f.	➤ S. 321
🔴	🔴	🔴	🔴
🟢🟢🟢	🟢	🟢	🟢
🟢	🟢	🟢	🟢
🟢🟢🟢	🔴	🔴	🔴
Mittel erter Wahl bei Ängsten	Auch als Aromatherapie oder Bad	Nur in Kombinationen mit Baldrian oder Baldrian und Hopfen wissenschaftlich belegt	In Kombinationen mit Baldrian, Hopfen oder/und Melisse
Derzeit nicht im Handel	Lavendelblütenöl, lose Blüten	Diverse Präparate mit Trockenextrakt oder Fluidextrakt	Dragees, Tropfen mit Trockenextrakt oder Fluidextrakt

Beschwerden des Immunsystems

Beschreibungen von Vorgängen des Immunsystems lesen sich manchmal wie ein Krimi. Da ist von „Killer- oder Fresszellen" die Rede, Eindringlinge werden eingefangen, mit Netzen umspannt oder umflossen und einfach aufgesogen. Das Immunsystem hat die Aufgabe, unseren Körper vor Krankheitserregern zu schützen. Dabei muss es in der Lage sein, zu erkennen, welche Eindringlinge uns schaden und welche nicht. Es muss also lernen, zwischen „fremd" und „eigen" sowie zwischen „gefährlich" und „ungefährlich" zu unterscheiden.

WIE DAS IMMUNSYSTEM FUNKTIONIERT

Den meisten Infektionserregern gelingt es erst gar nicht, unsere Körperoberfläche zu durchdringen, weil sie von äußeren Schutzbarrieren davon abgehalten werden. Dazu gehören natürliche Bakterien und Enzyme, die sich in unserem Schleim, auf der Haut, in Darm, Vagina und Spermien befinden. Eine wichtige Funktion als Schutzschild spielt auch die gesunde Haut (siehe: „Hautkrankheiten", Seite 118 ff.). Die meisten Erreger – das können Viren, Bakterien, Pilze oder Parasiten sein – können abgewehrt werden, bevor es überhaupt zu einer Erkrankung kommt. Das verdanken wir dem angeborenen Immunsystem. Gelingt es einem Erreger dennoch, das angeborene Immunsystem zu überlisten, so wird das erworbene Immunsystem auf den Plan gerufen. Jetzt kommen

WELCHE ROLLE SPIELT DIE PHYTOTHERAPIE?

Eine zentrale Rolle zur Unterstützung des Immunsystems kommt traditionell vor allem der Echinacea, dem Sonnenhut, zu. Indianer nutzen diese Heilpflanze mehr als alle anderen Pflanzen zur Behandlung diverser Erkrankungen. Im Jahre 1895 wurde sie formal als Medizin Nordamerikas anerkannt, und bis 1920 war sie die am häufigsten angewendete Medizin in den USA. Anfang des 20. Jahrhunderts wurde die Echinacea auch in Europa bekannt. Sie wurde vor allem in der Homöopathie angewandt. In Deutschland nimmt der Sonnenhut heute einen wichtigen Platz in der modernen Phytotherapie ein, vor allem zur Behandlung von Erkältungskrankheiten und zur Stärkung des Immunsystems. Vorsicht ist bei Autoimmunerkrankungen geboten. Diese werden mit Heilpflanzen behandelt, die auf das ohnehin schon überaktive Immunsystem ausgleichend und modulierend wirken. Bei schwerwiegenden Erkrankungen wie Krebs oder AIDS spielt die Mistel als Begleittherapie die entscheidende Rolle.

nicht mehr allein die allgemeinen Abwehrreaktionen zum Tragen, sondern es wird spezifisch auf jeden einzelnen Erreger eingegangen, und dieser wird unschädlich gemacht. Das hat zur Folge, dass sich das Immunsystem diesen Erreger und seine spezifischen Abwehrstrategien einprägt und bei späterem Kontakt keine Krankheit mehr ausbricht. Dieses „immunologische Gedächtnis" macht man sich bei Schutzimpfungen zu Nutze.

Unser Immunsystem besteht aus einer Vielzahl von Zellen. Die wichtigsten davon sind die weißen Blutzellen oder Leukozyten. Für das angeborene Immunsystem sind die Phagozyten zuständig, bekannt als „Fresszellen", für das erlernte Immunsystem sind es die Lymphozyten. Alle Zellen des Immunsystems müssen miteinander arbeiten und kommunizieren. Die Verständigung erfolgt über bestimmte Botenstoffe, die beispielsweise dafür verantwortlich sind, dass Erreger zerstört oder Antikörper gebildet werden. Das Immunsystem muss lernen, zwischen körperfremden und körpereigenen Strukturen zu unterscheiden. An diesem entscheidenden Prozess sind ganz wesentlich bestimmte weiße Blutkörperchen (Lymphozyten) und der Thymus beteiligt.

Erste, unspezifische Abwehrreaktion

Die erste Abwehrreaktion nach Eindringen eines Erregers wird von den Phagozyten, den „Fresszellen", übernommen. Diese können sehr unterschiedlich ausgeprägt sein und sind an den entscheidenden Stellen des Körpers postiert, an denen die Erreger bevorzugt eindringen. Fremde Partikel und Krankheitserreger werden gefressen und dadurch unschädlich gemacht. Eine wichtige Rolle bei der unspezifischen Abwehr spielen auch die natürlichen „Killerzellen". Das sind auch weiße Blutkörperchen, die virusinfizierte Zellen erkennen und töten. Von den infizierten Zellen oder auch von einer Gruppe von weißen Blutkörperchen werden Botenstoffe, Interferone, freigesetzt, die das Körpergewebe in einen Zustand erhöhter Alarmbereitschaft gegenüber der Virusinfektion versetzen. Für die Abwehr von Bakterien sind überwiegend bestimmte Proteine verantwortlich, die die Zellwände der Bakterien zerstören und sie dann den natürlichen „Killerzellen" überlassen. Diese wiederum werden durch Botenstoffe angelockt.

Im Falle einer Verletzung sorgt die Entzündung dafür, dass Fresszellen des Immunsystems an den Ort der Verletzung gelockt werden, um den Erreger unverzüglich unschädlich zu machen.

Spezifische Abwehrreaktion

Die Zellen des erlernten Immunsystems sind im Wesentlichen die Antikörper produzierenden Zellen und spezifische „Killerzellen". Antikörper erkennen ganz bestimmte Strukturen der Erreger, die man als Antigen bezeichnet. Jeder Antikörper erkennt nur ein Antigen. Dieses bindet an seinen spezifischen Antikörper und regt ihn zur Teilung an. Dadurch vermehren sich die spezifischen Antikörper im Falle einer Infektion rasend schnell. Eine weitere Gruppe von Zellen ist für die Zerstörung von virusinfizierten Zellen zuständig, die durch bestimmte Oberflächenstrukturen erkannt werden können. Die Zellen des spezifischen Immunsystems sind vor allem auch für die Unterscheidung zwischen „körpereigen" und „körperfremd" zuständig. Die wichtigsten Stationen der Zellen des Immunsystems sind das Knochenmark, der Thymus, die Milz und die Lymphknoten. Aus diesem Grunde schwellen die Lymphknoten, z. B. am Hals, bei einer Infektion an – ein Zeichen gesteigerter Aktivität in der Infektabwehr.

Wenn das Immunsystem seine Aufgaben nicht korrekt erfüllt, kann es zu überschießenden Reaktionen des Organismus gegen sich selbst kommen. Funktioniert die Unterscheidung zwischen „selbst“ und „fremd“ nicht mehr, werden körpereigene Strukturen angegriffen, die Folge kann eine Autoimmunerkrankung (siehe unten) sein, wobei unterschiedliche Organe betroffen sein können. Bei einer Autoimmunerkrankung „versagt“ also das Immunsystem, indem es körpereigene Strukturen attackiert (deshalb der Begriff „auto“). Andererseits können auch harmlose Antigene wie Pollen, Tierhaare oder Staubkörner vom Immunsystem überschätzt werden. In diesem Fall spricht man von einer Überreaktion – der Körper reagiert allergisch.

FUNKTIONSSTÖRUNGEN DES IMMUNSYSTEMS

• Erhöhte Infektanfälligkeit

Eine erhöhte Infektanfälligkeit kann durch ein geschwächtes Immunsystem hervorgerufen werden. In erster Linie handelt es sich dabei nicht um eine Erkrankung des Immunsystems selbst, sondern vielmehr um eine Schwächung des Körpers infolge von Stress, physischer und psychischer Belastung, Medikamenteneinnahme, Schlafmangel, Vitamin- und Mineralstoffmangel aufgrund einseitiger Ernährung oder als Folge von schweren Allgemeinerkrankungen wie AIDS, Diabetes, Krebsleiden oder auch durch radioaktive Strahlung. Bei Tumorerkrankungen ist das Immunsystem nach einer Chemotherapie herabgesetzt. Eine unzureichende Immunantwort kann aber auch genetisch bedingt sein und bedarf auf jeden Fall ärztlicher Betreuung. Weiterhin gibt es Situationen, bei denen die Aktivität des Immunsystems medikamentös herabgesetzt ist, um bestimmte Körperstrukturen vor den Angriffen des Immunsystems zu schützen. Dies ist nach einer Transplantation oder bei Autoimmunerkrankungen der Fall.

• Allergische Erkrankungen

Wie schon kurz erwähnt, kommt es bei allergischen Reaktionen zu einer Überreaktion des Immunsystems. Strukturen, die eigentlich harmlos sind, werden plötzlich als Feinde erkannt – die gesamte Immunantwort wird in Gang gesetzt. Dies kann direkt nach einem Kontakt mit dem Antigen erfolgen und wird als Überempfindlichkeitsreaktion vom Soforttyp bezeichnet. Genetische Ursachen spielen auf jeden Fall eine Rolle. Eine hohe Konzentration von bestimmten Antikörpern (Immunglobulin E) ist ebenfalls von Bedeutung. Immunreaktionen auf Allergene können auch verspätet auftreten. Daran sind spezifische Antikörper und besondere Proteine beteiligt, die zu einer Schädigung des Gewebes führen. Bestimmte „Fresszellen“ zerstören die mit Antikörpern besetzten „normalen“ Körperzellen und behandeln sie wie ein Bakterium, das heißt, sie versuchen die Zelle zu fressen. Wenn ihnen das nicht gelingt, weil diese zu groß ist, dann werden Enzyme freigesetzt, die die benachbarten Zellen ebenfalls zerstören, so dass es zu einer Schädigung des Gewebes kommt.

• Autoimmunerkrankungen

Bei einer Autoimmunerkrankung greift das Immunsystem körpereigene Zellen an und zerstört diese. Hier klappt die Selbst-fremd-Unterscheidung nicht mehr. Dieses Phänomen kann nach schwereren Infekten auftreten, wenn das Antigen eines Virus körpereigenen Strukturen ähnelt. In dem Fall werden diese Zellen plötzlich als fremd erkannt und vom Immunsystem angegriffen. Je nachdem, welches Gewebe betroffen ist, können unterschiedliche Krankheiten entstehen. Bei einem bestimmten Typ der Zuckerkrankheit (Typ-1-Diabetes) ist die Bauchspeicheldrüse das angegriffene Organ. Genau genommen werden die Inselzellen der Bauchspeicheldrüse von den körpereigenen Antikörpern

zerstört. Die Folge ist, dass kein Insulin mehr gebildet wird. Das Insulin hat die Aufgabe, Glucose (Traubenzucker) aus der Nahrung zu verwerten. Ohne Insulin steigt der Blutzuckerspiegel an. Typische Symptome sind: starker Durst, vermehrtes Wasserlassen, Abgeschlagenheit und erhöhte Infektanfälligkeit. Dem Typ-2-Diabetes, auch „Altersdiabetes“ genannt, liegen andere Mechanismen zu Grunde. In diesem Fall wird die Entstehung durch Übergewicht begünstigt.
Ein anderes Beispiel für eine Autoimmunerkrankung ist die rheumatoide Arthritis. Hier werden das Bindegewebe und die Gefäße attackiert. Bei Morbus Basedow (Basedow-Krankheit) ist es die Schilddrüse.

ARZT

- **Der Diabetes mellitus Typ I, auch Jugendlicher Diabetes genannt, tritt erstmals im Kindes- oder Jugendalter auf, selten später. Die Therapie besteht in der lebenslangen Injektion von Insulin. Die Krankheit ist nicht heilbar.**

Immunschwäche bei schweren Erkrankungen

Im Zuge der Behandlung von Krebserkrankungen mit Bestrahlung und Chemotherapie wird nicht nur das Tumorgewebe geschädigt, sondern auch gesunde Zellen. Dadurch ist der Körper geschwächt und anfällig für Infektionen. Eine Immunschwäche entsteht aber auch durch erhöhte Strahlenbelastung infolge eines Reaktorunfalls, wie er in Tschernobyl ausgelöst wurde. Auch AIDS-Patienten weisen eine massive Abwehrschwäche auf, die sie anfällig für Infektionen macht.

WIRKSAME HEILPFLANZEN ZUR BEHANDLUNG VON BESCHWERDEN DES IMMUNSYSTEMS

Zur Stärkung des Immunsystems bei leichter Abwehrschwäche, wie sie sich durch häufige Erkältungen auszeichnet, gibt es eine Reihe wirksamer Heilpflanzen. Bei schwerwiegenden Erkrankungen wie AIDS, Krebs und Autoimmunerkrankungen spielen Heilpflanzen eine wichtige Rolle als Begleittherapie.

Blassfarbener Sonnenhut

Die Wurzel des blassfarbenen Sonnenhuts (Echinacea pallida) wirkt nachweislich stimulierend auf das Immunsystem. Seit 1950 ist bekannt, dass der Sonnenhut über Wirkstoffe verfügt, die gegen Bakterien wirksam sind und das körpereigene Abwehrsystem stimulieren. Die Kommission E empfiehlt den blassfarbenen Sonnenhut zur unterstützenden Therapie bei grippeartigen Infekten. Die ESCOP befürwortet die Anwendung als unterstützende Therapie und zur Prophylaxe bei wiederkehrenden Erkältungen. Echinacea gehört zur Familie der Korbblütler. In seltenen Fällen kann es daher zu allergischen Reaktionen kommen.
Pflanzensteckbrief, siehe Seite 228 f.

Anwendungsmöglichkeiten

- Fertigpräparate (Dragees, Tabletten, Tropfen)
- Die Anwendung als Tee ist nicht gebräuchlich.

Kapland-Pelargonie / Umckaloabo

Die Wurzel der Kapland-Pelargonie, einer südafrikanischen Geranienart, bekannt unter dem Namen Umckaloabo, wirkt antimikrobiell und stärkt die Abwehrkräfte des Immunsystems. Es liegen keine Bewertungen von Kommission E oder ESCOP vor.
Pflanzensteckbrief, siehe Seite 276 f.

HERBALIST

➤ **Zurückhaltung mit Antibiotika**

Häufig bekommt ein Patient, der an einem viralen Infekt leidet, im Laufe seiner Erkrankung auch noch eine bakterielle Infektion hinzu. Da Umckaloabo auch immunstimulierend wirkt, kann es – bei rechtzeitiger Einnahme – verhindern, dass aus einer harmlosen Erkältungskrankheit eine schwere bakterielle Infektion wird, wie z. B. eine eitrige Mittelohrentzündung oder eine Lungenentzündung. Mediziner verschreiben bei Erkältungskrankheiten leider zu oft wider besseres Wissen ein Antibiotikum. Häufig sind es die Patienten selbst, die darauf dringen. Was viele nicht wissen: Mit Antibiotika können nur Infekte behandelt werden, die durch Bakterien ausgelöst werden. Bei einer Virusinfektion nützt ein Antibiotikum überhaupt nichts. Mit Hilfe von Umckaloabo können Ärzte einen Atemwegsinfekt heilen, ohne ein Antibiotikum verschreiben zu müssen. Und im Notfall kann der Arzt immer noch auf ein wirksames Antibiotikum zurückgreifen.

Anwendungsmöglichkeiten

- Fertigpräparate (Tropfen)
- Die Verwendung als Tee ist nicht gebräuchlich.

• Katzenkralle

Wurzel und Stammrinde der Katzenkralle wirken immunmodulierend und lindern die Symptome bei rheumatischer Arthritis. Dies konnte in neueren Studien gezeigt werden. Ein entsprechendes Präparat ist derzeit nur in Österreich auf dem Markt. Katzenkralle wurde bisher noch nicht von der Kommission E und der ESCOP bewertet.

Pflanzensteckbrief, siehe Seite 278 f.

Anwendungsmöglichkeiten

- Fertigpräparate (Kapseln)
- Nahrungsergänzungsmittel
- Die Anwendung als Tee ist nicht gebräuchlich.

HERBALIST

➤ Die Katzenkralle ist eine alte Heilpflanze aus Südamerika mit vielversprechenden Therapiemöglichkeiten, besonders bei der rheumatoiden Arthritis. Hier haben wir ein Beispiel für eine Pflanze, die ausgleichend auf das Immunsystem wirkt. Leider gibt es in Deutschland noch keine zugelassenen Arzneimittel auf dem Markt.

• Mistel

Mistelpräparate eignen sich als Begleittherapie bei Krebsleiden und zur Behandlung von degenerativ entzündlichen Gelenkerkrankungen. Dazu liegen sehr viele klinische Studien vor. Auch die Kommission E empfiehlt diese Anwendungen. Ferner stimulieren und modulieren die Inhaltsstoffe der Mistel die Zellen des Immunsystems.

Pflanzensteckbrief, siehe Seite 310 f.

Anwendungsmöglichkeiten

- Fertigpräparate (Lösung zur Injektion)
- Die Anwendung als Tee ist für diese Therapie nicht gebräuchlich.

ARZT

➤ Bestimmte Inhaltsstoffe der Mistel, die Lektine, können sowohl bei der Zerstörung der Tumorzellen helfen als auch die Produktion von Antikörpern anregen, so dass gesunde Körperzellen durch die Krebstherapie weniger geschädigt werden. Je nach der Lage des Tumors werden zur Injektion unterschiedliche Mistelarten verwendet. Zur begleitenden Therapie des Gebärmutterkrebses beispielsweise wird häufig die Apfelmistel eingesetzt.

Pestwurz

Neuere wissenschaftliche Studien weisen auf einen antiallergischen Effekt von standardisierten pflanzlichen Arzneimitteln aus dem Wurzelstock der Pestwurz hin. Kommission E und ESCOP haben diese Anwendung bislang allerdings nicht bewertet.

Pflanzensteckbrief, siehe Seite 322 f.

Anwendungsmöglichkeiten

- Fertigpräparate (Kapseln)
- Von der Teezubereitung wird wegen giftiger Inhaltsstoffe abgeraten.

Purpursonnenhut

Wurzel und Kraut des Purpursonnenhuts (Echinacea purpurea) werden ähnlich wie die des blassfarbenen Sonnenhuts von der ESCOP als Begleittherapie und zur Vorbeugung bei wiederkehrenden Atemwegs- und Harnwegsinfekten empfohlen. Die Kommission E empfiehlt diese Anwendung nur für das Kraut des Purpursonnenhuts. Die immunstimulierende Wirkung ist wissenschaftlich gut belegt.

Pflanzensteckbrief, siehe Seite 328 f.

Anwendungsmöglichkeiten

- Fertigpräparate (Tropfen, Tabletten, Salben, Lutschpastillen, Lösung)
- Teezubereitung ist nicht zu empfehlen.

Wilder Indigo

Im Experiment konnte die stimulierende Wirkung auf Zellen des Immunsystems nachgewiesen werden. Klinische Studien liegen nur in Kombination mit Sonnenhutwurzel und Lebensbaum (Thuja) vor. Kommission E und ESCOP haben diese Heilpflanze bislang nicht bewertet.

Pflanzensteckbrief, siehe Seite 379.

Anwendungsmöglichkeiten

- Fertigpräparate (Tabletten, Tropfen)
- Die Anwendung als Tee ist nicht gebräuchlich.

Bewährte Teemischungen

Für diesen Beschwerdenkomplex können keine Rezepte für Teemischungen angegeben werden, da in der Regel nur standardisierte Fertigpräparate verwendet werden.

HERBALIST

➤ Zusätzlich zu den genannten Heilpflanzen hilft eine gesunde Lebensführung, um das Immunsystem fit zu halten. Neben regelmäßiger Bewegung an der frischen Luft sollten Sie für ausreichenden Schlaf sorgen und negativen Stress von sich fern halten. Eine weitere wesentliche Säule bei der Prävention gegen Infektionskrankheiten ist eine vollwertige, vitamin- und mineralstoffreiche Ernährung, wobei den Vitaminen C und E und dem Spurenelement Zink eine bedeutende Rolle zukommt.

Welche Heilpflanzen bei welchen Symptomen? – eine Auswahlhilfe

Beschwerden	Wichtigste Heilpflanzen		
	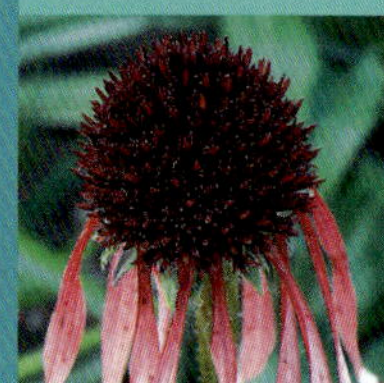 Blassfarbener Sonnenhut ➤ S. 228 f.	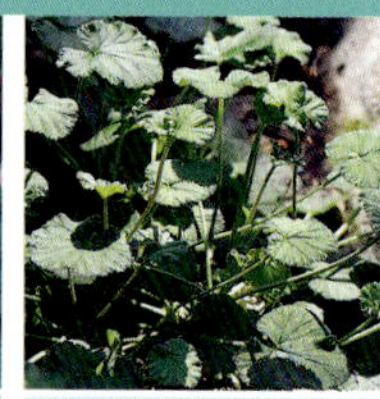 Kapland-Pelargonie ➤ S. 276 f.	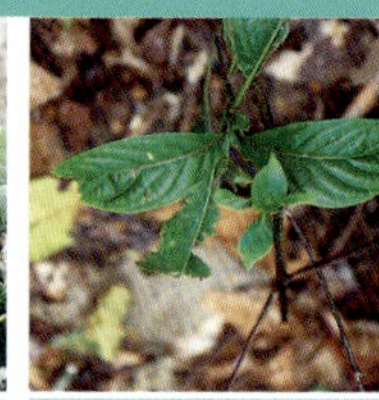 Katzenkralle ➤ S. 278 f.
Erhöhte Infektanfälligkeit	🟢🟢🟢	🟢🟢	🟢
Autoimmunerkrankungen	🔴	🔴	🟢🟢
Allergie	🔴	🔴	🔴
Immunschwäche bei schweren Erkrankungen	🔴	🔴	🟢
Bemerkung	Wurzel zur Stärkung der Infektabwehr	Stärkung des Immunsystems nach neueren Studien wissenschaftlich belegt	Nur in Österreich auf dem Markt
Fertigpräparate	Diverse Präparate mit Fluidextrakt oder Trockenextrakt	Tropfen aus Flüssigextrakt	Wässrig-saurer Trockenextrakt aus der Rinde (Kapseln)

🟢🟢🟢 sehr gut geeignet, wissenschaftlich belegt (Monographie vorhanden, klinische Studien, Pharmakologie vorhanden)
🟢🟢 gut geeignet (belegt, Monographie vorhanden, wissenschaftlich nur einzelne Studien oder Pharmakologie belegt)
🟢 geeignet (verbreitete Anwendung oder Monographie vorhanden, aber wissenschaftlich schlecht belegt)
🔴 ungeeignet bzw. nicht beschrieben

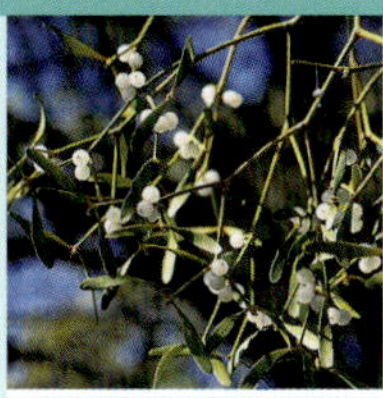 Mistel	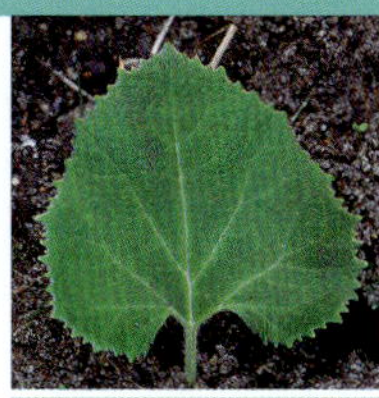 Pestwurz	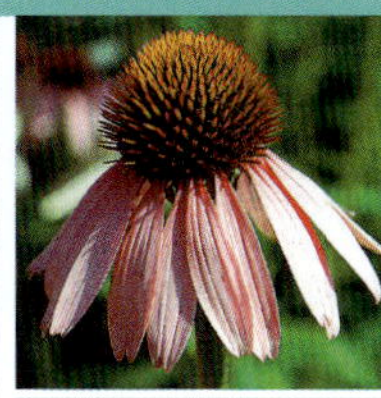 Purpursonnenhut	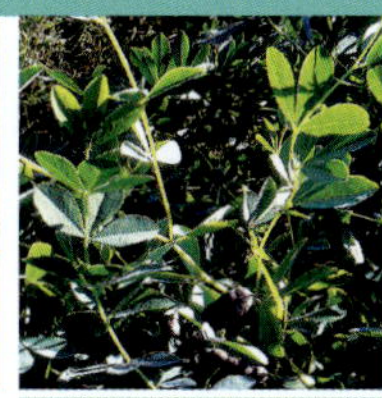 Wilder Indigo
➤ S. 310 f.	➤ S. 322 f.	➤ S. 328 f.	➤ S. 379
🔴	🔴	🟢🟢🟢	🟢
🔴	🔴	🔴	🔴
🔴	🟢	🟢	🔴
🟢🟢🟢	🔴	🔴	🔴
Wissenschaftlich gut belegt als Begleittherapie bei Tumorerkrankungen	Bei allergischem Heuschnupfen	Stärkung des Immunsystems ist wissenschaftlich gut belegt, besonders für das Kraut	Als Einzelsubstanz nicht im Handel
Frischpflanzenextrakte zur Injektion	Kapseln mit standardisiertem Extrakt aus der Wurzel	Presssaft aus frischem, blühenden Purpursonnenhutkraut	Tabletten, Tropfen mit ethanolisch-wässrigem Extrakt in Kombination mit Lebensbaum und Sonnenhut

Leistungsschwäche und Erschöpfung

Viele Menschen sind es gewohnt, in Beruf und Familie unablässig hohen Anforderungen standzuhalten. Das reibungslose Funktionieren ihres Körpers und ihrer Psyche nehmen sie als gegeben hin – bis es zu Störungen im Getriebe kommt, sei es durch Krankheit, Überlastung oder Alter. Neben der unterstützenden Therapie mit Heilpflanzen ist es wichtig, die eigenen Lebensgewohnheiten kritisch „unter die Lupe zu nehmen“ und gegebenenfalls krank machende Stressfaktoren abzubauen.

GRENZEN KÖRPERLICHER UND SEELISCHER LEISTUNGSFÄHIGKEIT

Oft werden wir uns der hohen Leistungen, die wir Tag für Tag in allen Bereichen unseres Daseins erbringen, erst so richtig bewusst, wenn sie uns auf einmal schwerer fallen als gewohnt. Vielleicht schwächen eine unerkannte Krankheit oder ein seelischer Konflikt Körper und Geist. Vielleicht sind wir auch nur älter geworden und haben an Kraft verloren, oder wir haben das allgemeine Gesetz missachtet, dass auf eine Phase der Anspannung immer auch eine ausreichende Entspannung folgen muss.

In unserer Leistungsgesellschaft ist es nicht immer leicht, einen Gang zurückzuschalten und die Ruhepausen einzulegen, die uns unser Körper abverlangt. Erschöpfung und Leistungsverlust können viele Ursachen haben. Die Auswirkungen emotionaler Belas-

WELCHE ROLLE SPIELT DIE PHYTOTHERAPIE?

Pflanzliche Arzneimittel sind von hohem Wert, wenn es darum geht, die natürlichen Anpassungs- und Abwehrprozesse des Organismus zu unterstützen und zu regulieren. Die traditionellen Heilsysteme sämtlicher Kulturkreise kennen Pflanzen mit derartiger Wirkungsweise. Chemisch-synthetische Mittel können diese Rolle nicht erfüllen, da sie zu punktuell in die normalen Körperfunktionen eingreifen.

Bei Erschöpfung, Stress und altersbedingtem Leistungsverlust können pflanzliche Arzneimittel, neben nichtmedikamentösen Maßnahmen, durchaus als Alleintherapie eingesetzt werden. Bei degenerativer Demenz ist die Therapie mit Ginkgo-Spezialextrakt mindestens gleichwertig mit den chemisch-synthetischen Alternativen. Der Vorteil pflanzlicher Heilmittel ist, dass sie gut verträglich sind, sprich weniger Nebenwirkungen aufweisen.

tungen auf unser Gesamtbefinden werden dabei leicht unterschätzt.

Altern ist ein lebenslanger Prozess, der ab dem sechsten Lebensjahrzehnt besonders deutlich zu Tage tritt. Vielen Menschen fällt es schwer, sich in dieser Phase an die eigenen körperlichen Veränderungen zu gewöhnen. Sie muten ihrem Körper zu viel zu, was gesundheitliche Konsequenzen haben kann. Einige organspezifische Krankheiten und exakt diagnostizierte Mangelzustände treten im Alter gehäuft auf und sollten indikationsbezogen behandelt werden. Andere Störungen sind umfassender Natur und können als allgemeine Leistungsschwäche betrachtet und entsprechend therapiert werden.

STÖRUNGEN DER LEISTUNGSFÄHIGKEIT

• Erschöpfung

Erschöpfungszustände treten in sehr individuellen Ausprägungen auf. Sie können viele Ursachen haben, die manchmal nicht einfach festzustellen sind. Dazu gehören körperlich-organische Anforderungen im Rahmen von Erkrankungen, bei Verletzungen oder Leistungssport, aber auch geistig-seelische Belastungen im Beruf, in der Familie und in der Freizeit.

Auch die Dauer einer Ermüdung variiert enorm: Eine akute Erschöpfung als unmittelbare Folge einer kurzen Überlastung lässt sich schnell überwinden. Oft reicht bereits eine kurze Ruhepause. Ist dies nicht möglich, können – in Maßen – auch coffeinhaltige Stimulanzien bei der Überwindung eines Leistungstiefs helfen. Ein umfassender Zustand der Erschöpfung dagegen kann verschiedene Bereiche von Körper, Geist und Seele betreffen. Wenn eine anhaltende Überbeanspruchung womöglich über Wochen oder Monate nicht erkannt oder ignoriert wird, lassen sich auch die Folgen nicht von heute auf morgen beheben. Aufputschende Mittel helfen hier nicht weiter, im Gegenteil: Sie würden nur das wahre Ausmaß des Leistungstiefs verdecken. In diesem Fall müssen langzeitverträgliche Präparate eingesetzt werden, die unsere natürliche Regenerationsfähigkeit anregen und unterstützen.

ARZT

➤ Bei anhaltender Erschöpfung müssen zunächst einmal verborgene Organerkrankungen ausgeschlossen werden. Schwerwiegende Krankheiten, die sich typischerweise in Form eines dauerhaften Leistungsknicks äußern, sind: Unterfunktion von Nebenniere oder Schilddrüse, chronische Lebererkrankungen und manche Krebsarten.

• Stress

Jeder Mensch wird im Laufe seines Lebens mit unterschiedlichen Formen von Stress konfrontiert. Dies können physikalische Reize sein (Wärme, Kälte), chemische Substanzen (Medikamente, Gifte), Krankheitserreger, hohe körperliche oder geistige Leistungsanforderungen (Arbeit, Sport) oder soziale und emotionale Belastungen (am Arbeitsplatz, in der Familie oder auch im Freundes- bzw. Bekanntenkreis).

Die Stressbewältigung des Organismus folgt unabhängig von der Art des Reizes einem hormonell gesteuerten, dreistufigen Anpassungsprozess, bestehend aus Alarmreaktion, Widerstand bzw. Anpassung und schließlich der Erschöpfung.

In der modernen Leistungsgesellschaft nimmt die Stressbelastung immer mehr zu. Die körpereigenen Maßnahmen zur Stressbewältigung können damit häufig nicht mehr Schritt halten, besonders in Zeiten zusätzlicher Schwächung, z. B. in der Rekonvaleszenzphase nach einer Krankheit. Auch nimmt die Anpassungsfähigkeit mit fortschreitendem Lebensalter naturgemäß ab (siehe unten). Ein Medikament, das bei der Stressbewältigung hilft, soll darauf abzielen, die natürliche Fähigkeit zur Abwehr zu unterstützen. Diese Wirkung sollte von der Art des Stressfaktors unabhängig sein und die normalen Körperfunktionen nicht stören.

• Altersbedingter Leistungsrückgang

Altern ist unser biologisches Schicksal. Die ersten Alterungsprozesse beginnen zum Zeitpunkt der Geburt. Bei jeder Zellteilung verliert die DNA, die den Bauplan unseres Körpers enthält, zunehmend die Fähigkeit, sich vollständig zu verdoppeln. Dadurch treten immer mehr Fehler auf: Wichtige Eiweißstoffe werden nicht mehr ausreichend hergestellt, ganze Zellverbände sterben ab.

Die einzelnen Organe des Körpers altern unterschiedlich schnell: Bei Frauen sind als Erstes die Eierstöcke von einem natürlichen Alterungsprozess betroffen, und zwar mit großer Geschwindigkeit in den Wechseljahren. Das Herz altert schneller als der übrige Körper und in manchen Fällen, bei Demenzerkrankungen, auch das Gehirn. Viele Körperfunktionen lassen allgemein nach: die Wundheilung, die Fähigkeit, Giftstoffe auszuscheiden, die körpereigene Abwehrreaktion, die Zuckertoleranz, die Wärmeregulation und die Muskelkraft.

Einige Krankheiten, die auf langfristige Prozesse zurückgehen, treten mit zunehmendem Alter gehäuft auf, z. B. Arteriosklerose, Herzinfarkt, degenerative Gelenksleiden, Schwerhörigkeit, nachlassende Sehkraft, Pigmentierung der Haut, Blasenschwäche sowie eine erhöhte Knochenbrüchigkeit. Auch einige Krebsarten entwickeln sich über mehrere Jahrzehnte hinweg und treten erst im höheren Alter in Erscheinung.

ARZT

➤ **Gleichzeitig mit der Veränderung der Körperfunktionen findet im fortgeschrittenen Alter meist auch ein Wechsel der sozialen Rollen statt. Das aktive Berufsleben wird beendet, die Kindererziehung ist abgeschlossen, neue Aufgaben müssen erst noch gefunden werden. Dieser Umstand kann zu einer Depression führen, die möglichst frühzeitig erkannt und fachgerecht behandelt werden sollte (siehe: „Psychische Beschwerden", Seite 160 ff.).**

Altern lässt sich zwar nicht verhindern, aber dennoch verlangsamen. Entscheidend für Zeitpunkt und Geschwindigkeit der Alterung sind Erbanlagen und Belastungen durch Krankheiten, aber auch viele andere Faktoren, die wir mit unserer Lebensgestaltung aktiv beeinflussen können. Folgende Maßnahmen tragen dazu bei, unseren Organismus länger fit zu halten: ein gesundes Ausmaß an körperlicher und geistiger Aktivität, eine abwechslungsreiche, vollwertige Ernährung, die Einschränkung von Rauchen, Alkohol- oder Drogenkonsum, seelische Ausgeglichenheit und erfüllende soziale Kontakte. Wichtig ist auch, Krankheiten früh zu erkennen und schnell zu behandeln, bevor sie ein schwer kontrollierbares Ausmaß erreichen.

- **Demenz**

Konzentrations- und Gedächtnisstörungen, Verwirrtheit, depressive Verstimmung, Persönlichkeitsveränderungen, Kopfschmerzen, Schwindel und Ohrgeräusche können erste Anzeichen einer senilen Demenz sein. Im fortgeschrittenen Stadium treten zusätzlich noch Wahnvorstellungen, starke Ängste, Desorientierung und eventuell schizophrene Züge auf.

Demenz ist Zeichen einer degenerativen Erkrankung des zentralen Nervensystems. Hauptursachen sind die Arteriosklerose der Hirngefäße und die Alzheimer-Krankheit.

Alzheimer-Krankheit

Deren Entstehung ist bislang unklar, sie beginnt aber in der Regel früher als andere Formen der Demenz – oft schon zwischen dem 50. und 60. Lebensjahr. Frauen sind doppelt so häufig betroffen wie Männer.

Bei der Alzheimer-Krankheit werden die Nervenzellen durch krankhafte Eiweiße in ihrer natürlichen Funktion gehemmt. Dadurch kommt es in der für das Denken zuständigen Hirnregion zu einem Mangel des Botenstoffes Acetylcholin.

Insgesamt leiden bis zu 13 % aller Menschen über 65 Jahren unter einer mehr oder weniger stark ausgeprägten Demenz.

ARZT

➤ **Gedächtnislücken und Vergesslichkeit sind nicht immer Ausdruck einer vorzeitiger Alterung des Gehirns. Oft steckt übermäßiger sozialer Stress dahinter. Eine Demenz liegt erst vor, wenn die Störungen das Alltagsleben deutlich beeinträchtigen und über einen Zeitraum von sechs Monaten fortbestehen.**

WIRKSAME HEILPFLANZEN ZUR STEIGERUNG DER LEISTUNGSFÄHIGKEIT

Eine Reihe von Heilpflanzen zeigt ausgezeichnete Wirkungen zur Leistungssteigerung und Stressbewältigung – sowohl im körperlichen als auch im geistig-seelischen Sinne. Zur Überwindung einer akuten Erschöpfung haben Sie die Wahl zwischen diversen Pflanzen, deren stimulierende Wirkung vor allem darauf beruht, dass sie Coffein enthalten. Aber auch für die längerfristige Behandlung einer umfassenden Leistungsschwäche können Sie auf pflanzliche Präparate zurückgreifen. Diese haben eine allgemein unterstützende Wirkung zur Stärkung unserer natürlichen Widerstandsfähigkeit, die chemisch-synthetische Wirkstoffe nicht aufweisen. Besonders wichtig ist aber auch, bereits vorbeugend auf eine ausgeglichene Lebensweise zu achten.

Im folgenden Abschnitt stellen wir Ihnen die wichtigsten Heilpflanzen zur Steigerung Ihrer Leistungsfähigkeit in alphabetischer Reihenfolge vor.

- **Ginkgo**

Ginkgoblätter verbessern die Gehirndurchblutung und schützen das Gewebe vor einer Schädigung durch Entzündungen und freie Radikale. Standardisierte Extrakte zeigen eine gute Wirksamkeit bei verschiedenen Formen der Demenz, einschließlich der Alzheimer-Krankheit. Sie können auch bei nachlassendem Gedächtnis genommen werden. Sowohl die Kommission E als auch die ESCOP empfehlen die Anwendung von Ginkgoblättern bei leichter bis mittelschwerer Demenz und bei Sinnesstörungen wie Schwindel und Ohrgeräuschen sowie zur Verbesserung der geistigen Leistungsstärke.

Pflanzensteckbrief, siehe Seite 252 f.

Anwendungsmöglichkeiten

- Fertigpräparate (Tabletten, Tropfen)
- Teezubereitungen sind nicht zu empfehlen.

ARZT

- Ginkgoblätter-Spezialextrakt hat sich bei der Behandlung verschiedener Formen von Hirnleistungsstörungen und Demenz sowohl in klinischen Studien als auch in der Behandlungspraxis als den synthetischen Mitteln ebenbürtig erwiesen. Deshalb zählen standardisierte Ginkgopräparate zu den wenigen rezeptfreien Arzneimitteln, die auch nach der Gesundheitsreform 2004 weiterhin von den Krankenkassen erstattet werden.

Ginseng

Die Ginsengwurzel erhöht die Widerstandsfähigkeit des Organismus gegenüber chemischen und physikalischen Reizen sowie gegenüber körperlichen und seelischen Belastungen. Kommission E und ESCOP empfehlen die Verwendung von Ginseng zur Stärkung und Kräftigung bei Müdigkeits- und Schwächegefühl, nachlassender Leistungs- und Konzentrationsfähigkeit sowie in der Rekonvaleszenz nach einer Krankheit.

Pflanzensteckbrief, siehe Seite 254 f.

Anwendungsmöglichkeiten

- Fertigpräparate (Kapseln, Pastillen, Lösungen)
- Lose Ginsengwurzel: 1 TL Wurzel mit 150 ml kochendem Wasser übergießen, 5–10 Min. ziehen lassen, 3–4 Wochen lang 3 Tassen täglich trinken.

Guarana

Die Samen des südamerikanischen Guaranastrauches sind reich an Coffein und verwandten Substanzen. Sie wirken daher anregend auf Herz und Kreislauf sowie auf das zentrale Nervensystem. Guarana gilt als die Pflanze mit dem höchsten bekannten Coffeingehalt. Er beträgt zwischen 3 und 6 % und ist damit rund dreimal so hoch wie der des Kaffees. Eine Bewertung durch Kommission E oder ESCOP liegt bislang nicht vor.

Pflanzensteckbrief, siehe Seite 258 f.

Anwendungsmöglichkeiten

- Fertigpräparate (Kapseln)
- Guaranahaltige Lebensmittel.

Kola

Kolasamen enthalten Coffein und wirken daher stimulierend. Die Kommission E befürwortet die Anwendung bei mentaler und physischer Ermüdung.

HERBALIST

- Wenn Guarana, Mate und Kola nur aufgrund ihres Coffeingehalts stimulierend wirken – warum dann nicht gleich bei schwarzem Tee oder Kaffee bleiben? Das ist sicherlich eine Geschmacksfrage, aber auch eine Frage der Verträglichkeit: Jede der Pflanzen besitzt neben ihrem Coffeingehalt noch weitere Inhaltsstoffe. Einige davon vertragen wir besser, andere schlechter. Die Gerbstoffe beispielsweise reizen den Magen. Kaffee enthält besonders viele davon. Für Menschen mit empfindlichem Magen ist es wichtig, zwischen verschiedenen stimulierenden Pflanzen wählen zu können.

ARZT

- Achtung: Coffeinhaltige Pflanzen wirken aufputschend. Wenn Sie diese am späten Nachmittag oder Abend anwenden, können Sie eventuell nicht einschlafen.
- Die regelmäßige Anwendung von Coffein führt zur Gewöhnung – beim Absetzen können körperliche Entzugserscheinungen auftreten.
- Während der Schwangerschaft oder Stillzeit sollten Sie auf Coffein möglichst ganz verzichten.

Pflanzensteckbrief, siehe Seite 288

Anwendungsmöglichkeiten

- Fertigpräparate (Tabletten, Lösung)
- Kolahaltige Lebensmittel.

Mate

Mateblätter enthalten Coffein und wirken daher stimulierend. Die Kommission E befürwortet die Anwendung bei geistiger und körperlicher Ermüdung.

Pflanzensteckbrief, siehe Seite 304

Anwendungsmöglichkeiten

- Fertigpräparate (Kapseln)
- Teebeutel
- Lose Mateblätter: 1–2 TL Blätter mit 150 ml kochendem Wasser überbrühen, 5–10 Min. ziehen lassen, morgens und mittags jeweils 1–2 Tassen trinken.

Taigawurzel

Die Taigawurzel steigert die Widerstandsfähigkeit und erhöht die Leistungsstärke. Kommission E und ESCOP empfehlen deren Verwendung zur Stärkung und Kräftigung bei Müdigkeits- und Schwächegefühl, nachlassender Leistungs- und Konzentrationsfähigkeit sowie in der Rekonvaleszenz nach einer Krankheit. Achtung: Nicht anwenden bei hohem Blutdruck!

Pflanzensteckbrief, siehe Seite 358 f.

Anwendungsmöglichkeiten

- Fertigpräparate (Tropfen, Kapseln, Dragees)
- Die Verwendung als Tee ist nicht gebräuchlich.

Weißdorn

Blätter und Blüten des Weißdorns steigern die Durchblutung des Herzmuskels und wirken Rhythmusstörungen entgegen. Sie eignen sich besonders zur Behandlung des Altersherzens. Sowohl die Kommission E als auch die ESCOP befürworten die Anwendung von Weißdorn bei nervösen Herzbeschwerden und nachlassender Leistungsfähigkeit des Herzens. Weißdornpräparate werden vorwiegend zur Langzeittherapie empfohlen und sollten daher über einen längeren Zeitraum eingenommen werden.

Pflanzensteckbrief, siehe Seite 376 f.

Anwendungsmöglichkeiten

- Fertigpräparate (Dragees, Kapseln, Tabletten, Tropfen)
- Teebeutel
- Lose Weißdornblätter mit Blüten: 1 TL der Blätter gut zerkleinern, mit 150 ml kochendem Wasser überbrühen und 5–10 Min. ziehen lassen, 3–4 Tassen pro Tag trinken, über einen Zeitraum von mindestens 6 Wochen anwenden.

Bewährte Teemischungen

Kombinationen der verschiedenen Heilpflanzen in Teemischungen sind nicht sinnvoll. Deshalb können wir Ihnen an dieser Stelle auch keine entsprechenden Rezepturen empfehlen.

Welche Heilpflanzen bei welchen Symptomen? – eine Auswahlhilfe

Beschwerden	Wichtigste Heilpflanzen		
	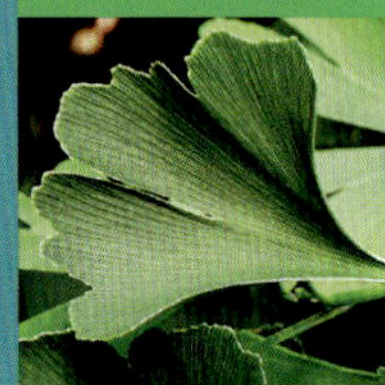	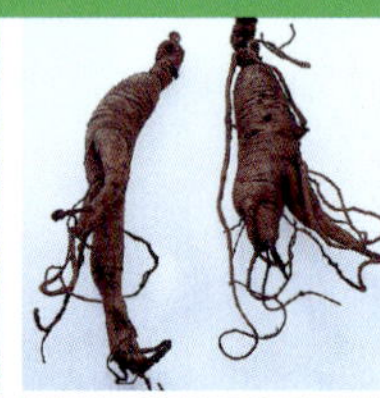	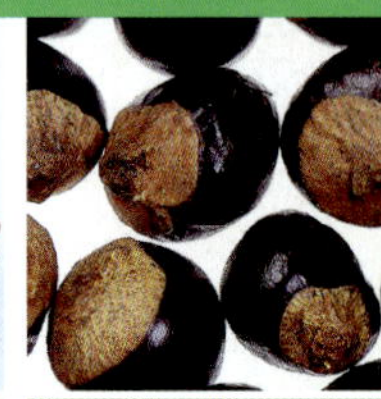
	Ginkgo ➤ S. 252 f.	Ginseng ➤ S. 254 f.	Guarana ➤ S. 258 f.
Erschöpfung	🔴	🟢🟢	🟢🟢🟢
Stress	🔴	🟢🟢🟢	🔴
Altersbedingter Leistungsrückgang	🟢🟢 (Gedächtnis)	🟢🟢	🔴
Demenz/Alzheimer-Krankheit	🟢🟢🟢	🔴	🔴
Bemerkung	Behandlungsdauer mindestens 8 Wochen		Zur kurzfristigen Stimulation
Fertigpräparate	Tabletten, Tropfen mit Trockenextrakt	Diverse Präparate mit Trockenextrakt oder Pulver	Kapseln mit Pulver; Lebensmittel

🟢🟢🟢 sehr gut geeignet, wissenschaftlich belegt (Monographie vorhanden, klinische Studien, Pharmakologie vorhanden)
🟢🟢 gut geeignet (belegt, Monographie vorhanden, wissenschaftlich nur einzelne Studien oder Pharmakologie belegt)
🟢 geeignet (verbreitete Anwendung oder Monographie vorhanden, aber wissenschaftlich schlecht belegt)
🔴 ungeeignet bzw. nicht beschrieben

	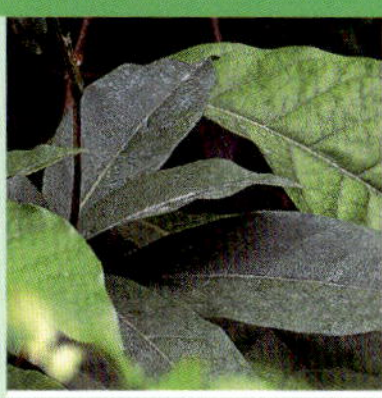	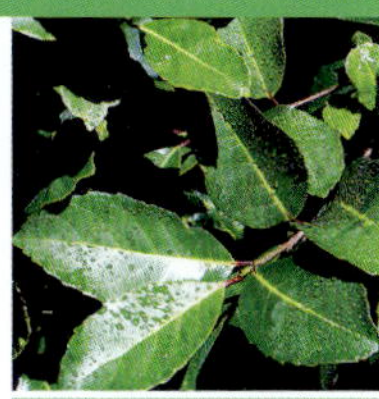	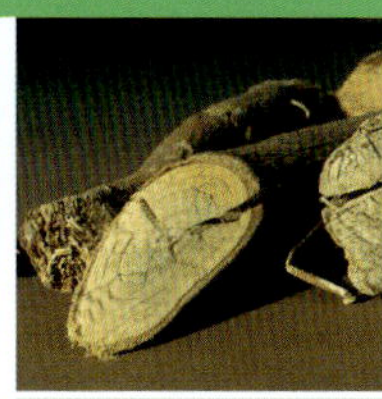	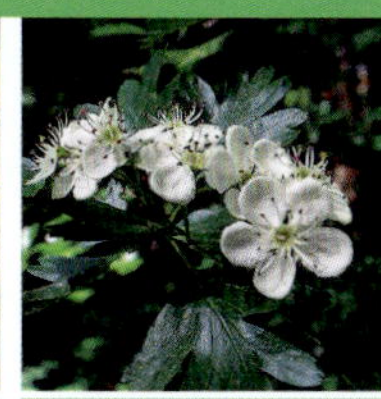
	Kola ➤ S. 288	Mate ➤ S. 304	Taigawurzel ➤ S. 358 f.	Weißdorn ➤ S. 376 f.
	🟢🟢🟢	🟢🟢🟢	🟢🟢	🔴
	🔴	🔴	🟢🟢🟢	🔴
	🔴	🔴	🟢🟢	🟢🟢🟢 (Herz)
	🔴	🔴	🔴	🔴
	Zur kurzfristigen Stimulation	Zur kurzfristigen Stimulation	Nicht bei Bluthochdruck	
	Tabletten oder Lösung mit Extrakt, Lebensmittel	Kapseln mit Extrakt, Arzneitee, Lebensmittel	Diverse Präparate mit Trockenextrakt	Diverse Präparate und Extrakte

Kinderkrankheiten

Für Kinder sind Krankheiten ein wichtiger Teil ihres Entwicklungsprozesses. Mit Ausnahme einiger typischer Kinderkrankheiten sind Kinder nicht von besonderen Erkrankungen betroffen, sie leiden allerdings häufiger an Infekten als Erwachsene. Das liegt daran, dass sie in ihrem Leben noch nicht so viel Bekanntschaft mit Krankheitserregern gemacht haben. Das Kindesalter stellt somit einen wesentlichen Lernprozess für das Immunsystem dar.

TYPISCHE ERKRANKUNGEN VON KINDERN

Abgesehen von den spezifischen Kinderkrankheiten wie Masern, Röteln, Mumps oder Windpocken, die nicht Gegenstand dieses Buches sind, gibt es einige typische Krankheiten, unter denen Kinder häufig leiden. Das sind Erkältungskrankheiten, Magen-Darm-Beschwerden, Schlafstörungen und Unruhe, um nur einige zu nennen.

ARZNEIMITTEL FÜR KINDER

Zur Behandlung von Kindern gibt es weitaus weniger Medikamente als bei Erwachsenen. Das liegt teilweise daran, dass bislang nur wenige klinische Studien an Kindern durchgeführt wurden und dass für viele Präparate als Vorsichtsmaßnahme die Anwendung unter 12 Jahren untersagt ist. Das gilt sowohl

WELCHE ROLLE SPIELT DIE PHYTOTHERAPIE?

Pflanzliche Arzneimittel werden in der Kinderheilkunde sehr häufig angewendet. Sie spielen vor allem bei der Selbstbehandlung von leichteren Erkrankungen und harmlosen Beschwerden eine wichtige Rolle und tragen dem Bedürfnis vieler Eltern nach alternativen Behandlungsmethoden Rechnung. Die Behandlungsweise von Kindern unterscheidet sich in der Phytotherapie nicht grundlegend von der bei Erwachsenen, abgesehen von der Dosierung. Die Erfahrung zeigt, dass Kinder sehr gut auf – auch schwächere – Phytopräparate ansprechen. Auch einige typische Kinderkrankheiten, die im Erwachsenenalter nicht mehr auftreten, können mit pflanzlichen Mitteln gut behandelt werden. Viele Hersteller von Fertigpräparaten haben inzwischen kinderfreundliche Applikationsformen entwickelt, z. B. Bäder, Salben, Zäpfchen, Sirupe und alkoholfreie Säfte oder Tropfen. Pflanzliche Heilmittel zeichnen sich durch ihre gute Verträglichkeit und ihre hohe Wirksamkeit aus und sind für Kinder gut geeignet.

für chemisch-synthetische Medikamente als auch für pflanzliche Arzneimittel. Aus diesem Grund werden Sie hier mehr Anwendungen aus der Volks- und Erfahrungsheilkunde finden, als das in den vorangegangenen Kapiteln der Fall war.

Bei jeder medikamentösen Behandlung ist zu bedenken, dass die Aufnahme, Verwertung und Ausscheidung von Wirkstoffen bei Kindern nicht völlig mit den Abläufen bei Erwachsenen übereinstimmen – Kinder sind keine „kleinen Erwachsenen“. Daraus ergeben sich abweichende Dosierungen und Behandlungszeiträume. Manche Medikamente, die für Erwachsene entwickelt wurden, eigenen sich nicht für die Behandlung von Kindern. Insbesondere in den ersten sechs Lebensmonaten sind die Entgiftungsmechanismen von Leber und Niere sowie das Immunsystem noch nicht vollständig ausgebildet. Auch der Abbau von Alkohol erfolgt dementsprechend langsamer. Vor allem bei Kleinkindern bis zum Alter von vier Jahren sollte möglichst auf alkoholische Zubereitungen verzichtet werden (im Anwendungsteil mit m. A. gekennzeichnet; o. A. bedeutet ohne Alkohol).

HERBALIST

- Bei der Dosierung der Teerezepte ist zu beachten, dass die angegebenen Mengen für Schulkinder im Alter von 6 bis 12 Jahren berechnet wurden. Kleinere Kinder bekommen entsprechend weniger, ältere die doppelte Dosis. Als Faustregel gilt:

  1. Lebensjahr: die Hälfte der angegebenen Menge

  2. bis 6. Lebensjahr: zwei Drittel der angegebenen Menge

Ebenfalls abzuraten ist von vielen Instanttees, da diese meist viel Zucker enthalten und damit die Kariesgefahr für das Kind erhöhen. Grundsätzlich gilt: Das Dauernuckeln egal welcher Getränke fördert die Kariesbildung. Viele Kinder lehnen Heiltees wegen des schlechten Geschmacks ab. In diesem Fall dürfen Sie den Tee mit etwas Honig süßen.

ARZT

- **Entwarnung**

  Flüssige Arzneimittel wie Tropfen, Tinkturen und Essenzen enthalten in der Regel Alkohol als Auszugs- und Lösungsmittel. Meist handelt es sich dabei um Ethanol. Das ist nötig, um die Inhaltsstoffe aus den Pflanzen zu extrahieren, sie in Lösung zu halten und für den Patienten verfügbar zu machen. Zum anderen dient der Alkohol als Konservierungsmittel.

  Zwar sollten Babys und Kleinkinder grundsätzlich keinen Alkohol zu sich nehmen, doch muss eingeräumt werden, dass die Dosen bei einer kurzzeitigen Anwendung über einige Tage mit einem alkoholhaltigen Präparat relativ niedrig sind, im Durchschnitt maximal 0,5 g Ethanol pro Einzeldosis. Bei vielen Anwendungen gibt es auch ein Alternativpräparat mit einem niedrigeren Alkoholgehalt.

ABWEHRSCHWÄCHE, ERKÄLTUNGEN, FIEBER

Kinder sind besonders anfällig für Erkältungskrankheiten mit und ohne Fieber. In keinem Lebensalter hat der Mensch so häufig Fieber wie in der Kindheit. Auch der Schnupfen ist ein ständiger Begleiter der ersten Lebensjahre. Vor allem in den Winter- und Übergangsmonaten werden Kinder von Erkältungen heimgesucht. Zehn grippale Infekte innerhalb eines Jahres gelten als normal. Pflanzliche Arzneimittel eignen sich gut zur Behandlung von grippalen Infekten, da sie nicht nur die Beschwerden lindern, sondern auch die Selbstheilungskräfte fördern (siehe: „Atemwegsbeschwerden", Seite 80 ff., und „Beschwerden des Immunsystems", Seite 168 ff.).
90 % aller Kinder, die an einer Infektionskrankheit leiden, brauchen kein Antibiotikum – Phytotherapeutika alleine sind völlig ausreichend. Bei einer Erkältung eignen sich Tees und Bäder als Darreichungsformen wegen ihrer schweißtreibenden Wirkung, Bäder allerdings erst bei Kindern ab drei Jahren. Auch alkoholfreie Tropfen mit einer Kombination verschiedener Heilkräuter, die schleimlösend und entzündungswidrig wirken, sind sehr zu empfehlen. Hilfreich sind auch Dampfbäder, vor allem dann, wenn die Nase verstopft ist oder wenn der Husten festsitzt.

ARZT

- Wenn ein Kind fiebert, ist das ein Zeichen für seine gesunde Abwehrkraft. Fieber ist keine Krankheit, sondern ein Heilfaktor. Mit der hohen Temperatur heizt der Organismus das Immunsystem an. Das Fieber leistet einen wichtigen Beitrag bei der Bildung körpereigener Abwehrkräfte. Es ist daher nicht sinnvoll, Fieber medikamentös zu senken, es sei denn, das Kind leidet unter Fieberkrämpfen oder an einem sehr schlechten Allgemeinzustand. Die erste Maßnahme, die Sie zur Senkung der Temperatur ergreifen sollten, ist – wie zu Großmutters Zeiten – der gute alte Wadenwickel (siehe: „Naturheilmittel selber zubereiten", Seite 392).
- Da der kindliche Organismus durch das Fieber und die Bekämpfung des Infekts geschwächt ist, gehört ein fieberndes Kind ins Bett. Achten Sie darauf, dass Ihr Kind viel trinkt. Das gilt grundsätzlich für alle Infekte. Am besten geeignet sind Wasser, stark verdünnte Fruchtsäfte oder Tees.

• Blassfarbener Sonnenhut

Die Wurzel des blassfarbenen Sonnenhuts wirkt nachweislich stimulierend auf das Immunsystem. Seit 1950 ist bekannt, dass der Sonnenhut über Wirkstoffe verfügt, die gegen Bakterien wirksam sind und das körpereigene Abwehrsystem stimulieren. Die Kommission E empfiehlt den blassfarbenen Sonnenhut zur unterstützenden Therapie bei grippeartigen Infekten, die ESCOP als unterstützende Therapie und Prophylaxe bei wiederkehrenden Erkältungen. Achtung: Nur anwenden, solange das Kind nicht fiebert. Echinacea gehört zur Familie der Korbblütengewächse. In seltenen Fällen kann es daher zu allergischen Reaktionen kommen. In diesem Fall bitte sofort absetzen und nicht mehr anwenden. Das gilt auch für Präparate, die einen Extrakt aus Purpursonnenhut enthalten.

Pflanzensteckbrief, siehe Seite 228 f.

Anwendungsmöglichkeiten

- Fertigpräparate (Dragees, Tabletten, Tropfen m. A.)
- Die Anwendung als Tee ist nicht gebräuchlich.

Holunder

Holunderblüten steigern die körpereigene Abwehrkraft. Sie wirken schweißtreibend und fördern die Bronchialsekretion. Die Kommission E befürwortet ihre Verwendung bei Erkältungskrankheiten. Holunderblüten lassen sich gut mit Lindenblüten mischen. Die Teemischung schmeckt lieblich und wird selbst von kleinen Kindern gern getrunken. Bei Bedarf mit etwas Honig süßen.

Pflanzensteckbrief, siehe Seite 265

Anwendungsmöglichkeiten

- Fertigpräparate sind nicht erhältlich
- Teebeutel
- Lose Holunderblüten: 1 TL mit 150 ml kochendem Wasser übergießen, 15 Min. ziehen lassen, mehrmals täglich geben.

Kamille

Kamillenblüten wirken entzündungshemmend und krampflösend. Kommission E und ESCOP empfehlen die Kamille bei Entzündungen der Mundschleimhaut und der Atemwege. Die Kamille eignet sich zur Dampfinhalation bei Atemwegserkrankungen.

Pflanzensteckbrief, siehe Seite 272 f.

Anwendungsmöglichkeiten

- Fertigpräparate (Tropfen m.A., Salben, Badezusätze)
- Teebeutel (nur DAB-Qualität)
- Lose Kamillenblüten zur Dampfinhalation: 1 EL Kamillenblüten mit 1 l heißem Wasser übergießen, etwas abkühlen lassen und das Kind unter einem Handtuch ca. 10 Min. inhalieren lassen. Vorsicht: Verbrühungsgefahr! Kleine Kinder nie alleine inhalieren lassen.

Kapland-Pelargonie / Umckaloabo

Die Wurzel der Kapland-Pelargonie wirkt antimikrobiell und stärkt die Abwehrkräfte des Immunsystems. Sie eignet sich zur Behandlung von akuten und chronischen Infekten der Atemwege und des HNO-Bereichs.

Pflanzensteckbrief, siehe Seite 276 f.

Anwendungsmöglichkeiten

- Fertigpräparate (Tropfen m. A.)
- Die Verwendung als Tee ist nicht gebräuchlich.

Linde

Lindenblüten sollen Schleimhautreizungen lindern und die Bronchialsekretion steigern. Sie sind wissenschaftlich schlecht untersucht. Aufgrund ihrer langjährigen traditionellen Anwendung befürwortet die Kommission E ihren Gebrauch bei Erkältungskrankheiten und Reizhusten. Lindenblüten lassen sich gut mit Holunderblüten mischen.

Pflanzensteckbrief, siehe Seite 294

Anwendungsmöglichkeiten

- Fertigpräparate sind nicht erhältlich
- Teebeutel
- Lose Blüten: 1 TL mit 150 ml heißem Wasser übergießen, 15 Min. ziehen lassen, mehrmals täglich geben.

Mädesüß

Mädesüßblüten wirken schweißtreibend, entzündungshemmend und aufgrund ihres Salicylatgehaltes schmerzlindernd. Sie sind in der Lage, Bakterien abzutöten. Die Kommission E empfiehlt ihre Verwendung bei Erkältungskrankheiten und fiebrigen Infekten.

Pflanzensteckbrief, siehe Seite 296

Anwendungsmöglichkeiten

- Fertigpräparate sind nicht erhältlich
- Lose Mädesüßblüten und -kraut: 1 TL Blüten oder Kraut mit 150 ml kochendem Wasser übergießen, 10–20 Min. ziehen lassen, mehrmals täglich geben.

- **Purpursonnenhut**

  Wurzel und Kraut des Purpursonnenhuts werden von der ESCOP als Begleittherapie und zur Vorbeugung bei häufig wiederkehrenden Atemwegs- und Harnwegsinfekten empfohlen. Die Kommission E befürwortet diese Anwendung nur für das Kraut des Purpursonnenhuts. Die immunstimulierende Wirkung ist wissenschaftlich gut belegt. Präparate aus Purpursonnenhut (auch in Kombination mit anderen immunstimulierenden Pflanzen) eignen sich zur Behandlung von infektanfälligen Kindern. Vorsicht bei Autoimmunkrankheiten (siehe Kasten unten)

  Pflanzensteckbrief, siehe Seite 328 f.

  Anwendungsmöglichkeiten

  - Fertigpräparate (Tropfen o. A., Salben, Lutschpastillen, Lösung)
  - Die Teezubereitung ist nicht zu empfehlen.

ARZT

- Gerade in der Übergangszeit, also in den Monaten, in denen Kinder besonders anfällig für Infekte sind, und bei Neigung zur Rezidiven, sprich bei sich häufig wiederholenden Infekten, kann eine Behandlung mit einem immunstimulierenden Präparat sinnvoll sein.
- Bei Kindern mit einer Autoimmunerkrankung wie Neurodermitis oder allergischem Asthma ist allerdings Vorsicht geboten. Ein ohnehin schon überschießendes Immunsystem sollte nicht noch medikamentös angefeuert werden. Das Gleiche gilt für fiebrige Infekte, auch hier ist die körpereigene Abwehr bereits aktiv. Im Zweifelsfall sprechen Sie bitte mit Ihrem Kinderarzt.

- **Bewährte Teemischungen**

  Diese schweißtreibende und entzündungshemmende Mischung hilft bei einer fiebrigen Erkältung:

  - *70 g Lindenblüten*
  - *15 g Pfefferminzblätter*
  - *10 g Mädesüßblüten*
  - *5 g Pomeranzenschalen*

  Pro Tasse 1 TL Teemischung mit 150 ml kochendem Wasser übergießen, 10 Min. ziehen lassen; mehrmals täglich geben, anschließend das Kind in Decken hüllen.

  Alternativ können Sie Ihrem Kind einen Holunder-Lindenblüten-Tee zubereiten. Er eignet sich vor allem für die Anfangsphase einer Erkältung, z. B. wenn Ihr Kind vom Schlittenfahren unterkühlt nach Hause kommt:

  - *50 g Lindenblüten*
  - *50 g Holunderblüten*

  Pro Tasse 1 TL Teemischung mit 150 ml kochendem Wasser übergießen, 10 Min. ziehen lassen; mehrmals täglich geben, anschließend das Kind in Decken hüllen.

HALSENTZÜNDUNG

Die typischen Symptome einer Halsentzündung sind Schluckbeschwerden mit mehr oder weniger starken Schmerzen sowie ein stark geröteter Rachenraum und geschwollene Schleimhäute. Häufig kommt auch noch Fieber hinzu. Halsentzündungen können durch Bakterien oder Viren ausgelöst werden. Sie werden durch Schmier- oder Tröpfcheninfektion übertragen. Zur Linderung der Beschwerden helfen feuchte Halswickel, Gurgeln mit Salbei- oder Kamillentee sowie das Lutschen geeigneter Pastillen (siehe: „Atemwegsbeschwerden“, Seite 80 ff.).

Kamille

Kamillenblüten wirken entzündungshemmend und krampflösend. Kommission E und ESCOP empfehlen die Kamille bei Entzündungen der Mundschleimhaut und der Atemwege.
Pflanzensteckbrief, siehe Seite 272 f.

Anwendungsmöglichkeiten

- Fertigpräparate (Tropfen m. A., Salben, Badezusätze)
- Teebeutel (nur DAB-Qualität)
- Lose Kamillenblüten: 1 TL Blüten mit 150 ml kochendem Wasser überbrühen, 5–10 Min. ziehen lassen, 3- bis 4-mal täglich geben oder das Kind damit gurgeln lassen (nicht für Kinder unter drei Jahren geeignet).

Malve

Blüten und Blätter der Malve haben gute schleimhautschützende Eigenschaften. Die Kommission E empfiehlt ihre Anwendung bei Schleimhautreizungen des Mund- und Rachenraumes sowie bei trockenem Reizhusten und Katarrhen der oberen Luftwege.
Pflanzensteckbrief, siehe Seite 300 f.

Anwendungsmöglichkeiten

- Fertigpräparate sind nicht erhältlich, mit Ausnahme von Hustenpastillen, die einen Extrakt aus Malvenblüten enthalten
- Teebeutel
- Lose Malvenblätter und Blüten: 2 TL Blätter oder 1 TL Blüten mit 150 ml kochendem Wasser übergießen, 10 Min. ziehen lassen, 1- bis 2-mal täglich geben.

Salbei

Salbeiblätter töten Viren und Bakterien ab. Sie bewirken, dass sich das Gewebe, z. B. in den Schleimhäuten, zusammenzieht. Kommission E und ESCOP empfehlen die äußerliche Anwendung von Salbei bei Mund- und Rachenraumentzündungen.
Pflanzensteckbrief, siehe Seite 338 f.

Anwendungsmöglichkeiten

- Fertigpräparate (Tropfen m. A.)
- Teebeutel
- Lose Salbeiblätter: Zum Gurgeln bzw. als Mundspülung 1 TL Blätter mit 100 ml heißem Wasser aufgießen, 10–15 Min. zugedeckt ziehen und abkühlen lassen; mehrmals täglich gurgeln oder spülen lassen (nicht für Kinder unter drei Jahren).

Spitzwegerich

Das Kraut des Spitzwegerichs hat antibakterielle, entzündungshemmende und krampflösende Eigenschaften. Die Kommission E befürwortet die innerliche Anwendung von Spitzwegerich bei Mund-, Rachen- und Atemwegsentzündungen.
Pflanzensteckbrief, siehe Seite 352

Anwendungsmöglichkeiten

- Fertigpräparate (Saft o. A.)
- Teebeutel
- Loses Spitzwegerichkraut: 1 TL Kraut mit 150 ml heißem (nicht kochendem) Wasser übergießen, 10–15 Min. ziehen lassen, abseihen und 3- bis 4-mal täglich geben.

ARZT

- **Klagt Ihr Kind über starke Schluckbeschwerden und Halsschmerzen, könnte eine Infektion mit Streptokokken der Gruppe A, das sind Bakterien, dahinter stecken. Kommen noch hohes Fieber, eine belegte Zunge („Himbeerzunge“) und ein Hautausschlag hinzu, hat Ihr Kind mit großer Wahrscheinlichkeit Scharlach. Diese Krankheit ist sehr ansteckend und muss unbedingt kinderärztlich behandelt werden, um Komplikationen vorzubeugen.**

Bewährte Teemischungen

Diese Mischung zum Gurgeln und Spülen schützt die entzündeten Schleimhäute und tötet Bakterien und Viren ab:

- *50 g Malvenblätter*
- *30 g Spitzwegerichkraut*
- *20 g Kamillenblüten*

1 TL Teemischung mit 150 ml heißem Wasser übergießen, 10 Min. ziehen und etwas abkühlen lassen, das Kind stündlich damit gurgeln lassen (nicht für Kinder unter drei Jahren geeignet).

Hier haben Sie eine etwas aufwendigere Mischung, die sich ebenfalls zum Gurgeln und Spülen bei Halsschmerzen eignet oder auch als Tee zum Trinken:

- *30 g Thymiankraut*
- *25 g Eibischwurzel*
- *15 g Spitzwegerichkraut*
- *10 g Süßholzwurzel*
- *10 g Fenchelfrüchte*

1 TL Teemischung mit 150 ml heißem Wasser übergießen, 10 Min. ziehen und etwas abkühlen lassen, das Kind stündlich damit gurgeln lassen (nicht für Kinder unter drei Jahren) oder 1–2 Tassen täglich geben.

Diese einfache, aber sehr wirkungsvolle Mischung zwingt so manche Keime in die Knie. Salbei schmeckt bitter, daher mögen ihn viele Kinder nicht:

- *½ TL Salbeiblätter*
- *½ TL Kamillenblüten*

mit 150 ml kochendem Wasser überbrühen, 10 Min. zugedeckt ziehen und etwas abkühlen lassen, das Kind stündlich damit gurgeln lassen (nicht für Kinder unter drei Jahren geeignet).

REIZHUSTEN, KRAMPFHUSTEN, BRONCHITIS

Erkrankungen der Atemwege kommen bei Kindern oft vor. Eine Behandlung mit Antibiotika ist nur in seltenen Fällen, z. B. bei schweren bakteriellen Infekten, angebracht. Bei den meisten einfachen Erkrankungen sind Phytotherapeutika wesentlich besser zur Linderung der Beschwerden geeignet. Eine große Auswahl von Heilpflanzen verfügt über eine hustenstillende Wirkung oder fördert die Bronchialsekretion (siehe: „Atemwegsbeschwerden“, Seite 80 ff.). Kindgerechte Darreichungsformen sind Salben zum Einreiben, Lutschpastillen und Sirupe oder Säfte.
Speziell für Kinder wurden mittlerweile auch Zubereitungen ohne Alkohol entwickelt.

Anis

Anisfrüchte wirken antibakteriell und krampflösend. Sie erleichtern das Abhusten. Kommission E und ESCOP empfehlen die innerliche und äußerliche Anwendung bei Entzündungen der Atemwege.
Pflanzensteckbrief, siehe Seite 209

Anwendungsmöglichkeiten

- Fertigpräparate sind nicht erhältlich
- Teebeutel
- Lose Anisfrüchte: ½ TL frisch zerstoßene Samen mit 150 ml Wasser überbrühen, 10 Min. zugedeckt ziehen lassen; 1- bis 2-mal täglich als Tee geben oder den Dampf inhalieren lassen (Verbrühungsgefahr!).

Efeu

Efeublätter wirken krampflösend und antibakteriell. Die Kommission E empfiehlt die Verwendung bei Atemwegsentzündungen, insbesondere bei chronischen Bronchialerkrankungen. Die Anwendung von Efeupräparaten bei Kindern ist gut dokumentiert.
Pflanzensteckbrief, siehe Seite 242

Anwendungsmöglichkeiten

- Fertigpräparate (Tabletten, Brausetabletten, Zäpfchen sowie Tropfen und Saft m. A., o. A.)
- Die Verwendung als Tee ist nicht gebräuchlich und wegen der geringen empfohlenen Tagesdosis nicht sinnvoll.

Eibisch

Blätter und Wurzeln des Eibisch lindern Schleimhautreizungen und eignen sich zur Behandlung von Rachenentzündungen und Reizhusten. Diese Anwendungen werden sowohl von der Kommission E als auch von der ESCOP empfohlen.

Pflanzensteckbrief, siehe Seite 244

Anwendungsmöglichkeiten

- Fertigpräparate (Sirup)
- Lose Eibischblätter oder -wurzeln: 1 TL Blätter oder $\frac{1}{2}$ TL Wurzel mit 150 ml kaltem Wasser ansetzen, 1–2 Std. unter häufigem Rühren ziehen lassen, abseihen und leicht erwärmen; mehrmals täglich geben.

Primel

Primelwurzeln und -blüten wirken aufgrund der enthaltenen Saponine schleimlösend. Kommission E und ESCOP befürworten die Anwendung bei Atemwegsentzündungen, für Primelwurzel auch bei chronischer Bronchitis. Besonders bewährt haben sich Kombinationen mit Thymian.

Pflanzensteckbrief, siehe Seite 326 f.

Anwendungsmöglichkeiten

- Fertigpräparate (Primelwurzel-Lutschpastillen, in Kombination mit anderen Drogen als Tropfen o. A. oder Saft o. A.)
- Teebeutel
- Lose Primelwurzel oder -blüten: $\frac{1}{4}$ TL zerkleinerte Wurzel oder $\frac{1}{2}$ TL Blüten mit 150 ml heißem Wasser übergießen, 10 Min. ziehen lassen und bis zu 3-mal täglich geben.

Sonnentau

Sonnentaukraut wirkt krampflösend und tötet eine Reihe von Bakterien ab. Die Kommission E bewertet die Anwendung bei Krampf- und Reizhusten positiv. Sonnentau eignet sich auch zur begleitenden Therapie bei Keuchhusten und Asthma.

Pflanzensteckbrief, siehe Seite 350 f.

Anwendungsmöglichkeiten

- Fertigpräparate (Saft, Tropfen m. A.)
- Loses Sonnentaukraut: 1 TL mit 150 ml heißem Wasser übergießen, 10 Min. ziehen lassen, 3- bis 4 mal täglich geben.

Thymian

Thymiankraut zeigt eine starke Wirkung gegen verschiedene Bakterien und Viren. Zudem fördert es den Hustenauswurf und löst Bronchialkrämpfe. Kommission E und ESCOP befürworten die Anwendung bei Atemwegsentzündungen, insbesondere bei Bronchitis. Die ESCOP empfiehlt darüber hinaus auch die Verwendung bei Entzündungen der Mundschleimhaut.

Pflanzensteckbrief, siehe Seite 366 f.

Anwendungsmöglichkeiten

- Fertigpräparate (Saft, Tropfen o. A., Zäpfchen)
- Loses Thymiankraut: 1 TL Kraut mit 150 ml heißem Wasser übergießen, 10–15 Min. zugedeckt ziehen lassen, mehrmals täglich geben.

ARZT

- **Wichtig: Lassen Sie kleine Kinder nie alleine inhalieren, andernfalls besteht die Gefahr, dass sie sich an dem heißen Wasser verbrühen und ernstlich dabei verletzen.**

Bewährte Teemischungen

Hier haben Sie ein Rezept für einen Hustentee, der schleim- und krampflösend wirkt und das Abhusten erleichtert – nicht vor dem Zubettgehen geben!

- *30 g Anisfrüchte*
- *30 g Eibischwurzel*
- *30 g Primelwurzel*

1 TL Teemischung mit 150 ml kochendem Wasser übergießen, 10 Min. ziehen lassen, 3- bis 5-mal täglich geben.

Bei festsitzendem Husten hilft dampfinhalieren mit Kamillenblüten und Thymianöl:

- *1 EL Kamillenblüten*
- *2 Tropfen reines ätherisches Thymianöl*

Kamillenblüten mit 1 l heißem Wasser übergießen, etwas abkühlen lassen, die Thymiantropfen zugeben und das Kind unter einem Handtuch ca. 10 Min. inhalieren lassen (Achtung: Verbrühungsgefahr!).

MITTELOHRENTZÜNDUNG

Erkältungen gehen bei vielen Kindern mit einer sehr schmerzhaften Mittelohrentzündung einher. Sie ist oft die Folge eines Infekts der oberen Luftwege. Die Schleimhaut der Eustachio-Röhre, der Verbindung zwischen Nasen-Rachen-Raum und Ohr – auch Ohrtrompete genannt –, ist geschwollen, und das Sekret kann nicht mehr abfließen. Die Folge sind starke Schmerzen. Oft kommen noch Kopfschmerzen und Fieber hinzu.
Wenn die Beschwerden trotz der empfohlenen Behandlung nicht innerhalb von 24 Stunden abklingen, sollten Sie unbedingt einen Kinderarzt oder einen Hals-Nasen-Ohren-Arzt aufsuchen, um mögliche Komplikationen zu vermeiden.

Thymian

Thymiankraut zeigt eine starke Wirkung gegen verschiedene Bakterien und Viren. Sowohl die Kommission E als auch die ESCOP befürworten die Anwendung bei Atemwegsentzündungen. Auch als begleitende Maßnahme zur Behandlung einer Mittelohrentzündung infolge eines Infekts der oberen Luftwege ist die Verwendung von Thymiankraut sinnvoll.
Pflanzensteckbrief, siehe Seite 366 f.

Anwendungsmöglichkeiten

- Fertigpräparate (Saft, Tropfen o. A., Zäpfchen)
- Loses Thymiankraut: 1 TL Kraut mit 150 ml heißem Wasser übergießen, 10–15 Min. zugedeckt ziehen lassen, mehrmals täglich geben.

Zwiebel

Ähnlich wie Knoblauch hat auch die Zwiebel antimikrobielle Eigenschaften. Zudem steigern die ätherischen Öle in der rohen Zwiebel die Durchblutung im Ohr. Dadurch werden die Schmerzen gelindert, und die Entzündung geht zurück. Eine Empfehlung für die äußerliche Anwendung bei einer Mittelohrentzündung liegt weder von der Kommission E noch von der ESCOP vor. Dennoch sprechen die guten Erfahrungen aus der Volksheilkunde für eine Anwendung von Zwiebeln als Auflage oder in Form von Ohrentropfen.
Pflanzensteckbrief, siehe Seite 381.

Anwendungsmöglichkeiten

- Fertigpräparate sind nicht erhältlich
- Frische Zwiebel: 1/2 rohe Zwiebel klein geschnitten und erwärmt als Auflage (siehe: „Naturheilmittel selber zubereiten“, Seite 392) oder den erwärmten Saft einer 1/2 rohen Zwiebel auf einen Wattebausch in die Ohrmuschel legen bzw. direkt ins Ohr träufeln. Mehrmals täglich anwenden.

ARZT

- 40 % aller Mittelohrentzündungen werden durch ein Virus ausgelöst. Solange keine bakterielle Infektion hinzukommt, ist die Gabe eines Antibiotikums sinnlos. Und selbst bei einer bakteriellen Entzündung muss nicht sofort ein Antibiotikum eingesetzt werden. Hilfreich sind abschwellende Nasentropfen und ein schmerzstillendes Medikament. Parallel dazu können pflanzliche Heilmittel angewendet werden, die entzündungshemmend wirken und bakterien- bzw. virenfeindlich sind. Zudem gibt es einige homöopathische Kombinationspräparate, die sich gut zur Behandlung einer Mittelohrentzündung eignen.

HARNWEGSENTZÜNDUNGEN

Blasenentzündungen sind vor allem bei Mädchen aufgrund der kurzen Harnröhre nicht selten. Eine Infektion der Harnwege kann die Folge einer Unterkühlung sein. Seelische Ursachen führen zu einer Reizblase. Bei Babys und Kleinkindern verläuft eine Blasenentzündung häufig schmerzfrei. Wenn das kleine Kind ohne weitere erkennbare Symptome fiebert, besteht immer der Verdacht auf einen Infekt der Harnwege. In diesem Fall bitte den Kinderarzt aufsuchen. Die erste Maßnahme besteht immer darin, das Kind reichlich trinken zu lassen – auch reines Wasser –, damit die Krankheitskeime ausgespült werden. Zusätzlich empfiehlt sich ein Heiltee, der die Nierenfunktion anregt und Keime abtötet. Wichtig ist auch, dass Unterleib und Füße warmgehalten werden.

• Goldrutenkraut

Echtes Goldrutenkraut wirkt nachweislich harntreibend und ist deshalb zur Durchspülung bei entzündlichen Erkrankungen der Harnwege geeignet. Diese Anwendung wird auch von der Kommission E und der ESCOP empfohlen. Goldrutenkraut wirkt krampflösend, entzündungshemmend und antibakteriell. Es ist deshalb das Mittel der Wahl bei entzündlichen Harnwegserkrankungen sowie zur Behandlung einer Reizblase.

Pflanzensteckbrief, siehe Seite 256 f.

Anwendungsmöglichkeiten

- Fertigpräparate (Tropfen m. A.)
- Loses Goldrutenkraut: 1 TL mit 150 ml kochendem Wasser übergießen, 15 Min. ziehen lassen und abseihen. 2- bis 4-mal täglich zwischen den Mahlzeiten geben (nicht vor dem Schlafengehen!).

BETTNÄSSEN

Wenn Kinder nachts einnässen, ist dafür in der Regel keine Erkrankung des Harntraktes verantwortlich. Sofern organische Ursachen wie eine Blasenentzündung oder Restharn ausgeschlossen werden können, helfen in erster Linie beruhigende Mittel oder entsprechende Verhaltensmaßnahmen. Wichtig ist, das Kind nicht unter Druck zu setzen. Es ist durchaus nichts Außergewöhnliches, wenn Kinder bis zum Schulalter nachts eine Windel brauchen. Erst wenn das Gehirn einen gewissen Reifegrad erreicht hat, wacht das Kind nachts auf, wenn die Blase gefüllt ist. Wesentlich häufiger sind jedoch seelische Gründe für das nächtliche Einnässen verantwortlich. Oft steht es in zeitlichem Zusammenhang mit der Geburt eines Geschwisterkindes, dem Tod eines geliebten Menschen oder schwelenden Konflikten in der Familie, z. B. der Eltern. In letzterem Fall ist es wichtig, die Ursache zu beheben.

• Johanniskraut

Johanniskraut hat einen positiven Einfluss auf die Gemütslage und ist deshalb zur Behandlung von Verstimmungen geeignet. Die Kommission E befürwortet Johanniskraut zur Behandlung von psychovegetativen Störungen, depressiven Verstimmungszuständen sowie bei Angst und nervöser Unruhe. Es kann innerlich und äußerlich zur Behandlung von Bettnässen ohne organische Ursache verwendet werden.

Pflanzensteckbrief, siehe Seite 270 f.

Anwendungsmöglichkeiten

- Fertigpräparate (Dragees, Kapseln, Filmtabletten, Tropfen m. A. und o. A. sowie Saft o. A.)
- Loses Johanniskraut: etwa 1 TL Kraut mit 150 ml kochendem Wasser übergießen, 5–10 Min. ziehen lassen und abseihen, morgens und mittags 1–2 Tassen trinken lassen
- Johanniskrautöl (Rotöl): Vor dem Schlafengehen jeweils einige Tropfen auf die Innenseite der Oberschenkel auftragen und einreiben. Diese Maßnahme aus der Erfahrungsheilkunde bewirkt, dass die Sensibilität für den Blasenschließmuskel erhöht wird, das heißt die Kinder werden durch das Völlegefühl in der Blase rechtzeitig wach und gehen auf die Toilette.

AUGENENTZÜNDUNGEN

Die Bindehaut des Auges kann sich durch Viren oder Bakterien entzünden, z. B. im Zuge einer Erkältung oder einer Masernerkrankung, nicht selten sind aber auch Reize aus der Umwelt wie Staub, Pflanzenpollen, Tierhaare oder auch Chlorwasser für die Entzündung verantwortlich. Typische Symptome sind gerötete, juckende oder brennende Augen sowie vermehrter Tränenfluss, Lichtempfindlichkeit und ein gelbliches Sekret. Eine leichte Bindehautentzündung verschwindet oft ganz von alleine, wenn die Ursache abgestellt ist und das Auge sich erholen kann. Zur Unterstützung dieses natürlichen Selbstheilungsprozesses bietet sich die Phytotherapie an.

• Augentrost

Zubereitungen aus Augentrost sollen aufgrund volksmedizinischer Erfahrungswerte für die Behandlung von Augenkrankheiten geeignet sein, der wissenschaftliche Beweis hierfür fehlt jedoch. Da das enthaltene Aucubin entzündungshemmend wirkt, ist die Anwendung bei Bindehautentzündungen nachvollziehbar. In einer Studie konnte diese Annahme bestätigt werden.

Pflanzensteckbrief, siehe Seite 215 f.

Anwendungsmöglichkeiten

- Fertigpräparate (Augentropfen)
- Loses Augentrostkraut: 1/2 TL Kraut mit 150 ml kochendem Wasser übergießen, 5 Min. ziehen und etwas abkühlen lassen. Mit dem lauwarmen Tee können die Augen gespült werden. Möglich sind auch Auflagen: Dazu wird eine sterile Kompresse in den Tee getaucht, ausgedrückt und auf das entzündete Auge gelegt. Aus hygienischen Gründen muss der Tee stets frisch zubereitet werden (siehe: „Naturheilmittel selber zubereiten", Seite 393).

ARZT

- **Sollten die Beschwerden trotz der Behandlung mit Augentrosttropfen oder -tee innerhalb von 48 Stunden nicht deutlich besser werden, suchen Sie bitte einen Kinder- oder Augenarzt auf.**

KOPFSCHMERZEN

Vor allem Schulkinder klagen zunehmend über Kopfschmerzen. Als mögliche Ursachen kommen in Frage: Anspannung, seelischer Kummer, Flüssigkeitsmangel (Schulkinder trinken zu wenig), falsche Ernährung, zu wenig Bewegung an der frischen Luft und überhitzte, sauerstoffarme Klassenzimmer. Kopfschmerzen können aber auch im Rahmen einer Erkältungskrankheit auftreten.

• Mädesüß

Mädesüßblüten wirken entzündungshemmend und aufgrund ihres Salicylatgehaltes schmerzlindernd. Sie können bereits von Kindern als sanftes Schmerzmittel genommen werden. Die Kommission E empfiehlt ihre Verwendung bei Erkältungskrankheiten und fiebrigen Infekten. Sie eignen sich auch zur Behandlung von Kopfschmerzen.
Pflanzensteckbrief, siehe Seite 296

Anwendungsmöglichkeiten

- Fertigpräparate sind nicht erhältlich
- Lose Mädesüßblüten und -kraut: 1 TL mit 150 ml kochendem Wasser übergießen, 10–20 Min. ziehen lassen, mehrmals täglich geben.

• Pfefferminze

Pfefferminzöl oder andere Zubereitungen für die äußere Anwendung eignen sich sehr gut zur lokalen Behandlung von Kopfschmerzen. Die Wirksamkeit ist durch klinische Studien belegt. Kommission E und ESCOP empfehlen die äußere Anwendung von Pfefferminzöl bei Muskel- und Nervenschmerzen.
Pflanzensteckbrief, siehe Seite 324 f.

Anwendungsmöglichkeiten

- Fertigpräparate (Lösung, Öl) zur äußeren Anwendung auf Schläfen, Stirn und Nacken für Kinder ab vier Jahren (nicht in die Nähe der Augen bringen!).

MAGEN-DARM-ERKRANKUNGEN

Kinder klagen sehr oft über Bauchschmerzen. Das kann verschiedene Ursachen haben: Häufig sind es Blähungen oder virale Infekte. Der Verdauungstrakt von Kindern ist noch recht empfindlich, vor allem bei kleinen Kindern. Besonders kritisch für Kinder ist Durchfall. Sie verlieren dabei sehr schnell lebenswichtige Salze und Wasser. Gerade bei Säuglingen kann dieser Zustand rasch lebensbedrohlich werden. Übelkeit und Erbrechen treten bei Kindern ebenfalls häufig auf, sind aber oft ebenso schnell wieder vorüber, wie sie gekommen sind. Verstopfungen kommen bei Kindern eher selten vor. Sie treten manchmal im Säuglingsalter auf. Bei einem Stillkind ist es allerdings ganz normal, wenn es nur alle paar Tage Stuhlgang hat. Bauchschmerzen können aber auch seelische Ursachen haben – Kindern „schlägt alles auf den Magen“: Kummer und Ängste, aber auch Vorfreude und Aufregungen aller Art.

• Blähungen und Bauchschmerzen

• Fenchel

Kommission E und ESCOP empfehlen Fenchelsamen zur Einnahme bei leichten krampfartigen Beschwerden im Magen-Darm-Trakt. Fenchelsamen lassen sich sehr gut kombinieren mit Kümmel, Anis und Koriander.
Pflanzensteckbrief, siehe Seite 246

Anwendungsmöglichkeiten

- Teebeutel
- Lose Fenchelsamen: ½ TL zerstoßene Samen mit 150 ml kochendem Wasser übergießen, 10–15 Min. zugedeckt ziehen lassen und 2- bis 3-mal täglich geben. Bei Säuglingen kann man den Fencheltee mit etwas Apfelsaft verdünnen oder mit Honig süßen, das schmeckt ihnen häufig besser.

HERBALIST

➤ Bei Blähungen, Dreimonatskoliken und unspezifischen Bauchschmerzen hilft das Massieren des schmerzenden Bauches mit einem „Vier-Winde-Öl“. Dazu nehmen Sie 30 ml Mandelöl und geben je 1 Tropfen Kümmel-, Fenchel- und Lavendelöl dazu. Vor dem Einreiben Händeanwärmen nicht vergessen! Massiert wird immer im Uhrzeigersinn.

• Kümmel

Kommission E und ESCOP empfehlen Kümmel zur Einnahme bei leichten krampfartigen Beschwerden im Magen-Darm-Trakt. Kümmelsamen lassen sich gut kombinieren mit Fenchel, Anis und Koriander.

Pflanzensteckbrief, siehe Seite 289

Anwendungsmöglichkeiten

- ➤ Teebeutel
- ➤ Lose Kümmelsamen: 1/2 TL zerstoßene Samen mit 150 ml kochendem Wasser übergießen, 10–15 Min. ziehen lassen und 2- bis 3-mal täglich geben. Bei Säuglingen kann man den Tee mit etwas Apfelsaft verdünnen oder mit Honig süßen. Nicht an der Flasche nuckeln lassen!

• Melisse

Melissenblätter wirken beruhigend auf die Nerven und damit auch auf den Magen-Darm-Trakt. Kommission E und ESCOP bewerten die Anwendung bei Verdauungsbeschwerden positiv.

Pflanzensteckbrief, siehe Seite 308 f.

Anwendungsmöglichkeiten

- ➤ Fertigpräparate (Dragees, Kapseln, Lösung o. A.)
- ➤ Teebeutel
- ➤ Lose Melissenblätter: 2 TL mit 150 ml kochendem Wasser übergießen, 10–15 Min. ziehen lassen, 3- bis 4-mal täglich oder abends geben.

• Pfefferminze

Pfefferminzblätter eignen sich zur Linderung von diversen Verdauungsstörungen. Kommission E und ESCOP empfehlen die innere Anwendung bei krampfartigen Beschwerden im oberen Verdauungstrakt.

Pflanzensteckbrief, siehe Seite 324 f.

Anwendungsmöglichkeiten

- ➤ Teebeutel
- ➤ Lose Pfefferminzblätter: 1 TL Blätter mit 150 ml kochendem Wasser übergießen, 10 Min. zugedeckt ziehen lassen und 3- bis 4-mal täglich geben.

• Bewährte Teemischungen

Bei Blähungen können Sie Ihrem Kind einen Tee aus Pfefferminzblättern und Kümmel zubereiten:

Pro Tasse:
- ➤ *ca. 1/2 TL Pfefferminzblätter*
- ➤ *ca. 1/2 TL zerstoßener Kümmel*

mit 150 ml kochendem Wasser übergießen, 10 Min. ziehen lassen, bei Bedarf geben.

Der „Vier-Winde-Tee“ hilft gegen Blähungen und schmeckt süßlich:

- ➤ *25 g Anissamen*
- ➤ *25 g Fenchelsamen*
- ➤ *25 g Koriandersamen*
- ➤ *25 g Kümmelsamen*

1 TL von der Mischung zerstoßen, dann mit 150 ml kochendem Wasser überbrühen, 10 Min. zugedeckt ziehen lassen und 3- bis 4-mal täglich geben.

ARZT

- Geriebener Apfel eignet sich gut zur Behandlung von Durchfallerkrankungen bei Kindern. Auf jeden Fall müssen Sie auf eine ausreichende Flüssigkeitszufuhr achten und Salz zufügen, entweder im Getränk oder in Form von Salzstangen. Bei heftigen Brechdurchfällen sollten Sie Ihren Kinderarzt aufsuchen.
- Vor allem bei Säuglingen und Kleinkindern ist es wichtig, auf Zeichen von Austrocknung zu achten. Dazu gehören ein Gewichtsverlust von mehr als 10 % sowie tief liegende Augen und Hautfalten, die beim Kneifen nicht mehr zurückgehen. In diesen Fällen müssen Sie unverzüglich den Kinderarzt aufsuchen. Er wird Ihrem Kind dann eine lebensrettende Infusion geben.
- Kinder, die unter Durchfall leiden, bekommen nur Tee und keine feste Nahrung. Erst wenn die Symptome abgeklungen sind, können Sie schrittweise mit dem Kostaufbau beginnen.

• Durchfall

• Heidelbeeren

Für akute Durchfallerkrankungen empfiehlt die Kommission E die Einnahme von Heidelbeeren – als Tee oder pulverisiert.

Pflanzensteckbrief, siehe Seite 263

Anwendungsmöglichkeiten

- Getrocknete Heidelbeeren in Form von Tees oder Pulver: 1 TL getrocknete Beeren mit 1/2 l Wasser 30 Min. kochen lassen und mehrmals täglich 1 TL geben.

HERBALIST

- Ältere Kinder können die getrockneten Heidelbeeren auch kauen. Wichtig: Die Beeren gut und lange einspeicheln! Pur gegessen können getrocknete Heidelbeeren den Magen reizen, daher nicht bei empfindlichem Magen geben.

• Tormentill / Blutwurz

Der Wurzelstock des Tormentill, auch Blutwurz genannt, eignet sich zur Behandlung einfacher Durchfallerkrankungen. Diese Anwendung wird auch von der Kommission E befürwortet.

Pflanzensteckbrief, siehe Seite 368

Anwendungsmöglichkeiten

- Lose Wurzel: 1/2 TL zerkleinerte Droge mit 150 ml kaltem Wasser ansetzen, kurz aufkochen lassen, abseihen und 3- bis 4-mal täglich vor den Mahlzeiten geben.
- Als Pulver: Mehrmals täglich 1/2 Msp. mit geriebenen Äpfeln oder Apfelmus vermischen und dem Kind geben.

• Übelkeit und Erbrechen

• Ingwer

Der Wurzelstock des Ingwers eignet sich zur Behandlung von Übelkeit und Erbrechen unterschiedlichster Ursache. Kommission E und ESCOP empfehlen Ingwer zur Vorbeugung gegen Reiseübelkeit. Die meisten Kinder mögen den Geschmack von Ingwer allerdings nicht.

Pflanzensteckbrief, siehe Seite 268 f.

Anwendungsmöglichkeiten

- Fertigpräparate (Kapseln)
- Loses Pulver: 1/2 TL mit Flüssigkeit nehmen.

Kamille

Kamillenblüten lindern krampfartige Beschwerden im Magen-Darm-Bereich. Kommission E und ESCOP empfehlen die innerliche Anwendung bei Krämpfen und Entzündungen im Verdauungstrakt. Wenn Sie die Kamillenblüten mit etwas Pfefferminze mischen, schmeckt der Tee besser.

Pflanzensteckbrief, siehe Seite 272 f.

Anwendungsmöglichkeiten

- Fertigpräparate (Tropfen m. A.)
- Teebeutel (nur DAB-Qualität)
- Lose Kamillenblüten: etwa 1 TL Blüten mit 150 ml kochendem Wasser übergießen, 5–10 Min. ziehen lassen und 3- bis 4-mal täglich geben.

Verstopfung

Lein

Zubereitungen aus Leinsamen sind ein nebenwirkungsfreies, verträgliches und gut wirksames Abführmittel und zur Anwendung bei Darmträgheit und Verstopfung geeignet. Sowohl die Kommission E als auch die ESCOP empfehlen die Einnahme von Leinsamen bei Verstopfung. Leinsamen wirken als Volumenabführmittel, das heißt sie nehmen große Mengen an Flüssigkeit auf und vergrößern ihr Volumen um ein Vielfaches. Daher ist es wichtig, auf eine ausreichende Flüssigkeitszufuhr zu achten. Leinsamen eignen sich zur Anwendung bei Kindern, die unter vorübergehender Verstopfung leiden.

Pflanzensteckbrief, siehe Seite 293

Anwendungsmöglichkeiten

- Fragen Sie in Ihrer Apotheke nach Leinsamensorten mit einer Quellzahl von mindestens 5. Davon 1 TL zerkleinert mit 150 ml kochendem Wasser übergießen und 2- bis 3-mal täglich vor den Mahlzeiten geben. Leinsamenschrot kann gemäß Anleitung unter die Nahrung gemischt werden.

ZAHNEN / ZAHNFLEISCH-ENTZÜNDUNG

Ein spezielles Problem von Kleinkindern sind das Zahnen und der Zahnwechsel sowie die damit verbundenen Schmerzen. Hier kann die äußerliche Behandlung der Symptome mit entzündungshemmenden und schmerzstillenden Heilpflanzen Linderung bringen.

Gewürznelke

Nelken und Nelkenöl wirken bei lokaler äußerlicher Anwendung schmerzstillend. Sie töten eine Vielzahl von Viren, Bakterien und Pilzen ab. Die Kommission E empfiehlt die Behandlung mit Nelke bei Entzündungen der Mund- und Rachenschleimhaut sowie bei Zahnschmerzen.

Pflanzensteckbrief, siehe Seite 251

Anwendungsmöglichkeiten

- Fertigpräparate sind nicht erhältlich
- Reines Nelkenöl: 1- bis 5%ige wässrige Lösung als Mundwasser oder zum Bepinseln des entzündeten Zahnfleisches.

Heidelbeere

Durch ihren relativ hohen Gerbstoffgehalt ziehen Heidelbeeren das Gewebe zusammen und fördern so die Wundheilung. Die Kommission E befürwortet die Anwendung von Heidelbeeren bei leichten Entzündungen der Mund- und Rachenschleimhaut.

Pflanzensteckbrief, siehe Seite 263

Anwendungsmöglichkeiten

- Fertigpräparate sind nicht erhältlich
- Lose getrocknete Heidelbeerfrüchte: Als Gurgellösung 2 EL getrocknete Beeren mit 1/2 l kaltem Wasser ansetzen, aufkochen und 30 Min. köcheln lassen, abseihen und im Verhältnis 1 : 10 mit Wasser mischen. Als Tee 1 TL Beeren mit 150 ml Wasser ansetzen, aufkochen und 10 Min. ziehen lassen, mehrmals täglich geben.

ARZT

➤ Kinder mögen Heidelbeeren in der Regel recht gerne. Die frischen Früchte können durch den enthaltenen Saft und die Fruchtsäuren Durchfall erzeugen, getrocknete Beeren bewirken genau das Gegenteil (siehe Seite 197).

• Kamille

Kamillenblüten wirken entzündungshemmend und krampflösend. Kommission E und ESCOP empfehlen die Kamille bei Entzündungen der Mundschleimhaut und der Atemwege.

Pflanzensteckbrief, siehe Seite 272 f.

Anwendungsmöglichkeiten

- Fertigpräparate (Tropfen m. A., Salben, Badezusätze)
- Teebeutel (nur DAB-Qualität)
- Lose Kamillenblüten: 1 TL Blüten mit 150 ml kochendem Wasser überbrühen, 5–10 Min. ziehen lassen, 3- bis 4-mal täglich geben.

HERBALIST

➤ Wenn das Zahnfleisch stark gerötet und geschwollen ist, können Sie die entzündeten Stellen mehrmals täglich mit kühlem Kamillentee betupfen.

• Salbei

Salbeiblätter töten Viren und Bakterien ab. Sie bewirken, dass sich das Gewebe, z. B. in den Schleimhäuten, zusammenzieht. Kommission E und ESCOP empfehlen die äußerliche Anwendung von Salbei bei Mund- und Rachenraumentzündungen.

Pflanzensteckbrief, siehe Seite 338 f.

Anwendungsmöglichkeiten

- Fertigpräparate (Tropfen m. A.)
- Teebeutel
- Lose Salbeiblätter: Zum Gurgeln bzw. als Mundspülung 1 TL Blätter mit 100 ml heißem Wasser aufgießen, 10–15 Min. zugedeckt ziehen und abkühlen lassen; mehrmals täglich gurgeln oder spülen lassen (nicht für Kinder unter drei Jahren geeignet). Bei Babys und Kleinkindern hilft das Betupfen mit dem abgekühlten Tee.

HAUTENTZÜNDUNGEN

Eine typische Hautkrankheit bei sehr kleinen Kindern ist der Milchschorf. Er äußert sich in Form gelb-roter Schuppen an Kopfhaut, Brust oder Genitalien. Die Ursachen sind komplex und weitgehend unklar. Etwa ab dem vierten Lebensmonat kann die verwandte Neurodermitis auftreten (siehe: „Hautkrankheiten", Seite 118 ff.). Die Basistherapie bei Milchschorf und Neurodermitis besteht in regelmäßiger Fett- und Feuchtigkeitszufuhr bei der täglichen Körperpflege, sprich durch rückfettende Pflegeprodukte. Unterstützend können Sie eine Reihe pflanzlicher Mittel anwenden, die den Juckreiz lindern und das Hautbild positiv verändern.

• Bittersüßer Nachtschatten

Bittersüßstängel wirken antimikrobiell. Sie ziehen das Gewebe zusammen und hemmen so die Entstehung einer Entzündung. Die Kommission E empfiehlt die innerliche oder äußerliche Anwendung als unterstützende Maßnahme bei chronischen Hautentzündungen (auch bei Neurodermitis).

Pflanzensteckbrief, siehe Seite 226 f.

Anwendungsmöglichkeiten

- Fertigpräparate (Tabletten, Tropfen, Salbe)
- Lose Bittersüßstängel: 1 TL Stängel mit 250 ml Wasser 10 Min. kochen lassen, abgekühlt für Umschläge verwenden; nach 1 Std. abnehmen.

Hamamelis

Blätter und Rinde des Hamamelisstrauches wirken Entzündungen entgegen und ziehen das Gewebe zusammen. Kommission E und ESCOP empfehlen die äußerliche Anwendung der Zaubernuss bei Hautentzündungen und Wunden. Eine klinische Studie ergab auch eine Wirksamkeit gegen Herpes.
Pflanzensteckbrief, siehe Seite 260 f.

Anwendungsmöglichkeiten

- Fertigpräparate (Salbe, Lösung m. A.)
- Lose Hamamelisblätter oder -rinde: 2 EL Blätter oder 2 TL Rinde mit 250 ml Wasser aufkochen, 15 Min. ziehen lassen und nach dem Abkühlen für Umschläge verwenden; für einen Badezusatz die 2- bis 4fache Menge einsetzen.

Kamille

Kamillenblüten hemmen Entzündungen. Kommission E und ESCOP empfehlen deren äußerliche Anwendung bei Hautentzündungen. Klinische Studien zeigten auch gute Erfolge bei der Wundbehandlung.
Pflanzensteckbrief, siehe Seite 272 f.

Anwendungsmöglichkeiten

- Fertigpräparate (Salbe, Creme, Tropfen m. A., Badezusatz, Öl)
- Teebeutel (nur DAB-Qualität)
- Lose Kamillenblüten: 1 TL mit 150 ml kochendem Wasser übergießen, zugedekkt 5–10 Min. ziehen lassen, abgekühlt für Umschläge verwenden; als Badezusatz 25 g Blüten mit 1 l kochendem Wasser übergießen, 15 Min. bedeckt ziehen lassen.

Nachtkerze

Das Öl aus den Samen der Nachtkerze hemmt Entzündungsprozesse und eignet sich zur Behandlung von Neurodermitis, wie klinische Studien gezeigt haben. Eine Bewertung der Kommission E liegt bisher nicht vor. Die innerliche und äußerliche Anwendung von Nachtkerzenöl bringt gute Erfolge bei atopischer Dermatitis, das haben einschlägige Studien zweifelsfrei nachweisen können.
Pflanzensteckbrief, siehe Seite 316 f.

Anwendungsmöglichkeiten

- Fertigpräparate (Kapseln)
- Kosmetika.

Ringelblume

Die Blüten der Ringelblume hemmen Entzündungen, fördern die Wundheilung und töten Viren und Bakterien ab. Kommission E und ESCOP empfehlen die äußerliche Anwendung bei Wunden, die ESCOP zusätzlich bei Hautentzündungen. Eine klinische Studie zeigte gute Erfolge bei der Behandlung von Verbrennungen und Verbrühungen.
Pflanzensteckbrief, siehe Seite 330

Anwendungsmöglichkeiten

- Fertigpräparate (Salbe, Tinktur m. A.)
- Teebeutel
- Lose Ringelblumenblüten: 1 TL Blüten mit $1/2$ l Wasser kalt ansetzen, kurz aufkochen und abgekühlt für Umschläge verwenden; zur Reinigung von verschmutzten Wunden 1 TL Blütenblätter ohne Kelch mit 150 ml kochendem Wasser übergießen, 10 Min. ziehen und abkühlen lassen.

Stiefmütterchen

Stiefmütterchenkraut wirkt reizlindernd. Im Tierversuch zeigte es eine Besserung von Ekzemen. Die Kommission E empfiehlt die äußerliche Anwendung bei leichten Hautentzündungen und Milchschorf bei Kindern.
Pflanzensteckbrief, siehe Seite 354

Anwendungsmöglichkeiten

- Fertigpräparate sind nicht erhältlich
- Teebeutel
- Loses Stiefmütterchenkraut: 1 TL Kraut mit 150 ml heißem Wasser übergießen, 5 Min. ziehen lassen, 3-mal täglich geben oder abgekühlt für Umschläge verwenden; für Sitzbäder 2 EL Kraut mit 1 l kochendem Wasser übergießen, nach 15 Min. abseihen und ins Badewasser geben.

• Weiße Taubnessel

Taubnesselblüten wirken aufgrund ihres Gerbstoffgehaltes schwach adstringierend. Die Kommission E empfiehlt die äußerliche Anwendung bei Entzündungen der Mund- und Rachenschleimhaut, aber auch bei leichten Hautentzündungen.

Pflanzensteckbrief, siehe Seite 378

Anwendungsmöglichkeiten

- Fertigpräparate sind nur in Kombination mit anderen Heilpflanzen erhältlich
- Lose Taubnesselblüten: 1 TL Blüten mit 250 ml kochendem Wasser übergießen, 5 Min. ziehen lassen und abgekühlt für Umschläge verwenden.

• Bewährte Teemischungen

Diese Rezeptur enthält Heilpflanzen, die entzündungshemmend wirken und die Wundheilung beschleunigen. Sie können Umschläge damit machen oder den Tee zur Körperwäsche verwenden oder auch dem Badewasser beigeben:

- *30 g Stiefmütterchenkraut*
- *30 g Hamamelisblätter*
- *20 g Odermennigkraut*
- *20 g Taubnesselblüten*

1–2 TL der Mischung mit 250 ml kochendem Wasser übergießen, 5 Min. ziehen und abkühlen lassen.

ANGST, UNRUHE, SCHLAFSTÖRUNGEN

• Baldrian

Bei nervöser Unruhe und Schlafstörungen ohne organische Ursache können Sie mit Baldrianpräparaten eine Verkürzung der Einschlafzeit sowie eine Verbesserung der Schlafqualität erzielen. Kommission E und ESCOP empfehlen Baldrian bei milder, kurzzeitiger nervöser Anspannung und bei Einschlafstörungen.

Pflanzensteckbrief, siehe Seite 217 f.

Anwendungsmöglichkeiten

- Fertigpräparate (Tropfen und Tinktur m. A.)
- Teebeutel, Teeaufgusspulver
- Lose Baldrianwurzel: 1/2 TL klein geschnittene Wurzel mit 150 ml kochendem Wasser aufgießen, 10–15 Min. ziehen lassen und vor dem Schlafengehen geben.

HERBALIST

- **Baldrian kann zwar bei Kindern angewendet werden, Melisse und Passionsblume eignen sich jedoch besser zur Behandlung von Nervosität, Unruhe und Schlafstörungen von Kindern.**

• Johanniskraut

Die Kommission E befürwortet Johanniskraut zur Behandlung von psychovegetativen Störungen, depressiven Verstimmungszuständen sowie bei Angst und nervöser Unruhe. Laut einschlägiger Studien haben Zubereitungen aus Johanniskraut eine positive Wirkung bei kindlichen Schlafstörungen.

Pflanzensteckbrief, siehe Seite 270 f.

Anwendungsmöglichkeiten

- Fertigpräparate (Dragees, Kapseln, Filmtabletten, Tropfen m. A. und o. A., Saft)
- Loses Johanniskraut: Etwa 1 TL Kraut mit 150 ml kochendem Wasser übergießen, 5–10 Min. ziehen lassen und abseihen, morgens und mittags 1–2 Tassen davon trinken lassen.

Lavendel

Lavendelblüten eignen sich aufgrund ihrer entspannenden und beruhigenden Wirkung besonders bei Unruhe, nervösen Beschwerden und Einschlafstörungen bei Kindern. Diese Anwendung wird auch von der Kommission E empfohlen. Lavendelöl als Badezusatz vor dem Schlafengehen wirkt beruhigend und schlaffördernd.

Pflanzensteckbrief, siehe Seite 292

Anwendungsmöglichkeiten

- Teebeutel
- Lavendelblütenöl, auch als Badezusatz
- Lose Blüten: Als Tee 1/2 TL mit 150 ml kochendem Wasser übergießen, zugedeckt 10 Min. ziehen lassen und vor dem Schlafengehen geben, als Badezusatz 20 g getrocknete Blüten auf 20 l Wasser. Kinder lieben Schlafkissen, die mit Lavendel- und Hopfenblüten gefüllt und neben das Kopfkissen gelegt werden.

Melisse

Melissenblätter beruhigen die Nerven und sind zur Behandlung nervös bedingter Einschlafstörungen geeignet. Die Kommission E bewertet diese Anwendung positiv. Die ESCOP empfiehlt die Einnahme von Melissenblättern zur Behandlung von Unruhe, Anspannung und Gereiztheit. Melisse eignet sich sowohl bei nervös bedingten Bauchschmerzen von Kindern als auch bei Unruhe und Schlafstörungen.

Pflanzensteckbrief, siehe Seite 308 f.

Anwendungsmöglichkeiten

- Fertigpräparate (Lösung m. A.)
- Teebeutel
- Lose Melissenblätter: 2 TL Blätter mit 150 ml kochendem Wasser übergießen, 10–15 Min. ziehen lassen.

ARZT

- **Bei Kindern wird Passionsblumenkraut bei nervöser Unruhe empfohlen. Diese Anwendung kann auch das Bettnässen oder den häufigen Harndrang positiv beeinflussen.**

Passionsblume

Unruhigen und nervösen Kindern tut die Einnahme von Passionsblumenkraut gut. Dies wird sowohl von der Kommission E als auch von der ESCOP befürwortet.

Pflanzensteckbrief, siehe Seite 321

Anwendungsmöglichkeiten

- Fertigpräparate (Tropfen m. A.)
- Loses Passionsblumenkraut: 1/2–1 TL Kraut mit 150 ml kochendem Wasser aufgießen, 10 Min. ziehen lassen und 2–3 Tassen täglich geben.

Bewährte Teemischungen

Bei Unruhezuständen, Nervosität und Einschlafstörungen von Kindern hilft die folgende Mischung:

- *1/2 TL Melissenblätter*
- *1/2 TL Passionsblumenkraut*

mit 300 ml kochendem Wasser übergießen, 5–10 Min. ziehen lassen und vor dem Einschlafen oder 2-mal täglich geben.

PRELLUNGEN, STAUCHUNGEN, VERBRENNUNGEN, WUNDEN

Kinder sind voller Tatendrang und sehr experimentierfreudig, daher verletzen sie sich auch häufig. Leichte Wunden und stumpfe Verletzungen sind an der Tagesordnung und können mit einer guten Auswahl wirksamer Heilpflanzen zu Hause behandeln werden (siehe: „Beschwerden am Bewegungsapparat", Seite 110 ff., und „Hautkrankheiten", Seite 118 ff.).

• Arnika

Arnikablüten wirken entzündungshemmend, töten Bakterien ab und fördern die Wundheilung. Kommission E und ESCOP empfehlen die äußerliche Anwendung bei Hautentzündungen, Wunden, Furunkeln und Insektenstichen. Achtung: Nicht anwenden bei Allergie gegen Korbblütler. Arnikatinktur bzw. deren Anwendung auf geschädigter Haut kann Ekzeme hervorrufen. Aus diesem Grund sollte Arnika nicht unverdünnt verwendet werden.

Pflanzensteckbrief, siehe Seite 210 f.

Anwendungsmöglichkeiten

- Fertigpräparate (Salbe, Gel, Tinktur m. A.)
- Lose Arnikablüten: 1 TL Blüten mit 150 ml kochendem Wasser übergießen, 10 Min. ziehen lassen und abgekühlt für Umschläge verwenden; mehrmals täglich.

• Beinwell

Kraut und Wurzeln des Beinwell wirken Entzündungen entgegen, regen die Durchblutung an und fördern den Rückgang von Schwellungen. Die Kommission E befürwortet deren äußerliche Anwendung bei Prellungen, Zerrungen und Verstauchungen.

Pflanzensteckbrief, siehe Seite 222 f.

Anwendungsmöglichkeiten

- Fertigpräparate (Salbe)
- Nur äußerlich anwenden!

• Hamamelis

Blätter und Rinde des Hamamelisstrauches wirken entzündungshemmend und ziehen das Gewebe zusammen. Kommission E und ESCOP empfehlen die äußerliche Anwendung bei Hautentzündungen und Wunden.

Pflanzensteckbrief, siehe Seite 260 f.

Anwendungsmöglichkeiten

- Fertigpräparate (Salbe, Lösung m. A.)
- Lose Hamamelisblätter oder -rinde: 2 EL Blätter oder 2 TL Rinde mit 250 ml Wasser aufkochen, 15 Min. ziehen lassen und abgekühlt für Umschläge verwenden.

• Johanniskraut

Ölige Zubereitungen aus Johanniskraut wirken Entzündungen entgegen und fördern die Wundheilung. Die Kommission E befürwortet die äußerliche Anwendung bei Verletzungen und Verbrennungen.

Pflanzensteckbrief, siehe Seite 270 f.

Anwendungsmöglichkeiten

- Fertigpräparate (Öl).

• Ringelblume

Ringelblumenblüten hemmen Entzündungen, fördern die Wundheilung und töten Viren und Bakterien ab. Kommission E und ESCOP empfehlen die äußerliche Anwendung bei Wunden. Eine klinische Studie zeigte gute Erfolge bei Verbrennungen und Verbrühungen.

Pflanzensteckbrief, siehe Seite 330

Anwendungsmöglichkeiten

- Fertigpräparate (Salbe)
- Teebeutel
- Lose Ringelblumenblüten: 1 TL Blüten mit 1/2 l Wasser kalt ansetzen, kurz aufkochen und abgekühlt für Umschläge verwenden; zur Reinigung von verschmutzten Wunden: 1 TL Blütenblätter ohne Kelch mit 150 ml kochendem Wasser übergießen, 10 Min. ziehen und abkühlen lassen.

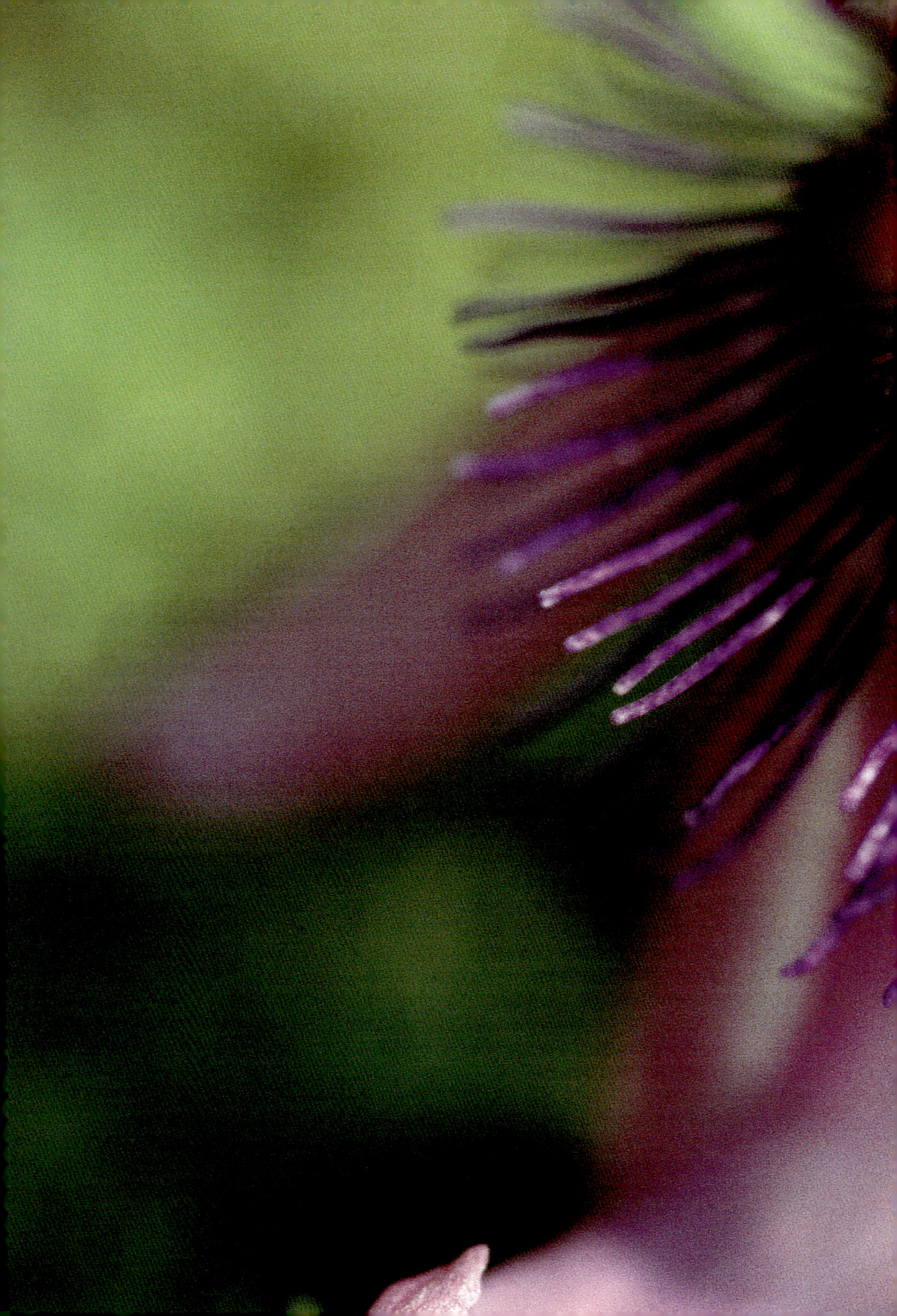

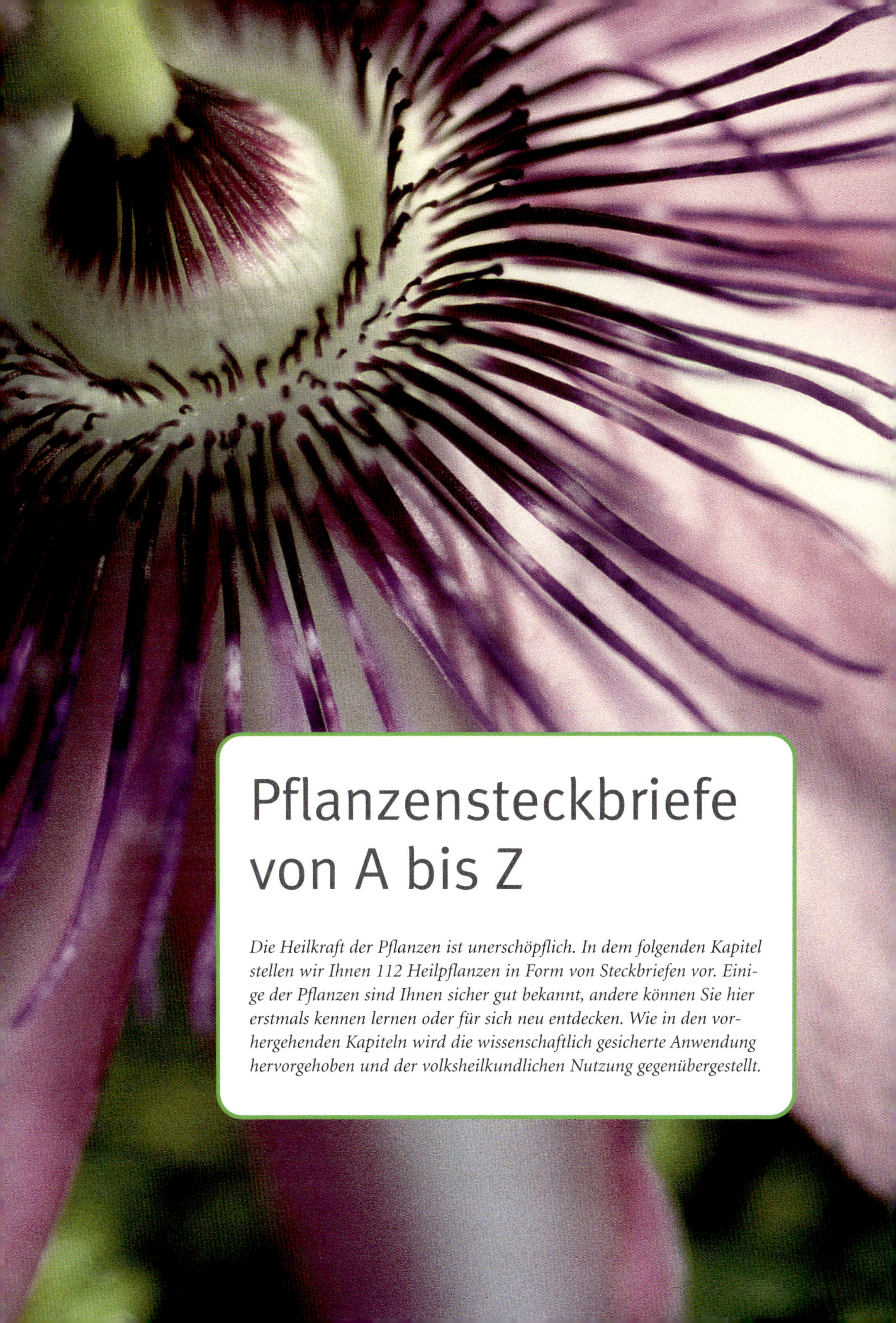

Pflanzensteckbriefe von A bis Z

Die Heilkraft der Pflanzen ist unerschöpflich. In dem folgenden Kapitel stellen wir Ihnen 112 Heilpflanzen in Form von Steckbriefen vor. Einige der Pflanzen sind Ihnen sicher gut bekannt, andere können Sie hier erstmals kennen lernen oder für sich neu entdecken. Wie in den vorhergehenden Kapiteln wird die wissenschaftlich gesicherte Anwendung hervorgehoben und der volksheilkundlichen Nutzung gegenübergestellt.

Afrikanische Pflaume

Prunus africana
(alt: Pygeum africanum)

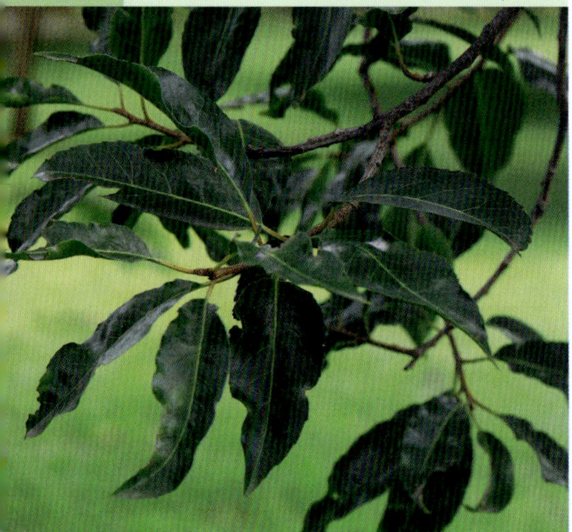

Geschichte

Die afrikanische Pflaume wächst im Hochland des südlichen Afrika, wo sie auch seit Jahrhunderten in der Volksheilkunde genutzt wird. Erst in den sechziger Jahren des 20. Jahrhunderts wurde sie von der westlichen Medizin „entdeckt". Aktuell sind die Wildbestände durch zu starke Nutzung gefährdet.

Botanischer Steckbrief

Die afrikanische Pflaume (Familie der Rosaceae), auch Pygeum genannt, ist ein großer (bis zu 35 m hoher) immergrüner Baum mit dunkler, stark zerfurchter Rinde und dicken, länglichen, lederartigen Blättern. Er blüht cremig weiß und bildet rote, runde Früchte.

Verwendete Teile und Inhaltsstoffe

Medizinisch verwendet wird die Rinde des Stammes. Pharmakologisch wichtige Inhaltsstoffe sind Sterole, Triterpene und Fettsäuren.

Verwendung in der Volksheilkunde

In Afrika gegen Schmerzen beim Harnlassen sowie bei Brustschmerzen, Malaria, Fieber und Entzündungen.

Wissenschaftlich belegte Anwendungen

- Eine Bewertung durch die Kommission E oder die ESCOP liegt bisher nicht vor.
- Zubereitungen aus der Rinde des Stammes zeigen eine gute Wirksamkeit bei der Behandlung einer vergrößerten Prostata. Der Extrakt regt die Drüsenepithelzellen der Prostata zur Regeneration an. Die enthaltenen Phytosterole haben eine hormonartige Wirkung und sind entzündungshemmend.

Darreichungsformen und Dosierung

Empfehlenswert ist die Verwendung des lipophilen Extrakts, in dem die wirksamen Inhaltsstoffe besonders angereichert sind. In Österreich und der Schweiz ist er in Form von Fertigpräparaten (Kapseln) erhältlich. Die Behandlung sollte mindestens 6–8 Wochen lang durchgeführt werden.

Anwendungsbeschränkungen

Keine bekannt.

Nebenwirkungen

In seltenen Fällen können leichte Magen-Darm-Beschwerden auftreten. Darüber hinaus sind keine Nebenwirkungen bekannt.

Aloe

Aloe barbadensis (A. vera) oder A. ferox

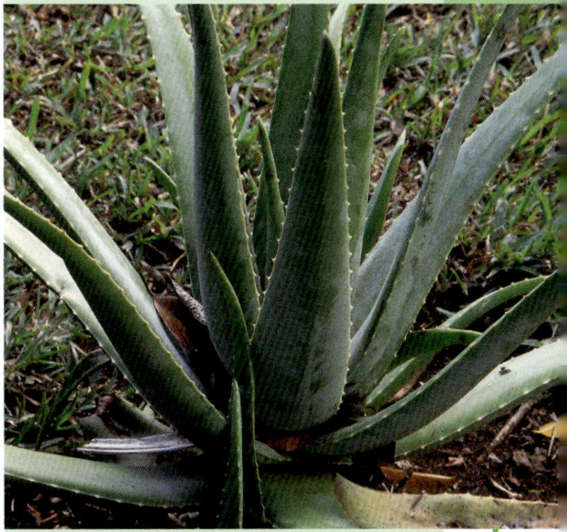

Botanischer Steckbrief

Die Aloe (Familie der Asphodelaceae) ist eine stammlose Rosettenpflanze. Ihre etwa 20 Blätter sind fleischig dick und 40–50 cm lang. Am Rand und an der Unterseite sitzen Stacheln. Der Blütenstand ist 60–90 cm hoch mit weißen Tragblättern und gelb-roten Blüten.

Verwendete Teile und Inhaltsstoffe

Medizinisch verwendet wird der eingedickte Saft der Blätter. Die wichtigsten Inhaltsstoffe sind Anthracenderivate und Alkylchromone.

Verwendung in der Volksheilkunde

In mehreren Kulturen quasi als Allheilmittel.

Geschichte

Die Aloe ist in Afrika heimisch. Verwandte Arten gibt es auch im Mittelmeerraum und in Indien. Ihr Name kommt vom arabischen „alloeh" für glänzend und bitter. Er bezieht sich auf die Blattoberfläche und den Geschmack ihres Saftes. Als Heilpflanze hatte die Aloe bereits in der Antike begeisterte Anhänger, darunter Nofretete, Alexander der Große und Nero.

Wissenschaftlich belegte Anwendungen

- Die Anthracenderivate bewirken eine Ansammlung von Wasser im Darm, erhöhen so den Füllungsdruck und regen die Darmtätigkeit an. Kommission E und ESCOP befürworten die Anwendung der Aloe bei Verstopfung. Beschrieben wurde eine Vielzahl weiterer Wirkungen, der wissenschaftliche Nachweis steht allerdings noch aus.

Darreichungsformen und Dosierung

Verwendet wird der getrocknete Saft als Pulver sowie Extrakte in Fertigarzneimitteln (Dragees). Die Dosis sollte so gering wie möglich gewählt werden. Die Menge an Anthracenderivaten darf 20–30 mg pro Tag nicht überschreiten. Aloepräparate sollten nur vorübergehend angewendet werden (maximal 2 Wochen).

Anwendungsbeschränkungen

Während der Schwangerschaft, in der Stillzeit, bei Hämorrhoiden oder Nierenerkrankungen nicht innerlich anwenden. Bei gleichzeitiger Einnahme von Herzmedikamenten vorher den Arzt befragen. Der Hautkontakt mit dem Saft aus der Blattbasis sollte gemieden werden.

Nebenwirkungen

Der abführende Effekt kann zu Magen-Darm-Krämpfen führen. Die Langzeitanwendung stört den Elektrolythaushalt und kann dadurch ernste Herz-Kreislauf-Beschwerden auslösen.

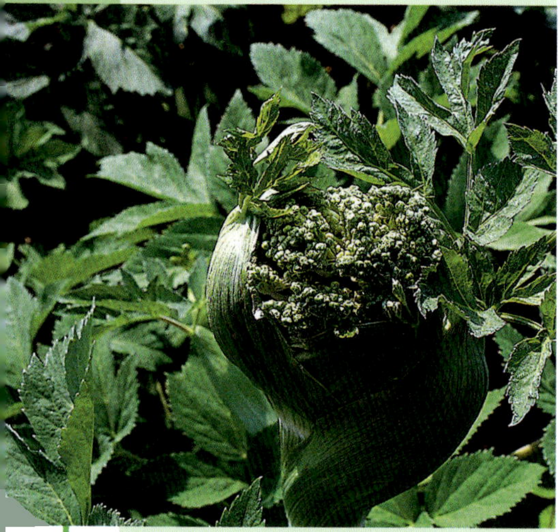

Geschichte

Diese nordische Pflanze wurde in mittelalterlichen Klostergärten vor allem als Mittel gegen die Pest angebaut. Ihre beiden Namen Angelica und Engelwurz beziehen sich wohl auf die überirdischen Kräfte, die der Pflanze zugeschrieben wurden. Einer Legende zufolge soll der Erzengel Raphael einen Einsiedler auf die Heilkraft der Pflanze aufmerksam gemacht haben.

Angelika

Angelica archangelica

Verwendung in der Volksheilkunde

Bei Rheuma, Husten, Menstruationsbeschwerden, Appetitlosigkeit, Völlegefühl, leichten Magen-Darm-Krämpfen sowie bei Leber- und Gallenkrankheiten.

Wissenschaftlich belegte Anwendungen

➤ Die Kommission E befürwortet die Anwendung bei Magen-Darm-Beschwerden wie Appetitlosigkeit oder Völlegefühl. Für die beruhigende Wirkung bei Husten steht der wissenschaftliche Nachweis bislang noch aus.

➤ Darreichungsformen und Dosierung

Verwendet werden Flüssigextrakt, Tinktur, ätherisches Öl oder die lose getrocknete Wurzel als Tee. Empfohlene Tagesdosis: 1,5–3 g Extrakt, 1,5 g Tinktur, 10–20 Tropfen ätherisches Öl oder 4,5 g Wurzeldroge.

Teezubereitung: 1 TL fein geschnittene Wurzel mit 150 ml heißem Wasser übergießen, 10 Min. ziehen lassen, 1- bis 2-mal täglich 1 Tasse 30 Min. vor den Mahlzeiten trinken.

! Anwendungsbeschränkungen

Nicht während der Schwangerschaft anwenden. Während der Anwendung auf längere Sonnenbäder verzichten.

Nebenwirkungen

Die photosensibilisierenden Eigenschaften (durch Furanocumarine) machen lichtempfindlich. Bei intensiver Sonnenbestrahlung oder Überdosierung der Angelikawurzel können allergieartige Hautausschläge auftreten.

Botanischer Steckbrief

Angelika (Familie der Apiaceae) ist eine stattliche Pflanze mit bis zu 2 m Höhe. An einem runden, etwa armdicken hohlen und gerillten Stängel sitzen sehr große Blätter (60–90 cm) und weiße bis gelbliche Blütendolden. Die Engelwurz blüht im Juli und August.

Verwendete Teile und Inhaltsstoffe

Medizinisch verwendet wird die getrocknete Wurzel. Wichtige Inhaltsstoffe sind Cumarine, Kaffeesäurederivate und das ätherische Öl.

Anis

Pimpinella anisum

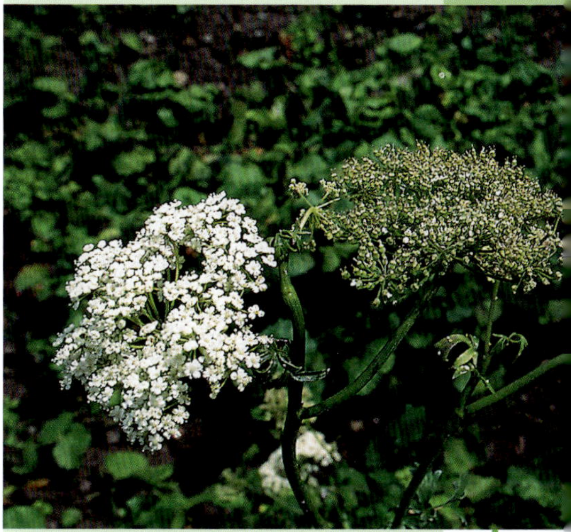

Botanischer Steckbrief

Anis (Familie der Apiaceae) ist ein einjähriges Kraut von etwa 50 cm Höhe mit gefiederten Blättern, die an Petersilie erinnern. Die weißen, doldenförmigen Blüten erscheinen von Juli bis August. Die Samen dieses Doldenblütlers werden von August bis September geerntet. Sie schmecken mild-würzig und leicht süßlich.

Verwendete Teile und Inhaltsstoffe

Medizinisch verwendet werden die getrockneten Samen. Von pharmakologischer Bedeutung ist das ätherische Öl mit den Hauptkomponenten Anethol und Anisaldehyd.

Verwendung in der Volksheilkunde

Bei Keuchhusten, Blähungen, kolikartigen Schmerzen, Menstruationsbeschwerden, Leberkrankheiten und Tuberkulose.

Geschichte

Der „süße Kümmel", wie der Anis auch genannt wird, stammt aus dem östlichen Mittelmeerraum und wird seit 4000 Jahren als Heil- und Gewürzpflanze angebaut. Frühe Texte aus der Pharaonenzeit beschreiben Anissamen als ein wirksames Mittel zum Harntreiben sowie gegen Verdauungsbeschwerden und zur Linderung von Zahnschmerzen.

Wissenschaftlich belegte Anwendungen

- Das ätherische Öl wirkt krampflösend und fördert die Bronchialsekretion. Kommission E und ESCOP befürworten die Anwendung bei Magen-Darm-Beschwerden sowie bei Bronchitis oder Rachenentzündungen.
- Auch antimikrobielle und entzündungshemmende Wirkungen der Anissamen wurden beschrieben.

Darreichungsformen und Dosierung

Verwendet werden die getrockneten Samen oder das ätherische Öl. Empfohlen wird eine Tagesdosis von 3 g Samen oder 10–12 Tropfen ätherisches Öl.

Tee oder Dampfbad: 1/2 TL Samen zerstoßen, mit 150 ml heißem Wasser übergießen und 10 Min. zugedeckt ziehen lassen. 1- bis 2-mal täglich trinken oder den Dampf inhalieren.

Anwendungsbeschränkungen

Nicht bei bekannter Allergie anwenden.

Nebenwirkungen

Gelegentlich treten allergische Reaktionen an der Haut, an den Atemwegen oder im Magen-Darm-Trakt auf.

Arnika

Arnica montana

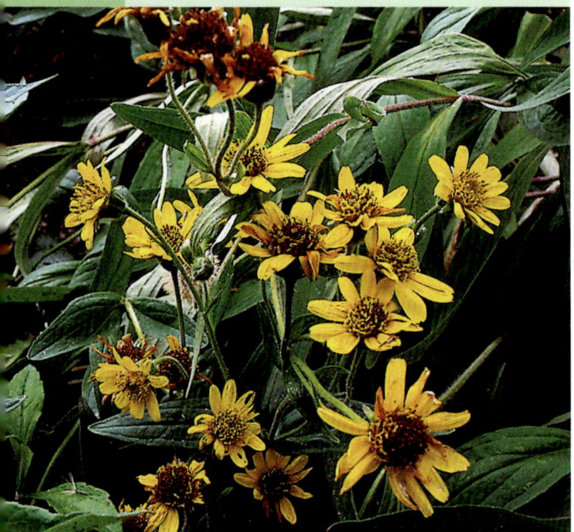

Geschichte

Arnika ist eine Gebirgspflanze, was sich auch in ihrem Beinamen „montana" widerspiegelt: „Mons" stammt aus dem Lateinischen und heißt Berg. Der alte deutsche Name „Wohlverleih" deutet auf ihre besonderen Heilkräfte hin. Andere volkstümliche Namen wie Fallkraut oder Bruchkraut geben einen direkten Hinweis auf ihre Verwendung zur Heilung von stumpfen Verletzungen. Erst in der Neuzeit, seit dem 17. Jahrhundert, wurde Arnika in großem Umfang angewendet. Das ging so weit, dass sie in Mitteleuropa fast ausgerottet wurde und noch heute als gefährdete Art klassifiziert ist. Aus diesem Grund und weil die echte Gebirgsarnika relativ schwer zu kultivieren ist, wurde in Deutschland zur Gewinnung von Arzneimitteln auch die nordamerikanische Wiesenarnika offiziell zugelassen. Als Stammpflanze ist außerdem Arnika chamissonis zulässig.

Botanischer Steckbrief

Arnika (Familie der Asteraceae) ist eine mehrjährige krautige Staude, die 20–60 cm hoch wird. Die Blätter sind grundständig und rosettenförmig. Die gelben Blüten erscheinen zwischen Mai und August.

Verwendete Teile und Inhaltsstoffe

Arzneiliche Verwendung finden die getrockneten Blütenstände. Pharmakologisch wichtige Inhaltsstoffe sind Sesquiterpenlactone, Flavonoide, Cumarine, Kaffeesäurederivate und ein ätherisches Öl.

Wissenschaftlich belegte Anwendungen

- Die Kommission E und die ESCOP befürworten die äußerliche Anwendung von Arnika bei stumpfen Verletzungen, Muskel- und Gelenkschmerzen sowie bei Schleimhautentzündungen im Mund- und Rachenraum, bei Hautentzündungen und Insektenstichen.
- Die Sesquiterpenlactone, vor allem das Helenalin, wirken antimikrobiell gegen verschiedene Bakterien und Pilze.
- Helenalin hemmte im Tierversuch die Bildung von Entzündungen und Ödemen.
- Bei Ratten wurde die Wundheilung durch Arnika verbessert.

Verwendung in der Volksheilkunde

Bei Gebärmutterblutungen, Herzmuskelentzündungen, Arteriosklerose, Angina pectoris sowie bei stumpfen Verletzungen.

Darreichungsformen und Dosierung

Verwendet werden Fertigarzneimittel wie Salben oder Gele, ölige Auszüge oder die verdünnte Tinktur für Mundspülungen, Umschläge oder zum Einreiben. Die Tinktur sollte 10fach mit Wasser verdünnt werden, sprich im Verhältnis 1 : 10.

Teezubereitung: 2 TL Blüten mit 150 ml kochendem Wasser übergießen, 10 Min. ziehen lassen und abgekühlt mehrmals täglich für Umschläge verwenden.

In der Homöopathie ist Arnica ein wichtiges Wundheilmittel. Es wird aus dem getrockneten Wurzelstock der Pflanze hergestellt, die homöopathische Salbe dagegen aus dem frischen, blühenden Kraut.

Anwendungsbeschränkungen

Zubereitungen aus Arnikablüten dürfen nicht innerlich angewendet werden! Sie sollten außerdem nicht bei bekannter Allergie gegen Korbblütler (z. B. Kamille und Löwenzahn) verwendet und nicht über längere Zeit auf offene Wunden aufgetragen werden.

TIPP

Allergie

Arnikablüten aus Spanien oder Portugal sind am besten verträglich, da sie nicht den allergieauslösenden Inhaltsstoff Helenalin enthalten.

Nebenwirkungen

Arnikablüten lösen relativ häufig Allergien aus, die sich in Form von Hautausschlägen mit Juckreiz äußern. Die unverdünnte Arnikatinktur kann auch ohne Allergie Ekzeme hervorrufen. Bei innerlicher Anwendung sind Vergiftungen mit starker Schleimhautreizung und Herzmuskellähmung möglich.

STUDIEN

- In einer kleinen Studie, die mit zwölf gesunden Freiwilligen durchgeführt wurde, zeigte die äußerliche Anwendung eines Gels, das Arnikablüten enthielt, eine stärkere Linderung von Muskelschmerzen als ein Gel ohne den Zusatz von Arnika.
- Patienten mit chronischer Venenschwäche und Krampfadern erhielten zusätzlich zu einer Bäderbehandlung Einreibungen mit Arnikatinktur oder mit einem Placebo. Nach drei Wochen ergaben sowohl objektive Messungen an den Venen als auch das subjektive Empfinden von Symptomen wie Spannung oder Schmerz eine stärkere Verbesserung in der Arnikagruppe.

Artischocke

Cynara scolymus

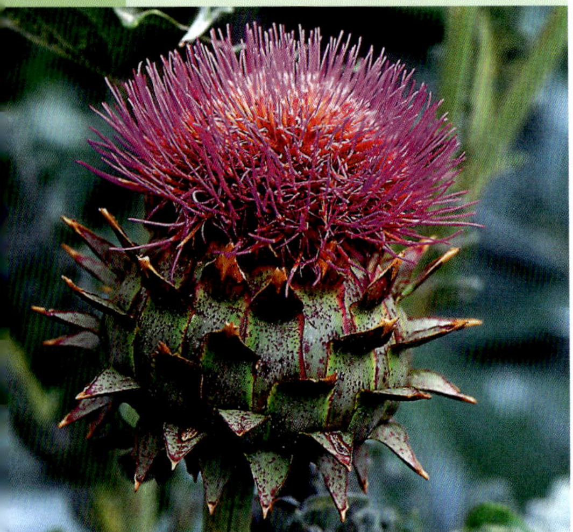

Geschichte

Der Name Artischocke stammt von den Mauren: „al-churchufa“ bedeutet so viel wie essbare Pflanze. Die Artischocke ist eine alte Nutzpflanze aus dem Mittelmeerraum, wo sie auch heute noch kultiviert wird. Belegt ist, dass sie schon 500 v. Chr. von den Ägyptern verwendet wurde. Im christlichen Rom galt die Gartenartischocke als teure Gemüsespezialität. Erst im 15. Jahrhundert gelangte die Artischocke nach Frankreich und England, wo sie sich vor allem der Adel schmecken ließ. Besonderen gesundheitlichen Wert sprach man in erster Linie der Wurzel und den Blättern zu, die schon im 16. und 17. Jahrhundert als Mittel gegen „verstopfte Leber und Niere“ gepriesen wurden.

Botanischer Steckbrief

Die Artischocke (Familie der Asteraceae) gehört zu den Korbblütlergewächsen. Sie ist eine ausdauernde distelartige Pflanze mit einem mächtigen, bis 2 m hohen Stängel, der dicht mit stacheligen Blättern bewachsen ist. An der Spitze bilden sich kugelige, stachelige Blütenköpfe, die vor der Blüte geerntet werden. Die Pflanze blüht im Sommer und Herbst blau-violett. Die Artischocke dient nicht nur zu Heilzwecken, ihre wohlschmeckenden Böden und die Blätter gelten über den Mittelmeerraum hinaus als Delikatesse.

Wissenschaftlich belegte Anwendungen

- Die Kommission E und die ESCOP befürworten die innerliche Anwendung bei Verdauungsbeschwerden. Die ESCOP empfiehlt Artischockenblätter darüber hinaus auch für Leber- und Gallenwegsstörungen sowie im Rahmen einer fettreduzierten Ernährung bei erhöhten Blutfettwerten.
- Extrakte aus Artischockenblättern können Zellen, insbesondere Leberzellen, vor der Schädigung durch freie Radikale schützen. Außerdem hemmen sie die körpereigene Produktion von Cholesterin und regen den Gallenfluss an.
- In Tierversuchen wurde nach zweimonatiger Anwendung eines Artischockenblätterextraktes eine Senkung der Cholesterinwerte beobachtet. Prophylaktisch verabreicht schützte der Extrakt die Leber von Ratten gegen die Folgen einer Vergiftung.

Verwendete Teile und Inhaltsstoffe

Arzneiliche Verwendung finden die frischen oder getrockneten Grundblätter und ihre Zubereitungen, vor allem aber wässrige Trockenextrakte. Als wichtigste, pharmakologisch wirksame Inhaltsstoffe enthalten Artischockenblätter Kaffeesäurederivate, Flavonoide und Sesquiterpenlactone.

Verwendung in der Volksheilkunde

Bei Verdauungsbeschwerden wie Blähungen und Völlegefühl sowie bei Übelkeit, hervorgerufen durch schlechte Lebertätigkeit, und als stärkendes Mittel in der Rekonvaleszenz.

➤ Darreichungsformen und Dosierung

Verwendet werden überwiegend Fertigpräparate, in der Regel aus wässrigen Trockenextrakten. Erhältlich sind Dragees, Kapseln, Tabletten oder Tropfen. Auch der Presssaft aus der frischen Pflanze ist für die medizinische Anwendung geeignet. Dagegen besitzen Artischocken als Gemüse keine gute arzneiliche Wirksamkeit, da die Zubereitung ihnen einen großen Teil der wirksamen Inhaltsstoffe entzieht.

Empfohlen werden Tagesdosen, die 6 g getrockneter Droge entsprechen (ca. 1320 mg Trockenextrakt oder 30 ml Presssaft), verteilt auf 2–3 Portionen, jeweils vor den Mahlzeiten.

Teezubereitung: 1 TL klein geschnittene Artischockenblätter mit 150 ml heißem Wasser übergießen, 10 Min. ziehen lassen und jeweils eine Tasse vor den Mahlzeiten trinken.

! Anwendungsbeschränkungen

Zubereitungen aus Artischockenblättern sollten nicht während Schwangerschaft oder Stillzeit angewendet werden, weil dazu keine wissenschaftlichen Erkenntnisse vorliegen.

Wenn Sie an einem Verschluss der Gallenwege leiden, sollten sie Präparate aus Artischockenblättern keinesfalls anwenden. Und bei Gallensteinen fragen Sie vor der Anwendung bitte Ihren behandelnden Arzt.

Bei bekannter Allergie gegen Korbblütler (vgl. Arnica montana, Seite 210 f.) sollten Artischockenpräparate ebenfalls nicht angewendet werden.

Nebenwirkungen

In seltenen Fällen treten Magen-Darm-Beschwerden auf. Außerdem sind allergische Reaktionen möglich (siehe oben).

STUDIEN

- Über 500 Patienten mit unspezifischen Verdauungsstörungen erhielten über einen Zeitraum von 6 Wochen 3-mal täglich eine Dosis von 320–640 mg Artischockenblätterextrakt oder ein Placebo. Die Symptome verbesserten sich bei der Gruppe, die den Extrakt erhalten hatte, insgesamt um 71 %. Verglichen mit den Ausgangswerten, nahmen die Blähungen um 66 % ab, die Unterleibsschmerzen um 76 % und die Übelkeit sogar um 82 %.
- Bei einer Untergruppe von 300 Patienten wurden auch die Blutfettwerte untersucht: Bei den Personen, die den Artischockenextrakt bekommen hatten, nahmen die Triglyceride um 12,5 % ab und das Gesamtcholesterin um 11,5 %, dagegen nahm das „nützliche“ HDL-Cholesterin nur leicht um 2,3 % zu.

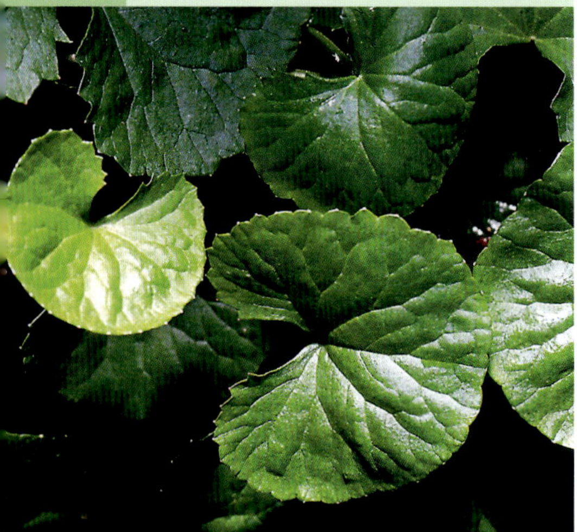

Geschichte

Der Wassernabel stammt aus Südostasien und ist vor allem auf Sri Lanka verbreitet, wo er traditionell als lebensverlängerndes Mittel angesehen wird. Eine Legende besagt, dass verletzte bengalische Tiger sich instinktiv in Kolonien dieser Pflanze wälzen und so die Wundheilung und die Regeneration der verletzten Haut anregen.

Asiatischer Wassernabel

Centella asiatica

Verwendung in der Volksheilkunde

Innerlich zur Stärkung der Konzentrationsfähigkeit und der Gedächtnisleistung sowie bei Rheuma, schlechter Verdauung und bei Hautkrankheiten, äußerlich bei schwer heilenden Wunden, Leprageschwüren und Narben.

Wissenschaftlich belegte Anwendungen

- Eine Bewertung durch die Kommission E oder die ESCOP liegt bisher nicht vor.
- Im Tierversuch konnte Wassernabelkraut der Bildung von Geschwüren vorbeugen und die Wundheilung beschleunigen. Außerdem wurde eine antibakterielle Wirkung festgestellt.
- Eine klinische Studie zeigte eine gute Wirksamkeit des Wassernabels bei chronischer Venenschwäche.

Botanischer Steckbrief

Der asiatische Wassernabel (Familie der Apiaceae), auch bekannt unter dem Namen Hydrocotyle asiatica, ist eine zarte Pflanze mit kriechenden Stängeln, kleinen runden Blättern und weißen oder rosafarbenen Blüten.

Verwendete Teile und Inhaltsstoffe

Medizinisch verwendet wird das getrocknete Kraut. Wichtige Inhaltsstoffe sind Triterpene (so genannte Asiaticoside), Alkaloide (Hydrocotylin) und ätherisches Öl.

Darreichungsformen und Dosierung

Wassernabelkraut wird äußerlich angewendet in Form von Fertigpräparaten (Salbe, Tinktur) oder in Form von Zubereitungen aus dem losen getrockneten Kraut.

Umschlag: 1 EL Kraut mit 150 ml heißem Wasser übergießen, 10 Min. ziehen lassen und abgekühlt verwenden.

Anwendungsbeschränkungen

Keine bekannt.

Nebenwirkungen

In seltenen Fällen können Allergien auftreten.

Augentrost

Euphrasia officinalis

Botanischer Steckbrief

Augentrost gehört zu den Braunwurzgewächsen (Familie der Scrophulariaceae) und ist ein einjähriges Kraut von bis zu 30 cm Höhe. Der aufrechte Stängel ist wenig verzweigt. Die Blätter sind 3–17 mm lang, grasgrün, länglich-eiförmig und am Rand gezähnt. Die Blüten sind weiß, blau oder rötlich-violett und stehen zu mehreren in Ähren in den Achseln der oberen Laubblätter. Auffälliges Merkmal der Augentrostblüten ist der gelbe Fleck auf der dreilappigen Unterlippe. Blütezeit ist Juni bis September, je nach Standort und Witterung. Geerntet wird zu Beginn der Blütezeit.

Wissenschaftlich belegte Anwendungen

- Die Pharmakologie des Augentrostkrauts wurde bisher nur wenig erforscht. Der Inhaltsstoff Aucubin beeinflusst die Bildung von Entzündungsstoffen und kann dadurch entzündungshemmend wirken. Außerdem zeigte es in Tierversuchen eine Schutzwirkung gegen verschiedene Lebergifte. In Laborversuchen unterdrückte Aucubin die Vervielfältigung des Hepatitis-B-Virus.
- Die Kommission E gelangte 1986 zu einer negativen Bewertung des Augentrostkrautes – aus hygienischen Gründen und da die Wirksamkeit nicht ausreichend gesichert war. In der Zwischenzeit zeigte sich aber in einer klinischen Studie eine gute Wirksamkeit von Augentrost bei der Behandlung von Bindehautentzündungen mit besonders guter Verträglichkeit.

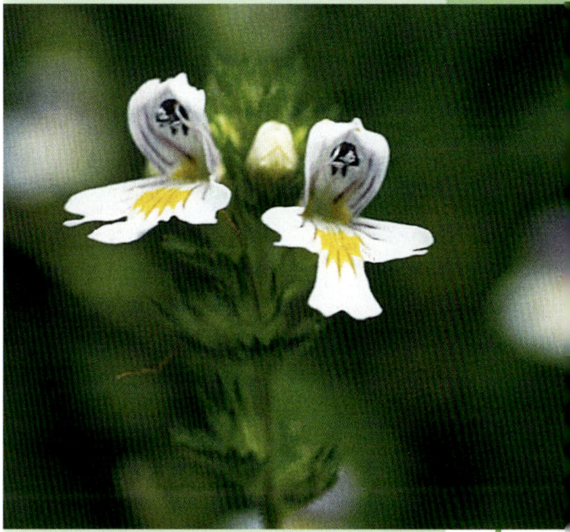

Geschichte

Der botanische Name Euphrasia stammt von dem griechischen Wort „euphrosyne“, das bedeutet Frohsinn. Die deutsche Bezeichnung Augentrost weist auf die traditionelle Verwendung bei der Behandlung von Augenkrankheiten hin. Einen entsprechenden Namen hat die kleine Pflanze in allen europäischen Ländern. Der Gebrauch des Augentrostkrauts bei Augenleiden war bereits im 14. Jahrhundert gut bekannt. Später schrieb Nicholas Culpeper (1616–1654): „Augentrost hat die Macht, die im Alter schwindende Sehkraft zu unterstützen und zu verbessern.“ Aber auch für andere Krankheiten, die mit schleimigen Ausscheidungen verbunden sind, wurde Augentrost benutzt, so z. B. bei Husten und Schnupfen.

Verwendete Teile und Inhaltsstoffe
Arzneiliche Verwendung finden sämtliche oberirdische Teile. Die Sammlung erfolgt zur Blütezeit. Pharmakologisch wichtige Inhaltsstoffe sind Iridoide, vor allem Aucubin und Catalpol, Lignane, Flavonoide und Gerbstoffe.

Verwendung in der Volksheilkunde
Zubereitungen aus Augentrostkraut werden traditionell zu Waschungen, Umschlägen und Augenbädern bei Entzündungen der Augenlider und der Augenbindehaut angewendet. Weitere Augenkrankheiten, die in der Volksmedizin mit Augentrost behandelt werden, sind Gerstenkörner, funktionelle Sehstörungen und Ermüdungserscheinungen des Auges. Äußerlich wird es auch bei Husten, Schnupfen und bei Hautkrankheiten angewendet, innerlich bei Magenbeschwerden.

➤ Darreichungsformen und Dosierung
Fertigarzneimittel (Augentropfen).
Teezubereitung: 1–2 TL Kraut mit 150 ml kochendem Wasser übergießen, 5–10 Min. ziehen lassen und 3-mal täglich zwischen den Mahlzeiten trinken.
Aufguss für Umschläge bei Gerstenkorn: 5 EL Kraut mit 250 ml kochendem Wasser übergießen, 10 Min. ziehen lassen und so heiß wie möglich zum Tränken von sterilen Verbandsstoffen verwenden.
Abkochung für Waschungen: 1 TL Kraut mit 150 ml Wasser aufkochen, 5–10 Min. köcheln lassen, 3- bis 4-mal täglich anwenden.

Anwendungsbeschränkungen
Bei der Herstellung von Zubereitungen, die am Auge angewendet werden sollen, müssen einwandfreie hygienische Verhältnisse eingehalten werden, sprich, der Tee sollte für jede Anwendung frisch zubereitet werden.

Nebenwirkungen
Keine bekannt.

STUDIE

➤ Zur Untersuchung der Wirksamkeit und Sicherheit von Augentropfen aus Augentrostkraut wurde eine klinische Studie unter Beteiligung mehrerer niedergelassener Ärzte durchgeführt.
Über einen Zeitraum von ein bis zwei Wochen erhielten 65 Patienten mit Bindehautentzündung Tropfen auf der Basis von Augentrostkraut, die nach Bedarf bis zu 5-mal täglich anzuwenden waren. Kriterien für die Wirksamkeit waren Rötung, Schwellung, Ausfluss und Brennen des Auges.
Zur Beurteilung der Verträglichkeit wurden ebenfalls Rötung und Brennen des Auges berücksichtigt, außerdem eine Verschlechterung bzw. Verschleierung der Sicht.
Am Ende des Behandlungszeitraums waren 53 Patienten vollständig geheilt, bei 11 weiteren Testpersonen hatten sich die Symptome deutlich verbessert. Nur bei einem Patienten war eine leichte Verschlechterung zu verzeichnen. Sowohl die Patienten als auch die behandelnden Ärzte beurteilten den Gesamteindruck der Augentropfen hinsichtlich ihrer Wirksamkeit und Verträglichkeit als gut oder sehr gut, und das in über 85 % aller Fälle.

Baldrian

Valeriana officinalis

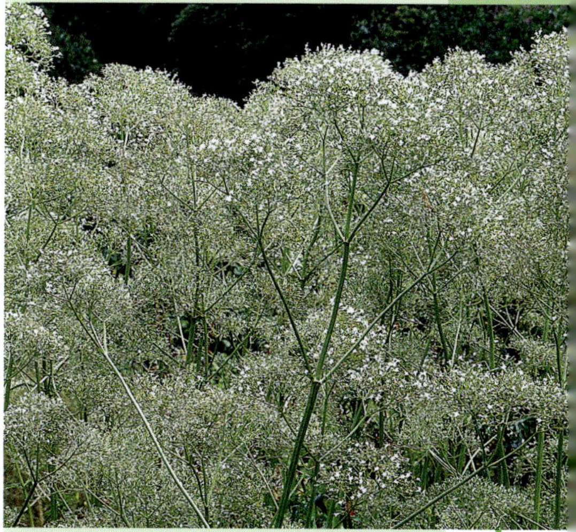

Botanischer Steckbrief

Der Baldrian gehört zu den Baldriangewächsen (Familie der Valerianaceae) und ist eine kräftige und ausdauernde Pflanze, die 50–100 cm hoch wird. Er hat einen aufrechten, schwach behaarten Stängel mit gegenständigen Blättern, die nach oben hin kleiner werden. Der Blütenstand ist doldenartig mit rosafarbenen oder weißen Blüten, die zwischen Mai und September erscheinen. Die Wurzel wird im September und Oktober geerntet. Der Baldrian wächst bei uns sowohl auf sehr feuchten als auch auf trockenen Böden – von der Ebene bis ins Gebirge.

Wissenschaftlich belegte Anwendungen

- Die Kommission E und die ESCOP befürworten die Anwendung der Baldrianwurzel bei Unruhezuständen und nervös bedingten Einschlafstörungen.
- Die Wirkstoffe des Baldrians beeinflussen vermutlich die Stoffwechselaktivität der Nervenzellen, insbesondere die Ausschüttung und Wiederaufnahme des Neurotransmitters Gammaaminobuttersäure.
- Das Zusammenspiel der verschiedenen Inhaltsstoffe wirkt im Tierversuch dämpfend, beruhigend, angst- und krampflösend und entspannend.
- Beim Menschen führt die Einnahme von Baldrian zu einer leichten Veränderung im Ruhe-EEG (Messung des Gehirnstroms), die aber anders ist als die Veränderung, die durch Diazepam (Valium) hervorgerufen wird.

Geschichte

Der botanische Name „Valeriana“ enthält das lateinische Wort „valere“: gesund sein und weist bereits auf die Heilkraft der Pflanze hin. Der deutsche Begriff „Baldrian“ wird mit dem nordischen Gott Baldur in Verbindung gebracht, der als Sinnbild von Hilfe und Wohltätigkeit galt. Schon das Lorscher Arzneibuch (kurz vor 800 n. Chr.) beschreibt die Baldrianwurzel als ein Mittel, um eine gute Balance zwischen Schlafen und Wachen zu erreichen: „allzu viel Schlaf gleicht es mit Wachen aus, bei übermäßiger Schlaflosigkeit sorgt es für den entsprechenden Schlaf, es befreit von Erschöpfung, nimmt die Trägheit ...“ Auf Katzen wirken die im Baldrian enthaltenen Pyridinalkaloide als Sexuallockstoffe: Sie wälzen sich euphorisch schreiend am Boden, wenn sie nur an der Pflanze riechen.

Verwendete Teile und Inhaltsstoffe

Arzneiliche Verwendung finden der getrocknete Wurzelstock und seine Zubereitungen, vor allem alkoholische Trockenextrakte. Als wichtigste, pharmakologisch wirksame Inhaltsstoffe enthalten Baldrianwurzeln Mono- und Sesquiterpene (Valerensäuren).

Verwendung in der Volksheilkunde

Bei Schlaflosigkeit, nervöser Erschöpfung, geistiger Überarbeitung, Konzentrationsschwäche, Reizbarkeit, Stress, Kopfschmerzen, nervösen Herzleiden oder Magenkrämpfen und Angstzuständen. Baldrian gilt auch als wirksames Relaxans bei verspannten Muskeln.

➤ Darreichungsformen und Dosierung

Am häufigsten werden Fertigpräparate verwendet (Dragees, Tabletten, Tropfen), die alkoholischen Trockenextrakt enthalten. Aber auch die Anwendung als Tee ist gebräuchlich.
Die Tagesdosis sollte 2–3 g getrockneter Baldrianwurzel entsprechen.
Teezubereitung: 1 TL Wurzel mit 150 ml kochendem Wasser übergießen, abseihen und ½–1 Std. vor dem Schlafengehen trinken.
Badezusatz: 100 g Baldrianwurzel mit 2 l Wasser übergießen, zum Kochen bringen, nach 10 Min. abseihen und zu dem Badewasser geben. Das Baldrianbad wirkt entspannend und schlaffördernd.

Anwendungsbeschränkungen

Zubereitungen aus Baldrianwurzel sollten nicht während der Schwangerschaft oder Stillzeit angewendet werden, weil dazu bislang keine ausreichenden wissenschaftlichen Erkenntnisse vorliegen.
Kurze Zeit (1–2 Std.) nach der Einnahme kann die Reaktionsfähigkeit beeinträchtigt sein, so dass vom Autofahren dringend abgeraten wird. Dieser Effekt kann sich im Zusammenwirken mit Alkohol verstärken.
Im Gegensatz zu synthetischen Schlafmitteln aber wurde mit Baldrian kein „Hang-over-Effekt“ am nächsten Morgen festgestellt.

Nebenwirkungen

Starke Überdosierung kann Müdigkeit, Zittern und Magenkrämpfe hervorrufen.

STUDIEN

- Die beruhigende Wirkung von Baldrianwurzel beim Menschen wurde in einer großen Anzahl klinischer Studien eindeutig nachgewiesen.
- In einer Studie erhielten 121 Patienten mit Schlafstörungen vier Wochen lang jeweils eine Stunde vor dem Schlafengehen entweder einen Baldrianextrakt (entsprechend einer Menge von 3 g Wurzel) oder ein Placebo. Die Auswertung mittels eines standardisierten Fragebogens ergab in der Baldriangruppe deutliche Verbesserungen der Schlafqualität, beim Grad an Ausgeruhtheit nach dem Aufwachen und beim allgemeinen Wohlbefinden. 66 % der Patienten bewerteten die Wirksamkeit als gut oder sehr gut, in der Placebogruppe kamen nur 26 % der befragten Testpersonen zu einem positiven Ergebnis.

Ballonrebe

Cardiospermum halicacabum

Botanischer Steckbrief

Die Ballonrebe (Familie der Sapindaceae) ist eine einjährige bis ca. 3 m hohe Kletterpflanze mit verholzender Basis, petersilienähnlicher Belaubung, kleinen weißen bis zart rosafarbenen Blüten und schwarzen Samen.

Verwendete Teile und Inhaltsstoffe

Medizinisch verwendet wird das Ballonrebenkraut. Pharmakologisch wichtige Inhaltsstoffe sind die Phytosterole.

Verwendung in der Volksheilkunde

In Indien gegen Rheuma, Nervenleiden, Hämorrhoiden, chronische Bronchitis, Tuberkulose und Ohrenschmerzen. In Afrika bei Durchfall, Kopfschmerzen, Blasenbeschwerden, Hautausschlägen und eitrigen Wunden.

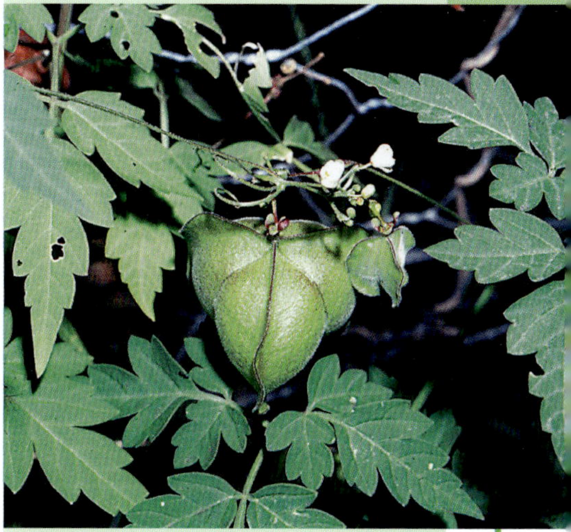

Geschichte

Die Ballonrebe stammt aus Indien und gehört zum Medizinschatz vieler Völker. Von den Einwohnern des Amazonasgebietes wird erzählt, dass sie Armbänder aus Ballonrebensamen tragen, um giftige Schlangen abzuwehren.
In Europa wird die Ballonrebe seit dem Mittelalter als Zier- und Arzneipflanze kultiviert. Der deutsche Name leitet sich vom ballonartigen Aussehen ihrer dekorativen Früchte ab. Cardiospermum heißt wörtlich Herzsame.

Wissenschaftlich belegte Anwendungen

- Eine Bewertung durch die Kommission E oder die ESCOP liegt bisher nicht vor.
- Die Phytosterole hemmen die Bildung von Entzündungsstoffen.
- Klinische Studien zeigten eine gute Wirksamkeit der Ballonrebe bei chronischer Hautentzündung.

Darreichungsformen und Dosierung

Ballonrebenkraut wird äußerlich angewendet in Form von Fertigpräparaten (Salbe, Tinktur). Die Pflanze wird vor allem in der Homöopathie viel gebraucht. Die homöopathische Urtinktur entspricht in ihrem Wirkstoffgehalt aber phytotherapeutischen Zubereitungen.

Anwendungsbeschränkungen

Während der Schwangerschaft sollten Zubereitungen aus Ballonrebenkraut vorsichtshalber nicht angewendet werden.

Nebenwirkungen

Keine bekannt.

Bärentraube

Arctostaphylos uva-ursi

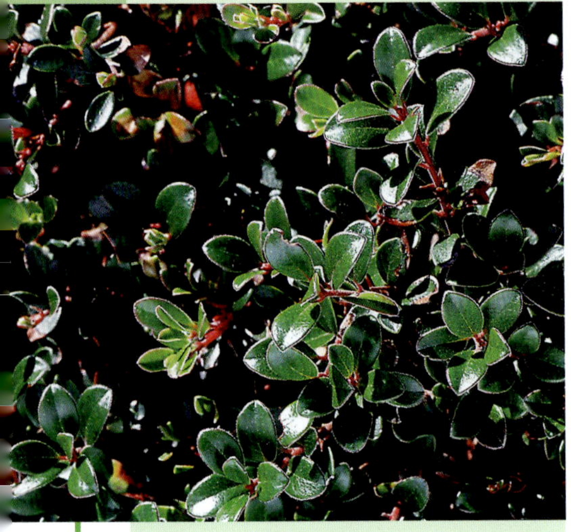

Geschichte

Bereits in Kräuterbüchern des 13. Jahrhunderts wurde die Heilwirkung der Bärentraube gerühmt. Ihre arzneilichen Wirkungen wurden allerdings erst Mitte des 18. Jahrhunderts erforscht, und zwar durch Selbststudien des Wiener Arztes de Haen. Sowohl der griechische Name (Arctostaphylos) als auch der lateinische (uva-ursi) bedeuten so viel wie Bärentraube. Wahrscheinlich haben Bären eine besondere Vorliebe für diese Pflanze gehabt. Die Bärentraube gehört zu den Heidekrautgewächsen und kommt in lichten Wäldern, auf der Heide, in Gebüschen und Mooren vor – besonders in den gemäßigten Regionen Nordamerikas. Von den nordamerikanischen Indianern wird berichtet, dass sie gerne eine Mischung aus Bärentraubenblättern und Tabak geraucht haben sollen.

Botanischer Steckbrief

Die Bärentraube (Familie der Ericaceae) ist eine immergrüne Holzpflanze mit ledrig derben, ganzrandigen Laubblättern und elastischen rotbraunen Zweigen. Die Blätter sind 12–30 mm lang und 4–14 mm breit. Aus den kleinen weißlichen Blüten entwickeln sich knallrote, erbsengroße Beeren. Insgesamt erinnert die Pflanze an die Preiselbeere. Im Gegensatz zu den Blättern der Preiselbeere sind die der Bärentraube an der Unterseite nicht braun punktiert – ein Erkennungsmerkmal der Preiselbeere. Bei uns ist die Bärentraube geschützt, die verwendeten Drogen stammen aus Italien und aus Osteuropa.

Verwendete Teile und Inhaltsstoffe

Verwendet werden die Blätter. Bärentraubenblätter sind die frischen oder getrockneten Laubblätter der Pflanze. Charakteristischer Inhaltsstoff ist das Arbutin, ein Hydrochinonglykosid. Weitere Inhaltsstoffe sind z. B. andere Chinone, Flavonoide und Gerbstoffe.

Wissenschaftlich belegte Anwendungen

- Kommission E und ESCOP befürworten die Anwendung von Bärentraubenblättern bei Infektionen der Harnwege, sofern keine Behandlung mit einem Antibiotikum erforderlich ist. In mehreren Experimenten konnte ihre antibakterielle Wirkung nachgewiesen werden. Die Wirkung von Antibiotika kann durch die Einnahme von Bärentraubenblättern deutlich verstärkt werden. Letztere desinfizieren durch ihre antibakterielle Wirkung den Harn.

TIPP

Wechselwirkungen

Bärentraubenblätter sind wirksamer, wenn sie nicht zusammen mit Nahrungsmitteln und Medikamenten eingenommen werden, die den Harn sauer machen. Dazu gehören tierische Produkte wie Fleisch und Milch. Wenn Sie gleichzeitig andere Medikamente einnehmen, fragen Sie bitte Ihren Arzt oder Apotheker, ob die Wirkung von Bärentraubenblättern beeinträchtigt wird.

Verwendung in der Volksheilkunde

Die volksmedizinische Verwendung unterscheidet sich kaum von der heutigen, anerkannten Anwendung. So werden Bärentraubenblätter bei Beschwerden des Urogenitaltraktes und der Gallenwege eingesetzt.

Darreichungsformen und Dosierung

Die Tagesdosis entspricht 10 g fein geschnittene oder gepulverte Droge, entsprechend einem Arbutingehalt von 400–840 mg.

Die Einzeldosis beträgt 2 g Fluidextrakt oder 0,4 g Trockenextrakt, bei Fertigpräparaten gemäß Packungsbeilage.

Fertigpräparate aus Bärentraubenblätterextrakt mit standardisiertem Arbutingehalt gibt es als Dragees oder Lösung.

Anwendungsbeschränkungen

Arbutinhaltige Arzneimittel sollten ohne ärztlichen Rat nicht länger als jeweils eine Woche und höchstens 5-mal pro Jahr eingenommen werden. Kinder unter zwölf Jahren, Schwangere und Stillende sollten wegen der freigesetzten Hydrochinone keine Bärentraubenblätter oder Zubereitungen daraus einnehmen.

Nebenwirkungen

Bei Personen mit empfindlichem Magen können wegen des hohen Gerbstoffgehaltes Übelkeit und Erbrechen auftreten. Aus dem gleichen Grund kann es bei einer Überdosierung zu Verstopfung kommen.

STUDIEN

- Klinische Studien, die nur mit Bärentraubenblättern durchgeführt wurden, liegen nicht vor. In einer Studie mit 57 Frauen wurde die prophylaktische Wirksamkeit bei häufig wiederkehrenden Blasenentzündungen gezeigt. Diese Frauen erhielten täglich drei Tabletten eines Extrakts aus Bärentraubenblättern mit einem standardisierten Arbutingehalt sowie mit Löwenzahnwurzel und -kraut. Als die Frauen nach einem Jahr befragt wurden, hatte keine von ihnen in den letzten zwölf Monaten eine Blasenentzündung gehabt, während 23 % der Frauen, die ein Placebo erhalten hatten, wieder eine Blasenentzündung bekommen hatten.
- Zusammen mit anderen harntreibenden Drogen haben sich Bärentraubenblätter in Studien mit über 1000 an Harnwegserkrankungen leidenden Patienten durchwegs bewährt.

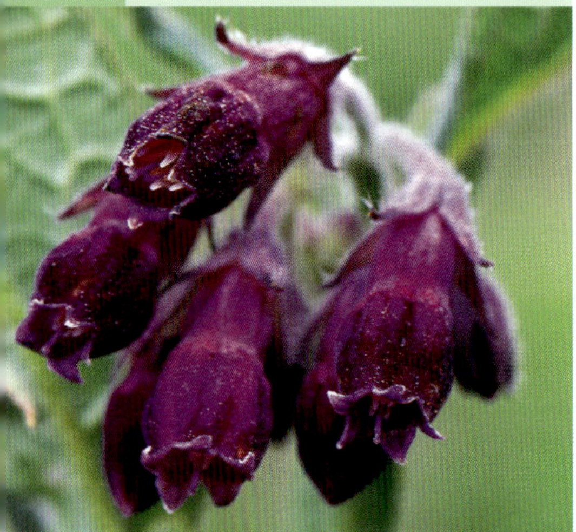

Geschichte

Den Namen Beinwell erhielt die Pflanze aufgrund ihrer Heilwirkung: „Wellen" heißt zusammenwachsen, mit „Bein" sind die Gebeine, also die Knochen gemeint. Der botanische Name Symphytum kommt vom griechischen „symphyein" und bedeutet ebenfalls zusammenwachsen. Bei so vielen Hinweisen auf die Heilwirkung der Pflanze wundert es nicht, dass der Beinwell schon im Altertum als Heilkraut genutzt wurde. Glaukus, ein Militärarzt der alten Römer, bereitete bei Knochenbrüchen, Blutergüssen und Quetschungen eine Wurzelbreiauflage zur Behandlung der verletzten Soldaten. Hildegard von Bingen (1098–1179) heilte mit Beinwell Bauchfellrisse. Hierzu kochte sie das Kraut der Pflanze zusammen mit Sellerie in gutem Wein und verwendete diese Abkochung für Auflagen.

Beinwell

Symphytum officinale

Botanischer Steckbrief

Der Beinwell gehört zu den Borretschgewächsen (Familie der Boraginaceae) und wird 30–120 cm hoch. Aus einem saftigen, außen schwarzen, innen weißen Wurzelstock wächst ein aufrechter, behaarter Stängel. Die Blätter sind ebenfalls behaart und runzelig. Die glockenförmigen Blüten sind purpurfarben oder violett, manchmal auch gelblich-weiß und hängen in Glocken. Die Blüte beginnt bereits Ende April und dauert bis zum September. Erntezeit für die Wurzel sind März und April sowie Oktober und November. Die Blätter und Sprossspitzen werden dagegen im Sommer geerntet. Der Beinwell gedeiht vor allem an feuchten Stellen, an Gräben und Bachufern, aber auch auf Äckern, Wiesen und in Gebüschen. Seine Heimat ist ganz Europa.

Wissenschaftlich belegte Anwendungen

- Die Kommission E befürwortet die äußerliche Anwendung von Beinwellblättern und -wurzeln bei stumpfen Verletzungen wie Prellungen, Zerrungen, Quetschungen und Verstauchungen.
- Zubereitungen aus dem Beinwell fördern die Heilung von Wunden und Verletzungen aufgrund verschiedener Mechanismen: Der Inhaltsstoff Cholin hemmt die Bildung von Ödemen und fördert die Durchblutung des verletzten Gewebes. Allantoin und die enthaltenen Schleimstoffe fördern das Zellwachstum und damit die Neubildung von Gewebe. Die enthaltenen Gerbstoffe schließlich wirken antimikrobiell.

Verwendete Teile und Inhaltsstoffe

Arzneiliche Verwendung finden die frischen oder getrockneten Blätter und die Wurzeln sowie ihre Zubereitungen. Wichtige pharmakologisch wirksame Inhaltsstoffe sind Allantoin, Cholin und Gerbstoffe, außerdem geringe Mengen an Pyrrolizidinalkaloiden.

Verwendung in der Volksheilkunde

Äußerlich bei Prellungen, Zerrungen, Quetschungen, Verstauchungen und bei rheumatischen Erkrankungen, zur Anregung der Knochenheilung sowie als Mundwasser bei Zahnfleisch- und Rachenentzündungen.
Innerlich bei Bronchitis, Durchfall und zur Linderung von Magengeschwüren.

➤ Darreichungsformen und Dosierung

Beinwellzubereitungen werden heutzutage nur noch äußerlich angewendet. Erhältlich sind Fertigpräparate in Form von Salben, Cremes oder Gelen. Einzige Ausnahme ist das homöopathische Mittel Symphytum. Es wird aus der frischen, vor der Blüte gegrabenen Wurzel hergestellt und innerlich angewendet.
Eine Tagesdosis von 100 µg Pyrrolizidinalkaloiden darf nicht überschritten werden. Vorsorglich sollte auch die gesamte Anwendungsdauer in einem Jahr 4–6 Wochen nicht überschreiten.
Für Umschläge können eine Abkochung oder ein Brei aus der Wurzel selbst hergestellt werden.
Abkochung: 100 g Wurzel in 1 l Wasser ca. 10 Min. kochen, abseihen und warm für Umschläge verwenden.
Breiumschlag: Je nach Größe der zu behandelnden Fläche 2–4 EL der getrockneten und pulverisierten Wurzel unter Zugabe kleiner Mengen heißen Wassers sorgfältig zu einem Brei verrühren. Diesen noch warm auf ein Tuch streichen und auf die betroffene Stelle auflegen; alle 2–4 Std. erneuern.

! Anwendungsbeschränkungen

Zubereitungen aus Beinwellblättern und -wurzeln dürfen nicht innerlich angewendet werden, da sie geringe Mengen Pyrrolizidinalkaloide enthalten, die in hohen Dosen Leberschäden verursachen können und die Entstehung von Krebs begünstigen. Aus dem gleichen Grund sollten sie vorsichtshalber nicht auf offene Wunden aufgetragen werden.
Von einer Anwendung während der Schwangerschaft oder Stillzeit ist abzuraten, weil dazu bislang keine ausreichenden wissenschaftlichen Erkenntnisse vorliegen.

Nebenwirkungen

Bei äußerlicher Anwendung auf intakter Haut sind keine Nebenwirkungen bekannt.

STUDIE

➤ 143 Patienten mit Zerrungen an den Sprunggelenken erhielten eine Salbe mit einem Extrakt aus der Beinwellwurzel oder ein Placebo. Nach acht Tagen waren die Schmerzen in der Beinwellgruppe um 63 % zurückgegangen, in der Placebogruppe hingegen nur um 25 %. Auch der Rückgang der Schwellungen war mit der Beinwellbehandlung weiter fortgeschritten (61 %) als mit der Placebosalbe (36 %).

Birke (Hängebirke)

Betula pendula

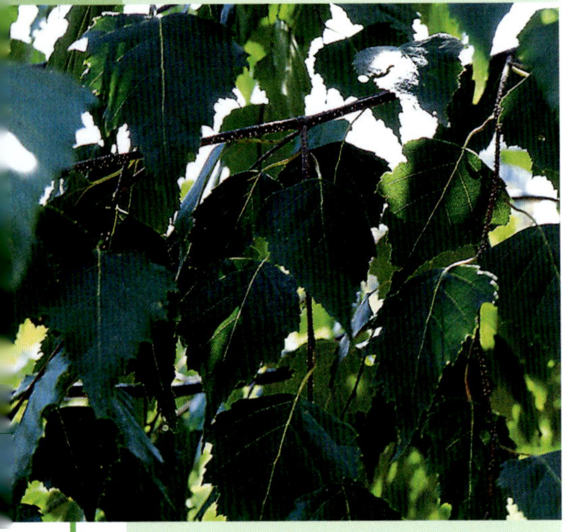

Geschichte

Die alten Römer kannten die Birke unter dem Namen „Betula", weil „bitumen ex ea Galli excoquunt" das heißt, weil die Gallier das Pech aus ihr herauskochen. Das gewonnene Produkt wurde nicht nur zum wasserabweisenden Abdichten von Booten, Hauswänden und Gebrauchsgegenständen verwendet, sondern es sorgte, dem Vieh auf die Wunden gestrichen, für raschere Heilung. Bei den Germanen wie bei slawischen Völkern galt die Birke als Zauberbaum, der den Frühling verkörperte. Daran erinnern die Pfingst- und Fronleichnamsbirken. In vielen Gemeinden Süddeutschlands werden Birken als Maibäume aufgestellt. Der zuckerhaltige Saft, der im Frühjahr aus der verletzten Rinde des Birkenbaumes austritt, wurde als Haarwuchsmittel und zur Vertreibung der Frühjahrsmüdigkeit verwendet.

Botanischer Steckbrief

Die Hängebirke (Familie der Betulaceae) ist ein bis zu 30 m hoher Baum mit schneeweißer Rinde, die sich entweder abschält oder in eine schwarze harte Borke verwandelt. Die Blätter sind auf der Oberseite dunkelgrün, auf der Unterseite heller und haben einen gesägten Rand. Die Pflanzen bilden männliche und weibliche Kätzchen als Blüten. Die Art ist heimisch in Europa vom nördlichen Mittelmeerraum bis Russland sowie im gemäßigten Teil Asiens. Die Hängebirke ist größer als ihre Verwandte, die Moorbirke. Und sie bevorzugt trockene Standorte. Beide Birkenarten werden zu Heilzwecken genutzt.

Wissenschaftlich belegte Anwendungen

- Kommission E und ESCOP befürworten die Anwendung von Birkenblättern zur Durchspülung bei bakteriellen und entzündlichen Erkrankungen der Harnwege, bei Nierengrieß und zur unterstützenden Behandlung rheumatischer Beschwerden.
- Birkenblätter wirken harntreibend. In Tierversuchen konnte eindeutig gezeigt werden, dass die Erhöhung der Harnmenge von der Menge der enthaltenen Flavonoide abhängt.
- Die Wirkung erfolgt vermutlich durch Hemmung des Enzyms, das normalerweise die Urinbildung reguliert.
- Auch der Kaliumgehalt der Birkenblätter kann zu der beobachteten Wirkung beitragen.

Verwendete Teile und Inhaltsstoffe

Arzneiliche Verwendung finden die getrockneten Laubblätter und ihre Zubereitungen – vor allem wässrig-alkoholische Trockenextrakte. Als wichtigste, pharmakologisch wirksame Inhaltsstoffe enthalten Birkenblätter Flavonoide, Triterpene, Saponine, Bitterstoffe, Gerbstoffe und ätherisches Öl.

Verwendung in der Volksheilkunde

Innerlich zur „Blutreinigung" bei Frühjahrskuren, gegen Gicht und Rheuma. Äußerlich bei Haarausfall und Schuppenbildung.
In Norditalien gibt es den alten Brauch, bei Arthritis oder Rheuma in mit Birkenblättern gefüllten Säcken zu schlafen oder ein Bad aus Birkenblättern zu nehmen. In Finnland schlagen sich die Saunabesucher während des Schwitzens mit dünnen Birkenreisern auf den Rücken. Man nennt das „Quästen". Dadurch soll die Durchblutung der Haut gefördert und der Hautstoffwechsel angeregt werden.

➤ Darreichungsformen und Dosierung

Verwendet werden Fertigpräparate aus wässrig-alkoholischem Trockenextrakt in Form von Brausetabletten, Frischpflanzenpresssaft oder Teezubereitungen. Empfohlene Tagesdosis sind 1500 mg Trockenextrakt, 45 ml Presssaft oder 6–10 g getrocknete Blätter. Für eine optimale Wirksamkeit sollte die Tagesdosis mindestens 150–200 mg Flavonoide enthalten. Frischpflanzensäfte haben von allen Zubereitungsformen den höchsten Flavonoidgehalt, nämlich 2 %.
Teezubereitung: 2–3 TL getrocknete Blätter gut zerkleinern, mit 150 ml kochendem Wasser überbrühen und 10 Min. zugedeckt ziehen lassen; 3–4 Tassen täglich trinken.
Achten Sie bei einer Durchspülungstherapie zusätzlich auf eine ausreichende Flüssigkeitszufuhr von mindestens 2 l täglich!

! Anwendungsbeschränkungen

Zubereitungen aus Birkenblättern sollten vorsichtshalber nicht während der Schwangerschaft oder Stillzeit angewendet werden, weil dazu bislang keine ausreichenden wissenschaftlichen Erkenntnisse vorliegen.
Wenn Sie Ödeme infolge einer eingeschränkten Herz- oder Nierentätigkeit haben, dürfen Sie keine Durchspülungstherapie durchführen.

Nebenwirkungen

Keine bekannt.

STUDIE

➤ In einer groß angelegten Studie erhielten über 1000 Patienten mit Blasen- oder Harnwegsentzündungen Brausetabletten mit Birkenblätter-Trockenextrakt in verschiedenen Dosierungen. Die Behandlungsdauer betrug in der Regel zwei bis vier Wochen. Gut die Hälfte der Patienten erhielt zusätzlich ein Antibiotikum. Im Laufe der Behandlung verschwanden die Symptome bei 75 % der Patienten, die ausschließlich mit dem Birkenblätterpräparat behandelt wurden, und bei 80 % der befragten Patienten mit zusätzlicher Antibiotika-Therapie. Innerhalb dieser Gruppe konnte die Dosis des Antibiotikums bei 62 % der Teilnehmer verringert werden. Die Mehrheit der Patienten beurteilte die Wirkung des Birkenblätterpräparats als gut (48 %) oder sogar als sehr gut (44 %).

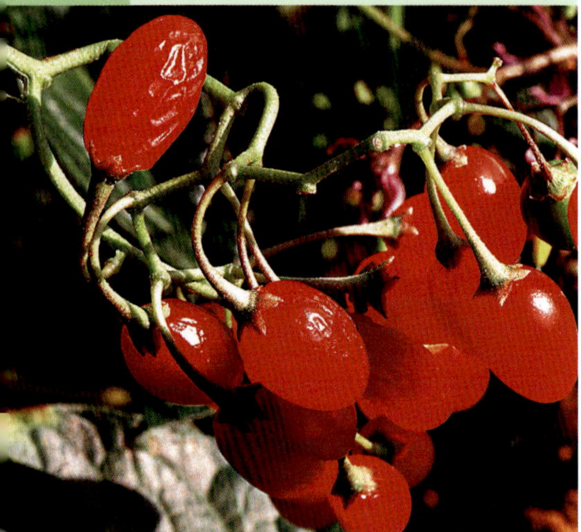

Bittersüßer Nachtschatten

Solanum dulcamara

Geschichte

Der bittersüße Nachtschatten, auch Bittersüß genannt, gehört zu den in Südamerika beheimateten Nachtschattengewächsen und ist verwandt mit den Giftpflanzen Tollkirsche, Bilsenkraut und Stechapfel. Zur Familie der Solanaceae gehören aber auch Nutzpflanzen wie die Tomate, die Kartoffel oder der Tabak. Der wissenschaftliche Gattungsname Solanum entstammt dem lateinischen Wort „solumen" für Trost und Beruhigung, da die Pflanze zum Schmerzstillen eingesetzt wurde. Der deutsche Name stammt von „Nachtschaden", was im Mittelalter so viel wie Alptraum bedeutete. Dieser sollte durch die teils berauschende Wirkung des bittersüßen Nachtschattens vertrieben werden. Die ersten Berichte über eine heilkundliche Anwendung der Pflanze stammen aus der Mitte des 16. Jahrhunderts.

Botanischer Steckbrief

Der bittersüße Nachtschatten (Familie der Solanaceae) ist ein 30–150 cm hoher Halbstrauch. Der Stängel ist windend oder kriechend, unten verholzend und meist kahl, die Blätter sind herzförmig. Die violetten Blüten erscheinen zwischen Juni und September und stehen in überhängenden Rispen.

Wissenschaftlich belegte Anwendungen

- Die Kommission E befürwortet die Anwendung von Bittersüßstängeln zur unterstützenden Behandlung von chronischen Ekzemen.
- Die Steroidalkaloidglykoside stimulieren den Abbau von Fremdkörpern im Gewebe, tragen zur Auflösung von Blutgerinnseln bei, töten Viren ab und wirken lokal betäubend.
- Der in einigen Varietäten vorkommende Wirkstoff Solasodin hat ähnliche Eigenschaften wie Cortison.
- Die Steroidsaponine hemmen die Bildung von Entzündungsstoffen.

Verwendete Teile und Inhaltsstoffe

Arzneiliche Verwendung finden die getrockneten Bittersüßstängel, die im Frühjahr vor dem Austreiben oder im Herbst nach dem Abfallen der Blätter von 2- bis 3-jährigen Pflanzen gesammelt werden. Wichtige pharmakologisch wirksame Inhaltsstoffe sind Steroidalkaloidglykoside und Steroidsaponine.

Die Pflanze kommt in Europa in drei Varietäten vor, die sich hinsichtlich der Zusammensetzung der Steroidalkaloide unterscheiden.

Verwendung in der Volksheilkunde

Innerlich bei Nasenbluten, rheumatischen Erkrankungen, Asthma und Bronchitis sowie zur Stimulation des Immunsystems.
Äußerlich bei Herpes, Ekzemen, Abszessen und Quetschungen sowie bei Schuppenflechte und Neurodermitis.

➤ Darreichungsformen und Dosierung

Verwendet werden Fertigpräparate aus dem Trockenextrakt (Tabletten) oder aus dem alkoholischen Auszug (Tropfen, Salbe). Empfehlenswert sind nur standardisierte Auszüge mit einem Mindestgehalt an Steroidsaponinen.
Für **Umschläge** können auch Abkochungen der losen Bittersüßstängel selbst hergestellt werden: 1–2 g mit 250 ml Wasser 10 Min. kochen lassen, abseihen und abgekühlt für Umschläge verwenden; nach 1 Std. abnehmen.

! Anwendungsbeschränkungen

Zubereitungen aus Bittersüßstängeln sollten vorsichtshalber nicht während der Schwangerschaft oder Stillzeit angewendet werden, weil dazu bislang keine ausreichenden wissenschaftlichen Erkenntnisse vorliegen. Der bittersüße Nachtschatten ist zwar nicht so giftig wie seine Verwandten, die Tollkirsche, der Stechapfel und das Bilsenkraut, trotzdem ist er keinesfalls ungefährlich. Bitte beschränken Sie sich bei der innerlichen Anwendung auf standardisierte Fertigpräparate.

Nebenwirkungen

Bei der äußerlichen Anwendung von Salbe mit alkoholischem Bittersüßauszug kann es zu Hautreaktionen wie Rötung oder Brennen kommen. Bei der innerlichen Anwendung therapeutischer Dosen treten dagegen keine Nebenwirkungen auf.
Bekannt sind Vergiftungen von Kindern durch den Verzehr unreifer Beeren, die Übelkeit und Durchfall auslösen. Ursache ist die hohe Konzentration an Steroidalkaloiden. Diese ist in den Stängeln aber wesentlich geringer, so dass hier erst ab einer unrealistischen Dosis von mehr als 25 g getrockneter Stängel mit Vergiftungen zu rechnen wäre.

STUDIEN

- 45 Patienten mit chronischem Ekzem erhielten über einen Zeitraum von drei Wochen eine Salbe mit alkoholischem Auszug aus Bittersüßstängeln. Auf einer standardisierten Auswertungsskala verbesserten sich die typischen Symptome nach einer Woche Behandlung um 43 % und nach drei Wochen um 62 %. Eine vollständige Ausheilung der Symptome war am Ende der Studie bei 20 % der Patienten eingetreten. Bei 35 % der Testpersonen war zumindest der nächtliche Juckreiz verschwunden.
- 96 Patienten mit verschiedenen Hautkrankheiten wie Ekzem, Nesselsucht oder diversen Kontaktallergien erhielten über einen Zeitraum von mehreren Wochen Tabletten mit Trockenextrakt aus Bittersüßstängeln. Die Behandlung brachte einen deutlichen Rückgang der Symptome, insbesondere der Rötung (um 59 %), des Juckreizes (um 61 %) und der Schuppung (um 71 %).

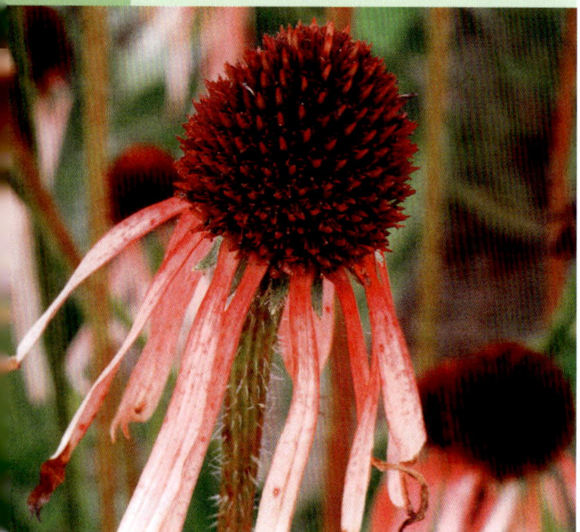

Geschichte

Der blassfarbene Sonnenhut wurde schon von den Indianern Nordamerikas verwendet. Im 18. Jahrhundert war die Nutzung verschiedener Sonnenhutarten zur Behandlung diverser Erkrankungen bei den Eingeborenen Nordamerikas stark verbreitet. Archäologische Funde von Wurzeln einer Sonnenhutart in Nebraska bestätigen den Nutzen als Heilpflanze in dieser Siedlung zwischen 1772 und 1810. Im Jahre 1895 ist der Sonnenhut formal als Medizin Nordamerikas anerkannt worden. Bis 1920 war er die am häufigsten angewendete Medizin in den USA. In Europa hat der Sonnenhut einen hohen Stellenwert in der Phytotherapie. Medizinisch genutzt werden der blassfarbene, der schmalblättrige Sonnenhut und der Purpursonnenhut. Alle drei sind auch als Zierpflanzen in unseren Gärten zu finden.

Blassfarbener Sonnenhut

Echinacea pallida

Botanischer Steckbrief

Der blassfarbene Sonnenhut oder auch blasse Kegelblume genannt ist ein ausdauerndes Kraut mit bis zu 45 cm Höhe. Die Blätter sind ganzrandig, sie können gegen- oder wechselständig sein. Die Blütenköpfe sind groß und stehen einzeln oder in kleinen Gruppen.

Verwendete Teile und Inhaltsstoffe

Medizinisch verwendet werden sowohl die Wurzel als auch das Kraut der Pflanze, wobei die Wirksamkeit des Krauts nicht belegt ist. Charakteristische Inhaltsstoffe der Wurzel sind langkettige Kohlenhydrate, die für die immunstimulierende Wirkung verantwortlich gemacht werden. Weitere Inhaltsstoffe sind Kaffeesäureverbindungen und ätherische Öle.

HINWEIS

Verwechslungsgefahr

Bis 1990 kam es häufig zu Verwechslungen des blassfarbenen Sonnenhuts mit seinem Verwandten, dem schmalblättrigen Sonnenhut. Die medizinische Verwendung des schmalblättrigen Sonnenhuts wird von der Kommission E und der ESCOP jedoch nicht empfohlen.

Verwendung in der Volksheilkunde

Die Anwendung in der Volksheilkunde unterscheidet sich nicht von der heutigen, wissenschaftlich belegten Anwendung.

➤ Darreichungsformen und Dosierung

Verwendet werden ausschließlich Fertigpräparate, meist Tabletten, Dragees und Tropfen. Empfohlen wird eine Tinktur (1 : 5) mit 30- oder

Wissenschaftlich belegte Anwendungen

- Kommission E und ESCOP empfehlen die Anwendung der Wurzel des blassfarbenen Sonnenhuts zur unterstützenden Therapie grippeartiger Infekte. Die ESCOP empfiehlt die Einnahme auch zur Vorbeugung gegen Erkältungen.
  Die stimulierende Wirkung auf das Immunsystem sowie gegen Bakterien und Viren konnte in zahlreichen klinischen und experimentellen Studien gezeigt werden. In Zellexperimenten und durch Versuche an Mäusen konnte nachgewiesen werden, dass die Aktivität der Fresszellen des Immunsystems durch Echinacea gesteigert werden kann.
- Die Wirksamkeit des Krauts ist wissenschaftlich nicht belegt und wird auch weder von der Kommission E noch von der ESCOP empfohlen.

50%igem Alkohol aus nativem Trockenextrakt (DEV: etwa 5–11 : 1). Die empfohlene Tagesdosis sollte 900 mg Droge entsprechen. Die Dosierung erfolgt gemäß Packungsbeilage.

Anwendungsbeschränkungen

Der blassfarbene Sonnenhut gehört zu den Korbblütlern. Deshalb sollten Sie keine Präparate daraus einnehmen, wenn Sie wissen, dass Sie gegen Korbblütler allergisch reagieren. Die Einnahme sollte nicht länger als acht Wochen betragen, da keine Ergebnisse aus Langzeitstudien vorliegen. Wenn Sie unter einer dauerhaften Erkrankung wie Tuberkulose, AIDS, Multiple Sklerose oder an anderen Autoimmunerkrankungen leiden, sollten Sie keine Präparate aus dem blassfarbenen Sonnenhut einnehmen. Gleiches gilt bei der Einnahme von Medikamenten, die die Immunabwehr herabsetzen, z. B. nach einer Organtransplantation. Die gleichzeitige Anwendung von Echinacea könnte dazu führen, dass der Körper das transplantierte Organ abstößt.

Nebenwirkungen

In Einzelfällen können Überempfindlichkeitsreaktionen (Allergien) auftreten. Beschrieben wurden Hautausschlag, Juckreiz, Gesichtsschwellung, Atemnot, Schwindel und vereinzelt Blutdruckabfall.

STUDIEN

- In einer kontrollierten Studie an zwölf gesunden Testpersonen konnte nach Einnahme von dreimal einer Kapsel mit dem Extrakt aus der Wurzel des blassfarbenen Sonnenhuts eine gesteigerte Aktivität bestimmter Fresszellen des Immunsystems erzielt werden. Nach Ablauf von fünf Tagen war der Effekt am größten, verglichen mit der Einnahme eines Placebos.
- In einer weiteren kontrollierten Studie an 160 Patienten mit viralen oder bakteriellen Infekten der Atemwege wurde die Wirksamkeit der Wurzel des blassfarbenen Sonnenhuts untersucht. Nach einer Behandlungsdauer von acht bis zehn Tagen waren die Patienten – im Unterschied zur Placebogruppe – wieder vollständig genesen.

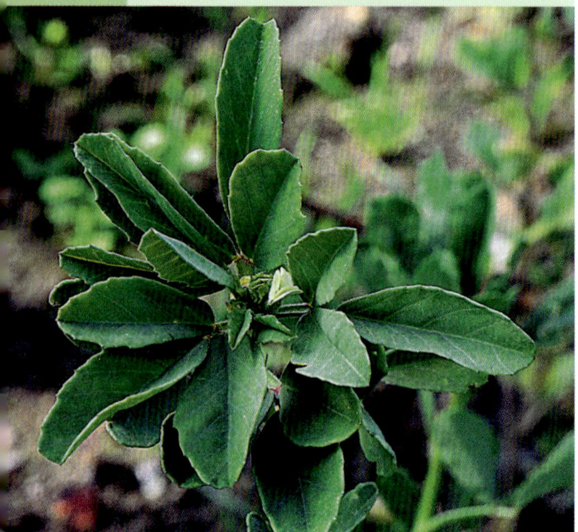

Geschichte

Bockshornklee ist in erster Linie als Gewürz bekannt – er ist Bestandteil eines guten Currypulvers. Sowohl die Samen als auch die Blätter werden in Gewürzmischungen in verschiedenen Ländern, z. B. Indien, im Mittleren Osten oder im Iran, verwendet. Der deutsche Name Bockshornklee bezieht sich auf die Form der Früchte, die an Ziegenhörner erinnern. Der Bockshornklee wird auch „Griechisch Heu" genannt – tatsächlich duftet das Kraut im getrockneten Zustand sehr stark nach Heu. Bockshornklee war für Hippokrates ein wichtiges Heilkraut. Im alten Ägypten wurde es zur Geburtserleichterung und zur Förderung des Milchflusses angewendet. Da Bockshornkleesamen den Blutzuckerspiegel senken, werden sie heute als begleitende Maßnahme bei Zuckerkrankheit eingenommen.

Bockshornklee

Trigonelle foenum-graecum

Botanischer Steckbrief

Bockshornklee ist ein einjähriges, 10–50 cm hohes Kraut mit langer, senkrechter Pfahlwurzel. Der Stängel ist kräftig, stielrund, aufrecht oder niederliegend und verzweigt. Die Blätter sind 3-zählig, haben also das typisch kleeartige Aussehen. Sie sind gestielt und bis zu 2 cm lang. Die blassgelben Blüten stehen in den Blattachseln und sind am Grunde hellviolett. Die Hülsenfrüchte enthalten zahlreiche Samen und sind bis zu 20 cm lang. Bockshornklee gehört zu den Schmetterlingsgewächsen (Familie der Fabaceae). Auffallend ist der starke Geruch. Blütezeit ist Mai bis Juni.

Wissenschaftlich belegte Anwendungen

- Bockshornkleesamen senken den Blutzuckerspiegel und die Cholesterinwerte. Für diese Anwendung wird Bockshornklee auch von der ESCOP empfohlen. Sowohl die ESCOP als auch Kommission E befürworten Bockshornklee innerlich bei Appetitlosigkeit, äußerlich bei lokalen Entzündungen, Ekzemen, Furunkeln und bei Geschwüren.
- Besonders die blutzuckersenkenden Eigenschaften sind wissenschaftlich durch zahlreiche experimentelle und klinische Studien belegt.

Verwendete Teile und Inhaltsstoffe

Medizinisch verwendet werden die reifen getrockneten Samen des Bockshornklees. Typische Inhaltsstoffe sind Schleimstoffe (Kohlenhydrate), Eiweiß, fettes Öl, Saponine, Flavonoide und Steroide.

Verwendung in der Volksheilkunde

Zubereitungen aus Bockshornkleesamen wurden traditionell zur Erleichterung der Geburt und zur Förderung des Milchflusses angewendet. Weiterhin wurden sie innerlich bei Katarrhen der oberen Atemwege, bei Diabetes und äußerlich bei Geschwüren, Furunkeln, Karbunkeln und Ekzemen eingesetzt. Gute Heilerfolge wurden auch bei Nagelbetteiterungen (Panaritien) erzielt.

Darreichungsformen und Dosierung

Fertigarzneimittel sind nicht erhältlich.
In der Apotheke können Sie Bockshornkleesamen als Tee nach standardisierter Zulassung erhalten.
Lose Bockshornkleesamen zur Cholesterin- und Blutzuckersenkung: 25 g pulverisierte Samen täglich nehmen. Bei Appetitlosigkeit 1/2–3 TL pulverisierte Samen bis zu 3-mal täglich mit etwas Flüssigkeit vor den Mahlzeiten einnehmen.
Breiumschlag: 50 g gepulverte Samen für 5 Min. mit 250 ml Wasser aufkochen und als feuchtwarmen Breiumschlag verwenden.

Anwendungsbeschränkungen

Da widersprüchliche Ergebnisse hinsichtlich der Toxizität auf Embryo und Fötus vorliegen, sollten Bockshornkleesamen vorsichtshalber nicht während der Schwangerschaft und der Stillzeit eingenommen werden.

Nebenwirkungen

In seltenen Fällen wurden allergische Reaktionen beobachtet. Bockshornkleesamen in hohen Dosen (z. B. 100 g täglich) können leichte Beschwerden im Magen-Darm-Trakt hervorrufen. Durchfall und Blähungen wurden bei dieser Dosierung in vier von zehn Fällen beschrieben.

STUDIEN

- **Diabetes Typ I (insulinpflichtiger Diabetes):**
  Zehn Patienten mit insulinpflichtigem Diabetes erhielten in einer randomisierten Cross-over-Studie über einen Zeitraum von zehn Tagen zweimal täglich 50 g Bockshornkleesamenpulver mit der Nahrung. Es konnte eine deutliche Senkung der Blutzuckerspiegel und eine deutliche Senkung der Blutcholesterinspiegel erreicht werden. Die Blutspiegel von HDL-Cholesterin (dem „guten" Cholesterin) und Insulin blieben unverändert.
- **Diabetes Typ II (nicht insulinpflichtiger Diabetes, Altersdiabetes):**
  In mehreren klinischen Studien mit jeweils zweimal 12,5 g pulverisierten Bockshornkleesamen wurde die Wirksamkeit an insgesamt mehr als 70 Patienten und 16 Kontrollpersonen gezeigt. Der Behandlungszeitraum betrug zwischen 3 und 24 Wochen. Es konnte eine deutliche Senkung der Blutzuckerspiegel und der Cholesterinwerte erreicht werden. Weitere Studien wurden mit anderen Dosierungen durchgeführt.
- Ein stimulierender Effekt auf den Appetit wurde bisher nur mit einem alkoholisch-wässrigen Extrakt an Ratten gezeigt. Klinische Studien liegen dazu allerdings nicht vor.

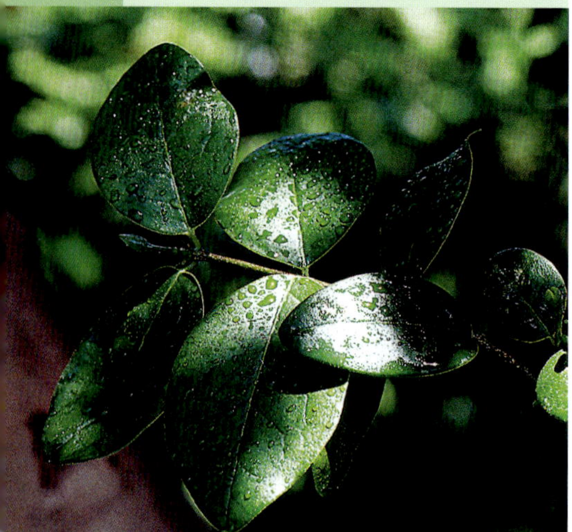

Geschichte

Boldo stammt aus dem Andenhochland in Chile und wächst heute gelegentlich auch wild im Mittelmeergebiet Nordafrikas. Die Familie Monimiaceae steht verwandtschaftlich der Familie der Lorbeergewächse nahe. So ist es auch nicht verwunderlich, dass Boldoblätter in der Küche Südamerikas als Gewürz verwendet werden. Sie haben einen auffallend aromatischen Geschmack, sind aber in der westlichen Küche als Gewürz bislang so gut wie unbekannt.

Boldo

Peumus boldus

Botanischer Steckbrief

Boldo ist ein immergrüner, stark aromatisch duftender Strauch oder ein kleiner Baum von bis zu 6 m Höhe, der trockene Standorte liebt. Er hat ledrig-steife, elliptische bis eiförmige Blätter, die meist nach unten leicht eingerollt sind. Sie sind brüchig, ganzrandig und tragen auf ihrer Oberfläche kleine, deutlich sichtbare Höckerchen (Drüsen). Die Blütenstände sind Trauben und tragen weiße oder gelbe glockenförmige Blüten. Die kleinen gelblich-grünen Beeren sind essbar. Boldo gehört zur Familie der Monimiaceae. Das Herkunftsland ist Chile – von dort wird die Droge importiert.

Wissenschaftlich belegte Anwendungen

- Boldoblätter werden für krampfartige Beschwerden im Magen-Darm-Trakt (Kommission E) und bei Verdauungsbeschwerden von der Kommission E und von der ESCOP empfohlen. Die ESCOP empfiehlt die Anwendung bei leichten Leber-Galle-Beschwerden. Extrakte und Inhaltsstoffe von Boldoblättern schützen im Zellexperiment Leberzellen vor der Zerstörung z.B. durch freie Radikale. Außerdem sind krampflösende, antimikrobielle und antioxidative Effekte nachgewiesen worden.
- An Ratten wurde die stimulierende Wirkung von Alkoholextrakten aus Boldoblättern auf die Produktion von Gallensäuren wissenschaftlich gezeigt. Damit ist der positive Effekt von Boldoblättern auf die Leber- und Gallefunktion experimentell gut belegt.

Verwendete Teile und Inhaltsstoffe

Arzneilich werden die getrockneten Laubblätter verwendet. Charakteristische Inhaltsstoffe sind Isochinolinalkaloide mit dem Hauptalkaloid Boldin, ätherische Öle mit der Hauptkomponente p-Cymen und Flavonoide.

HINWEIS

Warnung

Bei einem Inhaltsstoff – Askaridol – wurde eine nervenschädigende Wirkung beobachtet. Deshalb sollten Sie kein reines Boldoöl oder Destillate aus Boldoblättern verwenden, weil durch die Gewinnung von Öl und Destillat zu viel von diesem schädlichen Inhaltsstoff enthalten sein könnte.

Verwendung in der Volksheilkunde

Boldoblätter werden in der Volksheilkunde bei Nieren-Blasen-Beschwerden, vor allem aber bei krampfartigen Verdauungsbeschwerden eingenommen. Damit unterscheidet sich die volksheilkundliche Anwendung nicht wesentlich von der wissenschaftlich belegten.
Besonders in Süd- und Mittelamerika werden Boldoblätter als Wurmmittel (in erster Linie in Chile), bei rheumatischen Beschwerden oder gegen Malaria verwendet.

Darreichungsformen und Dosierung

Fertigpräparate als Filmtabletten, Dragees, Saft und Tropfen sind in Kombinationen mit anderen Drogen als Leber-Galle-Mittel im Handel, häufig auch als Teemischungen.
Teezubereitung: 1 TL fein geschnittene Blätter mit 150 ml kochendem Wasser übergießen, 10 Min. ziehen lassen, 2- bis 3-mal täglich 1 Tasse trinken.

Anwendungsbeschränkungen

Nicht bei Verschluss der Gallenwege anwenden. Die Anwendungsdauer sollte vier Wochen nicht überschreiten. Langzeitanwendungen sind nicht zu empfehlen. Nicht während der Schwangerschaft und Stillzeit anwenden. Negative Einflüsse auf Embryo oder Fötus können nicht ausgeschlossen werden.

Nebenwirkungen

Keine. Bei Überdosierung sind nach sehr hohen Dosen Erbrechen und Magenkrämpfe möglich.

STUDIEN

- Klinische Studien am Menschen wurden bislang nicht durchgeführt. Die meisten wissenschaftlichen Erkenntnisse über den Boldo wurden im Tierexperiment und an Zellen gewonnen.
- In einer pharmakologischen Studie wurden 12 gesunde Personen entweder mit 2,5 g standardisiertem Trockenextrakt aus Boldoblättern (0,4 % Gesamtalkaloide und 0,12 % Boldin) oder mit einem Placebo behandelt. Die Behandlungsdauer betrug jeweils vier Tage mit einer Auswaschphase ohne Behandlung von zehn Tagen (Cross-over-Studie). Nach der Behandlung mit Boldoextrakt konnte die Verweildauer im Magen und Dünndarm deutlich verlängert werden. Dies ermöglicht eine gleichmäßigere Ausnutzung und bessere Verwertbarkeit der Nährstoffe besonders bei nervös bedingter zu kurzer Verweildauer aufgrund einer gesteigerten Magen-Darm-Bewegung.

Borretsch

Borago officinalis

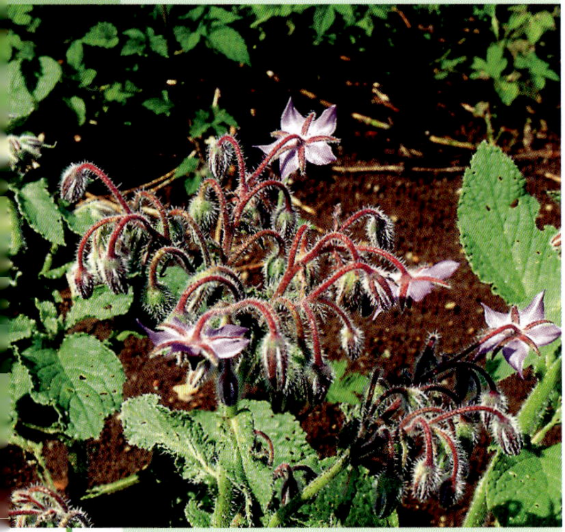

Geschichte

Sowohl der Gattungsname Borago als auch die deutsche Bezeichnung Borretsch leiten sich vom arabischen „buhuray“ ab: „Vater der Rauheit“, in Anspielung auf die Beschaffenheit seiner haarigen Blätter. Die Araber brachten die Pflanze im Mittelalter nach Europa. Borretsch wird nicht nur zu arzneilichen Zwecken kultiviert, er ist auch ein beliebtes Küchenkraut. Die dekorativen blauen Blüten werden zur Verzierung von Speisen verwendet.

Botanischer Steckbrief

Borretsch (Familie der Boraginaceae) ist ein einjähriges Kraut von 15–60 cm Größe. Stängel und Blätter sind weißlich behaart. Die Blütenkrone ist himmelblau, selten auch weiß.

Verwendete Teile und Inhaltsstoffe

Medizinisch verwendet werden das Kraut (veraltet) und das Öl aus den Borretschsamen. Das Öl ist reich an den ungesättigten Fettsäuren Linolsäure und Gammalinolensäure.

Verwendung in der Volksheilkunde

Innerlich bei Nieren- und Blasenentzündungen, Husten, rheumatischen Erkrankungen, Venenentzündungen und Wechseljahresbeschwerden sowie zur Prophylaxe von Brust- und Bauchfellentzündungen und als Mittel zur Entwässerung, äußerlich zur Behandlung von Wunden und entzündeter Haut.

Wissenschaftlich belegte Anwendungen

- Im Gegensatz zu dem Kraut, das nicht mehr empfohlen wird, gewinnt das Borretschöl an medizinischer Bedeutung. Es ist sehr reich an ungesättigten Fettsäuren, speziell an Linolsäure und Gammalinolensäure, und wirkt sich positiv auf den Fettstoffwechsel aus.
- Außerdem hemmt Gammalinolensäure die Entstehung von Entzündungen. Im Tierexperiment erhöhte die Einnahme dieser ungesättigten Fettsäure den Bestandteil von entzündungshemmenden Stoffen im Blut, die aus dem Fettstoffwechsel stammen. Gleichzeitig wurde die Produktion von schädlichen, eine Entzündung fördernden Stoffwechselprodukten gehemmt. An Ratten konnten akute und chronische Entzündungen gehemmt werden, während an Hunden eine Abnahme von Ekzemen durch die Einnahme von Gammalinolensäure erreicht wurde.
- Im Tierversuch verhinderte Borretschöl den Anstieg des Cholesterinspiegels. Außerdem konnte an Ratten eine Senkung des Blutdrucks erzielt werden.

TIPP

Ungesättigte Fettsäuren

Borretschöl enthält etwa doppelt so viel ungesättigte Fettsäuren als das bekannte Nachtkerzenöl. Borretschöl ist reich an der Omega-3-Fettsäure Linolsäure und der Omega-6-Fettsäure Linolensäure, die dem Körper mit der Nahrung zugeführt werden müssen.

Darreichungsformen und Dosierung

Äußerlich werden Cremes oder das Öl zum Einreiben verwendet, innerlich das Öl als Speisezusatz. Bei innerlicher Anwendung gegen Hautkrankheiten sollten täglich 0,5–3 g Öl entsprechend 100–750 mg Gammalinolensäure eingenommen werden (Kinder bis zu 2 g Öl). Bei rheumatoider Arthritis werden bis zu 7,2 g Öl, entsprechend 1,4 g Gammalinolensäure, täglich eingenommen.

Anwendungsbeschränkungen

Wenn Sie Medikamente zur Hemmung der Blutgerinnung einnehmen (Antikoagulanzien), sollten Sie vor der gleichzeitigen Anwendung von Borretschöl Ihren Arzt aufsuchen, da es zu verstärkter Blutungsneigung kommen könnte. Fragen Sie bitte auch Ihren Arzt, wenn Sie gleichzeitig Mittel gegen Epilepsie einnehmen (Antikonvulsiva).

Nebenwirkungen

Nebenwirkungen von Borretschöl sind nicht bekannt. Borretschkraut enthält Pyrrolizidinalkaloide, die die Leber schädigen und die Entstehung von Krebs begünstigen können. Daher wird es heutzutage nicht mehr verwendet. Im Öl dagegen sind diese Alkaloide nicht oder nur in Spuren vorhanden.

STUDIEN

- Klinische Studien haben eine gute Wirksamkeit von Borretschöl bei Hautentzündungen gezeigt.
  In einer Studie an gesunden freiwilligen Testpersonen konnte eindeutig nachgewiesen werden, dass durch die Einnahme von Borretschöl die Produktion bestimmter entzündungsfördernder Stoffe (Leukotrien B_4 und C_4, Prostaglandin E) gehemmt wurde.
- In mehreren klinischen Studien wurde nachgewiesen, dass die langfristige Behandlung mit Borretschöl zu einer deutlichen Verbesserung der Symptome einer rheumatoiden Arthritis geführt hat. Das Gleiche gilt für diverse entzündliche Hauterkrankungen.
  Die mit der Nahrung aufgenommene Linolsäure kann im Körper in Linolensäure umgewandelt werden. Dieser Vorgang ist bei einigen Personen gestört. Für sie bietet sich die regelmäßige Einnahme von Borretschöl besonders an.
  Patienten mit akuten Atemnotproblemen, die Gammalinolensäure (GLA) aus Borretschsamenöl und Eicosapentaensäure aus Fischöl einnahmen, benötigten im Vergleich zur Kontrollgruppe nur für kürzere Zeit eine Atemhilfe.

Brennnessel

Urtica dioica

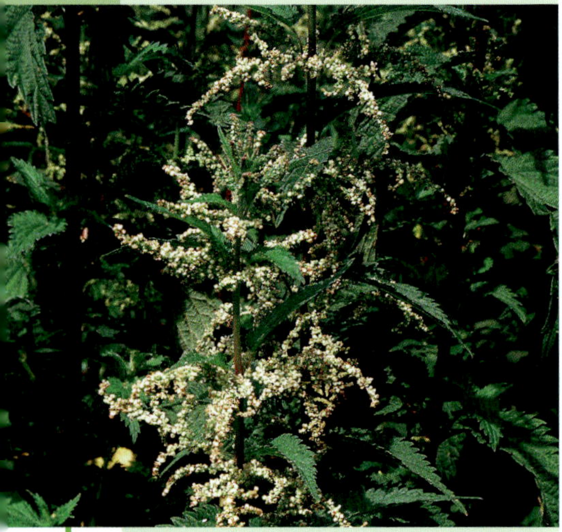

Geschichte

Der botanische Name der Brennnessel „Urtica" leitet sich von dem lateinischen Wort „urere" (brennen) ab. Wie im Deutschen beschreibt der Name das Brennen auf der Haut, das entsteht, wenn beim Kontakt mit der Pflanze unschädliches Nesselgift (hauptsächlich Ameisensäure) freigesetzt wird. Vor Einfuhr der Baumwolle war die Brennnessel die bedeutendste Faserpflanze in Europa. Im Mittelalter legte man sie zur Prognose in den Harn eines Kranken: Blieb sie Tag und Nacht grün, war dies ein Zeichen baldiger Genesung, schrumpfte sie dagegen, war alle Hoffnung verloren. Weit verbreitet war das Peitschen des Rückens mit Brennnesselstängeln, das ein mehrstündiges Wärmegefühl erzeugt und gegen Ischiasbeschwerden oder Hexenschuss helfen sollte.

Botanischer Steckbrief

Die Brennnessel gehört zu den Brennnesselgewächsen (Familie der Urticaceae). Sie wird 50–150 cm hoch und hat einen winterharten Wurzelstock. Die Blätter sind länglich und an den Rändern grob gesägt. Die ganze Pflanze ist mit Brennhaaren überzogen, mit Ausnahme der jungen Blätter und Triebe zwischen März und Mai. Ihre grünlich-weißen Blüten hängen in kleinen Rispen. Die Blütezeit ist Mai bis Juli. Die Brennnessel wächst bevorzugt in der Nähe menschlicher Behausungen in Gärten, an Zäunen, Grabenrändern, auf Schuttplätzen und auf Ödland. Geerntet wird von Mai bis August. Neben der großen Brennnessel (Urtica dioica) gibt es noch die kleine Brennnessel (Urtica urens). Beide werden arzneilich genutzt.

Wissenschaftlich belegte Anwendungen

- Sowohl die Kommission E als auch die ESCOP befürworten die Anwendung von Brennnesselblättern bei rheumatischen Beschwerden und Harnwegsentzündungen sowie die Anwendung der Wurzel bei Prostataerkrankungen.
- Die Inhaltsstoffe der Blätter hemmen die Bildung von Entzündungsstoffen. In Tierversuchen wirkte der Extrakt schmerzlindernd und harntreibend.
- Einzelne Komponenten der Brennnesselwurzel hemmen Enzyme innerhalb der Prostata. Bei Mäusen verhinderte der Extrakt abnormes Wachstum der Prostata. Außerdem bewirken die Wurzeln einen Anstieg des Urinvolumens und des Harnflusses.

Verwendete Teile und Inhaltsstoffe

Arzneiliche Verwendung finden die frischen oder getrockneten Blätter sowie die getrocknete Wurzel. Pharmakologisch wichtige Inhaltsstoffe der Blätter sind Aminosäuren, Flavonoide, Kaffeesäurederivate und Mineralien (z. B. Eisen). Die Wurzel der Brennnessel enthält Phytosterole, Lectine, Lignane, Gerbstoffe und wasserlösliche Polysaccharide.

Verwendung in der Volksheilkunde

Blätter: innerlich als „blutbildendes" Mittel, bei Blasen- und Harnwegsproblemen wie Beschwerden beim Wasserlassen und Prostata-Adenom im Stadium I und II sowie bei Arthritis, Muskelrheumatismus und Diabetes; äußerlich zur Pflege der Haare und der Kopfhaut.
Wurzel: bei Ödemen, Rheuma, Gicht und bei Prostatabeschwerden.

➤ Darreichungsformen und Dosierung

Blätter: Verwendet werden Fertigpräparate (Kapseln) mit verschiedenen Trockenextrakten, der Frischpflanzenpresssaft oder Teezubereitungen. Die empfohlene Tagesdosis beträgt 8–12 g getrocknete Blätter, verteilt auf 2–3 Portionen, oder bis zu 3-mal 15 ml Presssaft. Für Extrakte bitte die Herstellerangaben beachten.
Teezubereitung: 4 TL gut zerkleinerte Blätter mit 150 ml kochendem Wasser überbrühen und 10 Min. ziehen lassen; 2–3 Tassen pro Tag.
Wurzel: Erhältlich sind Fertigpräparate (Kapseln, Filmtabletten oder Tropfen) mit Flüssig- oder Trockenextrakten und Teezubereitungen. Empfohlen wird eine Tagesdosis von 4–6 g Wurzel, für Extrakte entsprechend den jeweiligen Herstellerangaben.
Teezubereitung: 1 TL zerkleinerte Wurzel mit 150 ml Wasser aufkochen, etwa 1 Min. kochen und anschließend 10 Min. ziehen lassen; 2–3 Tassen täglich.

! Anwendungsbeschränkungen

Zubereitungen aus Brennnesselblättern sollten nicht während der Schwangerschaft oder Stillzeit angewendet werden, weil dazu keine ausreichenden wissenschaftlichen Erkenntnisse vorliegen. Bei Ödemen infolge eingeschränkter Herz- oder Nierentätigkeit dürfen Sie keine Durchspülungstherapie machen.

Nebenwirkungen

Zubereitungen aus Brennnesselblättern oder -wurzel können Magen-Darm-Beschwerden oder allergische Hautausschläge verursachen.

STUDIEN

- Die Wirksamkeit von Zubereitungen aus Brennnesselblättern oder -wurzeln wurde in umfangreichen Studien mit jeweils über 10 000 Teilnehmern untersucht:
- Patienten mit arthritischen oder rheumatischen Beschwerden erhielten drei bis sechs Wochen lang einen Extrakt aus Brennnesselblättern, teils zusätzlich zu ihrer gewohnten Rheumamedikation, teils als Alleintherapie.
  80 bis 95 % beurteilten die Wirksamkeit des Präparats als gut oder sehr gut. Bei über der Hälfte gingen die rheumatischen Schmerzen deutlich zurück.
- Probleme beim Wasserlassen als Folge einer vergrößerten Prostata wurden drei bis fünf Monate lang mit Brennnesselwurzelextrakt behandelt. Der nächtliche Harndrang reduzierte sich um die Hälfte, der Urinfluss nahm zu, und die in der Blase zurückbleibende Restharnmenge nahm ab.

Buchweizen

Fagopyrum esculentum

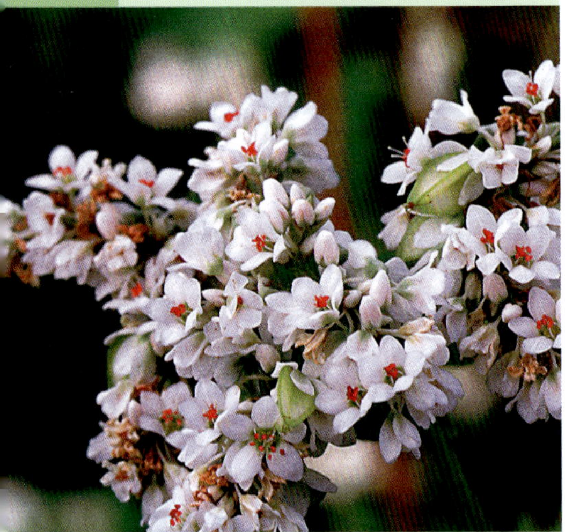

Geschichte

Seinen Namen erhielt der Buchweizen, weil seine braunen dreikantigen Früchte an Bucheckern erinnern. Obwohl er manchmal als Getreide bezeichnet wird, gehört er nicht zu den Gräsern. Seine engeren Verwandten sind vielmehr Pflanzen wie Sauerampfer oder Rhabarber. In Zentralasien und Sibirien beheimatet, wurde Buchweizen erst im späten Mittelalter von den Mongolen nach Europa gebracht. Als Nahrungslieferant erlangte er hier die größte Bedeutung im 17. und 18. Jahrhundert, wurde dann aber von den Getreidepflanzen und der Kartoffel verdrängt. Als Arzneipflanze erhielt der Buchweizen erst in den 1970er Jahren größere Bedeutung, als man seinen hohen Gehalt an Rutin feststellte. Rutin wird aufgrund seiner Venenschutzwirkung geschätzt und in der Heilkunde verwendet.

Botanischer Steckbrief

Der Buchweizen gehört zu den Knöterichgewächsen (Familie der Polygonaceae) und ist eine einjährige Pflanze, die bis zu 60 cm hoch wird. Der Stängel ist aufrecht und meist rot gefärbt mit pfeilförmigen Blättern. In den Blattachsen und an den Enden der Zweige sitzen die rosaroten oder weißen Blüten. Die Blütezeit ist Juli bis Oktober. Die Früchte sind scharfkantig und in reifem Zustand schwarz gefärbt. Buchweizen wird in Kultur angebaut. Während das Kraut mit den Blüten arzneilich genutzt wird, dienen die Früchte als hochwertiger Getreideersatz.

Wissenschaftlich belegte Anwendungen

- Eine Bewertung von Kommission E oder ESCOP liegt nicht vor. In klinischen Studien und in der Praxis hat sich Buchweizenkraut als gut wirksam zur Behandlung von Venenerkrankungen erwiesen.
- Das Flavonoid Rutin stärkt die Venen, indem es die Kapillaren abdichtet und damit Wasseransammlungen im Gewebe zuverlässig vorbeugt.
- In jüngster Zeit wurde auch für Samen eine interessante pharmakologische Wirkung entdeckt: Bei diabetischen Ratten senkte Buchweizenextrakt den Blutzuckerspiegel um 19 %. Verantwortlich dafür ist wahrscheinlich der Inhaltsstoff Chiro-Inositol. Da Buchweizensamen – im Gegensatz zu Getreide – kein Gluten enthalten, können sie als Diätnahrung bei Glutenunverträglichkeit verwendet werden.

Verwendete Teile und Inhaltsstoffe

Arzneiliche Verwendung finden die zur Blütezeit geernteten und getrockneten Blätter und Blüten des Buchweizens. Als wichtigste, pharmakologisch wirksame Inhaltsstoffe enthält Buchweizenkraut Flavonoide, z. B. Rutin, sowie Anthracenderivate, aber auch Gerbstoffe und Fagopyrin (siehe rechts).

Verwendung in der Volksheilkunde

Bei erhöhtem Blutdruck, Erfrierungen, Lebererkrankungen, Schleimhautblutungen, Lungenblutungen, Kopfschmerzen, diabetischer Netzhautentzündung. Die aus den Früchten zubereitete Buchweizengrütze gilt als kräftigende Diät bei älteren Menschen und in der Rekonvaleszenz. In manchen Regionen wird der Tee aus Buchweizenkraut wegen seiner schlaffördernden Wirkung geschätzt.

➤ Darreichungsformen und Dosierung

Verwendet werden Fertigpräparate (Tabletten) und Teezubereitungen. Entscheidend ist die aufgenommene Menge an Rutin, die täglich bei mindestens 100 mg liegen sollte. Medizinaltees mit einem Mindestgehalt des Wirkstoffs sind daher vorzuziehen. Tabletten ermöglichen zwar eine exaktere Dosierbarkeit, andererseits wird der Wirkstoff in dieser ungelösten Form schlechter vom Körper aufgenommen.
Teezubereitung: 2 TL Kraut mit 200 ml Wasser 3 Min. kochen, dann noch 10 Min. ziehen lassen; 2–3 Tassen täglich trinken; Anwendungsdauer 4–8 Wochen.

! Anwendungsbeschränkungen

Zubereitungen aus Buchweizenblättern sollten Sie während der Schwangerschaft oder Stillzeit nur in Absprache mit Ihrem Arzt anwenden, weil dazu bislang keine umfangreichen wissenschaftlichen Erkenntnisse vorliegen.

Nebenwirkungen

Bei Tieren wurden häufig Vergiftungen nach der Aufnahme von frischem Buchweizenkraut beobachtet: Besonders bei hellhäutigem Vieh kommt es zu Rötungen, Schwellungen und Entzündungen. Ursache ist der Inhaltsstoff Fagopyrin, der die Lichtempfindlichkeit stark erhöht. Da Fagopyrin nicht wasserlöslich ist, besteht bei der Anwendung von Tees oder wässrigen Extrakten keine Gefährdung.
Allergische Reaktionen werden nach dem heutigen Kenntnisstand nur durch das Mehl, nicht durch das Kraut ausgelöst.

STUDIE

➤ 166 Patienten mit Venenleiden und Durchblutungsstörungen erhielten über einen Zeitraum von drei Monaten Buchweizentee oder -tabletten entsprechend einer Tagesdosis zwischen 180 und 350 mg Rutin.
Schon nach sechs Wochen empfanden 65 % der Patienten eine Verbesserung, am Ende der Behandlungsdauer war diese Quote noch einmal geringfügig auf 71 % angestiegen. Je weiter das Stadium der Erkrankung fortgeschritten war, desto länger dauerte es, bis sich der Therapieerfolg einstellte. Zu Beginn der Behandlung vorliegende Hämorrhoiden waren am Ende der Studie vollständig verschwunden.

Cayennepfeffer

Capsicum frutescens

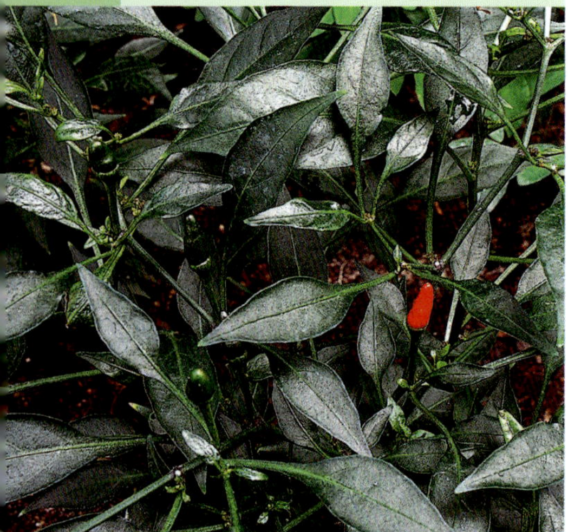

Geschichte

Die Heimat des Cayennepfeffers, auch Chili genannt, ist Südamerika. Seinen Namen verdankt er der Hafenstadt Cayenne auf den Teufelsinseln in Guayana. Die südamerikanischen Indianer kultivierten bereits lange vor der Ankunft der Europäer verschiedene Sorten dieser Gattung. Chilischoten fanden sich in ihren Grabstätten als Beigaben. In Europa wird die Pflanze erstmals Ende des 15. Jahrhunderts schriftlich erwähnt. Da sie durch die Spanier hierher eingeführt wurde, erhielt sie auch den Beinamen „Spanischer Pfeffer". Die Kräuterärzte im 16. Jahrhundert hielten den Chili und seine Verwandten für schädlich: „... daß etliche diesen Pfeffer gebrauchen an statt des gemeinen Pfeffers / aber sie thun daran gar übel / dann es habe dieser eine schädliche und gifftige Natur und Qualität / ..."

Botanischer Steckbrief

Cayennepfeffer gehört zu den Nachtschattengewächsen (Familie der Solanaceae) und ist ein einjähriges – in den Tropen mehrjähriges – Kraut, das 20–100 cm hoch wird. An dem holzigen, verzweigten Stängel stehen einzelne ovale Blätter. Auch die Blüten stehen meist einzeln. Sie sind weiß oder gelblich, selten violett. Die bis 5 cm langen, ledrig glänzenden Früchte können rot, gelb oder grün sein. Die reifen Früchte werden im Hochsommer geerntet.

Verwendete Teile und Inhaltsstoffe

Arzneiliche Verwendung findet die reife, getrocknete Frucht und ihre Zubereitungen. Als wichtigste, pharmakologisch wirksame Inhaltsstoffe enthalten Chilischoten Capsaicinoide, insbesondere Capsaicin und Dihydrocapsaicin, aber auch Carotinoide, Flavonoide, Steroidsaponine und ätherisches Öl.

Verwendung in der Volksheilkunde

Äußerlich bei rheumatischen Beschwerden, Frostbeulen, Hexenschuss sowie als Gurgellösung bei Halsentzündungen; innerlich bei Magen-Darm-Beschwerden, Seekrankheit, zur Potenzsteigerung und vorbeugend gegen Arterienverkalkung. In die Socken gestreut, soll das Pulver gegen kalte Füße helfen.

TIPP

Hautreaktionen

Die Anwendung von Cayennepfeffer führt anfangs fast immer zu einer Hautreizung in Form von Brennen, Jucken oder Hautrötung. Diese Symptome hängen mit der pharmakologischen Wirkung zusammen. Sind sie zu stark, kann das Präparat mit kaltem Wasser entfernt werden.

Wissenschaftlich belegte Anwendungen

- Die Kommission E befürwortet die äußerliche Anwendung von Cayennepfefferzubereitungen bei schmerzhaften Muskelverspannungen im Bereich von Schultern, Armen und der Wirbelsäule bei Erwachsenen und Schulkindern.
- Zubereitungen aus Cayennepfeffer wirken äußerlich angewendet lokal betäubend und schmerzstillend.
- Der Inhaltsstoff Capsaicin erregt kurzfristig die Schmerzrezeptoren, wodurch in der Folge das Schmerzempfinden vorübergehend abnimmt.
- Zudem wird am Ort der Anwendung die Durchblutung angeregt, wodurch die Ursache der Schmerzen – meist eine kleinere Entzündung – schneller beseitigt werden kann.
- Capsaicin wird rasch von der Haut resorbiert, eine Wirkung tritt bereits nach 3–5 Minuten ein.

Darreichungsformen und Dosierung

Verwendet werden Fertigpräparate zur äußerlichen Anwendung (Salben, Tinkturen sowie Pflaster), die verschiedene Extrakte enthalten. Entscheidend ist der Gehalt an Capsaicin: In halbfesten Zubereitungen sollte er 0,02–0,05 % betragen, in flüssigen Zubereitungen höchstens 0,01 % und in Pflastern 10–40 µg pro cm^2. Bei niedrigeren Mengen ist die erwünschte Wirkung nicht zu erwarten, höhere Wirkstoffmengen dagegen können zu unangenehmen Nebenwirkungen führen (siehe rechts).

Anwendungsbeschränkungen

Zubereitungen aus Cayennepfefferfrüchten dürfen nicht auf geschädigter Haut aufgetragen werden. Der Kontakt mit den Schleimhäuten, vor allem der Augen, ist zu vermeiden. Innerlich vorsichtshalber nicht anwenden in der Schwangerschaft und Stillzeit.
Die Beschränkung der Anwendungsdauer auf zwei Tage gilt heutzutage als überholt, zumindest für Cremes oder Salben mit höchstens 0,075 % Capsaicin.

Nebenwirkungen

Bei vorschriftsmäßiger Anwendung treten in seltenen Fällen allergische Hautreaktionen auf. Bei Überdosierung durch eine zu hohe Capsaicinkonzentration im Präparat können sensible Nerven eventuell dauerhaft geschädigt werden. Salben oder Cremes mit einem Capsaicingehalt unter 0,075 % 2- bis 3-mal täglich dünn aufgetragen, sind dagegen ungefährlich.

STUDIE

- Die durchblutungsfördernde Wirkung einer Creme mit 0,025 % Capsaicin wurde an sieben gesunden Freiwilligen demonstriert: Dabei wurde das Präparat auf den Unterarm aufgetragen und nach 30 Min. entfernt. Nach weiteren 30 Min. wurde das Verhältnis von Hautdurchblutung zu Blutdruck bestimmt und mit einem theoretisch erreichbaren Maximalwert verglichen. Im Vergleich zu 10 % des Maximalwerts in einem unbehandelten Kontrollareal wurde der Wert durch Anwendung von Capsaicin deutlich erhöht, nämlich auf 25 %.

Efeu

Hedera helix

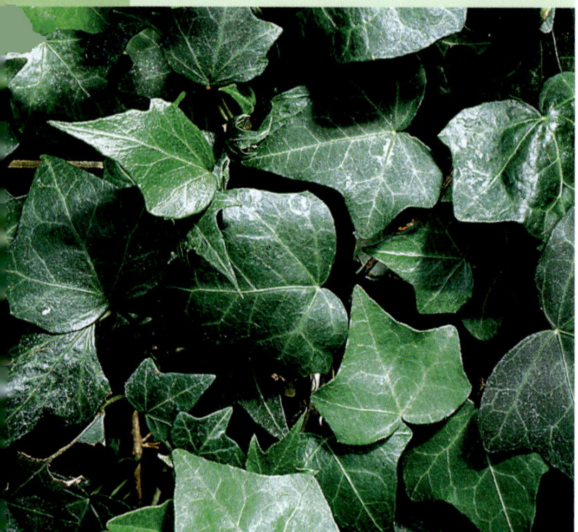

Geschichte

Der Efeu ist die einzige mitteleuropäische Liane und eine alte Kult- und Heilpflanze. Der Gattungsname Hedera stammt aus dem Griechischen und wird auf das altindische „ghedh" (umklammern) zurückgeführt oder auf das germanische „iwe" (ewig) – in Anspielung auf seine wintergrünen Blätter.
Den Ägyptern galt der Efeu als heilige Pflanze des Gottes Osiris, im antiken Griechenland war er dem Weingott Dionysos geweiht. Man band sich Kränze um die Stirn, um nicht betrunken zu werden. Bereits Hippokrates und Dioskurides empfahlen Efeu als Heilmittel bei Durchfall, Milzleiden, Ohren- und Kopfschmerzen. Im Mittelalter fand er außerdem Verwendung als Salbe bei Hautleiden, Hühneraugen und zur Behandlung von Wunden.

Botanischer Steckbrief

Der Efeu (Familie der Araliaceae) ist ein kriechendes oder kletterndes Holzgewächs von 3–15 m Länge. Er klettert an Baumstämmen empor, wobei er sich mit seinen Haftwurzeln festhält, ohne sich dabei Nahrung aus dem Baum zu holen. Der Stamm ist verzweigt, die Blätter sind wintergrün, ledrig und glänzend. Ältere Pflanzen haben mitunter unterschiedlich gestaltete Blätter. Die grünlich-gelben Blütenstände bilden dichte Trauben.

Verwendete Teile und Inhaltsstoffe

Arzneiliche Verwendung finden die getrockneten Laubblätter und ihre Zubereitungen, vor allem wässrig-alkoholische Trockenextrakte. Als wichtigste, pharmakologisch wirksame Inhaltsstoffe enthalten Efeublätter Triterpensaponine (Hederasaponine), Flavonoide, Polyine, Sterole und ätherisches Öl. Für die Homöopathie ist der Gehalt an Jod interessant.

Wissenschaftlich belegte Anwendungen

- Sowohl die Kommission E als auch die ESCOP befürworten die Anwendung von Efeublättern bei Atemwegsentzündungen, insbesondere bei chronischen Bronchialerkrankungen.
- Die Hederasaponine und einige der Flavonoide wirken krampflösend. Die Saponine und der Efeublättergesamtextrakt töten darüber hinaus verschiedene Bakterienstämme ab.
- Im Tierversuch verringerte ein alkoholischer Efeublätterextrakt die Bildung von Entzündungen.

TIPP

Für Kinder geeignet

Da Efeu sich besonders gut zur Anwendung bei Kindern eignet, wurden speziell auf Kinder ausgerichtete Darreichungsformen entwickelt wie Hustensäfte ohne Alkohol, Brausetabletten oder Zäpfchen.

Verwendung in der Volksheilkunde

Innerlich bei Leber-, Milz- und Gallenleiden sowie bei Gicht und Rheuma; äußerlich bei Zellulitis, Geschwüren, Entzündungen, Brandwunden, Schielen, Parasiten (z. B. Läuse), Nervenschmerzen und Venenentzündungen.

Darreichungsformen und Dosierung

Verwendet werden ausschließlich Fertigpräparate, in der Regel aus wässrig-alkoholischen Trockenextrakten. Neben festen Formen wie Tabletten, Brausetabletten oder Zäpfchen stehen auch verschiedene flüssige Zubereitungen zur Verfügung, und zwar mit Alkohol (Tropfen) und ohne (Saft). Der alkoholfreie Saft hat im Prinzip die gleiche Wirksamkeit wie die alkoholhaltigen Tropfen, muss aber stärker dosiert werden, da Alkohol die Aufnahme des Efeuextrakts im Körper begünstigt. Zur Dosierung im Einzelnen beachten Sie bitte die jeweiligen Herstellerangaben.
Teezubereitungen sind nicht zweckmäßig.

Anwendungsbeschränkungen

Zubereitungen aus Efeublättern sollten Sie während der Schwangerschaft oder Stillzeit nur in Absprache mit Ihrem Arzt anwenden, weil dazu keine umfangreichen wissenschaftlichen Erkenntnisse vorliegen. Außerdem ist es sinnvoll, während der Einnahme von Efeupräparaten keine hustenstillenden Medikamente zu nehmen, da Efeu auswurffördernd wirkt. Ein Hustenreizdämpfer würde verhindern, dass der durch Efeuextrakt gelöste Schleim abgehustet werden kann.

Nebenwirkungen

Präparate aus Efeublättern können Allergien hervorrufen. Bei einer Überdosierung traten in Einzelfällen Benommenheit, Kopfschmerzen, Übelkeit und Durchfall auf. Wenn Sie Efeuzubereitungen vorschriftsmäßig dosieren, sind keine Nebenwirkungen zu erwarten.
Alle Pflanzenteile des frischen Efeus sind giftig, Kontaktallergien sind möglich.

STUDIE

➤ **In einer Studie wurde ein alkoholfreier Saft mit alkoholhaltigen Tropfen verglichen. Beide Zubereitungen enthielten die gleiche Menge an Efeublättertrockenextrakt. 25 Kinder und Jugendliche zwischen 10 und 16 Jahren mit chronischen Atemwegserkrankungen erhielten zehn Tage lang entweder 3-mal 5 ml Saft (Tagesdosis: 105 mg Extrakt) oder 3-mal 20 Tropfen (Tagesdosis: 42 mg Extrakt).**
Die Lungenfunktionsparameter besserten sich unter beiden Behandlungsformen etwa gleichermaßen stark, obwohl die Dosierung des Saftes mehr als doppelt so hoch war wie bei den Tropfen. Daraus kann geschlossen werden, dass alkoholfreie Efeupräparate mehr als doppelt so hoch dosiert werden müssen als alkoholhaltige.

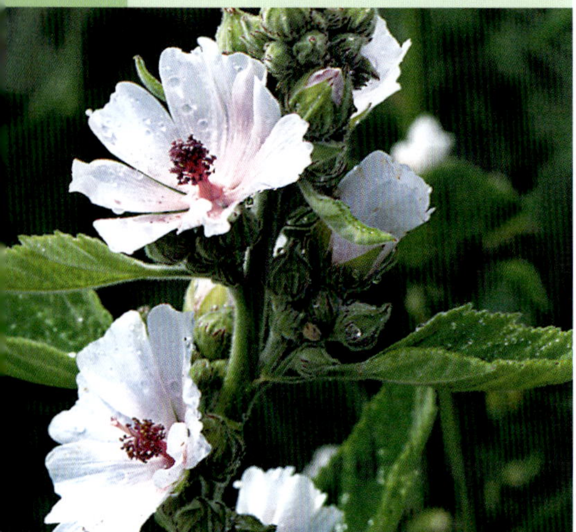

Geschichte

Der Name „althaea" kommt wahrscheinlich vom griechischen „althaino": ich heile. In diesem Sinn wurde der Eibisch schon von den antiken Ärzten Plinius und Dioskurides beschrieben. Karl der Große ließ den Eibisch wegen seiner heilenden Kräfte auf den kaiserlichen Ländereien anbauen. Seine ursprüngliche Heimat dürfte die Gegend um das Kaspische, das Schwarze und das östliche Mittelmeer sein.

Botanischer Steckbrief

Der Eibisch (Familie der Malvaceae) ist eine etwa 60–120 cm hohe ausdauernde behaarte Pflanze mit aufrechtem, verholztem Stängel. Die Blätter sind eiförmig und zugespitzt, die weißen oder rosafarbenen Blüten stehen in Trauben. Blütezeit ist Juni bis August. Wichtig: Die frisch gegrabene Wurzel muss sehr schnell trocknen, damit sie nicht schimmelt. Blüten und Blätter werden jung geerntet.

Eibisch

Althaea officinalis

Verwendete Teile und Inhaltsstoffe

Medizinisch verwendet werden getrocknete Blätter und Wurzeln. Pharmakologisch wichtige Inhaltsstoffe sind in erster Linie Schleimstoffe und Pektine.

Verwendung in der Volksheilkunde

Blätter und Wurzeln bei Durchfall, Insektenstichen und Geschwüren.

Wissenschaftlich belegte Anwendungen

- Die Kommission E empfiehlt die Verwendung der Blätter und Wurzeln bei Entzündungen der Mund- und Rachenschleimhaut sowie bei Reizhusten. Die enthaltenen Schleimstoffe wirken reizmildernd auf die Schleimhäute, in Tierversuchen auch entzündungshemmend.

Darreichungsformen und Dosierung

Verwendet werden Teezubereitungen, Fertigarzneimittel sind nicht erhältlich.
Teezubereitung: 2 TL Blätter mit 150 ml heißem Wasser überbrühen, 10 Min. ziehen lassen; oder 10–15 g Wurzeln mit 150 ml kaltem Wasser unter häufigem Umrühren 90 Min. stehen lassen, dann abseihen. Jeweils mehrmals täglich 1 Tasse leicht erwärmt trinken.

Anwendungsbeschränkungen

Für die Anwendung in der Schwangerschaft oder Stillzeit liegen keine ausreichenden wissenschaftlichen Erkenntnisse vor.

Nebenwirkungen

Keine bekannt.

Eukalyptus

Eucalyptus globulus

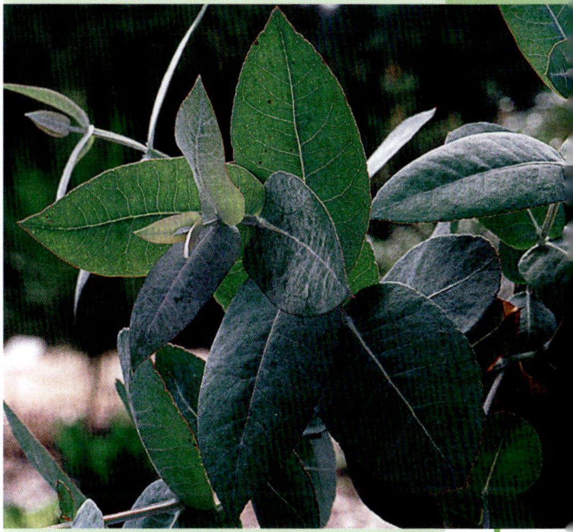

Botanischer Steckbrief
Der Eukalyptus (Familie der Myrtaceae) ist ein bis zu 40 m hoher Baum mit silbriger Rinde und gedrehtem Stamm. Die Blätter sind eiförmig zugespitzt, ledrig und glänzend grün.

Verwendete Teile und Inhaltsstoffe
Medizinisch verwendet werden die getrockneten Blätter oder das durch Wasserdampfdestillation gewonnene ätherische Öl. Pharmakologisch wichtige Inhaltsstoffe sind 1,8-Cineol, p-Cymen, Alpha-Pinen und andere Terpene.

Verwendung in der Volksheilkunde
Fieber, Grippe, Husten, Magen- und Stirnhöhlenerkrankungen, Wurmbefall und Typhus.

Geschichte

Bei Eukalyptus denkt wohl jeder zuerst an Hustenbonbons. Auch sein Beiname Fieberbaum weist auf seine Wirkung bei Erkältungen hin. Die Heimat des Eukalyptus sind tropische und subtropische Gegenden. In Australien dient er den Koalabären als einzige Nahrungsquelle.

Wissenschaftlich belegte Anwendungen

- Die Kommission E befürwortet die Verwendung von Eukalyptusöl bei Erkältungskrankheiten und bei rheumatischen Beschwerden.
- Eukalyptusöl hat eine Vielzahl von Wirkungen, z. B. tötet es Bakterien ab und fördert die Durchblutung.

Darreichungsformen und Dosierung
Verwendet wird das ätherische Öl als Lösung in Wasser, als Dampfbad und verdünnt oder in Form von Salben zum Einreiben. Auch Badezusätze sind erhältlich.

Innerlich: 3–6 Tropfen Öl in 150 ml warmes Wasser geben, mehrmals täglich einnehmen.

Inhalation: 10 Tropfen mit kochendem Wasser aufgießen und die Dämpfe einatmen.

Zum Einreiben im Verhältnis1 : 10 verdünnen.

Anwendungsbeschränkungen
Eukalyptusöl darf nicht bei Kindern unter vier Jahren angewendet werden, da es wegen der Schleimhautreizung zu Erstickungskrämpfen kommen kann. Unbedingt außerhalb der Reichweite von Kindern aufbewahren!

Nebenwirkungen
Bei innerlicher Anwendung zu hoher Dosen sind schwere Vergiftungen möglich! Die beschriebenen Symptome reichen von Übelkeit über Erbrechen bis hin zu Durchfällen. Möglicherweise handelt es sich dabei um eine Allergie gegen das Eukalyptusöl.

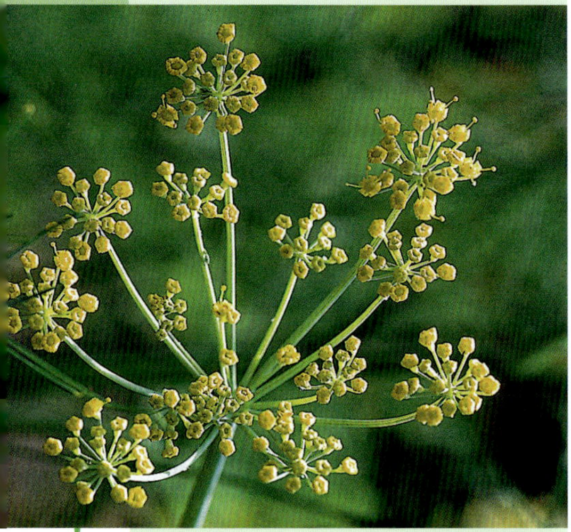

Geschichte

Die Römer schätzten den Fenchel sehr. Plinius gab ihm den Namen Foeniculum, vermutlich weil das getrocknete Kraut wie Heu – lateinisch „foenum“ – aussieht. Dioskurides schreibt: „Mit kaltem Wasser getruncken sänfftiget er den Unwillen und die Hitze deß Magens.“

Fenchel

Foeniculum vulgare

Verwendung in der Volksheilkunde

Bei Bronchitis, Magersucht, Erbrechen, Leber- und Milzverhärtungen, Augenschmerzen sowie bei Wurmbefall.

Wissenschaftlich belegte Anwendungen

- Die Kommission E empfiehlt Fenchel bei Entzündungen der Atemwege und bei Magen-Darm-Beschwerden.
- Fenchelfrüchte und -öl wirken krampflösend und beruhigend. Sie töten einige Bakterien und Viren ab.

Botanischer Steckbrief

Der Fenchel (Familie der Apiaceae) ist eine mehrjährige bis 2,5 m hohe Staude mit aromatischem Geruch. Die Blätter sind dreieckig, die Blüten klein und gelb.

Verwendete Teile und Inhaltsstoffe

Medizinisch verwendet werden die getrockneten reifen Früchte und das aus ihnen gewonnene ätherische Öl. Pharmakologisch wichtige Inhaltsstoffe sind das süßlich schmeckende Transanethol, Estragol und Fenchon.

Darreichungsformen und Dosierung

Verwendet werden Fertigarzneimittel (Fenchelhonig oder -sirup für Kinder), das verdünnte ätherische Öl oder Teeabkochungen.
Für Fenchelhonig oder -sirup ist eine Tagesdosis von 10–20 g zu empfehlen, für Fenchelöl mehrmals täglich 2–5 Tropfen mit Wasser verdünnt einnehmen.
Teezubereitung: 1 TL frisch zerkleinerte Früchte mit 150 ml heißem Wasser übergießen, 10–15 Min. zugedeckt ziehen lassen; 2–3 Tassen täglich trinken.

Anwendungsbeschränkungen

Fenchelöl sollten Sie nicht während der Schwangerschaft und Stillzeit oder bei kleinen Kindern anwenden. Die Anwendungsdauer sollte zwei Wochen nicht übersteigen. Für die Früchte bestehen keine Einschränkungen.

Nebenwirkungen

Sehr selten löst Fenchel Allergien aus; auch Kreuzreaktionen mit Sellerie sind möglich.

Fichte

Picea species

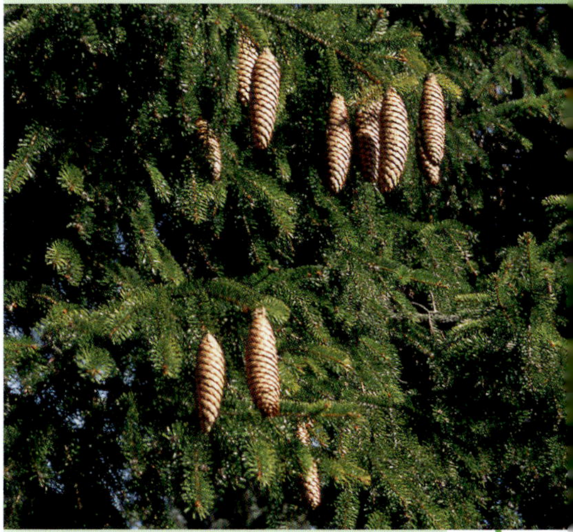

Botanischer Steckbrief
Die Fichte (Familie der Pinaceae) ist ein bis zu 60 m hoher immergrüner Nadelbaum. Der Stamm hat einen Durchmesser von maximal 2 m und eine braun-rote Borke.

Verwendete Teile und Inhaltsstoffe
Medizinisch verwendet werden die frischen Triebe und das aus ihnen gewonnene ätherische Öl. Pharmakologisch wichtige Inhaltsstoffe sind Boornylacetat, Limonen, Camphen und Alpha-Pinen.

Verwendung in der Volksheilkunde
Innerlich früher bei Skorbut und Tuberkulose; äußerlich als Badezusatz bei Nervenkrankheiten, das Öl außerdem in der Kosmetik.

Geschichte

Der Gattungsname Picea geht auf „pix“ (Pech) zurück, denn früher hat man aus Fichten Pech gewonnen. Seit dem Mittelalter wird der Nadelbaum auch als Arznei benutzt. Jakob Theodor Tabernaemontanus schreibt dazu: „... sie erweichen, auch reinigen die Brust und fördern das Auswerffen.“

Wissenschaftlich belegte Anwendungen

- Die Kommission E empfiehlt die Verwendung der Fichte bei Erkrankungen der Atemwege und bei rheumatischen Beschwerden oder auch bei neuralgischen Schmerzen.
- Fichtennadelöl steigert die Durchblutung und die Bronchialsekretion.

Darreichungsformen und Dosierung
Verwendet werden das verdünnte ätherische Öl oder Abkochungen der Triebe zum Einnehmen, Inhalieren oder als Badezusatz. Auch Salben sind erhältlich.

Innerlich: 4 Tropfen Öl mit etwas Wasser verdünnen oder auf Würfelzucker geben.

Dampfbad: Mehrmals täglich einige Tropfen Öl in heißes Wasser geben, Dämpfe einatmen.

Badezusatz: 200–300 g Fichtentriebe mit 1 l heißem Wasser überbrühen, 5 Min. zugedeckt ziehen lassen, abseihen und ins Vollbad geben (oder 5 g Fichtenöl).

Anwendungsbeschränkungen
Nicht anwenden bei Bronchialasthma oder Keuchhusten. Bäder nicht bei verletzter Haut, Fieber oder Herzschwäche anwenden.

Nebenwirkungen
Bei vorschriftsmäßiger Anwendung sind keine Nebenwirkungen bekannt.

Flohsamen

Plantago afra, Plantago ovata

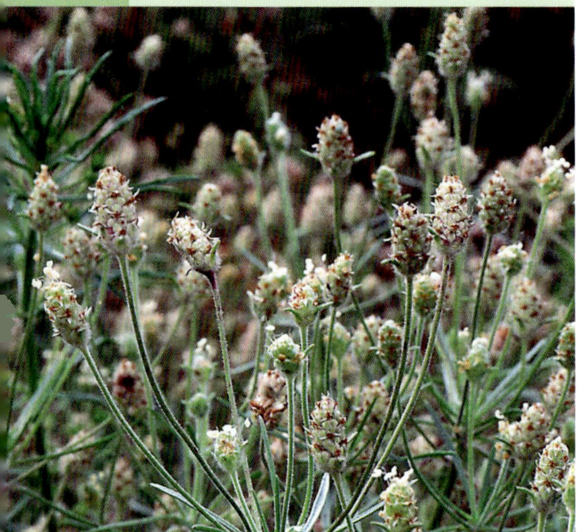

Geschichte

Die Heimat des Flohsamens ist der Mittelmeerraum und Westasien. Kultiviert wird er auf Kuba, in Indien, Israel, Japan, Pakistan, Spanien, Südbrasilien und in Russland. Indische Flohsamen kommen aus dem Iran und natürlich aus Indien. Dort und in den benachbarten Ländern wird er auch angebaut. Das Flohsamenkraut ist keine klassische Heilpflanze, sondern eher Bestandteil konventioneller Heil- und Nahrungsergänzungsmittel. Er ist ein Verwandter von Spitz- und Breitwegerich.

Botanischer Steckbrief

Plantago afra ist eine Wegerichart. Die Pflanze ist einjährig, bis zu 50 cm hoch, stark drüsig behaart, mit deutlich beblättertem Spross. Die Blätter sind gegenständig, 3–8 cm lang und bis zu 5 mm breit, länglich und ganzrandig. Die Blüten sind winzig klein – etwa 5 mm – groß, und stehen in kugeligen bis eiförmigen Ähren.

Das indische Flohsamenkraut, Plantago ovata, ist ein weiches, fast stengelloses Kraut mit einer oder wenigen Rosetten. Die kleinen Blüten stehen in Ähren. Die Samen beider Arten sind etwa 2–2,5 mm lang.

Verwendete Teile und Inhaltsstoffe

Wie der Name schon sagt, werden nur die Samen, beim indischen Flohsamenkraut auch die Schalen verwendet. Vor der arzneilichen Nutzung müssen die reifen Samen getrocknet werden. Für die spezifische Wirkung sind langkettige Kohlenhydrate verantwortlich, die als Schleimstoffe oder Fasern einen eher mechanischen Effekt ausüben.

Wissenschaftlich belegte Anwendungen

- Flohsamen und Flohsamenschalen werden bei Verstopfung sowie bei Krankheiten, die einen weichen Stuhl erforderlich machen, empfohlen. Weitere Anwendungen sind Reizdarm und Durchfall. Diese Anwendungsgebiete werden von der Kommission E und der ESCOP positiv bewertet. Die Verwendung von Flohsamenschalen wird von der ESCOP auch zur Unterstützung einer fettarmen Diät bei erhöhten Cholesterinwerten empfohlen.
- Die Cholesterin senkende Wirkung von Flohsamenschalen ist besonders seit den neunziger Jahren beschrieben worden und wurde deshalb von der Kommission E noch nicht bewertet. Sie ist wissenschaftlich gut belegt, und vor allem in den USA ist Flohsamen weit verbreitet.

TIPP

Nicht pur!

Flohsamen müssen mit ausreichend Flüssigkeit eingenommen werden, mindestens im Verhältnis 1 : 10. Nicht zusammen mit Milch nehmen, da er sonst nicht quillt.

Verwendung in der Volksheilkunde

Innerlich wurden Flohsamen bei Blasenentzündung eingesetzt; äußerlich bei Furunkeln, Hautausschlägen und Insektenstichen.

➤ Darreichungsformen und Dosierung

Die Tagesdosis beträgt 10–30 g Droge. Bei chronischer Verstopfung lässt man die Samen nicht vorquellen, weil eine Quellung im Darm erwünscht ist. Bei anderen Anwendungen lässt man sie dagegen vorher mit etwas Flüssigkeit vorquellen. Die wissenschaftlich belegte Tagesdosis indischer Flohsamenschalen zur Cholesterinsenkung beträgt etwa 10 g.

! Anwendungsbeschränkungen

Flohsamen dürfen nicht bei krankhafter Verengung oder entzündlichen Erkrankungen im Magen-Darm-Trakt angewendet werden. Bei bestehendem oder drohendem Darmverschluss und schwer einstellbarem Diabetes dürfen Flohsamen ebenfalls nicht eingenommen werden. Flohsamen sollten nicht zusammen mit anderen Medikamenten genommen werden, da die enthaltenen Schleimstoffe die Wirkung behindern könnten. Halten Sie möglichst einen Abstand von einer Stunde ein.

Nebenwirkungen

In seltenen Fällen wurden allergische Reaktionen beobachtet. Die Behandlung von Verstopfung mit Abführmitteln kann die Darmträgheit noch verschlimmern. Bei unsachgemäßer Einnahme, z. B. mit zu wenig Flüssigkeit, können Verletzungen von Speiseröhre und Darm nicht ausgeschlossen werden.

STUDIEN

- In mehreren klinischen Studien konnte gezeigt werden, dass die Einnahme von Flohsamen bei Verstopfung eine Verbesserung der Stuhlhäufigkeit sowie der Konsistenz oder des Stuhlgewichts zur Folge hat.
- Die Einnahme von 10,2 g indischen Flohsamenschalen über einen Zeitraum von zwei Wochen konnte bei 170 Patienten gegenüber einem Vergleichspräparat die Darmtätigkeit deutlich verbessern.
- Eine andere klinische Studie mit 39 Patienten konnte eine Verbesserung der Symptome bei Darminkontinenz nachweisen.
- Die Wirksamkeit bei Durchfall konnte in einer kleinen Studie mit neun Personen nachgewiesen werden. Die Stuhlkonsistenz wurde dabei deutlich erhöht.
- Mindestens fünf Studien mit über 500 Personen zeigten die Wirksamkeit von in der Regel 10,2 g Psyllium (meistens indische Flohsamenschalen) bei erhöhten Cholesterinwerten. Dazu kommen drei Metaanalysen, in denen die Daten von 37 Studien mit insgesamt mehr als 1000 Patienten ausgewertet wurden. Die durchschnittliche Senkung der Gesamtcholesterinwerte betrug maximal 4–5 %.

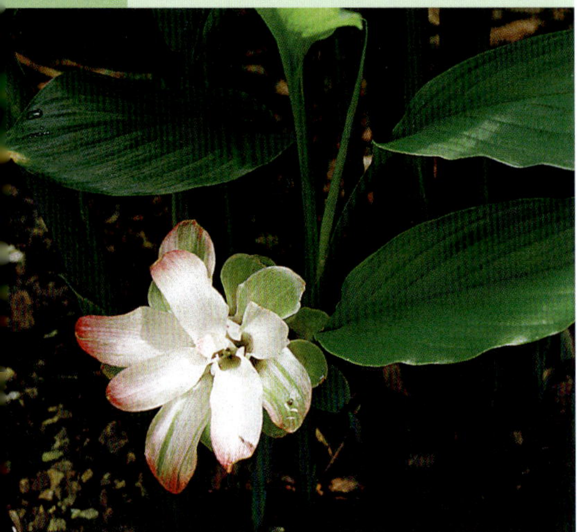

Geschichte

Curcuma stammt vom arabischen „kurkum“ – ursprünglich der Name für Safran. Beide Gewürze färben Speisen gelb. Der Handel mit Gelbwurz reicht bis ins Altertum zurück. In Indien, wo sie heilig war, wurde der Gebrauch von Gelbwurz schon vor 4000 Jahren erstmals beschrieben.

Gelbwurz

Curcuma longa

Verwendung in der Volksheilkunde

Innerlich unter anderem bei Magen-Darm-Beschwerden, Fieber und Kopfschmerzen, äußerlich zur Wundheilung.

Wissenschaftlich belegte Anwendungen

- Kommission E und ESCOP befürworten die Anwendung der Gelbwurz bei Verdauungsbeschwerden.
- Zubereitungen aus der Gelbwurz fördern die Gallensekretion und verhindern die Bildung von Geschwüren und Entzündungen.

Botanischer Steckbrief

Gelbwurz (Familie der Zingiberaceae) ist eine aufrechte und krautige Pflanze. Die lilienartigen Blätter sind mit Stiel über 1 m lang. Die gelben Blüten sitzen auf einem zapfenförmigen, etwa 20 cm langen Blütenstand.

Verwendete Teile und Inhaltsstoffe

Medizinisch verwendet werden die nach dem Ernten gebrühten und getrockneten Wurzelstöcke. Pharmakologisch wichtige Inhaltsstoffe sind Curcuminoide und ätherisches Öl.

Darreichungsformen und Dosierung

Verwendet werden Fertigarzneimittel (Dragees, Kapseln), die verdünnte Tinktur oder Teeabkochungen.
Empfohlene Tagesdosis: 1,5–3 g Wurzelpulver; 10–15 Tropfen Tinktur; Extrakte entsprechend den jeweiligen Herstellerangaben.
Teezubereitung: 1 knappen TL Wurzelpulver mit 150 ml heißem Wasser übergießen, 10–15 Min. ziehen lassen; 2–3 Tassen täglich zwischen den Mahlzeiten trinken.

Anwendungsbeschränkungen

Die Anwendung von Gelbwurz während der Schwangerschaft und Stillzeit oder bei Gallensteinleiden sollten Sie mit Ihrem Arzt besprechen. Bei Verschluss der Gallenwege dürfen Sie Gelbwurz nicht verwenden.

Nebenwirkungen

Längerer Gebrauch und eine Überdosierung können zu Magenreizungen führen.

Gewürznelke

Syzygium aromaticum

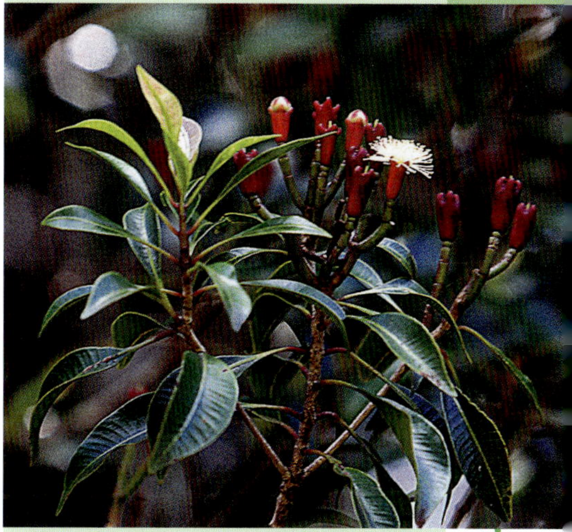

Botanischer Steckbrief

Der Gewürznelkenbaum (Familie der Myrtaceae) ist pyramidenförmig und bis zu 20 m hoch. Seine immergrünen Blätter sind ledrig und länglich. Die kleinen rosa-weißen Blüten stehen in Dolden. Die Heimat des Gewürznelkenbaumes sind die Molukken und die Philippinen. Dort wird er auch kultiviert.

Verwendete Teile und Inhaltsstoffe

Medizinisch verwendet werden die getrockneten von Hand gepflückten Blütenknospen. Pharmakologisch wichtige Inhaltsstoffe sind Flavonoide, Gerbstoffe und ätherisches Öl mit der Hauptkomponente Eugenol. Letzteres ist nicht nur in den Blüten enthalten, sondern auch in der Rinde und in den Blättern.

Verwendung in der Volksheilkunde

Innerlich bei Magengeschwüren; äußerlich bei Schnupfen und Kopfschmerzen. In der indischen Medizin bei Mundgeruch, Zahnschmerzen, Augenerkrankungen und Magen-Darm-Beschwerden.

Geschichte

Die indonesische Gewürznelke taucht bei uns im Spätmittelalter in der Heilkunde auf. Der Name Nelke leitet sich von Nagel ab, da die Knospen des Nelkenbaums Nägeln ähneln. Die Zierpflanze Nelke wurde erst später wegen ihres angeblich an Gewürznelken erinnernden Duftes so benannt.

Wissenschaftlich belegte Anwendungen

- Die Kommission E empfiehlt Gewürznelken bei Entzündungen der Mund- und Rachenschleimhaut sowie bei Zahnschmerzen.
- Nelkenöl mit dem Hauptinhaltsstoff Eugenol wirkt desinfizierend und tötet eine Vielzahl von Bakterien ab.
- Neuere Untersuchungen zeigen auch krampflösende und entzündungshemmende Effekte.

Darreichungsformen und Dosierung

Verwendet wird das verdünnte ätherische Öl. **Mundwasser:** Wässrige Lösungen mit 1–5 % ätherischem Öl verwenden, bei Zahnschmerzen stärkere Konzentrationen bis hin zum unverdünnten Nelkenöl auftragen.

Anwendungsbeschränkungen

Keine bekannt.

Nebenwirkungen

In seltenen Fällen treten allergische Reaktionen auf. Nelkenöl in starker Konzentration kann Haut und Gewebe reizen.

Ginkgo

Ginkgo biloba

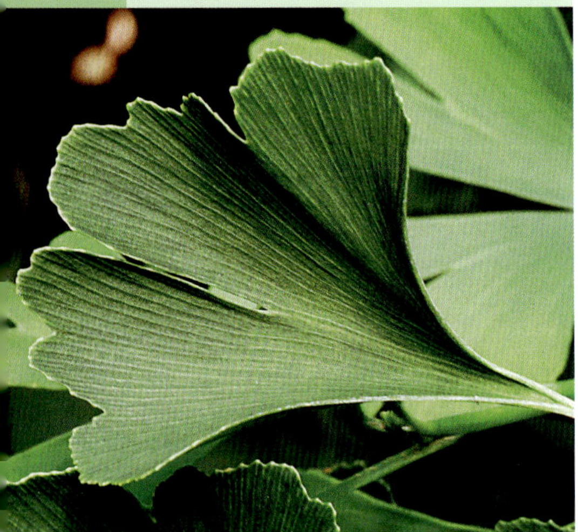

Geschichte

Der Ginkgobaum gilt als lebendes Fossil. Seine Urform gab es bereits vor 300 Millionen Jahren. Die Eiszeiten überlebte er in Südostasien, wo ihn vor 900 Jahren buddhistische Mönche als Gartenpflanze entdeckten. Der deutsche Name Ginkgo beruht auf einem Schreibfehler des japanischen Ginkyo in den Notizen des deutschen Arztes Engelbert Kaempfer, der den Baum 1750 aus Japan wieder nach Europa brachte, wo er in der aufkommenden Mode exotischer Parkkultur große Wertschätzung erfuhr. Johann Wolfgang von Goethe verewigte ihn in seinem Gedichtezyklus „West-östlicher Divan". Das hohe Ansehen des Ginkgobaums in Asien erkennt man daran, dass das Ginkgoblatt im alten China als Zahlungsmittel verwendet wurde. Heute dient es namhaften Institutionen Japans als Logo.

Botanischer Steckbrief

Der Ginkgobaum (Familie der Ginkgoaceae), auch Tempelbaum genannt, war bis vor 30 Millionen Jahren auch in Mitteleuropa heimisch, zog sich dann aber nach Südostasien zurück. Er wird 30–40 m hoch, mit einem Stammesumfang von bis zu 4 m. Die charakteristischen Blätter mit der Form eines zweigeteilten Fächers sind intensiv grün und werden im Herbst leuchtend goldgelb. Die Blüte erfolgt erst im Alter von 20–30 Jahren im Monat Mai. Ginkgobäume werden sehr alt – bis zu 1000 Jahre – und bilden eine kräftige Baumkrone aus. Obwohl der Ginkgo botanisch gesehen unseren Nadelbäumen sehr nahe steht, wirft er jeden Herbst die Blätter ab.

Verwendete Teile und Inhaltsstoffe

Arzneiliche Verwendung finden die getrockneten Laubblätter und ihre Zubereitungen, vor allem hoch konzentrierte Trockenextrakte. Als wichtigste, pharmakologisch wirksame Inhaltsstoffe enthalten Ginkgoblätter Flavonglykoside und Terpenlactone.

HINWEIS

Erstattungsfähig

Ginkgoblätterextrakt gehört zu den wenigen, nicht verschreibungspflichtigen Heilmitteln, die auch nach der Gesundheitsreform 2004 noch von den Krankenkassen erstattet werden. Sprechen Sie Ihren Arzt im Bedarfsfall darauf an.

Verwendung in der Volksheilkunde

In Europa keine traditionelle Anwendung; in der chinesischen Medizin bei Asthma, Bluthochdruck und Herzkrankheiten sowie bei arterieller Durchblutungsstörung.

Wissenschaftlich belegte Anwendungen

- Kommission E und ESCOP befürworten die Anwendung von standardisiertem Ginkgoblätterextrakt bei Demenz, mangelhafter Gehirndurchblutung, Konzentrationsschwäche, Schwindel und bei Ohrgeräuschen.
- Mit Ginkgoblättern, ihren Extrakten und einzelnen Inhaltsstoffen wurde eine große Anzahl pharmakologischer Studien durchgeführt. Sie fördern nachweislich die Durchblutung im Gehirn, beugen Schädigungen durch freie Radikale vor, verbessern die Gedächtnisleistung und verlangsamen das Fortschreiten der Alzheimer-Krankheit.
- Aufgrund der durchblutungsfördernden Wirkung eignet sich Ginkgo auch zur Therapie von Venenerkrankungen.

Darreichungsformen und Dosierung

Verwendet werden ausschließlich Fertigpräparate, in der Regel aus hoch konzentrierten Trockenextrakten (Auszugsmittel: Aceton). Standardisierte Ginkgoblätterextrakte müssen ganz bestimmte Mengen der wirksamen Inhaltsstoffe enthalten: 22–27 % Flavonoide und 5–7 % Terpenlactone. Für derartige Extrakte wird eine Tagesdosis von 120–140 mg empfohlen, verteilt auf 2–3 Portionen. Im Handel sind Ginkgoblätterextrakte in Form von Tabletten oder Tropfen erhältlich.

Eine Behandlung von Demenz mit Ginkgo sollte zunächst zwölf Wochen lang getestet werden. Erst nach dieser Zeit kann festgestellt werden, ob das Mittel anschlägt.

Anwendungsbeschränkungen

Zubereitungen aus Ginkgoblättern sollten vorsichtshalber nicht während der Schwangerschaft oder Stillzeit angewendet werden, weil dazu bislang keine ausreichenden wissenschaftlichen Erkenntnisse vorliegen.

Wenn Sie Medikamente zur Hemmung der Blutgerinnung einnehmen (Antikoagulanzien), sollten Sie vor der gleichzeitigen Anwendung von Ginkgo Ihren Arzt befragen.

Nebenwirkungen

Selten lösen Ginkgopräparate Magen-Darm-Beschwerden, Kopfschmerzen oder allergische Hautreaktionen aus.

STUDIE

- Über 200 Patienten mit Alzheimer-Krankheit oder Demenz infolge von Schlaganfällen erhielten sechs bis zwölf Monate lang täglich 3-mal 40 mg Ginkgoblätterextrakt oder ein Placebo. Zur Auswertung wurden sowohl die Patienten selbst als auch ihre Bezugspersonen und Ärzte befragt. Nach einem halben Jahr hatten sich in der Placebogruppe Gedächtnisleistung, Sozialverhalten und Bewältigung von Alltagsproblemen bereits deutlich verschlechtert. In der Ginkgogruppe dagegen waren die Werte leicht gebessert. Auch nach einem Jahr Behandlungsdauer konnte dieser Unterschied bestätigt werden.

Ginseng

Panax ginseng

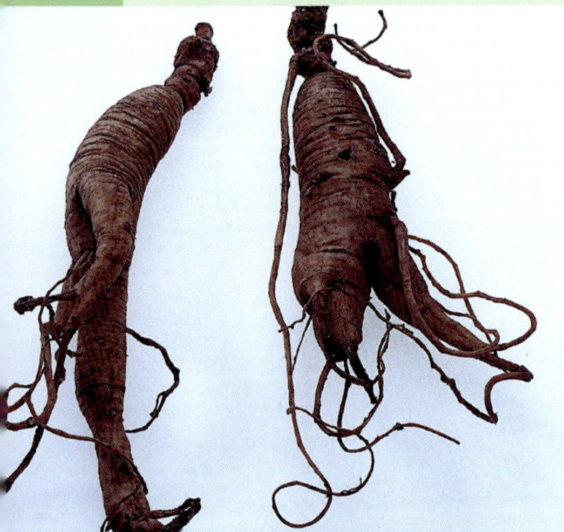

Geschichte

Der chinesische Name Ginseng bedeutet Menschenwurzeln und bezieht sich auf das menschenähnliche Aussehen seiner Wurzelstöcke. Der Gattungsname Panax leitet sich vom griechischen Namen „Panacea“ ab – die allheilende Göttin. In der chinesischen Arzneimittelkunde wurde die Pflanze schon vor 5000 Jahren erwähnt. Da sie schlecht zu kultivieren ist und nur langsam wächst, war sie von hohem Wert, und ihr Gebrauch war lange Zeit ausschließlich Königen und Kaisern vorbehalten. Holländische Seefahrer brachten die Ginsengwurzel im Jahr 1610 nach Europa.

Botanischer Steckbrief

Ginseng (Familie der Araliaceae) ist eine ausdauernde Staudenpflanze von etwa 50 cm Höhe. Die dunkelgrünen Blätter sind fingerartig gefiedert, die kleinen weißen Blüten und die roten Beeren erscheinen erst im dritten Jahr. Die gewundene Wurzel, die oft menschliche Formen annimmt, wird erst nach sieben Jahren oder später geerntet. Die Heimat des Ginseng sind die Urwälder Nordkoreas, der Mandschurei und des pazifischen Küstengebietes.

Wissenschaftlich belegte Anwendungen

- Kommission E und ESCOP befürworten die Anwendung der Ginsengwurzel zur Stärkung und Kräftigung bei Müdigkeits- und Schwächegefühl, nachlassender Leistungs- und Konzentrationsfähigkeit sowie in der Rekonvaleszenz.
- Die einzelnen Ginsenoside haben eine Vielzahl von unterschiedlichen, auch gegensätzlichen Wirkungen.
- Herausragend ist die Fähigkeit des Ginsengs, die natürliche Widerstandsfähigkeit zu steigern – nicht nur gegen Krankheitserreger, sondern gegen viele physikalische, chemische, geistige und emotionale Stressfaktoren. Dabei werden leicht gestörte Funktionen normalisiert, der gesunde Organismus aber nicht beeinträchtigt.
- Immer wiederkehrende Gerüchte, dass Ginseng die sportliche Leistungsfähigkeit steigert, konnten wissenschaftlich bislang nicht belegt werden.

Verwendete Teile und Inhaltsstoffe

Arzneiliche Verwendung findet die getrocknete Wurzel. Zur Verarbeitung wird sie vor der Trocknung entweder mit Schwefeldioxid gebleicht („weißer Ginseng") oder zur Konservierung mit Wasserdampf behandelt („roter Ginseng"). Die Inhaltsstoffe beider Sorten unterscheiden sich nicht. Pharmakologisch wirksam ist ein komplexes Gemisch von Triterpensaponinen, den Ginsenosiden.

Verwendung in der Volksheilkunde

Bei kalten Gliedmaßen, Appetitlosigkeit, Abmagerung, Angstzuständen, Impotenz, Unfruchtbarkeit, niedrigem Blutdruck sowie bei Nervenschmerzen und Schlaflosigkeit.

Darreichungsformen und Dosierung

Verwendet wird reine gepulverte Ginsengwurzel oder alkoholisch-wässriger Trockenextrakt. Beides wird in Fertigpräparaten als Kapseln, Pastillen oder Tropfen angeboten.
Die empfohlene Tagesdosis beträgt 1–2 g Wurzelpulver, bei Extrakten je nach Konzentration. Eine Langzeitanwendung wird empfohlen.
Teezubereitung: 1 TL Wurzelpulver mit 150 ml kochendem Wasser übergießen und 5–10 Min. ziehen lassen. Mindestens 3–4 Wochen lang 3 Tassen täglich trinken.

Anwendungsbeschränkungen

Ginsengwurzel sollte nicht während der Schwangerschaft oder Stillzeit angewendet werden, weil dazu keine ausreichenden wissenschaftlichen Erkenntnisse vorliegen.
Wenn Sie an Diabetes leiden oder Medikamente zur Hemmung der Blutgerinnung (Antikoagulanzien) einnehmen, sollten Sie vor der gleichzeitigen Anwendung von Ginseng Ihren Arzt fragen. Vor einer Operation sollten Sie Ginseng absetzen.

Nebenwirkungen

Ginseng kann den Blutzuckerspiegel senken. Vereinzelt berichten Frauen über Spannungsgefühle in den Brüsten. Bei starker Überdosierung kann es zu Schlaflosigkeit, Bluthochdruck und der Bildung von Ödemen kommen.

STUDIEN

- Gesunde Erwachsene erhielten Ginsengpulver, ein Placebo oder ein Vergleichspräparat und mussten anschließend ihre Hand kurz in Eiswasser tauchen: In der Placebogruppe stieg der Blutdruck an, sank dann aber wieder ab; nach der Einnahme des Vergleichspräparats sank der Blutdruck sofort und blieb erniedrigt; in der Ginsenggruppe blieb der Blutdruck unverändert.
- Gesunde Freiwillige erhielten zusätzlich zu einer Grippe-Schutzimpfung zwölf Wochen lang Ginseng oder ein Placebo. Die Teilnehmer der Ginsenggruppe erkrankten deutlich seltener an Grippe oder einer Erkältung, hatten mehr Antikörper im Blut und wiesen eine höhere Aktivität an Killerzellen auf.

Goldrute

Solidago virgaurea

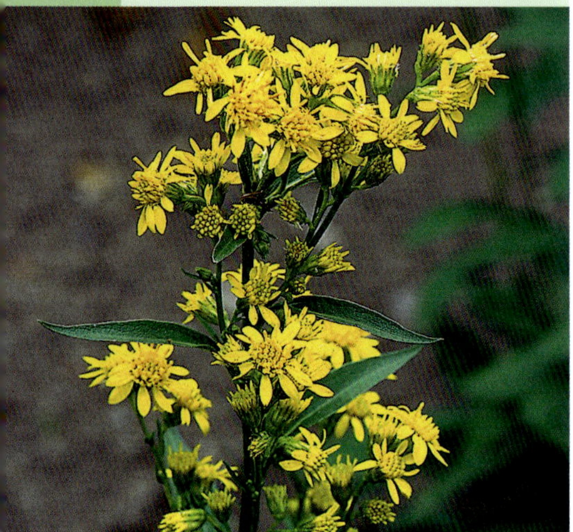

Geschichte

Zur Anwendung der Goldrute schreibt Jakob Theodor Tabernaemontanus im 16. Jahrhundert: „... zu äusserlichen und innerlichen Wunden gantz heylsam wegen seiner zusammenziehenden Krafft ... wider den Stein und das Nierenwehe, reinigt die Harngäng von allem groben Schleim." Der botanische Namenszusatz virgaurea bedeutet, wörtlich übersetzt, Goldrute. Das kräftige Gelb der Blütenkörbchen und der rutenartige Wuchs der Pflanze machen diesen Namen nachvollziehbar. Der Gattungsname Solidago setzt sich aus den lateinischen Wörtern „solidus" (fest) und „agere" (wirken) zusammen – möglicherweise ein Hinweis auf die Fähigkeit der Pflanze, Wunden zu heilen. Im 19. Jahrhundert machte der deutsche Arzt Rademacher die Heilkraft der Goldrute bekannt und empfahl sie bei Nierenproblemen.

Botanischer Steckbrief

Die echte oder auch gemeine Goldrute gehört zu den Korbblütengewächsen (Familie der Asteraceae) und ist eine bis 1 m hohe Staude. Sie ist kahl oder flaumig und wenig verzweigt. Die unteren Blätter sind elliptisch gestielt, die oberen länglich und gesägt. Die obersten Blätter sind schmal ganzrandig und ungestielt (sitzend). Die Blütenstände sind goldgelb und in Rispen zusammengezogen. Die Goldrute kommt vor allem in Wäldern, Heiden und Dünen vor. Blütezeit ist August bis Oktober. Geerntet wird zu Beginn der Blütezeit.

Verwendete Teile und Inhaltsstoffe

Verwendet wird das Kraut der echten Goldrute. Charakteristische Inhaltsstoffe sind Gerbstoffe, Saponine (Triterpensaponine) sowie Flavonoide, Bitterstoffe, ätherische Öle und Kaffeesäureverbindungen.

Wissenschaftlich belegte Anwendungen

- Kommission E und ESCOP empfehlen Goldrutenkraut zur Durchspülung bei entzündlichen Erkrankungen der ableitenden Harnwege, vor allem bei Blasenentzündungen, Harnsteinen und Nierengrieß (kleine Nierensteine) sowie zur Vorbeugung gegen Harn- und Nierensteine. Die ESCOP rät auch zur unterstützenden Therapie bei bakteriellen Infektionen der Harnwege. Die durchspülende, krampflösende und entzündungshemmende Wirkung der Goldrute ist experimentell und durch verschiedene klinische Studien belegt.

Verwendung in der Volksheilkunde

In der Volksmedizin wird das Kraut der echten Goldrute innerlich bei diversen Krankheiten wie Rheuma, Gicht, Diabetes, Hämorrhoiden, Prostatavergrößerung, nervösem Bronchialasthma, Keuchhusten, inneren Blutungen, Bettnässen sowie bei Leberschwellungen und Tuberkulose angewendet.

Die äußerliche Anwendung erfolgt bei Entzündungen des Mund- und Rachenraumes sowie bei eiternden Wunden.

Martin Luther soll die Goldrute sehr geschätzt und häufig angewendet haben.

➤ Darreichungsformen und Dosierung

Die Tagesdosis sollte 6–12 g Droge bzw. 1600 mg Trockenextrakt betragen. Bei den gängigen Fertigpräparaten wird als Auszugsmittel 30–60 % Ethanol verwendet.

Flüssigextrakt 3-mal täglich 0,5–2 ml, Tinktur (1 : 5) 0,5–1 ml täglich. Bei Fertigpräparaten (Tabletten, Kapseln) sind die Angaben auf der Packungsbeilage zu befolgen. Bitte achten Sie immer auf reichlich Flüssigkeitszufuhr.

Anwendungsbeschränkungen

Wenn Ihre Herz- und Nierentätigkeit infolge von Ödemen (Wasseransammlungen im Gewebe) eingeschränkt ist, dürfen Sie keine Durchspülungstherapie mit Goldrutenkraut durchführen. Bei chronischen Nierenerkrankungen fragen Sie bitte Ihren Arzt, ob Sie Präparate aus dem Kraut der echten Goldrute einnehmen dürfen.

Nebenwirkungen

In seltenen Fällen können allergische Reaktionen auftreten. Wenn Sie wissen, dass Sie allergisch auf Korbblütler reagieren, sollten Sie keine Goldrutenpräparate einnehmen.

STUDIEN

- In Anwendungsbeobachtungen (Studien ohne Kontrolle durch Placeboeinnahme) wurde die Wirksamkeit der echten Goldrute bei einer Reizblase untersucht und bestätigt.
- In einer Studie wurden 745 Patienten mit Reizblase mit 3-mal täglich 380 mg Trockenextrakt aus Goldrutenkraut behandelt. Nach zwei Wochen konnte die Häufigkeit des Wasserlassens deutlich gesenkt werden.
- Vergleichbar waren diese Ergebnisse mit einer anderen Anwendungsbeobachtung, an der insgesamt 1487 Patienten teilnahmen. Hier konnte die Wirksamkeit auch bei häufig wiederkehrenden Harnwegsinfekten gezeigt werden. Die Dosis betrug 3-mal täglich 424,8 g Trockenextrakt (DEV 5–7,1 : 1, Ethanol 30 %) des Goldrutenkrauts.
- Klinische Fallberichte von zehn Patienten konnten die gute krampflösende Wirkung von Goldrutenkraut sowie die Wirksamkeit bei Harnsteinen und Nierengrieß zeigen.

Guarana

Paullinia cupana

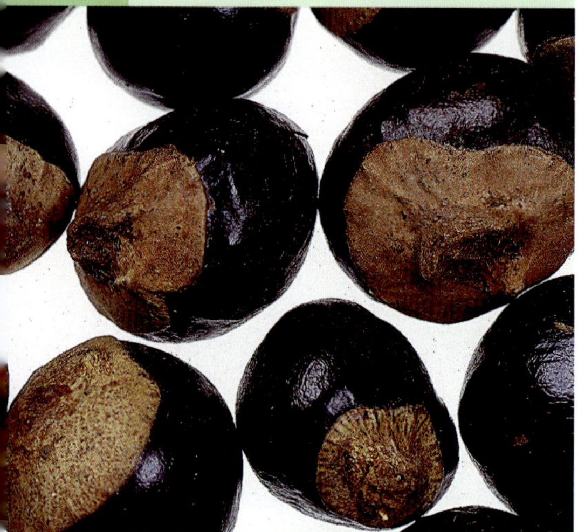

Geschichte

Der Name Guarana, der heute international verwendet wird, ist eine Verfremdung des indianischen „warana" – Frucht der Jugend. Ihren Gattungsnamen Paullinia erhielt die Pflanze von dem deutschen Botaniker C. F. Paullini. Guarana stammt aus den tropischen Regenwäldern im Amazonasbecken und wird dort seit Jahrhunderten von den Quarami-Indianern genutzt. Die Legende sagt, dass aus den Augen einer wunderschönen Indianerin ein Spross entsprungen sei, der Frauen und Männern Kraft, Schönheit und ein langes Leben schenkt. Erstmals weitergetragen wurde die Beschreibung der Guaranapflanze in den Briefen des Missionars Joao Felipe Betendorf im Jahre 1669. Brasiliens Minenarbeiter benutzten sie hauptsächlich als Erfrischungsgetränk.

Botanischer Steckbrief

Der Guaranastrauch gehört zu den Seifenbaumgewächsen (Familie der Sapindaceae) und ist eine mehrjährige holzige Kletterpflanze von bis zu 10 m Länge. In kultivierter Form breitet er sich buschartig aus. Die gefiederten Blätter sind groß, ledrig und grob gesägt. Die unscheinbaren gelb-weißen Blüten stehen in langen Rispen. Die gelb-rote birnenförmige Frucht enthält einen einzelnen, glänzend schwarzen Samen. Geerntet werden die reifen Früchte mit den Samen.

Wissenschaftlich belegte Anwendungen

- Eine Bewertung liegt bislang weder von der Kommission E noch von der ESCOP vor.
- Die pharmakologische Wirkung der Guaranasamen beruht auf ihrem hohen Coffeingehalt. Coffein stimuliert das zentrale Nervensystem und die Herz-Kreislauf-Funktionen. Außerdem wirkt es harntreibend, und es fördert die Magensaftsekretion.
- In jüngerer Zeit findet Coffein verstärkt Verwendung in Produkten zur Gewichtsreduktion, da es die Verbrennung von Fettsäuren ankurbelt. Ob das Coffein aus Guarana wegen seiner Bindung an Gerbstoffe langsamer freigesetzt wird und damit länger wirksam ist als Kaffee, konnte bislang nicht einwandfrei geklärt werden. Allerdings ist Guarana frei von bestimmten im Kaffee enthaltenen Reizstoffen und deshalb bekömmlicher und magenschonender.

Verwendete Teile und Inhaltsstoffe

Arzneiliche Verwendung finden die getrockneten oder gemahlenen Samen. Als wichtigste pharmakologisch wirksame Inhaltsstoffe enthalten Guaranasamen Purinalkaloide, vor allem Coffein, daneben Gerbstoffe und Cyanolipide. Guarana gilt als die Pflanze mit dem höchsten bekannten Coffeingehalt. Er beträgt zwischen 3 und 6 % und ist damit rund dreimal so hoch wie der von Kaffee.

Verwendung in der Volksheilkunde

Zur Dämpfung des Durst- und Hungergefühls, zur Konzentrations- und Leistungssteigerung sowie zur allgemeinen Kräftigung, bei Müdigkeit, Kopf- und Menstruationsschmerzen sowie bei Durchfall und Fieber.

> **HINWEIS**
>
> **Trinken nicht vergessen**
>
> Coffein entzieht dem Körper mehr Wasser, als ihm durch coffeinhaltige Getränke zugeführt wird. Trinken Sie daher bei der Aufnahme von Coffein in jeglicher Form immer zusätzlich ein Glas Wasser.

➤ Darreichungsformen und Dosierung

Verwendet werden Fertigpräparate (Kapseln) mit Guaranaextrakt, das Pulver der gemahlenen Samen oder Nahrungsmittel, die Guarana enthalten, vor allem Erfrischungsgetränke, so genannte Energy-Drinks.
Beim Gebrauch von Guaranapulver wird eine Einzeldosis von 1 g empfohlen.

! Anwendungsbeschränkungen

Während der Schwangerschaft oder Stillzeit sollten Sie möglichst kein Coffein zu sich nehmen. Vorsicht ist auch bei verschiedenen Krankheiten geboten, vor allem bei labilem Herz-Kreislauf-System, Nierenerkrankungen, Überfunktion der Schilddrüse und bei bestimmten psychischen Störungen wie panischen Angstzuständen.

Nebenwirkungen

Mengen, die bis zu 400 mg Coffein pro Tag entsprechen (etwa 7–11 g Guaranapulver), sind über den Tag verteilt für einen gesunden Erwachsenen unbedenklich. Dabei muss allerdings die gesamte aufgenommene Menge aus der Summe aller coffeinhaltigen Genussmittel berücksichtigt werden.
Vergiftungssymptome im Falle einer Überdosierung sind Unruhe, Herzklopfen, Zittern, Schweißausbrüche und Magenschmerzen.
Achtung: Die regelmäßige Einnahme coffeinhaltiger Genussmittel über einen längeren Zeitraum führt zu Gewöhnung und zu der Neigung, größere Mengen konsumieren zu müssen. Ein plötzliches Absetzen kann daher zu Entzugserscheinungen führen.

> **STUDIE**
>
> ➤ 45 gesunde freiwillige Personen im durchschnittlichen Alter von 65 Jahren erhielten entweder Guarana, Coffein oder ein Placebo. Anschließend wurde die Hirnleistung mit spezifischen Tests untersucht und mit den Ausgangswerten verglichen. Es konnten keine Unterschiede zwischen den drei Gruppen ermittelt werden. Lediglich bei einem Test (Mosaiktest) konnte eine signifikante Verbesserung durch die Einnahme von Guarana festgestellt werden.

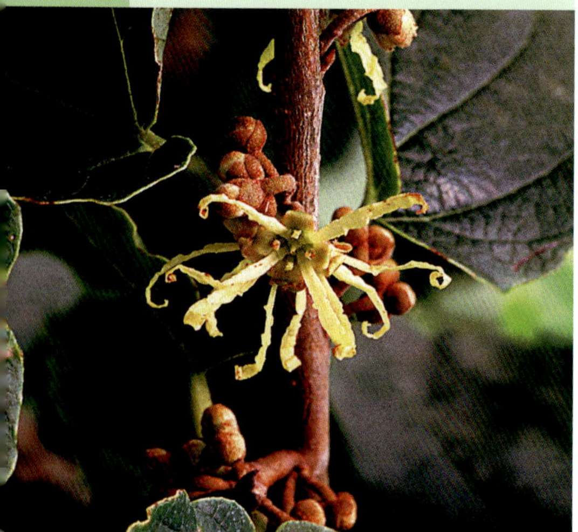

Geschichte

Der Name Hamamelis setzt sich aus dem griechischen „hama“ (gleichzeitig) und „melon“ (Frucht) zusammen, da der Baum innerhalb eines Jahres zuerst Früchte trägt und dann blüht – daher auch der deutsche Beiname Zaubernuss. Schon vor rund 60 Millionen Jahren sollen in Nordamerika die ersten Exemplare dieser Pflanze gesprossen sein: die Urahnen der heutigen Gattung. Die nordamerikanischen Indianer schätzten die Zaubernuss wegen ihrer heilkräftigen und schönheitsfördernden Wirkungen. Nach Europa gelangte der Strauch erst im 18. Jahrhundert, und zwar zunächst als Ziergewächs. Kurz darauf wurde aber bereits der alkoholische Auszug aus den Hamamelisblättern in die ärztliche Praxis eingeführt.
Heutzutage ist Hamamelis zudem sehr beliebt in der Naturkosmetik.

Hamamelis

Hamamelis virginiana

Botanischer Steckbrief

Hamamelis (Familie der Hamamelidaceae) ist ein baumartiger Strauch, der bis zu 10 m hoch werden kann. Die angenehm duftenden Blüten stehen in hellgelben Büscheln an den unbelaubten Zweigen, die Frucht ist eine haselnussähnliche Kapsel, die bei der Reife heftig aufspringt und ihre Samen meterweit von sich schleudert. Die Blätter der virginischen Zaubernuss werden im Herbst gesammelt, die Rinde der Äste und Zweige im Frühjahr.

Verwendete Teile und Inhaltsstoffe

Arzneiliche Verwendung finden die getrockneten Laubblätter, die Rinde und das durch Destillation der Zweige gewonnene Hamameliswasser. Wichtige pharmakologisch wirksame Inhaltsstoffe sind Gerbstoffe, Tannine (Catechine), Proanthocyanidine und ätherisches Öl.

Wissenschaftlich belegte Anwendungen

- Sowohl die Kommission E als auch die ESCOP befürworten die Anwendung von Hamamelis bei leichten Hautverletzungen, Entzündungen von Haut und Schleimhäuten sowie bei Hämorrhoiden und Krampfadern.
- Die enthaltenen Gerbstoffe ziehen das Gewebe zusammen, fördern die Blutgerinnung und hemmen Entzündungen.
- Die Tannine schützen die Zellen vor der Schädigung durch freie Radikale.
- Die Proanthocyanidine reduzieren den Wasserverlust der Haut.

TIPP

Hamameliswasser

Das Wasserdampfdestillat aus den Zweigen der virginischen Zaubernuss, Hamameliswasser genannt, enthält nur das ätherische Öl, jedoch keine Gerbstoffe oder Tannine. Reicht Ihnen die Wirksamkeit des Hamameliswassers nicht aus, verwenden Sie lieber ein Präparat mit wässrig-alkoholischem Extrakt.

Verwendung in der Volksheilkunde

Innerlich bei Durchfall, Menstruationsbeschwerden und Erbrechen; äußerlich bei entzündeten Schwellungen, schlecht heilenden Wunden, zur Venenpflege, bei Hämorrhoiden und Krampfadern sowie zur Behandlung von Neurodermitis. Außerdem Verwendung in diversen Kosmetika.

Darreichungsformen und Dosierung

Verwendet werden Fertigpräparate (Salbe und Tinkturen zur äußerlichen Anwendung) mit Hamameliswasser oder Flüssigextrakte aus den Blättern oder der Rinde sowie Teeabkochungen aus beiden Pflanzenteilen.

Empfohlene Tagesdosis: als Gurgel- oder Spüllösung 2–10 g Rinde oder 3-mal täglich 2–4 ml Rindentinktur; als Tee 2–3 g Rinde oder Blätter; halbfeste oder flüssige Zubereitungen zur äußerlichen Anwendung sollten 5–10 % Rinde oder Blätter enthalten.

Teezubereitung: 1 TL Rinde oder 2–4 TL Blätter mit 150 ml kochendem Wasser übergießen, 10–15 Min. ziehen lassen, mehrmals täglich trinken oder als Gurgellösung verwenden. **Umschläge:** 2–4 TL Rinde oder 3–6 EL Blätter mit 250 ml Wasser aufkochen und 15 Min. ziehen lassen, abgekühlt verwenden.

Das Wasserdampfdestillat (Hamameliswasser) kann unverdünnt oder im Verhältnis 1 : 3 mit abgekochtem Wasser verdünnt für Umschläge eingesetzt werden.

Anwendungsbeschränkungen

Während der Schwangerschaft oder Stillzeit sollten Sie die Anwendung von Hamamelispräparaten mit Ihrem Arzt besprechen, weil dazu bislang keine ausreichenden wissenschaftlichen Erkenntnisse vorliegen.

Nebenwirkungen

Bei der äußerlichen Anwendung sind keine Nebenwirkungen bekannt. Bei der innerlichen Einnahme können bei empfindlichen Personen Magenbeschwerden auftreten.

STUDIE

- Eine Lotion mit 10 % Hamamelisdestillat wurde in einer Studie an 40 Probanden mit zwei Kontrolllotionen verglichen: Die Probanden wurden unterschiedlichen Stärken von UV-Strahlung ausgesetzt. Anschließend wurden innerhalb von 48 Stunden 3-mal die verschiedenen Testpräparate aufgetragen. Die Hamamelislotion reduzierte die durch die UV-Strahlen verursachte Entzündung deutlich im Vergleich zu den Kontrollpräparaten: nach sieben Stunden bereits um 20 %, nach 48 Stunden sogar um 27 %.

Hauhechel

Ononis spinosa

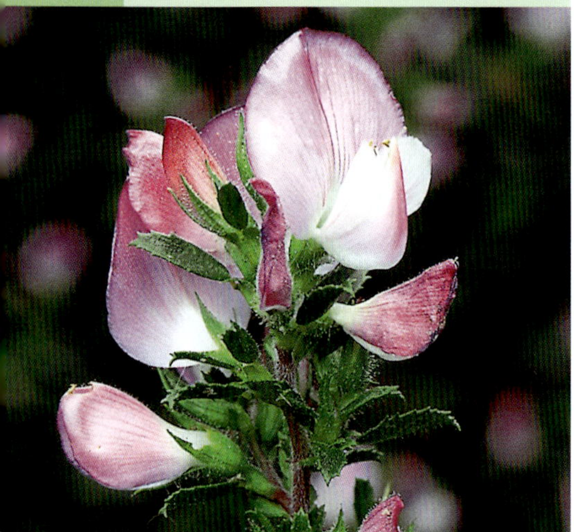

Geschichte

Ihren Namen erhielt die Hauhechel von den Bauern, die ihre Wurzel früher mühsam mit der Haue ausgraben mussten, weil sie Angst hatten, ihren Pflug zu beschädigen. Ein Kräuterbuch aus dem Jahre 1744 beschreibt ihre medizinische Wirkung: „Der Hauhechel ist eines von den führnehmsten Stein-Kräutern, so den Harn und Stein bey Menschen und Vieh austreibet ..." Die Hauhechelwurzel wurde bereits in früheren Zeiten sehr geschätzt. So finden sich in alten Kräuterbüchern zahlreiche Anwendungsbeispiele, die von Mundgeruch über innerliche Feigwarzen bis zur entwässernden Wirkung reichen.

Botanischer Steckbrief

Hauhechel (Familie der Fabaceae) ist ein eher niedriger Halbstrauch von etwa 30–60 cm Höhe mit einer langen, kräftigen Pfahlwurzel, aufrechten Ästen, geraden Dornen, länglichen Blättern und rosafarbenen Blüten.

Verwendete Teile und Inhaltsstoffe

Medizinisch verwendet wird der getrocknete Wurzelstock. Pharmakologisch wichtige Inhaltsstoffe sind Isoflavonoide, Triterpene, Lectine und ätherisches Öl.

Verwendung in der Volksheilkunde

Bei Gicht, rheumatischen Beschwerden und Problemen mit dem Wasserlassen.

Wissenschaftlich belegte Anwendungen

- Kommission E und ESCOP empfehlen die Anwendung der Hauhechelwurzel zur Spülung des Harntraktes, besonders bei Entzündungen und bei Harngrieß.
- In Tierversuchen wurden harntreibende und entzündungshemmende Wirkungen nachgewiesen.

Darreichungsformen und Dosierung

Verwendet wird die lose Wurzel als Tee. Fertigarzneimittel (Tabletten) nur in Kombination mit Goldrutenkraut und Orthosiphonblättern.
Teezubereitung: 1 TL zerkleinerte Wurzel mit 150 ml kochendem Wasser aufgießen, 20–30 Min. ziehen lassen, 2–4 Tassen pro Tag.

Anwendungsbeschränkungen

Zur Anwendung während der Schwangerschaft oder Stillzeit liegen keine wissenschaftlichen Erkenntnisse vor. Bei Ödemen infolge eingeschränkter Herz- und Nierentätigkeit dürfen Sie keine Durchspülungstherapie durchführen.

Nebenwirkungen

Keine bekannt.

Heidelbeere

Vaccinium myrtillus

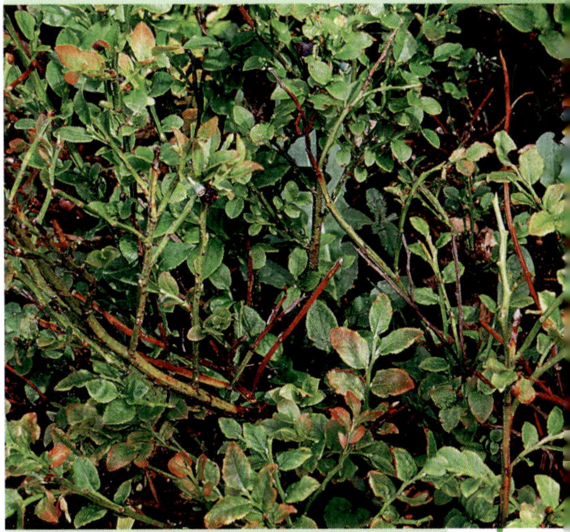

Botanischer Steckbrief

Die Heidelbeere (Familie der Ericaceae) ist ein sommergrüner Zwergstrauch mit scharfkantigen grünen Ästen. Sie wird 15–50 cm hoch, hat eiförmige, fein gesägte Blätter und, von Mai bis Juni, kleine rosafarbene Blüten. Die Frucht ist eine kugelige blau-schwarze Beere.

Verwendete Teile und Inhaltsstoffe

Medizinisch verwendet werden die getrockneten reifen Früchte. Pharmakologisch wichtige Inhaltsstoffe sind Fruchtsäuren, Gerbstoffe, Anthocyane, Flavonoide, Kaffeesäurederivate, Pektine sowie Vitamine und Mineralstoffe.

Verwendung in der Volksheilkunde

Innerlich bei Erbrechen, Blutungen und Hämorrhoiden; äußerlich bei schlecht heilenden Geschwüren und Hautkrankheiten.

Geschichte

Der wissenschaftliche Name Vaccinium ist eine Verfälschung von „baccinium“ für Beerenstrauch. Myrtillus weist auf die Ähnlichkeit der Heidelbeere mit der Myrte hin. Die deutsche Bezeichnung meint wohl „die auf der Heide wachsende Beere“. Bereits im Mittelalter beschrieb die Äbtissin Hildegard von Bingen die gute Heilwirkung der Pflanze, die zu den Heidekrautgewächsen gehört.

Wissenschaftlich belegte Anwendungen

- Die Kommission E empfiehlt Heidelbeeren bei unspezifischen Durchfallerkrankungen sowie bei leichten Entzündungen der Mund- und Rachenschleimhaut.
- Die enthaltenen Gerbstoffe ziehen das Gewebe zusammen und fördern die Wundheilung. Die Anthocyane beugen einer Geschwürbildung vor.

Darreichungsformen und Dosierung

Verwendet werden die getrockneten Beeren als Speisezusatz oder als Tee.

Teezubereitung: 2 TL zerstoßene Beeren mit 150 ml heißem Wasser überbrühen, 10 Min. ziehen lassen; bis zu 6 Tassen pro Tag.

Anwendungsbeschränkungen

Sollte der Durchfall trotz Behandlung mit Heidelbeeren länger als 3–4 Tage anhalten, sollten Sie Ihren Arzt aufsuchen.

Nebenwirkungen

Frische Heidelbeeren können Durchfall hervorrufen. Für getrocknete Beeren sind keine Nebenwirkungen bekannt.

Herbstzeitlose

Colchicum autumnale

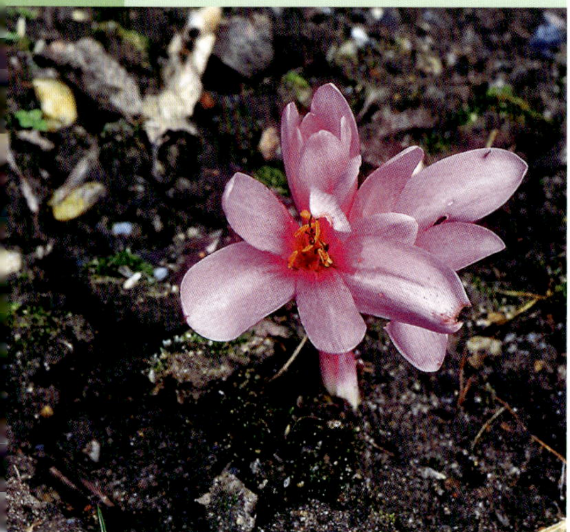

Geschichte

Ihren Namen erhielt die Herbstzeitlose, weil sie im Herbst blüht und damit „außerhalb der Zeit". Der Gattungsnamen Colchicum stammt von der Landschaft Kolchis am Schwarzen Meer. Schon Dioskurides hat die Pflanze beschrieben. Sie wurde zu Heilzwecken, aber auch für Giftmorde benutzt.

Botanischer Steckbrief

Die Herbstzeitlose (Familie der Colchicaceae) kann bis 40 cm groß werden. Ihre schmalen langen Laubblätter erscheinen im Frühjahr, die violetten bis rosafarbenen Blüten im Herbst.

Verwendete Teile und Inhaltsstoffe

Medizinisch verwendet werden Blüten, Knollen und Samen. Pharmakologisch wichtige Inhaltsstoffe sind Tropolonalkaloide, besonders das hochgiftige Colchicin.

Verwendung in der Volksheilkunde

Früher bei Hautkrankheiten, Sehnenscheidenentzündung, Entzündungen des Magen-Darm-Traktes, Lebererkrankungen, Läusen, Asthma und Rheumatismus.

Wissenschaftlich belegte Anwendungen

- Die Kommission E empfiehlt die Anwendung von Zubereitungen aus der Herbstzeitlose bei Gicht.
- Der enthaltene Wirkstoff Colchicin unterbricht die Kettenreaktionen des akuten Gichtanfalls mit einem auffallend raschen Wirkungseintritt.

Darreichungsformen und Dosierung

Verwendet werden ausschließlich Fertigpräparate (Tabletten, Tropfen) mit alkoholischen Extrakten, die auf einen ganz bestimmten Colchicingehalt standardisiert sind.

Anwendungsbeschränkungen

Zubereitungen aus der Herbstzeitlose dürfen wegen der großen Vergiftungsgefahr keinesfalls selbst hergestellt werden. Sie sind verschreibungspflichtig und dürfen nicht in der Schwangerschaft oder Stillzeit angewendet werden!

Nebenwirkungen

Die Herbstzeitlose ist in allen Teilen stark giftig. Zu den akuten Vergiftungserscheinungen zählen Bauchschmerzen, kolikartiger Durchfall und Erbrechen sowie Lähmungserscheinungen. Langfristig sind Nieren-, Leber- und Knochenmarksschäden sowie Nervenentzündungen möglich.

Holunder

Sambucus nigra

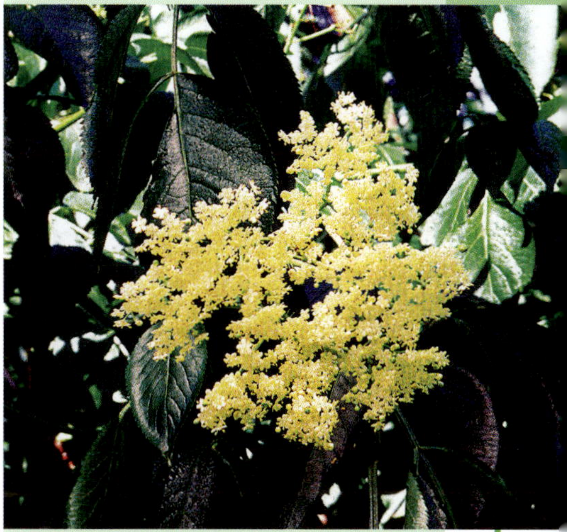

Botanischer Steckbrief

Der Holunder (Familie der Caprifoliaceae) ist ein bis zu 7 m hoher Strauch oder Baum mit ausgebreiteten Ästen und rissiger grauer Rinde. Die stark duftenden gelblich-weißen Blüten stehen in großen Dolden. Die Früchte sind schwarz-violett mit blutrotem Saft.

Verwendete Teile und Inhaltsstoffe

Medizinisch verwendet werden die getrockneten Blütenstände. Pharmakologisch wichtige Inhaltsstoffe sind Flavonoide, Kaffeesäurederivate und ätherisches Öl mit einem hohen Gehalt an freien Fettsäuren.

Verwendung in der Volksheilkunde

Innerlich als Tee zum Schwitzen, gegen Erkältungskrankheiten und Fieber sowie, seltener, zur Steigerung des Milchflusses; als Gurgelwasser bei Atemwegserkrankungen; äußerlich bei Schwellungen und Entzündungen.

Geschichte

Der Holunder zählt zu den ältesten und beliebtesten Heilpflanzen. Doch auch in der Mythologie spielt er eine große Rolle: Für die Germanen war er der Wohnsitz der schützenden Hausgöttin Frau Holle. Einen Holunderbaum zu fällen galt daher als schwerer Frevel. Funde von Holundersamen an prähistorischen Stätten belegen die frühe Nutzung dieses Baumes. In der Antike wurde Holunder zum Schwarzfärben der Haare benutzt. Schriften dieser Zeit erwähnen ihn bereits als wirksames Heilmittel.

Wissenschaftlich belegte Anwendungen

- Die Kommission E empfiehlt die Anwendung von Holunderblüten bei Erkältungskrankheiten.
- Im Tierversuch wurde eine Steigerung der Bronchialsekretion nachgewiesen.

Darreichungsformen und Dosierung

Verwendet werden lose Holunderblüten als Tee oder Gurgelwasser.

Teezubereitung: 2–3 TL getrocknete Blüten mit 150 ml heißem Wasser übergießen, 5–10 Min. ziehen lassen, mehrmals täglich, besonders in der zweiten Tageshälfte, trinken.

Anwendungsbeschränkungen

Keine bekannt.

Nebenwirkungen

Keine bekannt.

Hopfen

Humulus lupulus

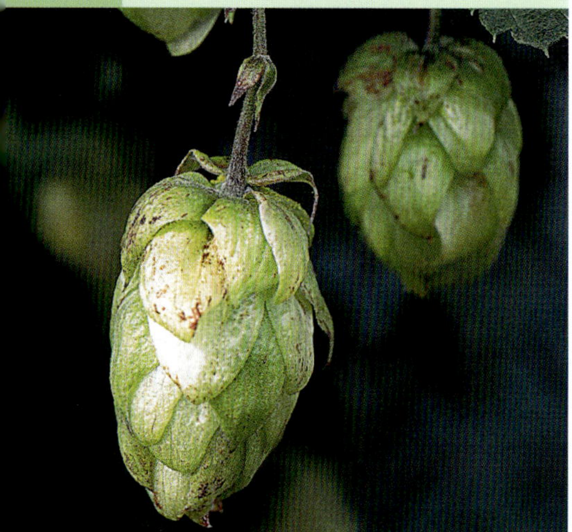

Geschichte

Der botanische Name Lupulus soll sich vom lateinischen „lupus" (Wolf) ableiten, da die Pflanze beim Umschlingen und Überwachsen andere Pflanzen „mordet wie ein Wolf". Bereits bei den alten Kulturvölkern der Babylonier und Ägypter fand der Hopfen als aromatische Pflanze zur Herstellung von Bier Verwendung. In Deutschland wurde der Hopfenanbau mit großer Wahrscheinlichkeit zur Zeit der Völkerwanderung eingeführt. Schon im Mittelalter erkannte man seine beruhigenden Eigenschaften. Paracelsus beispielsweise rühmte die schlaffördernde Wirkung. Die Mönche in den mittelalterlichen Klöstern bezeichneten den Hopfen als „Seele des christlichen Bieres" und schätzten seine Wirkung zur Unterdrükkung ihrer sexuellen Lust.

Botanischer Steckbrief

Der Hopfen (Familie der Cannabaceae) zählt zu den Hanfgewächsen und ist eine ausdauernde Schlingpflanze, deren einjährige Triebe 6–12 m Länge erreichen können. Die rauen Stängel sind bleistiftdick und grün, sie verholzen nicht. Die Blätter haben einen gesägten Rand. Die männlichen Blüten sind unscheinbar, grünlich und klein, die weiblichen Blüten stehen in dichten, stark verzweigten Blütenständen, die mit Lupulindrüsen besetzt sind und sich später zu den bekannten Hopfenzapfen vergrößern. Blütezeit ist Sommer.

Wissenschaftlich belegte Anwendungen

- Die Kommission E und die ESCOP befürworten die Anwendung von Hopfen bei Unruhe, Nervosität, Angstzuständen und Schlafstörungen.
- Hopfenextrakt verminderte die spontane Beweglichkeit bei Mäusen in Abhängigkeit von der Dosis, verstärkte die Wirkung anderer Schlafmittel und senkte die Körpertemperatur.
- 2-Methyl-3-buten-2-ol, ein auf natürlichem Weg entstehendes Abbauprodukt der Bitterstoffe Humulon und Lupulon versetzte in hohen Dosen Mäuse in eine mehrstündige Narkose, von der sie sich aber vollständig wieder erholten.
- Eine Reihe jüngerer Forschungsarbeiten beschäftigte sich mit einer vermuteten östrogenen Wirkung der Hopfenblüten. Die Ergebnisse sind allerdings recht unklar und widersprüchlich.

Verwendete Teile und Inhaltsstoffe

Arzneiliche Verwendung finden die getrockneten weiblichen Blütenstände. Wichtige pharmakologisch wirksame Inhaltsstoffe sind Bitterstoffe (Humulone und Lupulone) im Harz, Myrcen, Humulen und Caryophyllen im ätherischen Öl sowie Flavonoide und Gerbstoffe.

TIPP

Bewährtes Schlafmittel

Besonders gute Wirksamkeit als Schlafmittel hat Hopfen zusammen mit Baldrian. In dieser Kombination sind auch Fertigarzneimittel erhältlich. Erkundigen Sie sich bei Ihrem Arzt oder Apotheker.

Verwendung in der Volksheilkunde

Innerlich bei Nervenschmerzen, Nervosität, Entzündungen der Darmschleimhaut und Kopfschmerzen; äußerlich bei schlecht heilenden Wunden und Geschwüren.

In der Volksmedizin spielt der Hopfen ebenfalls eine große Rolle bei der Behandlung von Perioden- und Wechseljahresbeschwerden. Auch gegen Blasen- und Nierenleiden werden Hopfenblüten eingesetzt.

➤ Darreichungsformen und Dosierung

Verwendet werden Fertigarzneimittel (Kapseln, Dragees) mit alkoholischen Extrakten und Teezubereitungen.

Auch Kombinationen aus Baldrian, Melisse, Passionsblume und Rosmarin werden in Fertigarzneimitteln verwendet. Zur Dosierung beachten Sie bitte die Herstellerangaben.

Teezubereitung: 1 TL zerkleinerte Blüten mit 150 ml kochendem Wasser übergießen, abgedeckt 10 Min. ziehen lassen, 2- bis 3-mal täglich 1 Tasse trinken.

Für Säuglinge und Kleinkinder können Hopfenkissen mit 500 g abgelagerten, unbehandelten Hopfenblüten als Einschlafhilfe verwendet werden (auch in Kombination mit Lavendel).

! Anwendungsbeschränkungen

Während der Schwangerschaft oder Stillzeit sollten Sie die Anwendung von Hopfenblüten mit Ihrem Arzt besprechen, da hierzu keine wissenschaftlichen Erkenntnisse vorliegen.

Wie alle beruhigenden Arzneimittel können Hopfenpräparate das Reaktionsvermögen beeinträchtigen. Bitte nicht vor dem Autofahren einnehmen!

Nebenwirkungen

Die frische Pflanze wirkt gelegentlich sensibilisierend (Hopfenpflückerkrankheit), die getrocknete Droge dagegen sehr selten.

STUDIEN

- Klinische Studien wurden bislang nur für die Kombination von Hopfenblüten mit Baldrianwurzel durchgeführt. Diese Studien ergaben durchwegs eine gute Wirksamkeit bei Ein- und Durchschlafstörungen in Untersuchungen mit mehreren hundert Patienten.
- An gesunden Probanden konnte ein leichter, aber deutlicher Effekt auf die Gehirnströme nachgewiesen werden.

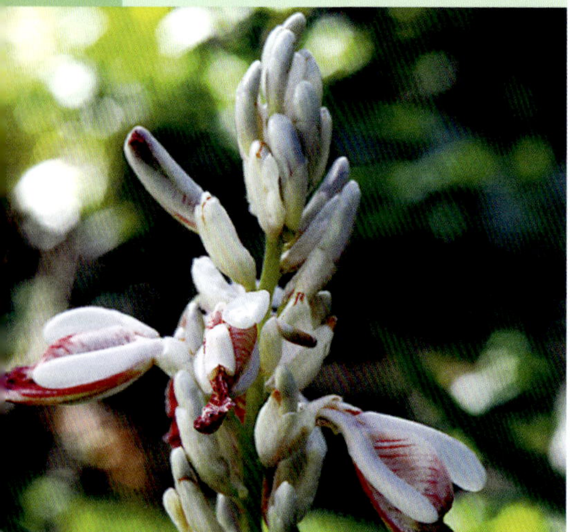

Geschichte

Das deutsche Wort Ingwer wie auch das lateinische Zingiber lassen sich auf den alten indischen Namen „shringavera" zurückführen. Tatsächlich tauchte die Ingwerwurzel als Heilpflanze bereits in den frühen Sanskritschriften auf, wie auch in alten chinesischen Texten und später in der griechischen, römischen und arabischen Medizinliteratur des Altertums. In Mitteleuropa wurde die Pflanze durch die Kreuzritter bekannt. Die seefahrenden Kolonialmächte trieben intensiven Handel mit dem vor allem als Gewürz wertvollen Produkt. Im 16. Jahrhundert kostete ein Pfund Ingwer so viel wie ein Schaf. Heute wird er im tropischen und subtropischen Asien, in Teilen Afrikas, in Brasilien und Jamaika angebaut. In den Anbaugebieten wird er als verdauungsförderndes Mittel gebraucht.

Ingwer

Zingiber officinalis

Botanischer Steckbrief

Der Ingwer (Familie der Zingiberaceae) ist eine kriechende mehrjährige Pflanze auf einem dicken, knolligen Wurzelstock. Aus diesem wächst im Frühjahr ein grüner aufrechter Stängel von etwa 60 cm Höhe mit schmalen Blättern, die jedes Jahr wieder absterben. Zur Blütezeit entspringt eine Ähre direkt aus der Wurzel, die eine weiße oder gelbe Blüte trägt. Der arzneilich verwendete Ingwer und das Gewürz stammen aus Kulturen. Dazu werden im Frühjahr Rhizomstücke in die Erde gelegt, und ein knappes Jahr später wird geerntet.

Wissenschaftlich belegte Anwendungen

- Kommission E und ESCOP befürworten die Anwendung von Ingwerwurzel bei Magen-Darm-Beschwerden, zur Vorbeugung gegen Reiseübelkeit und zur Verhütung von Erbrechen nach kleineren operativen Eingriffen.
- Die Scharfstoffe des Ingwers, Gingerol und Shoagol, sowie acetonischer Ingwerextrakt erwiesen sich im Tierversuch als Antibrechmittel. Die Wirkung beruht auf der Wechselwirkung mit verschiedenen Botenstoffen des zentralen Nervensystems. Außerdem fördern die enthaltenen Scharfstoffe die Speichel- und Magensaftproduktion, indem sie schon in der Mundschleimhaut die Wärmerezeptoren erregen.
- Darüber hinaus verhindert Ingwer die Bildung von Geschwüren, wirkt Entzündungen entgegen und tötet einige Bakterienstämme ab.

Verwendete Teile und Inhaltsstoffe

Arzneiliche Verwendung findet der geschälte frische oder getrocknete Wurzelstock, der sich unterirdisch ausbreitet. Wichtige pharmakologisch wirksame Inhaltsstoffe sind Scharfstoffe (Gingerole und Shoagole), Diarylheptanoide und ätherisches Öl mit den Hauptkomponenten Zingiberen und Zingiberol.

HINWEIS

Entwarnung

Aus Sicherheitsgründen wird vor der Einnahme von Ingwerpräparaten während der Schwangerschaft gewarnt. Tatsächlich ist Ingwer zur Behandlung von Schwangerschaftsübelkeit aber gut geeignet. Hierzu wurden jüngst sogar spezielle klinische Studien durchgeführt, die sämtliche Bedenken entkräften.

Verwendung in der Volksheilkunde

Bei chronischen Magen-Darm-Geschwüren, Husten, Problemen mit dem Wasserlassen, Unterleibsbeschwerden, rheumatischen Erkrankungen und Migräne; wichtiges Heilmittel in der chinesischen und indischen Medizin.

Ingwer ist auch als wirksames Mittel zur Appetitanregung bekannt. Außerdem soll es die Verdauungsvorgänge ankurbeln.

Als Gewürz ist die Ingwerwurzel vor allem jenen Menschen eine Hilfe, die an einem nervösen und empfindlichen Magen leiden und die häufig von Blähungen geplagt sind.

Darreichungsformen und Dosierung

Verwendet werden Fertigarzneimittel (Kapseln) oder loses Ingwerpulver.

Loses Pulver: Etwa 1/3 TL in 150 ml Wasser auflösen, täglich 2–4 Tassen trinken.

Zur Verhütung von Reisekrankheit etwa 30 Min. vor Beginn der Reise einnehmen.

Die Verwendung von Ingwer in Form von Lebensmitteln ist nicht ausreichend, um die medizinische Wirkung zu erzielen.

Anwendungsbeschränkungen

Wenn Sie an Gallensteinen leiden oder Medikamente zur Hemmung der Blutgerinnung einnehmen (Antikoagulanzien), sollten Sie vor der Einnahme von Ingwer Ihren Arzt fragen.

Nebenwirkungen

In einigen Fällen ist Sodbrennen aufgetreten.

STUDIEN

- Verschiedene klinische Studien mit über 2000 Teilnehmern zeigten, dass Ingwer im Vergleich zu einem Placebo eine sehr gute Wirksamkeit bei der Behandlung und Verhütung von Erbrechen und Übelkeit hat.
  Die Versuchsbedingungen schlossen auch Seekrankheit, Reisekrankheit und Übelkeit nach Operationen ein.
- In einer Studie wurde auch eine gute Wirksamkeit und Verträglichkeit bei Kindern im Alter zwischen 3 und 13 Jahren nachgewiesen.

Johanniskraut

Hypericum perforatum

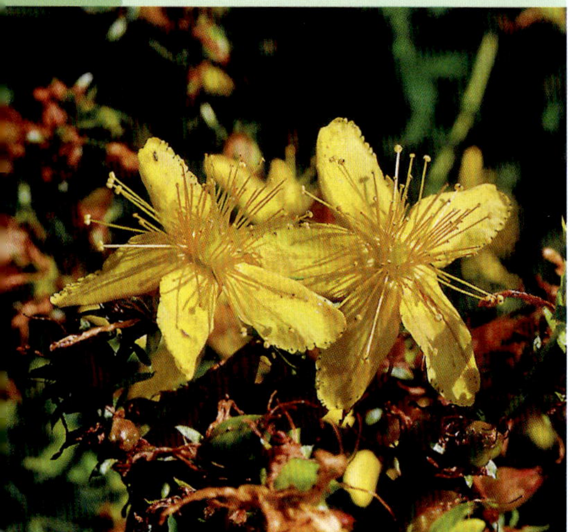

Geschichte

Der Name Johanniskraut rührt daher, dass die Pflanze um den Johannistag am 24. Juni in voller Blüte steht. Wenn man die Blüten zerreibt, tritt ein blutroter Saft aus, der allerlei Legenden nährte: So soll die austretende rote Farbe das vergossene Blut Christi symbolisieren. Eine andere Geschichte erzählt, die Pflanze sei nach der Enthauptung Johannes des Täufers aus dessen Blut entstanden.

Die klassischen Ärzte Griechenlands und Roms verwendeten Johanniskraut zur Wundheilung. Im Mittelalter erreichte es große Wertschätzung. Paracelsus schrieb begeistert: „Es ist nicht möglich, daß eine bessere Arznei für Wunden in allen Ländern gefunden wird.“ Erst im 18. Jahrhundert entdeckte man auch die nervenstärkende Wirkung, die heute im Vordergrund der medizinischen Verwendung steht.

Botanischer Steckbrief

Das Johanniskraut (Familie der Hypericaceae) wird bis zu 1 m hoch. Die aufrechten zweikantigen Stängel sind rötlich überzogen, die ovalen Blätter durchscheinend punktiert und mit schwarzen Drüsen bedeckt. Hält man die Blätter gegen das Licht, so erkennt man kleine Punkte, die den Eindruck erwecken, die Pflanze sei durchlöchert. Die goldgelben Blüten stehen in Dolden. Blütezeit ist ab Mitte Juni.

Verwendete Teile und Inhaltsstoffe

Arzneiliche Verwendung findet das während der Blütezeit gesammelte Kraut. Wichtige pharmakologisch wirksame Inhaltsstoffe sind die Anthracenderivate Hypericin und Pseudohypericin, das Acylphloroglucíol Hyperforin, Flavonoide, Xanthone, Gerbstoffe, Kaffeesäurederivate und ätherisches Öl.

Wissenschaftlich belegte Anwendungen

- Kommission E und ESCOP befürworten die innerliche Anwendung bei milden bis mittelschweren Depressionen, die Kommission E empfiehlt außerdem die äußerliche Anwendung öliger Zubereitungen bei Verletzungen und Verbrennungen. Die entzündungshemmende Wirkung bei der äußeren Anwendung beruht vermutlich auf dem Flavonoidgehalt der Pflanze.
- Die antidepressive Wirkung kann auf eine Beeinflussung von Botenstoffen des Gehirns zurückgeführt werden, die für mehrere der enthaltenen Inhaltsstoffe festgestellt wurde.

> **TIPP**
> **Erstattungsfähig**
> Johanniskrautpräparate gegen Depressionen gehören zu den wenigen nicht verschreibungspflichtigen Mitteln, die auch nach der Gesundheitsreform 2004 noch von den Krankenkassen erstattet werden. Sprechen Sie Ihren Arzt darauf an.

Verwendung in der Volksheilkunde
Innerlich bei Wurmbefall, Bronchitis und Asthma, Gallenblasenerkrankungen, nächtlichem Harndrang, Bettnässen, Gastritis, Durchfall, Gicht und Rheuma; äußerlich bei Muskelschmerzen, Sonnenbrand und als Wundheilmittel. Das Johanniskrautöl wird als Hautpflegemittel bei unreiner, aber auch bei trockener, schuppiger Haut sehr gelobt.

Darreichungsformen und Dosierung
Für die innerliche Anwendung steht eine große Zahl von Fertigarzneimitteln auf der Basis alkoholischer Extrakte zur Auswahl (Dragees, Kapseln, Filmtabletten, Saft). Es können auch die verdünnte Tinktur oder loses Johanniskraut als Tee verwendet werden, jedoch reichen die mit dem Tee aufgenommenen Wirkstoffmengen zur Behandlung von leichten bis mittelschweren Depressionen nicht aus.
Empfohlen werden Tagesdosen von 450–1050 mg Extrakt (abhängig von der Konzentration) oder 3,0–4,5 ml Tinktur.
Für die äußerliche Anwendung ist Öl zum Einreiben gebräuchlich.
Teezubereitung: 2 TL Kraut mit 150 ml kochendem Wasser übergießen, 5–10 Min. ziehen lassen; morgens und abends je 1–2 Tassen. Bei der Behandlung von Depressionen kann es 3–4 Wochen dauern, bis die Wirkung einsetzt.

! Anwendungsbeschränkungen
Zur Anwendung während der Schwangerschaft oder Stillzeit liegen keine wissenschaftlichen Erkenntnisse vor. Nach einer Organtransplantation oder wenn Sie Medikamente zur Behandlung einer HIV-Infektion einnehmen (Proteasehemmer), dürfen Sie Johanniskraut nicht verwenden. Wenn Sie Medikamente zur Hemmung der Blutgerinnung einnehmen (Antikoagulanzien), sollten Sie vor der Anwendung von Johanniskraut Ihren Arzt befragen.

Nebenwirkungen
Johanniskraut kann zu erhöhter Lichtempfindlichkeit führen (siehe Seite 122). Gelegentlich wurden Magen-Darm-Beschwerden, Unruhezustände, Müdigkeit, Kopfschmerzen oder allergische Reaktionen beobachtet. Achtung: Bei der gleichzeitigen Einnahme von Antidepressiva, Immunsuppressiva, Proteasehemmern, Antikoagulanzien, Theophyllin und Digoxin sind Wechselwirkungen möglich.

> **STUDIEN**
> - Zur Wirksamkeit von Johanniskrautpräparaten bei der Behandlung leichter bis mittelschwerer Depressionen wurden bislang über 30 klinische Studien mit knapp 4000 Teilnehmern durchgeführt. Weitere 10 000 Patienten wurden in Anwendungsbeobachtungen und Fallberichten erfasst. Die Wirksamkeit wurde sowohl mit einem Placebo als auch mit synthetischen Antidepressiva verglichen. In vielen dieser Studien konnten die typischen Symptome einer depressiven Verstimmung deutlich gebessert werden.

Kamille

Matricaria recutita

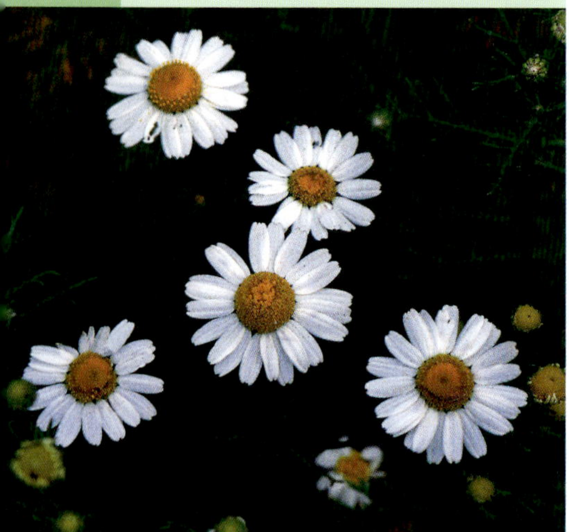

Geschichte

Die Kamille ist eine altbekannte und beliebte Heilpflanze, vielleicht die populärste überhaupt. Aus dem Altertum ist bekannt, dass die Germanen sie dem Gott Baldur weihten. Kamille, die am Johannistag, dem Festtag des Gottes Baldur, geerntet wird, soll besondere Heilkraft haben. Schon Hieronymus Bock und Jakob Theodor Tabernaemontanus beschrieben die Kamille als wirksames Wund- und Magenmittel.

Verwendete Teile und Inhaltsstoffe

Als Droge verwendet werden die frischen oder getrockneten Blütenköpfchen der Kamille. Charakteristische Inhaltsstoffe sind ätherische Öle mit der Hauptkomponente (-)-a-Bisabolol (Levomenol, 5–70 %, je nach Herstellungsart), Bisabololoxid A und B, Flavonoide, Cumarine und Schleimstoffe. Bedeutsame Inhaltsstoffe sind außerdem die Flavonglykoside wie Apigenin und Apigenin-7-O-glucosid, auf das in Fertigpräparaten häufig standardisiert wird.

Wissenschaftlich belegte Anwendungen

- Kamillenblüten wirken nachweislich entzündungshemmend und krampflösend und sind deshalb zur Wundheilung und zur Linderung von Magen-Darm-Beschwerden geeignet. Kommission E und ESCOP empfehlen die äußerliche Anwendung bei Haut- und Schleimhautentzündungen sowie bei bakteriellen Hauterkrankungen einschließlich der Mundhöhle und des Zahnfleisches. Ferner wird die Anwendung bei Erkrankungen der Atemwege zur Inhalation und bei Wunderkrankungen im Anal- und Genitalbereich mittels Sitzbäder oder Salben empfohlen.

Botanischer Steckbrief

Die echte Kamille (Familie der Asteraceae) ist ein 20–40 cm hohes Kraut mit aufrechten Stängeln, die oben kahl und ästig sind. Die Blätter sind zwei- bis dreifach gefiedert und haben ganz schmale, in eine Stachelspitze auslaufende Zipfel. Die Blütenköpfe sind endständig und haben die charakteristischen weißen Zungenblüten mit gelber Mitte.

Verwendung in der Volksheilkunde

Innerlich bei Durchfall, Blähungen und krampfartigen Magen-Darm-Erkrankungen; äußerlich bei Furunkeln, Hämorrhoiden, Abszessen, Akne und bei Erkältungen. Kamille ist auch ein gutes Kindermittel, z. B. bei Bauchschmerzen und Erbrechen.

TIPP

Standardisierte Präparate

Fragen Sie in der Apotheke nach standardisierten Kamillenpräparaten, denn damit wurden mit Abstand die meisten wissenschaftlichen Studien durchgeführt.

Darreichungsformen und Dosierung

Neben standardisierten Fertigpräparaten wie Tinktur oder Fluidextrakt werden häufig auch lose Kamillenblüten eingesetzt. Die Erwachsenendosis beträgt 3 g Droge, das entspricht etwa 3 TL getrockneten Blüten. Beim Trockenextrakt beträgt die Dosis 50–300 mg 3-mal täglich, beim Fluidextrakt 1 : 2 mit 50 % Ethanol 3–6 ml täglich.

Teezubereitung: 3 TL getrocknete Blüten mit 150 ml kochendem Wasser übergießen, 5–10 Min. zugedeckt ziehen lassen und 3- bis 4-mal täglich 1 Tasse trinken.

Für die äußerliche Anwendung ergeben sich folgende Dosierungen:

Kompressen, Spülungen, Gurgellösungen: 3–10 % bei Aufgüssen (z. B. 3–10 g getrocknete Kamillenblüten auf 100 ml heißes Wasser) bzw. 1 % Fluidextrakt oder 5 % Tinktur.

Bäder: 5 g Droge oder 0,8 g alkoholischer Extrakt auf 1 l heißes Wasser.

Inhalation: 10–20 ml alkoholischer Extrakt oder 2–3 EL getrocknete Kamillenblüten auf 1 l heißes Wasser.

Anwendungsbeschränkungen

Die Kamille gehört zu den Korbblütlern. Wenn Sie wissen, dass Sie allergisch auf Kamille oder auf andere Korbblütler reagieren, sollten Sie keine Zubereitungen aus Kamillenblüten verwenden. In Spuren kann das Kontaktallergen Anthecotulid enthalten sein.

Nebenwirkungen

In seltenen Fällen sind Kontaktallergien aufgetreten (siehe links). Allergische Reaktionen auf die echte Kamille können als sehr selten eingestuft werden. Die beschriebenen Fälle sind meistens auf Verunreinigungen mit anderen Pflanzen zurückzuführen, besonders in Hinblick auf das Kontaktallergen Anthecotulid.

STUDIEN

- Die Wirksamkeit von Kamillenpräparaten bei der Wundheilung wird durch eine kontrollierte Studie mit 82 Patienten bestätigt. Es konnte eine verbesserte Abtrocknung und Hautneubildung durch die Kamille bei Patienten nach Entfernung von Tätowierungen erreicht werden. Bei Patienten, die ein Placebo bekamen, dauerte die Wundheilung deutlich länger.
- In einer weiteren klinischen Studie an 161 Patienten konnte gezeigt werden, dass die Wirksamkeit einer Salbe aus Kamillenextrakt bei entzündlichen Hauterkrankungen an den Händen, Unterarmen und Unterschenkeln genauso gut ist wie die von Salben mit synthetischen Wirkstoffen, z. B. mit Cortison.
- Bei Kindern konnte die Wirksamkeit der inneren Anwendung von Kamille bei krampfartigen Magen-Darm-Beschwerden und Koliken gezeigt werden.

Kampfer

Cinnamomum camphora

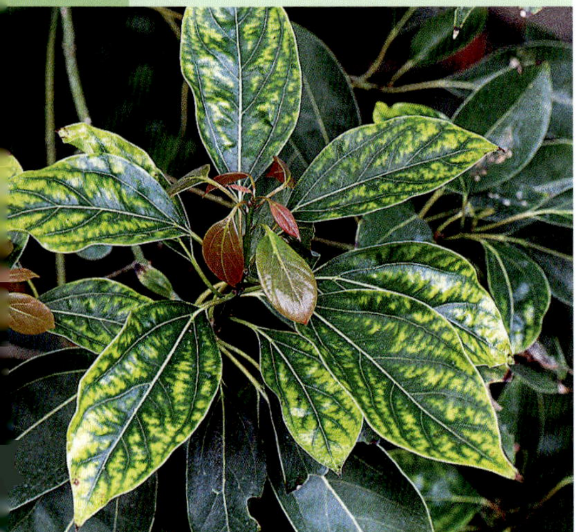

Geschichte

Der Kampferbaum ist im Süden Chinas und Japans sowie in Vietnam beheimatet. Natürlicher Kampfer wird in China seit etwa 2000 Jahren aus dem Holz des Kampferbaumes gewonnen.
Von Marco Polo ist ein Bericht aus dem 13. Jahrhundert überliefert, wonach die Chinesen das Kampferöl als Medikament, Duft und zum Einbalsamieren sehr geschätzt haben sollen.

Botanischer Steckbrief

Der Kampferbaum ist ein 30–50 m hoher, immergrüner Baum. Seine Blätter sind auf der Oberseite gelblich-grün, oval, ganzrandig und glänzend. Die Blüten sind klein und weiß, sie duften süßlich aromatisch. Der Kampferbaum gehört zur Familie der Lorbeergewächse.

Verwendete Teile und Inhaltsstoffe

Das ätherische Öl (natürlicher Kampfer) wird durch Wasserdampfdestillation aus dem Holz des 50- bis 60-jährigen Kampferbaumes gewonnen und anschließend gereinigt.

Verwendung in der Volksheilkunde

Zur Einreibung bei Rheuma und zur Anregung von Herz und Kreislauf.

Wissenschaftlich belegte Anwendungen

- Die Kommission E empfiehlt die äußerliche Anwendung bei Muskelrheumatismus, Erkältungskrankheiten und Herzbeschwerden, die innerliche bei niedrigem Blutdruck und Erkältung. Die Anwendung in Kombination mit Weißdorn bei Herzbeschwerden ist in klinischen Studien bestätigt worden. Die Anwendung zur Inhalation ist heute nicht mehr anerkannt.

Darreichungsformen und Dosierung

Halbfeste Formen (Salben) mit 10–20 % Kampfer (maximal 25 %).

Anwendungsbeschränkungen

Nicht bei Kindern unter vier Jahren anwenden. Keine Anwendung bei Asthma, Keuchhusten, Pseudokrupp und in der Stillzeit.

Nebenwirkungen

In sehr seltenen Fällen kann es zu allergischen Symptomen wie Hautausschlägen, Kontaktekzemen, Rötungen, Schwellungen und zum Krampf der Bronchialmuskeln, verbunden mit Atemnot, kommen. Bei oraler Einnahme, Inhalation und großflächiger äußerlicher Anwendung sind Vergiftungen möglich. Die tödliche Dosis liegt bei Kindern bei 1 g, bei Erwachsenen bei 20 g. Achtung: Vergiftungen können schon bei 2 g Kampfer auftreten!

Kanadische Goldrute

Solidago canadensis

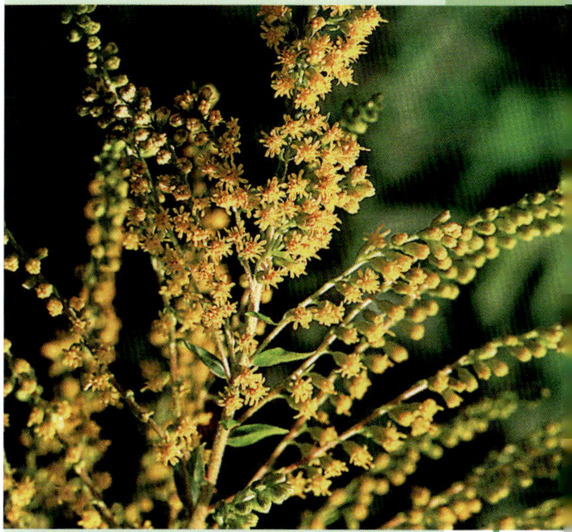

Botanischer Steckbrief

Die kanadische Goldrute (Familie der Asteraceae) ist ausdauernd und kann über 2 m hoch werden. Die Stängel sind aufrecht, die Blütenstände auffallend goldgelb.

Verwendete Teile und Inhaltsstoffe

Medizinisch verwendet werden die während der Blüte gesammelten oberirdischen Teile der kanadischen Goldrute oder auch der Riesengoldrute (Solidago gigantea). Zu den typischen Inhaltsstoffen zählen unter anderen Saponine, Flavonoide und ätherisches Öl.

Verwendung in der Volksheilkunde

In der Volksheilkunde wird nur das Kraut der echten Goldrute verwendet.

Geschichte

Die kanadische Goldrute wurde als Zierpflanze und Bienenweide aus Nordamerika und Kanada eingeführt. Sie ist bei uns häufig an Bahndämmen und Straßenrändern zu finden und stellt für die einheimische Flora ein Problem dar, da sie andere Pflanzen verdrängt. Eine Tradition als Heilpflanze wird nur der echten Goldrute zugeschrieben.

Wissenschaftlich belegte Anwendungen

- Die Kommission E empfiehlt die kanadische und die echte Goldrute gleichermaßen zur Durchspülung bei entzündlichen Erkrankungen der ableitenden Harnwege, bei Harnsteinen und Nierengrieß (kleine Nierensteine) sowie zur Vorbeugung gegen Harn- und Nierensteine. In experimentellen Studien wurde eine mittelstarke krampflösende und durchspülende Wirksamkeit für beide Goldrutenarten bestätigt.

Darreichungsformen und Dosierung

Die Tagesdosis beträgt 6–12 g Droge. Die Einnahme erfolgt mit sehr viel Flüssigkeit.

Anwendungsbeschränkungen

Nicht bei eingeschränkter Herz- und Nierentätigkeit infolge von Wasseransammlungen einnehmen. Bei chronischen Nierenerkrankungen bitte ärztlichen Rat einholen. Nicht einnehmen bei einer Allergie gegen Korbblütler.

Nebenwirkungen

In seltenen Fällen können allergische Reaktionen auftreten.

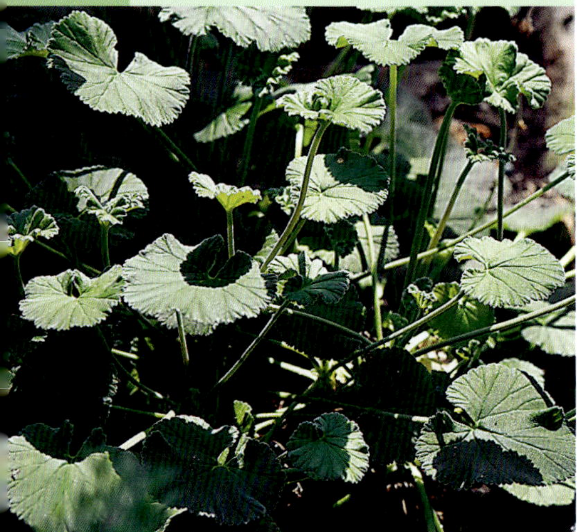

Kapland-Pelargonie / Umckaloabo

Pelargonium sidoides / reniforme

Botanischer Steckbrief

Die sehr nahe verwandten Arten Pelargonium sidoides und Pelargonium reniforme (Familie der Geraniaceae) sind bis zu 50 cm hohe ausdauernde Rosettenpflanzen mit dicken Rhizomen. Die langstieligen, herzförmigen Blätter sind dicht mit Drüsenhaaren besetzt und erscheinen dadurch silbrig glänzend. Die dunkelroten Blüten stehen zu mehreren in doldenartigen Blütenständen zusammen. Die Pflanze kommt nur in Südafrika vor.

Geschichte

Umckaloabo bedeutet in der Sprache der Zulu schwerer Husten. Es ist der Name für einen Pflanzenextrakt, welcher aus der Wurzel der Kapland-Pelargonie, einer südafrikanischen Geranienart, gewonnen wird. Diese Pflanze kommt nur in einem sehr begrenzten Areal vor. Ihre Heilkräfte wurden bereits vor Jahrhunderten von den Medizinmännern des Zulu-Volkes entdeckt und zur Behandlung von Infektionen eingesetzt. Seitdem es gelungen ist, die Wildpflanze auch in südafrikanischen Plantagen in Kultur anzubauen, erfuhr der hochwirksame Extrakt eine weitere Verbreitung. In Deutschland sind entsprechende Fertigarzneimittel erst seit rund 20 Jahren auf dem Markt.

Wissenschaftlich belegte Anwendungen

- Eine Bewertung durch Kommission E oder ESCOP liegt nicht vor, da die medizinische Nutzung der Pflanze in Europa noch relativ neu ist.
- Ihre Wurzel wirkt antimikrobiell und hat sich als gut wirksam bei akuten und chronischen Entzündungen der Atemwege erwiesen. Der Extrakt aktiviert zudem sehr spezifisch bestimmte Stoffe des Immunsystems.
- Zurzeit werden in Deutschland einige vielversprechende Untersuchungen mit diesem Mittel durchgeführt. Von großem Interesse ist dabei sein Wirkmechanismus, denn neben antibakteriellen Eigenschaften zeigt es auch gute Fähigkeiten zur Bekämpfung von Viren: Der Extrakt schützt die Zelle vor der Zerstörung und aktiviert gleichzeitig die körpereigene Virenabwehr.

Verwendete Teile und Inhaltsstoffe

Arzneiliche Verwendung findet die getrocknete Wurzel, die geerntet wird, wenn die Pflanze drei Jahre alt ist, weil die Wurzel dann den höchsten Wirkstoffgehalt aufweist.
Wichtige pharmakologisch wirksame Inhaltsstoffe, sind Gerbstoffe, vor allem Catechingerbstoffe sowie Cumarine, Flavonoide, Polysterole und ätherisches Öl.

Verwendung in der Volksheilkunde

In Europa ist keine traditionelle Anwendung bekannt. In der südafrikanischen Volksmedizin wird Umckaloabo außer bei Atemwegserkrankungen auch bei Durchfall, Magen-Darm-Beschwerden, Menstruationsstörungen und Lebererkrankungen eingesetzt.

➤ Darreichungsformen und Dosierung

Verwendet werden Fertigpräparate (Tropfen) mit Flüssigextrakt. Eine Verwendung als Tee ist nicht gebräuchlich. Die Dosierung des Fertigpräparats sollte entsprechend der Herstellerangabe durchgeführt werden.

! Anwendungsbeschränkungen

Während der Schwangerschaft oder Stillzeit sollten Sie Umckaloabo nur in Absprache mit Ihrem Arzt anwenden, da hierzu keine wissenschaftlichen Erkenntnisse vorliegen.
Bei erhöhter Blutungsneigung sowie bei schweren Leber- und Nierenerkrankungen sollten Sie auf die Einnahme von Umckaloabopräparaten verzichten.

Nebenwirkungen

Wenn Sie Umckaloabo gleichzeitig mit Cumarinderivaten einnehmen, verstärkt sich die hemmende Wirkung auf die Blutgerinnung.
Darüber hinaus sind keine unerwünschten Nebenwirkungen bekannt.

STUDIEN

- In einer Studie wurde die Wirksamkeit von Umckaloabo bei akuter Bronchitis im Vergleich zu dem Standardmedikament Acetylcystein (ACC) untersucht. 60 Kinder im Alter von 5 bis 14 Jahren erhielten über einen Zeitraum von sieben Tagen eines der beiden Präparate. Die typischen Bronchitissymptome nahmen in beiden Behandlungsgruppen etwa gleich stark ab. Der Anteil der Patienten, bei denen am Ende alle Symptome beseitigt waren, war nach der Einnahme von Umckaloabo höher (77 %) als mit ACC (57 %).
- In einer anderen Studie wurde die Wirksamkeit von Umckaloabo bei akuter Bronchitis im Vergleich zu einem Placebo getestet. Studienteilnehmer waren 467 erwachsene Patienten mit akuter Bronchitis. Nach sieben Tagen wurde die Veränderung eines Gesamtwertes aus fünf Bronchitissymptomen ermittelt. Nach der Behandlung mit Umckaloabo nahm der Wert um sechs Punkte ab, in der Kontrollgruppe dagegen nur um drei Punkte.

Katzenkralle

Uncaria tomentosa

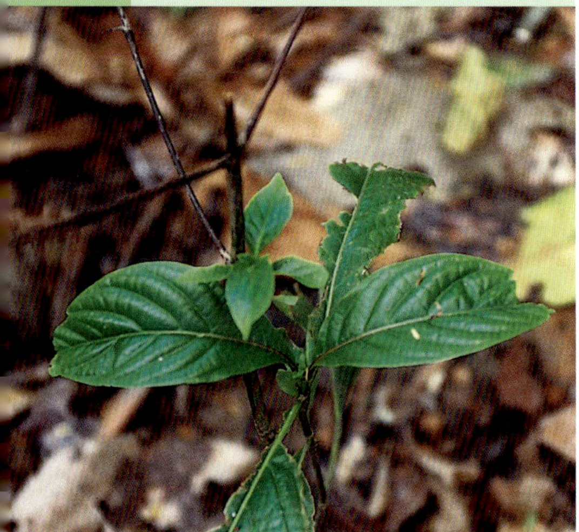

Geschichte

Die Katzenkralle wird seit Jahrhunderten von den Ashaninka-Indianern im peruanischen Amazonasgebiet als Heilpflanze verwendet. Dieses Volk kennt keine Schrift, und die spanischen Eroberer und Missionare lehnten das traditionelle Wissen der indianischen Medizinmänner ab. So blieb die Pflanze der westlichen Medizin bis in das 20. Jahrhundert hinein verborgen. Erst in den siebziger Jahren beschrieben englische Botaniker ihre medizinische Verwendung. Schnell setzte ein weltweiter Boom der Katzenkralle in Form von Nahrungsergänzungsmitteln ein. Allein in den USA waren in den neunziger Jahren mehr als 50 Produkte auf dem Markt.

Botanischer Steckbrief

Die Katzenkralle (Familie der Rubiaceae) ist eine Liane mit einem Durchmesser von 20 cm, deren Stamm oft mehrere hundert Meter Länge erreicht. Am Sonnenlicht bildet sie Kurztriebe, an deren Enden Blätter und scharfe, gekrümmte Dornen sitzen, daher der Name Katzenkralle. In der Blütezeit bekommen die Pflanzen anstelle der Dornen weißliche bis gelbe Blütendolden, die einen zimtartigen Geruch verströmen.

Verwendete Teile und Inhaltsstoffe

Arzneiliche Verwendung findet die Rinde der Wurzeln, manchmal auch die Stammrinde. Die Pflanze tritt in zwei Modifikationen auf, die sich nicht äußerlich, wohl aber hinsichtlich ihrer Inhaltsstoffe unterscheiden. Nur die eine Modifikation enthält die pharmakologisch wirksamen pentazyklischen Oxindolalkaloide.

Verwendung in der Volksheilkunde

Zubereitungen aus der Wurzelrinde und gelegentlich auch aus der Stammrinde werden in Peru zur Behandlung von Krebserkrankungen, Arthritis, diversen Hauterkrankungen, Magenschleimhautentzündungen und bei anderen Erkrankungen des Magen-Darm-Trakts eingesetzt. In Europa gibt es keine traditionelle Anwendung von Katzenkralle.

Darreichungsformen und Dosierung

In Österreich ist ein Fertigarzneimittel erhältlich, das wässrigen Trockenextrakt aus der Wurzel der Katzenkralle in Kapselform enthält. Dieser Extrakt ist von hoher Qualität, weil er nicht nur einen Mindestgehalt der aktiven pentazyklischen Oxindolalkaloide garantiert, sondern auch einen Grenzwert für die tetrazyklischen Oxindolalkaloide, welche die therapeutische Wirksamkeit aufheben können. Dar-

Wissenschaftlich belegte Anwendungen

- Da die Pflanze erst vor kurzem in Europa eingeführt wurde, liegen bisher keine Bewertungen durch die Kommission E oder die ESCOP vor. Eine Monographie der WHO ist in Vorbereitung.
- Die pentazyklischen Oxindolalkaloide greifen regulierend in die Aktivität des Immunsystems ein: Ruhende und schwach aktive Lymphozyten, die für die Immunabwehr wichtig sind, werden dadurch stimuliert. Hochreaktive Lymphoblasten dagegen, die im Rahmen von Autoimmunerkrankungen Entzündungen verursachen, werden gehemmt.
- Die tetrazyklischen Oxindolalkaloide heben die Wirkung der pentazyklischen teilweise auf.
- Durch ihre regulierende Wirkung könnte Katzenkralle prinzipiell für eine Vielzahl von Krankheiten von Interesse sein, bei denen das Immunsystem entweder geschwächt ist (HIV, Chemotherapie bei Krebs) oder überreagiert (Arthritis, Neurodermitis, Allergien). Klinische Erfahrungen sind bislang allerdings noch recht spärlich.

über hinaus sind verschiedene Nahrungsergänzungsmittel mit Katzenkralle erhältlich, die wegen mangelhafter Qualität allerdings nicht empfohlen werden können.
Teezubereitung: 1 TL getrocknete Wurzel mit 250 ml heißem Wasser übergießen, 20–30 Min. köcheln lassen und 4-mal täglich eine Tasse trinken; Teebeutel mit kochendem Wasser übergießen und 15–20 Min. ziehen lassen.

Anwendungsbeschränkungen

Zubereitungen aus Katzenkralle sollten vorsichtshalber nicht während der Schwangerschaft oder der Stillzeit angewendet werden, weil hierzu bislang keine ausreichenden wissenschaftlichen Erkenntnisse vorliegen.

Nebenwirkungen

Bei der Verwendung des standardisierten Fertigarzneimittels treten manchmal leichte Magen-Darm-Beschwerden auf.
Zubereitungen, die größere Mengen an tetrazyklischen Oxindolalkaloiden enthalten, können unerwünschte Wirkungen auf das Herz-Kreislauf-System haben.

STUDIE

- 40 Rheumapatienten erhielten über einen Zeitraum von sechs Monaten zusätzlich zu ihrer gewohnten Medikation entweder Kapseln mit Katzenkrallenextrakt oder ein Placebo. Im Laufe der Behandlung mit Katzenkralle nahmen die Anzahl der schmerzenden Gelenke und der Schweregrad des Schmerzes um über die Hälfte ab, in der Placebogruppe dagegen nur um 10 %. Die Dauer der morgendlichen Steifheit verringerte sich in der Katzenkrallengruppe von 84 auf 42 Minuten, in der Placebogruppe dagegen nur von 84 auf 72 Minuten.

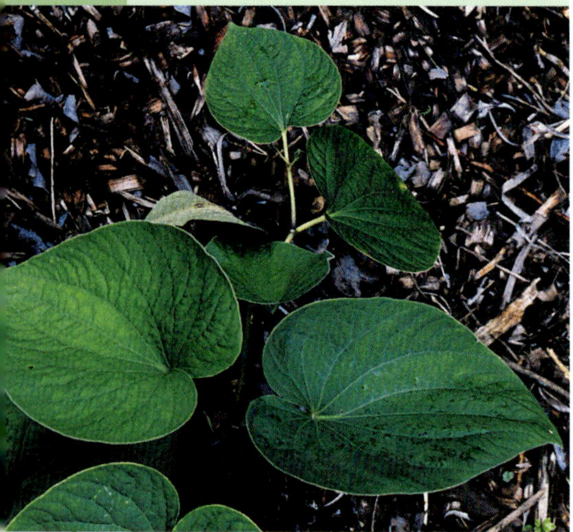

Geschichte

Die Pflanze mit dem deutschen Beinamen Rauschpfeffer ist ein naher Verwandter des schwarzen Pfeffers und wird im pazifischen Raum schon seit vielen tausend Jahren kultiviert. Für die Einwohner Polynesiens hatte und hat Kava Kava im kulturellen und religiösen Leben eine große Bedeutung. Die Pflanze fand aber auch Verwendung in der Magie und in der Volksheilkunde. Schon zu Beginn des 17. Jahrhunderts sichteten niederländische Seefahrer die Pflanze auf den Inseln Wallis und Futuna. In Apotheken oder Reformhäusern war Kava in Europa seit dem 19. Jahrhundert erhältlich. Seit einiger Zeit sind Kava-Kava-Präparate bei uns allerdings verboten. Ein Rechtsstreit gab den Gegnern des Verbotes vorerst Recht, das Verfahren ist aber noch nicht abgeschlossen.

Kava Kava

Piper methysticum

Botanischer Steckbrief

Kava Kava gehört zu den Pfeffergewächsen (Familie der Piperaceae) und ist ein 2–3 m hoher aufrechter Busch mit großen herzförmigen Blättern. Die Pflanze hat mächtige – bis 10 kg schwere –, verästelte, sehr saftige Wurzelstöcke. Die kleinen, unscheinbaren Blüten stehen in Ähren zusammen. Der Kavapfeffer hat einen scharfen, aromatischen und bitteren Geschmack. Er hinterlässt ein leichtes Taubheitsgefühl im Mund.

Verwendete Teile und Inhaltsstoffe

Arzneiliche Verwendung findet der geschälte getrocknete Wurzelstock. Wichtige pharmakologisch wirksame Inhaltsstoffe sind die Kavalactone (auch Kavapyrone genannt), insbesondere Kavain und Methysticin.

Wissenschaftlich belegte Anwendungen

- Kommission E und ESCOP befürworten die Anwendung des Kava-Kava-Wurzelstocks bei Angst, Unruhe und Anspannung. Die Kavapyrone sowie alkoholische Kava-Kava-Extrakte beeinflussen verschiedene Botenstoffe im Gehirn, auf die Muskulatur wirken sie krampflösend und beruhigend.
- In Tierversuchen wurden beruhigende und entspannende Effekte festgestellt. Pharmakologische Studien mit gesunden Freiwilligen ergaben, dass die Einnahme von Kava Kava die Gehirnströme verändert, ohne dabei die Konzentrationsfähigkeit oder das Langzeitgedächtnis zu beeinträchtigen.

Verwendung in der Volksheilkunde

Zur Schlafförderung und Nervenberuhigung sowie bei Wechseljahresbeschwerden, Erkrankungen der ableitenden Harnwege, Asthma, Rheuma, Magen-Darm-Beschwerden, Syphilis, Gonorrhö, zur Gewichtsabnahme und in der Geriatrie gegen Leistungsabfall und psychische Labilität. Kava Kava wurde auch als krampflösendes Mittel gebraucht, vor allem in der Neuropsychotherapie. Die Droge soll zudem gegen Hautpilze wirksam sein. Und sie besitzt eine lange Tradition als Aphrodisiakum.

➤ Darreichungsformen und Dosierung

Seit die Zulassung für Kava Kava im Jahr 2002 zurückgezogen wurde, sind in Deutschland, Österreich und der Schweiz keine Fertigarzneimittel mehr erhältlich. Vor diesem Zeitpunkt waren verschiedene alkoholische oder acetonische Trockenextrakte standardisiert auf 50 bzw. 70 % Kavapyrone gebräuchlich. Als empfohlene Tagesdosis galten dabei 60–120 mg Kavapyrone. Es ist möglich, dass demnächst Kava-Kava-Präparate mit geringerer Dosierung wieder zugelassen werden. Die Anwendungsdauer sollte zwei Monate allerdings nicht überschreiten.

! Anwendungsbeschränkungen

Zubereitungen aus Kava-Kava-Wurzelstock sollten nicht während der Schwangerschaft oder Stillzeit angewendet werden, weil dazu bislang keine ausreichenden wissenschaftlichen Erkenntnisse vorliegen.

Bei bestehender Lebererkrankung oder hohem Alkoholkonsum sollten Sie Kava Kava vorsichtshalber nicht verwenden.

Wenn Sie Medikamente zur Behandlung von Migräne, Antidepressiva oder so genannte Betablocker einnehmen, sollten Sie auf die Anwendung von Kava Kava verzichten.

Nebenwirkungen

Im Zusammenhang mit der Einnahme von Kava Kava wurde über Fälle von Leberschädigung berichtet. Weltweit handelt es sich um insgesamt 68 Verdachtsfälle. Da die betroffenen Patienten zusätzlich zu Kava Kava mehrere andere Medikamente eingenommen hatten sowie unter verschiedenen Vorerkrankungen litten, ist unklar, welchen Einfluss die Einnahme von Kava Kava tatsächlich auf die Leber hat.

In mehreren Ländern, darunter auch Deutschland, Österreich und die Schweiz, nahmen die Gesundheitsbehörden die Verdachtsfälle zum Anlass, Zubereitungen aus Kava Kava zu verbieten. Dieses Verbot gilt wissenschaftlich und rechtlich als höchst umstritten. Die Kommission E bewertete das Nutzen-Risiko-Verhältnis von Kava Kava nach wie vor als positiv, sofern die Präparate nur gegen Rezept abgegeben werden und die Tagesdosis eine Menge von 120 mg Kavalactonen nicht überschreitet.

STUDIEN

➤ In klinischen Studien mit über 10 000 Teilnehmern wurde die Wirksamkeit von Kava Kava im Vergleich zu einem Placebo oder einem synthetischen Psychopharmakon untersucht.

Bei der Behandlung von Angstzuständen erwies sich Kava Kava als überlegen im Vergleich zu dem Placebo und als gleichwertig mit schulmedizinischen Medikamenten wie Diazepam (Valium). Im Gegensatz zu Valium oder ähnlichen Präparaten beeinträchtigte Kava Kava dabei die Reaktionsfähigkeit nicht und zeigte auch sonst weniger schwerwiegende Nebenwirkungen.

Keuschlamm (Mönchspfeffer)

Vitex agnus-castus

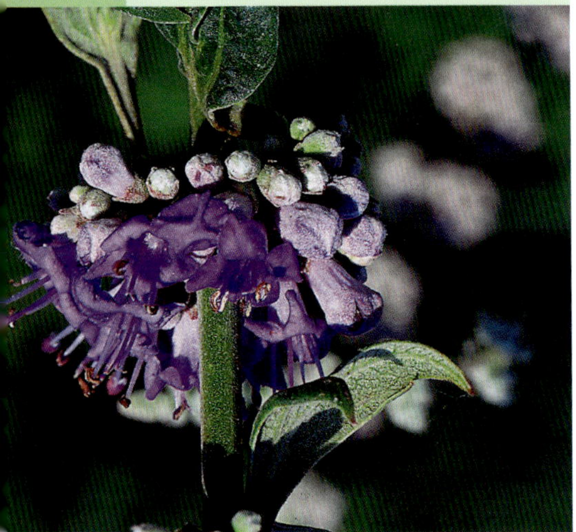

Geschichte

Im Altertum galt der mächtige Strauch als Sinnbild der Keuschheit - daher der deutsche Name Keuschlamm. Die Pflanze wird bereits in Homers „Ilias“, im 6. Jahrhundert v. Chr., als Symbol der Keuschheit erwähnt. Auch Hippokrates, Plinius, Dioskurides und Galenus beschreiben die Anwendung der Keuschlammfrüchte. In der Antike und im Mittelalter wurde der Mönchspfeffer zur Behandlung diverser Erkrankungen eingesetzt, besonders bei Beschwerden der weiblichen Geschlechtsorgane. In der Klosterküche wurden die pfefferartig scharfen Früchte zum Würzen verwendet. Die Mönche nutzten sie zur Unterstützung ihrer Enthaltsamkeit, wie auch Hieronymus Bock berichtet. Der lateinische Namenszusatz agnus-castus kommt von „agnus“, das Lamm, und von „castitas“, die Keuschheit.

Botanischer Steckbrief

Keuschlamm gehört zu den Eisenkrautgewächsen (Familie der Verbenaceae) und ist ein 1–6 m hoher Strauch mit vierkantigen graufilzigen jungen Zweigen. Die Laubblätter sind länglich und fünf- bis siebenzählig geteilt. Die zartblau bis rosarot gefärbten Blüten stehen in dichten rispenförmigen Blütenständen zusammen, blühen im Hochsommer und duften aromatisch. Der Strauch ist vom Mittelmeergebiet bis Westasien verbreitet. Die Steinfrüchte sind pfefferkorngroß und dunkelbraun bis schwarz. Die Früchte werden im Herbst geerntet.

Verwendete Teile und Inhaltsstoffe

Arzneilich verwendet werden die reifen, getrockneten Früchte.

Wissenschaftlich belegte Anwendungen

- Kommission E und ESCOP befürworten die Anwendung von Keuschlammfrüchten bei Prämenstruellem Syndrom (PMS), Zyklusstörungen und Spannungsgefühl in den Brüsten.
- In pharmakologischen Studien konnte ein positiver Einfluss auf den Prolaktinspiegel gezeigt werden. Prolaktin ist ein Hormon, das mit dem Ausbleiben der Periode oder dem Fehlen des Eisprungs in Verbindung gebracht wird. Der positive Einfluss von Keuschlammfrüchten auf die Symptome des PMS konnte in zahlreichen wissenschaftlichen Studien eindeutig gezeigt werden.

TIPP

Langzeitanwendung

Um einen deutlichen Erfolg zu erzielen, müssen Sie Präparate aus Keuschlammfrüchten über einen längeren Zeitraum von mindestens drei Monaten einnehmen.

Verwendung in der Volksheilkunde

In der Volksheilkunde werden Keuschlammfrüchte beispielsweise gegen den Geschlechtstrieb, zur Förderung des Milchflusses, bei Schmerzen und Entzündungen der Gebärmutter und zur Förderung des Eintritts der Regelblutung eingenommen.

Darreichungsformen und Dosierung

Die Dosierung sollte der Einnahme von 30–40 mg Droge täglich entsprechen. Bei Prämenstruellem Syndrom sogar bis zu 240 mg täglich. Gängige Darreichungsformen sind Kapseln, Lösung und Tabletten. Die Zubereitung als Tee ist nicht gebräuchlich.

Anwendungsbeschränkungen

Während der Schwangerschaft sollten Sie Präparate aus Keuschlammfrüchten vorsichtshalber nicht einnehmen, da keine gesicherten wissenschaftlichen Erkenntnisse dazu vorliegen. Während der Stillzeit ist die Einnahme ebenfalls nicht sinnvoll, da Tierstudien ergaben, dass die Stillleistung nach der Einnahme von Keuschlammfrüchten beeinträchtigt war. Wenn Sie Medikamente einnehmen, die auf die Dopaminrezeptoren wirken (Dopamin-Rezeptorantagonisten), dann konsultieren Sie vor der Einnahme eines Mönchspfefferpräparates bitte Ihren Arzt. Wechselwirkungen mit diesen Medikamenten sind denkbar, auch wenn sie bisher noch nicht beschrieben wurden.

Nebenwirkungen

Gelegentlich können juckende Hautausschläge auftreten, bei Überdosierung auch Empfindungsstörungen wie Ameisenlaufen.

STUDIEN

- In einer pharmakologischen Studie, die an 34 Frauen mit erhöhtem Prolaktinspiegel durchgeführt wurde, konnte durch die Einnahme eines Keuschlammfrüchtepräparates (entsprechend 40 mg Droge) über einen Zeitraum von einem Monat bei 27 Frauen der Prolaktinspiegel deutlich gesenkt werden.
- In einer klinischen Studie mit insgesamt 178 Patientinnen, in der eine Vergleichsgruppe ein Placebo bekam, wurde die Überlegenheit der Keuschlammfrüchte gegenüber der Placebobehandlung deutlich gezeigt. Durch die Einnahme von 20 mg Trockenextrakt über drei aufeinander folgende Zyklen verbesserten sich die PMS-Symptome wie Verwirrtheit, Stimmungsschwankungen, Ärger, Kopfschmerzen, Brustschmerzen und Blutungen deutlich.
- Durch nicht kontrollierte Studien an mehr als 1700 Patientinnen werden diese Ergebnisse untermauert.
- In einer weiteren Studie mit 52 Patientinnen, die über einen Zeitraum von drei Monatszyklen täglich 20 mg Trockenextrakt aus Keuschlammfrüchten bekamen, konnte die Wirksamkeit bei Frauen mit Zyklusstörungen eindeutig nachgewiesen werden.

Kiefer

Pinus species

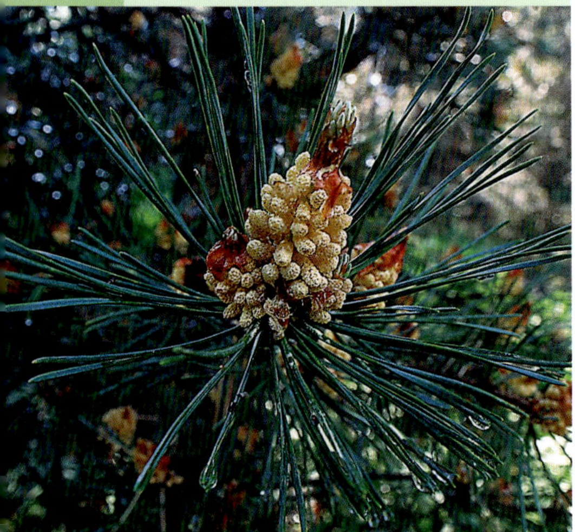

Geschichte

Der Ursprung des Gattungsnamens Pinus liegt wie bei Picea (Fichte) im lateinischen „pix“ (Pech) und erinnert daran, dass in früheren Zeiten Pech aus der Rinde gewonnen wurde. Nadelbäume spielten schon im Altertum eine wichtige Rolle als Arzneimittel, allerdings wurden die einzelnen Gattungen dabei nicht immer gut voneinander unterschieden. Hippokrates verwandte das Kiefernnadelöl äußerlich zur Behandlung von Geschwüren, das Harz empfahl er bei Frauenleiden. Kräuterbücher des 16. Jahrhunderts verzeichnen als Anwendungsgebiete Zahnschmerzen, tränende Augen, Verstopfung, Leber- und Frauenleiden sowie Schwindsucht und die Entgiftung von Speisen.

Botanischer Steckbrief

Die Kiefer (Familie der Pinaceae) ist ein 10–30 m hoher schlanker Nadelbaum mit zylindrischem Stamm, der auch knorrig gedreht und kurz sein kann. Die Krone ist schirmförmig. Die Borke ist anfangs rot, verfärbt sich aber später grau-braun, die paarweise angeordneten Nadeln sind blau- oder grau-grün. Die männlichen Blüten haben die Form von gelben Kätzchen, die weiblichen von purpurroten Zapfen. Die Heimat der Kiefer ist Europa sowie Nord- und Vorderasien. Sie wurde aber auch in Nordamerika eingebürgert. Die Ernte der Nadeln findet im Sommer statt. Das Harz wird durch Anritzen des Stammes gewonnen.

Verwendete Teile und Inhaltsstoffe

Arzneiliche Verwendung finden die frischen oder getrockneten Triebe, das aus den frischen Nadeln gewonnene ätherische Öl (Kiefernnadelöl) und das ätherische Öl des Harzes (Terpentinöl). Wichtige pharmakologisch wirksame Inhaltsstoffe sind Alpha- und Beta-Pinen, Camphen, Limonen, Caren und Bornylacetat, in den Trieben auch Bitterstoffe und Harze.

Verwendung in der Volksheilkunde

In der Volksheilkunde wird die Kiefer bei akuten Bronchialerkrankungen, Husten, Halsschmerzen, Heiserkeit und bei verstopfter Nase eingesetzt. Das Terpentinöl wird auch innerlich bei Blasenentzündungen, Gallensteinen und Phosphorvergiftungen verwendet sowie äußerlich gegen Krätze, Verbrennungen, Erfrierungen und Hautverletzungen.

➤ Darreichungsformen und Dosierung

Verwendet werden Fertigpräparate (Salben) zum Einreiben, das verdünnte ätherische Öl für Inhalationen oder Bäder und Teezubereitungen aus den Kieferntrieben.

Wissenschaftlich belegte Anwendungen

- Die Kommission E empfiehlt die Anwendung von Kiefernsprossen, Kiefernnadelöl und Terpentinöl zur innerlichen und äußerlichen Behandlung von Atemwegserkrankungen, zur äußerlichen Therapie bei rheumatischen Beschwerden sowie äußerlich bei Muskel- und Nervenschmerzen.
- Das ätherische Öl der Kiefer stimuliert die Bronchialsekretion und tötet Bakterien an der Bronchialschleimhaut ab. An der äußeren Haut fördert es die Durchblutung.
- In Tierversuchen wurden krampflösende und entzündungshemmende Wirkungen beobachtet. Letztere beruhen vermutlich auf der Reaktion, die durch die Hautreizung bei der äußerlichen Anwendung hervorgerufen wird.

Salben sollten 10–50 % Kiefernnadelöl oder 20–50 % alkoholischen Extrakt aus Kiefernsprossen enthalten. Die betroffene Körperpartie mehrmals täglich mit der Salbe einreiben.
Badezusatz: 100 g alkoholischen Extrakt oder 2,5 g ätherisches Öl in ein Vollbad geben.
Inhalation: 2 g ätherisches Öl mit 300 ml heißem Wasser übergießen, mehrmals täglich die Dämpfe einatmen. (Achtung: Nicht für Kleinkinder unter vier Jahren geeignet!)
Teezubereitung: 1 TL zerkleinerte frische oder getrocknete Kiefernsprossen mit 150 ml kochendem Wasser übergießen, abgedeckt 5 Min. ziehen lassen und 3-mal täglich eine Tasse möglichst heiß trinken.

Anwendungsbeschränkungen

Bei Bronchialasthma oder Keuchhusten sollten Sie Kiefernnadelöl nicht verwenden. Bäder mit Kiefernnadelöl oder Extrakt aus Kiefernsprossen sollten Sie nicht anwenden bei größeren Hautverletzungen, akuten Hautkrankheiten, fieberhaften oder infektiösen Erkrankungen, Herzschwäche oder Bluthochdruck.

Nebenwirkungen

Kiefernnadelöl und Terpentinöl können die Haut und die Schleimhäute reizen und in zu hoher Dosierung (ab 12 Tropfen pro Inhalation) die Hustenkrämpfe verstärken.
Bei innerlicher Einnahme großer Dosen sind schwere Vergiftungen möglich. Die tödliche Dosis beträgt 50 g bei Erwachsenen und 10–15 ml bei ein- bis dreijährigen Kindern.
Bei der Verwendung der Kieferntriebe sind keine Nebenwirkungen bekannt.

STUDIEN

- Ein Kombinationspräparat mit Terpentinöl wurde bei Säuglingsschnupfen zu Einreibungen an Brust und Rücken verwendet. In der Folge wurde die durch den Schnupfen herabgesetzte Trinkleistung erheblich gesteigert.
- Patienten mit akuten und chronischen Schmerzen am Bewegungsapparat erhielten ein Präparat mit 50 % Kiefernnadelöl sowie drei weiteren Bestandteilen zur Anwendung als Kompresse. Die Behandlung dauerte im Durchschnitt vier Tage und führte bei der großen Mehrheit (77 %) zu einer schnellen Besserung der Beschwerden.

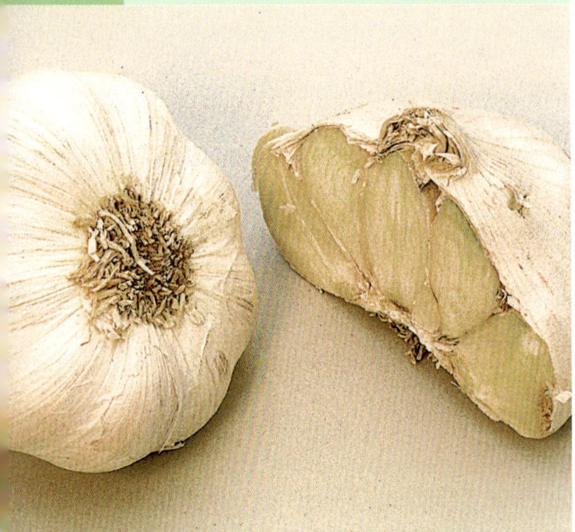

Knoblauch

Allium sativum L.

Botanischer Steckbrief

Der Knoblauch gehört zu den Lauch- bzw. Liliengewächsen (Familie der Alliaceae) und ist eine 25 bis über 70 cm hohe krautige Pflanze. Aus der Zwiebel wächst im Frühjahr ein beblätterter, aufrechter runder Blütenschaft. Die Blüten sind in einer Dolde angeordnet – langstielig und rötlich-weiß. Die Blütezeit ist Juli und August.

Verwendete Teile und Inhaltsstoffe

In der Heilkunde wird die Knoblauchzwiebel verwendet, die mit mehreren rundlich eiförmigen Nebenzwiebeln in eine Haut eingeschlossen ist. Charakteristische Inhaltsstoffe sind schwefelhaltige Verbindungen wie das Alliin, die beim Zerkleinern und Trocknen durch ein Enzym in Alicin, das so genannte Lauchöl, übergehen. Fertigpräparate sind Knoblauchpulver, -extrakt oder Knoblauchöl.

Geschichte

Der Knoblauch zählt zu den ältesten Heilpflanzen. Bereits die Ägypter sollen beim Pyramidenbau Knoblauch gegessen haben, um gesund und leistungsfähig zu bleiben. Auch in der Bibel wird er erwähnt. Wegen seiner antiseptischen Wirkung verwendete man den Knoblauch zum Ausstopfen der Körperhüllen von Mumien. Traditionell wurde er bei Blähungen und Verdauungsstörungen eingesetzt. Der bekannte römische Arzt Dioskurides beschreibt im 1. Jahrhundert n. Chr. seine „windevertreibende Kraft“. Knoblauch „befördert den Bandwurm hinaus und den Harn hinab“. In mittelalterlichen Rezeptbüchern wird er sogar als Aphrodisiakum gerühmt. Als Lebensmittel ist der Knoblauch wegen seines guten Geschmacks beliebt, wegen seines strengen Geruchs ist er dagegen verpönt und berüchtigt.

Wissenschaftlich belegte Anwendungen

- Kommission E und ESCOP befürworten die Anwendung zur Vorbeugung gegen Arteriosklerose und bei erhöhten Cholesterinwerten, die nicht durch die Ernährung allein gesenkt werden können. Die Anwendung von Knoblauchpräparaten bei Erkältungen wird von der ESCOP empfohlen, ist aber wissenschaftlich nicht belegt.
- Knoblauch senkt den Blutdruck und verbessert die Durchblutung. Er eignet sich sehr gut zur Vorbeugung gegen Herz-Kreislauf-Erkrankungen wie beispielsweise der Arteriosklerose.

TIPP

Standardisierte Präparate

Fragen Sie in der Apotheke nach Knoblauchpräparaten, die auf den Inhaltsstoff Alliin standardisiert (1,3 %) sind. Mit diesen Präparaten wurden die meisten klinischen Studien durchgeführt.

Verwendung in der Volksheilkunde

Innerlich wird Knoblauch bei Bluthochdruck, entzündlichen Atemwegserkrankungen, Keuchhusten, Verdauungsstörungen mit Blähungen sowie bei Beschwerden während der Wechseljahre eingesetzt. Äußerlich wird er bei Hühneraugen, Warzen, Ohrenentzündungen, Muskel- und Nervenschmerzen, Arthritis und bei Ischiasbeschwerden angewendet.

➤ Darreichungsformen und Dosierung

Verwendet werden ausschließlich Fertigpräparate, in der Regel in Form von Pulver, Extrakten und Knoblauchöl. Die Tagesdosis sollte bei etwa 900 mg Knoblauchpulver liegen. Das entspricht 4 g frischer Knoblauchzwiebel bzw. 8 mg Knoblauchöl. Fertigpräparate gibt es als Dragees, Kapseln oder Tabletten. Auch in der Homöopathie wird der Knoblauch eingesetzt.

! Anwendungsbeschränkungen

Wenn Sie Medikamente zur Hemmung der Blutgerinnung einnehmen (Antikoagulanzien) sollten Sie vor der Einnahme von Knoblauch Ihren Arzt fragen. Direkt nach einer Operation sollten Sie auf die Einnahme von Knoblauchpräparaten verzichten, da Knoblauch die Fließeigenschaften des Blutes verbessert und so die Blutgerinnung beeinträchtigen könnte. Wechselwirkungen mit gerinnungshemmenden Mitteln sind möglich.

Nebenwirkungen

Bei der Verabreichung sehr hoher Dosen können Knoblauchpräparate Magen-Darm-Beschwerden auslösen. Allergische Reaktionen treten eher beim Umgang mit frischem Knoblauch in Form von Kontaktallergien auf als nach der Einnahme von entsprechenden Präparaten.

STUDIEN

- In einer Metaanalyse aus dem Jahre 1994 wurden 16 klinische Studien zur Cholesterinsenkung von Knoblauchpräparaten ausgewertet. Dabei wurden insgesamt 952 Patientendaten zusammengetragen. Im Durchschnitt konnte der Cholesteringehalt durch die Einnahme des Präparats um 12 % gesenkt werden. Die Dosierung betrug 600–900 mg Knoblauchpulver und war bei anderen Zubereitungen uneinheitlich.
- Zwei weitere Metaanalysen von 1993 und 2001 ermittelten eine Cholesterinsenkung um 8,5 bzw. 5,2 %. Ausgewertet wurden dabei fünf Studien mit 348 Patienten bzw. 39 Studien mit insgesamt 796 Patienten.
- Eine andere Metaanalyse wertete Studien von insgesamt 415 Patientendaten aus und konnte eine Senkung des systolischen Blutdrucks, das entspricht dem ersten, höheren Wert der Messung, eindeutig belegen.

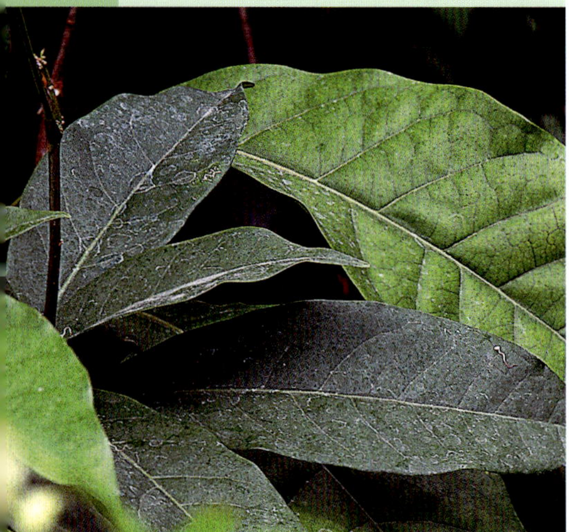

Kola

Cola acuminata, Cola nitida

Verwendete Teile und Inhaltsstoffe

Verwendet werden die von den Samenschalen befreiten Samenkerne. Die Hauptinhaltsstoffe sind Coffein und Theobromin.

Verwendung in der Volksheilkunde

Die Samen werden in Afrika seit Jahrhunderten gegen Hunger, Durst, Müdigkeit oder als anregendes Genussmittel gekaut.

Geschichte

Kola spielt im tropischen Afrika auch für medizinische Zwecke eine Rolle. Der Kolabaum ist in Westafrika heimisch und wird in den Tropen angebaut. Bis zum Ende des 19. Jahrhunderts blieben die Kolanüsse allein den Afrikanern vorbehalten. Seit ca. 1880 werden sie in Europa und Amerika zum Aromatisieren von Erfrischungsgetränken und in Form von Kolaschokolade konsumiert.

Wissenschaftlich belegte Anwendungen

- Die Kommission E empfiehlt die Verwendung von Kolasamen bei geistiger und körperlicher Erschöpfung.
- Die pharmakologische Wirkung der Kolasamen beruht auf ihrem hohen Coffeingehalt.
- Coffein stimuliert das zentrale Nervensystem und die Herz-Kreislauf-Funktionen. Außerdem wirkt es harntreibend, und es fördert die Magensaftsekretion.

Botanischer Steckbrief

Der Kolabaum (Familie der Sterculiaceae) wird 15–20 m hoch. Die alte Rinde bricht in Schollen. Die Blätter sind nur an der Spitze vorhanden, etwa 10 cm breit und 18 cm lang, eiförmig mit einer gewellten oder gedrehten Spitze. Die Blüten sind männlich oder zwittrig und klein. Die Sammelfrüchte bestehen aus mehreren 8–12 cm langen Teilfrüchten mit 5–9 pflaumengroßen Samen. Pro Baum und Ernte können bis zu 16 kg Samen geerntet werden. Botanisch gesehen handelt es sich nicht um Nüsse.

Darreichungsformen und Dosierung

Die Tagesdosis beträgt 1-mal 2–6 g Droge bzw. 1–2 g 3-mal täglich.

Anwendungsbeschränkungen

Nicht bei Magengeschwüren und Zwölffingerdarmgeschwüren verwenden. Nicht für Kinder geeignet.

Nebenwirkungen

Bei der Einnahme größerer Mengen können Einschlafstörungen, nervöse Unruhezustände und Magenbeschwerden auftreten.

Kümmel

Carum carvi

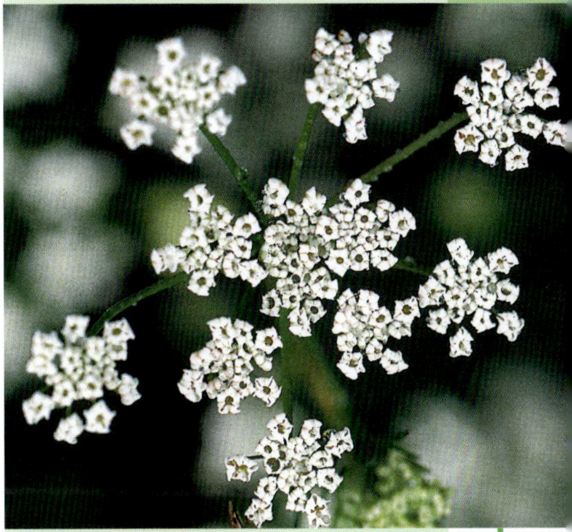

Botanischer Steckbrief
Der Kümmel (Familie der Apiaceae) ist eine zweijährige, bis 1 m hohe Pflanze mit verzweigtem Stängel. Die Blätter sind gefiedert, die kleinen weißen Blüten stehen in Dolden.

Verwendete Teile und Inhaltsstoffe
Medizinisch verwendet werden die Früchte oder das aus ihnen gewonnene ätherische Öl. Pharmakologisch wichtige Inhaltsstoffe sind Carvon und Limonen, in den Samen auch fettes Öl, Polysaccharide und Cumarine.

Verwendung in der Volksheilkunde
Als milchtreibendes Mittel bei stillenden Frauen, zur Menstruationsförderung und Magenberuhigung sowie als Mundwasser gegen Mundgeruch und als Badezusatz.

Geschichte

Der deutsche Name Kümmel geht auf das lateinische „cuminum" zurück, womit aber der Kreuzkümmel gemeint war. In der klassischen Antike war der Wiesenkümmel noch nicht bekannt. Erst im Jahre 1551 schrieb Hieronymus Bock: „Dieser Kymmel ist nunmehr auch allenthalben breuchlich."

Wissenschaftlich belegte Anwendungen

- Kommission E und ESCOP empfehlen Kümmel und Kümmelöl bei Verdauungsbeschwerden, krampfartigen Schmerzen im Magen-Darm-Bereich, Blähungen und bei Völlegefühl.

Darreichungsformen und Dosierung
Verwendet werden das verdünnte ätherische Öl oder Abkochungen der Früchte.
Tagesdosis: 3–6 Tropfen Kümmelöl auf 2 Portionen verteilt, mit etwas Wasser oder Milch verdünnt zu den Mahlzeiten einnehmen.
Teezubereitung: 1 TL Kümmelsamen frisch zerstoßen, mit 250 ml heißem Wasser übergießen, 10 Min. zugedeckt ziehen lassen, 3-mal täglich 1 Tasse zu den Mahlzeiten.

Für Kinder: 1 TL Kümmelsamen mit einer Tasse heißer Milch brühen, abkühlen lassen und schluckweise zu trinken geben.

Anwendungsbeschränkungen
Nicht anwenden bei Allergie gegen Korb- oder Doldenblütler. Keine Erkenntnisse zur Anwendung in der Schwangerschaft oder Stillzeit.

Nebenwirkungen
Bei langfristiger Einnahme hoher Dosen des Öls sind Leber- und Nierenschäden möglich.

Kürbis

Cucurbita pepo

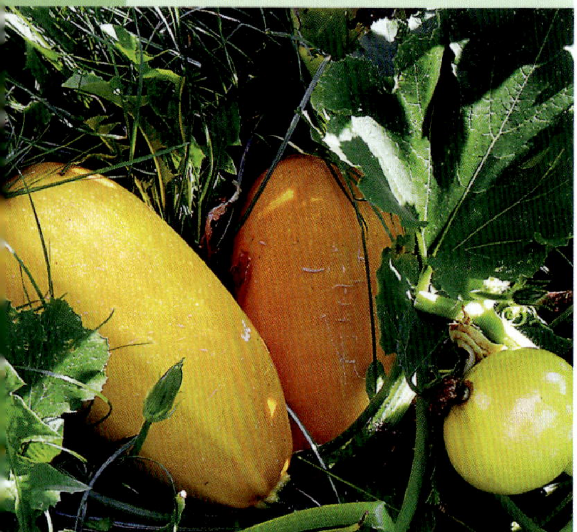

Geschichte

Archäologischen Funden zufolge gehört der Kürbis zu den ältesten Kultur- und Nahrungspflanzen Amerikas. Anscheinend wurden verschiedene Kürbissorten schon vor rund 8000 Jahren von den Ureinwohnern Perus und Mexikos kultiviert. Im 16. Jahrhundert tauchte der Kürbis in Europa auf – zunächst auf dem Balkan, in der Türkei und in Italien. Dabei handelte es sich wahrscheinlich um zwei verschiedene Kürbissorten, von denen eine unser Cucurbita pepo gewesen sein dürfte. Durch Züchtung wurden die Bitterstoffe herausselektiert. Die Folge waren weitere Zuchtformen. Anfang des 18. Jahrhunderts kam der Kürbis auch nach Frankreich und England. Hieronymus Bock beschreibt bereits die vielseitige Verwendung von Kürbissamen als Konfekt und zur Unterstützung der Blasenfunktion.

Botanischer Steckbrief

Der Kürbis, auch Gartenkürbis genannt, gehört zu den Kürbisgewächsen (Familie der Cucurbitaceae) und wächst in Ranken, die mehrere Meter lang werden können. Die Stängel ranken über den Boden, können aber bei entsprechender Gelegenheit auch klettern. Die Stängel sind scharfkantig, längs gefurcht, stachelig behaart, 5-kantig und hohl. Die Blätter sind sehr groß, herzförmig und borstig behaart. Kürbisblüten sind leuchtend gelb und auffällig und stehen einzeln in den Blattwinkeln. Die Früchte sind gelb und groß. Sie enthalten viele glatte Samen und werden im Herbst geerntet. Kürbisse lieben einen sonnigen Standort.

Wissenschaftlich belegte Anwendungen

- Die Kommission E empfiehlt die Anwendung von Präparaten aus Kürbissamen und -öl zur Behandlung der Symptome bei einer vergrößerten Prostata. Dazu gehören z. B. Probleme beim Wasserlassen wie schwacher Harnstrahl, Nachtröpfeln, Restharnbildung – das Gefühl, dass die Blase nicht richtig leer wird – und häufiger Harndrang sowohl tagsüber als auch nachts.
- Ferner werden Präparate aus Kürbiskernen auch für die Behandlung der Symptome einer Reizblase positiv beurteilt. In Tierexperimenten wurde die entzündungshemmende und die durchspülende Wirkung gezeigt.
- Darüber hinaus konnte die positive Wirkung auf die Prostata in Zellkulturen nachgewiesen werden.

Verwendete Teile und Inhaltsstoffe

Medizinisch verwendet werden die reifen und getrockneten Kürbissamen vom Gartenkürbis sowie seiner Kulturformen. Außerdem wird aus den Samen das Kürbiskernöl gewonnen und ebenfalls medizinisch verwendet. Charakteristische Inhaltsstoffe sind Steroide, fettes Öl, Eiweiße und bestimmte Aminosäuren sowie Vitamin E, Mineralstoffe wie Magnesium und Spurenelemente wie Selen.

TIPP

Kombinationspräparate

Zur Verbesserung der Symptome einer vergrößerten Prostata oder auch der Reizblase sind Kürbispräparate in Kombination mit Sägepalmenfrüchten besonders geeignet.

Verwendung in der Volksheilkunde

In der Volksmedizin dienen Kürbissamen als milchtreibendes Mittel bei stillenden Frauen und zur Magenberuhigung.

Darreichungsformen und Dosierung

Verwendet werden in erster Linie Fertigpräparate (Kapseln, Tabletten) mit Trockenextrakt aus Kürbissamen oder Kürbiskernöl. Die Dosierung der Fertigpräparate erfolgt gemäß Packungsbeilage. Die Tagesdosis liegt bei 500–1000 mg Kürbiskernextrakt oder 10 g zerkleinerten Kürbissamen.

Anwendungsbeschränkungen

Keine.

Nebenwirkungen

Allergische Symptome sind in Einzelfällen möglich und wurden auch beim Verzehr von Zucchini (gleiche Art) beschrieben.

STUDIEN

- In einer kontrollierten Studie mit insgesamt 476 Patienten, die unter den Symptomen einer vergrößerten Prostata litten, erhielten 233 Patienten ein Präparat mit Kürbissamenextrakt und 243 ein Placebo. Die Behandlung erfolgte über einen Zeitraum von 12 Monaten mit einer Tagesdosis von 1000 mg Kürbissamendickextrakt. Die Beschwerden verbesserten sich gegenüber der Placebogabe deutlich. Allerdings war auch der Placeboeffekt relativ groß.
- In einer dreimonatigen Anwendungsbeobachtung (ohne Placebokontrolle) wurden insgesamt 2245 Patienten, die unter den Symptomen einer vergrößerten Prostata litten, mit 500–1000 mg Kürbissamendickextrakt täglich behandelt. Die Symptome wurden anhand einer Skala bewertet, sie verbesserten sich um etwa 45 %.

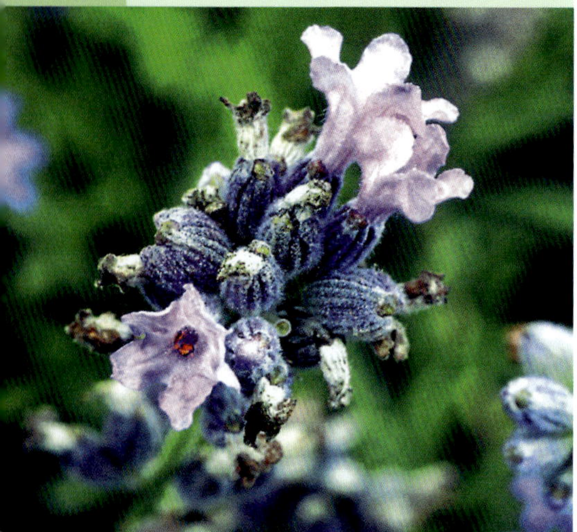

Geschichte

Der Name stammt vom lateinischen „lavare" (waschen) und bezeichnet die Verwendung der wohlriechenden Pflanze als Badezusatz. Im 11. Jahrhundert brachten Mönche den Lavendel über die Alpen. Hildegard von Bingen riet von der innerlichen Einnahme ab, empfahl ihn aber gegen Läuse.

Botanischer Steckbrief

Lavendel (Familie der Lamiaceae) ist ein bis 60 cm hoher Halbstrauch mit stark verzweigten, grau-grünen Ästen. Die Blätter sind länglich und am Rand eingerollt. Die violetten Blüten sitzen in Quirlen und erscheinen im Hochsommer. Geerntet wird am frühen Morgen.

Verwendete Teile und Inhaltsstoffe

Medizinisch verwendet werden die getrockneten Blüten. Pharmakologisch wichtige Inhaltsstoffe sind Hydroxycumarine, Gerbstoffe, Kaffeesäurederivate und ätherisches Öl mit Linolool und Linalylacetat.

Lavendel

Lavandula angustifolia

Verwendung in der Volksheilkunde

Innerlich bei Migräne, Krämpfen und Bronchialasthma; äußerlich bei Rheuma, Verspannungen, Erschöpfung, schlecht heilenden Wunden sowie bei Verbrennungen und als Einschlafhilfe (z. B. im Duftkissen mit Hopfenblüten).

Wissenschaftlich belegte Anwendungen

- Die Kommission E befürwortet die Anwendung der Blüten bei Unruhezuständen und Einschlafstörungen sowie bei nervösen Magen- und Darmbeschwerden.
- In Tierversuchen verminderte Lavendel die motorische Aktivität, verkürzte die Einschlafphase und verlängerte die gesamte Schlafdauer.

Darreichungsformen und Dosierung

Verwendet werden fertige Badezusätze, Teezubereitungen oder das ätherische Öl.

Teezubereitung: 1–2 TL Blüten mit 150 ml kochendem Wasser übergießen, zugedeckt 10 Min. ziehen lassen, vor dem Schlafengehen trinken.

Lavendelbad: 100 g getrocknete Blüten mit 2 l Wasser überbrühen, 5 Min. ziehen lassen und einem Vollbad zugeben; 1/2–1 Std. vor dem Schlafengehen 20 Min. lang darin baden.

Anwendungsbeschränkungen

Keine Erkenntnisse zur Anwendung in der Schwangerschaft oder Stillzeit.

Nebenwirkungen

Das ätherische Öl kann in seltenen Fällen allergische Reaktionen hervorrufen.

Lein / Flachs

Linum usitatissimum

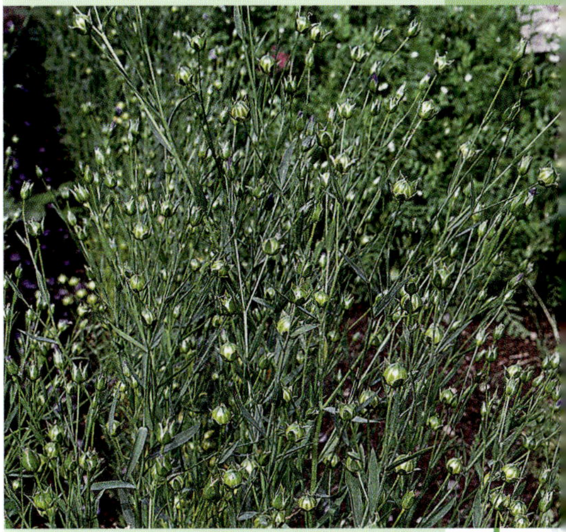

Botanischer Steckbrief

Lein (Familie der Linaceae) ist einjährig und wird 20–150 cm hoch. Der Stängel ist dicht beblättert, die Blätter sind schmal und graugrün. Die blauen Blüten stehen in Rispen.

Verwendete Teile und Inhaltsstoffe

Medizinisch verwendet werden die getrockneten reifen Samen. Pharmakologisch wichtige Inhaltsstoffe sind Schleimstoffe, cyanogene Glykoside, Lignane und fettes Öl mit ungesättigten Fettsäuren.

Verwendung in der Volksheilkunde

Innerlich bei Blasenentzündungen, Lungenleiden, Krampfhusten, Schmerzen und Krämpfen; äußerlich bei Hautentzündungen und zur Entfernung von Fremdkörpern aus dem Auge.

Wissenschaftlich belegte Anwendungen

- Kommission E und ESCOP empfehlen die Anwendung von Leinsamen bei Verstopfung sowie bei Magen- und Darmentzündungen.
- In Tierversuchen führten Leinsamen zu einer Senkung des Cholesterinspiegels und des Blutzuckers.

Darreichungsformen und Dosierung

Verwendet werden die ganzen oder geschroteten Leinsamen, das Mehl oder Zubereitungen. Bei Verstopfung 2- bis 3-mal täglich 1 EL Leinsamen zusammen mit mindestens 150 ml Flüssigkeit einnehmen.

Bei Magen- oder Darmentzündung aus 2–3 EL Leinsamen einen Schleim kochen.

Geschichte

Flachs oder Lein gehört zu den ältesten Kulturpflanzen. In ägyptischen Gräbern wurde Leinsamen als Grabbeigabe für den Weg ins Totenreich gefunden.
Seit dem Altertum wird der Lein wegen seiner Samen, wegen des Öls und wegen der Fasern angebaut.
In der mittelalterlichen Heilkunde empfahl Hildegard von Bingen den Leinsamenbrei zur Heilung von Brandwunden.

Anwendungsbeschränkungen

Leinsamen sollen nicht angewendet werden bei Darmverschluss, Verengungen der Speiseröhre oder im Magen-Darm-Trakt sowie bei akuten Entzündungen des Darms, der Speiseröhre oder des Mageneingangs.

Nebenwirkungen

Die Aufnahme gleichzeitig verabreichter Arzneistoffe kann behindert werden.

Linde

Tilia species

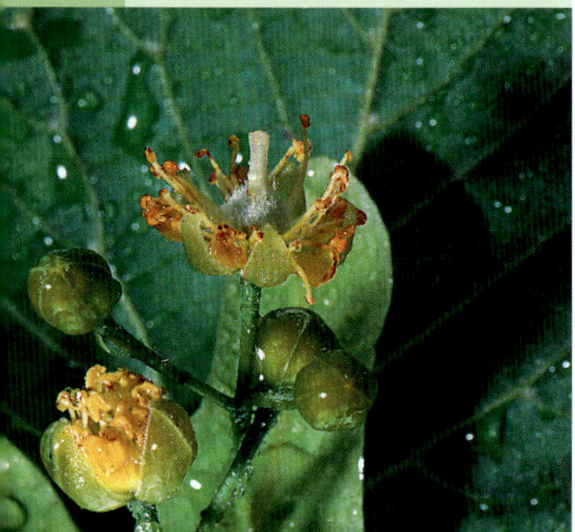

Geschichte

Der botanische Name Tilia kommt vom griechischen „tilos" (Faser), denn die Rinde der Linde enthält reichlich Bastfasern. Zur Heilwirkung der Lindenblüten schrieb Tabernaemontanus: „Das Wasser aus der Blüet gebrennt / wird hoch gerühmet wider die Fallende sucht der jungen Kinder." Für Marcel Proust war das Geräusch einer Madeleine, in Lindenblütentee getunkt, der Schlüssel zur verlorenen Zeit seiner Kindheit. Aus der griechischen Mythologie ist die tragische Geschichte der Nymphe Philyra überliefert, die von den Göttern in eine Linde (griechisch „philyra") verwandelt wurde, nachdem sie den Kentauren Chiron geboren hatte.

Botanischer Steckbrief

Die Linde (Familie der Tiliaceae) ist ein bis zu 25 m hoher Baum mit großer geschlossener Krone und rissiger grau-brauner Borke. Die Blätter sind herzförmig, die gelblich-weißen Blüten stehen in Trugdolden.

Verwendete Teile und Inhaltsstoffe

Medizinisch verwendet werden die getrockneten Blütenstände. Pharmakologisch wichtige Inhaltsstoffe sind Flavonoide, Schleimstoffe, Kaffeesäurederivate, Gerbstoffe und ätherisches Öl mit Linalool und Germacren.

Verwendung in der Volksheilkunde

Als schweiß- und harntreibendes Mittel, zur Steigerung der Abwehrkräfte, bei Magen-Darm-Beschwerden und Krämpfen.

Wissenschaftlich belegte Anwendungen

- Die Kommission E empfiehlt Lindenblüten bei Erkältungskrankheiten und bei trockenem Reizhusten.
- In Tierversuchen wurden beruhigende und entzündungshemmende Wirkungen der Lindenblüten beobachtet. Ein alkoholischer Extrakt zeigte eine Wirkung gegen verschiedene Bakterien.

Darreichungsformen und Dosierung

Teezubereitung: 1 TL Lindenblüten mit 150 ml kochendem Wasser übergießen, 5 Min. ziehen lassen, mehrmals täglich 1 Tasse trinken, vor allem in der zweiten Tageshälfte.
Entsprechende Zubereitungen können auch zur Inhalation angewendet werden.

Anwendungsbeschränkungen

Zur Anwendung in der Schwangerschaft oder Stillzeit liegen keine Erkenntnisse vor.

Nebenwirkungen

Keine bekannt.

Löwenzahn

Taraxacum officinale

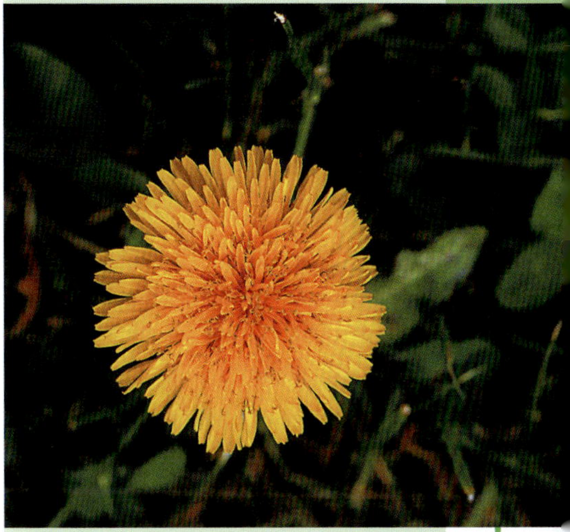

Botanischer Steckbrief

Der Löwenzahn gehört zu den Korbblütengewächsen (Familie der Asteraceae). Er ist ausdauernd und wird bis 30 cm hoch. Sein hohler Stängel ist aufrecht, die Blätter sind grundständig und tief eingeschnitten. Seine Pfahlwurzel wird 30 cm lang. Die Blüte ist goldgelb.

Verwendete Teile und Inhaltsstoffe

Medizinisch verwendet wird die zur Blütezeit gesammelte ganze Pflanze.
Pharmakologisch wichtige Inhaltsstoffe sind Bitterstoffe, Triterpene, Steroide, Flavonoide, Schleimstoffe und Inulin.

Verwendung in der Volksheilkunde

Bei Erkrankungen der Leber und Galle, Hämorrhoiden, Gicht, Rheuma, Ekzemen, Nieren- und Blasenleiden sowie bei Diabetes.

Geschichte

Für den Löwenzahn soll es über 500 Volksnamen geben. Die bekanntesten sind Pusteblume, Kuh- oder Butterblume und Märzenbusch. Der botanische Name geht auf das arabische „tarakshaqum" zurück und bedeutet bitteres Kraut. Arabische Ärzte berichteten schon im 11. Jahrhundert von seiner heilenden Wirkung.

Wissenschaftlich belegte Anwendungen

- Kommission E und ESCOP befürworten die Anwendung von Löwenzahn bei Magen-Darm-Beschwerden, zur Wiederherstellung von Leber- und Gallenfunktion und zur Förderung einer verstärkten Harnausscheidung.
- Die enthaltenen Bitterstoffe fördern die Sekretion im Magen-Darm-Trakt. In Tierversuchen wurde eine Vergrößerung der Harnmenge beobachtet.

Darreichungsformen und Dosierung

Verwendet werden Fertigpräparate mit Presssaft oder Tinktur und Zubereitungen aus der geschnittenen Droge.

Teezubereitung: Etwa 1 EL zerkleinerte Wurzel mit 150 ml kochendem Wasser übergießen und 10 Min. ziehen lassen, 3-mal täglich 1 Tasse vor den Mahlzeiten trinken.

Anwendungsbeschränkungen

Keine Erkenntnisse zur Anwendung in der Schwangerschaft oder Stillzeit. Nicht anwenden bei Verschluss der Gallenwege oder bei Darmverschluss. Bei Gallensteinen Anwendung nur nach ärztlicher Rücksprache.

Nebenwirkungen

Gelegentlich treten Magen-Darm-Beschwerden oder allergische Reaktionen auf.

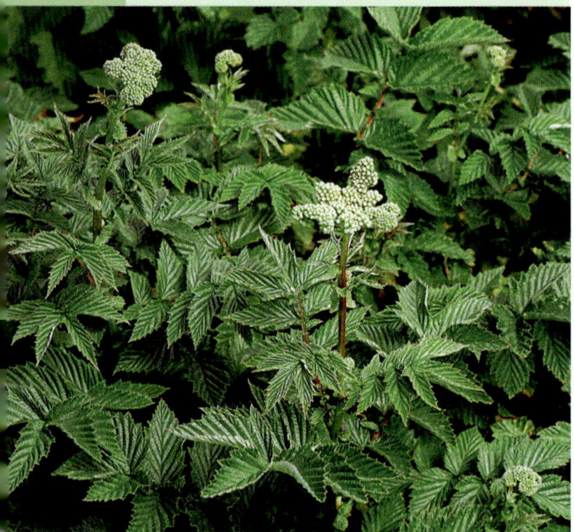

Geschichte

Der Name Mädesüß hat mit Mädchen nichts zu tun, er lässt sich eher vom englischen „meadowsweet" (Wiesensüß) oder vom altdeutschen Getränk „Met" ableiten, dem die Blätter dieser Pflanze zugesetzt wurden. Mädesüß war bereits in der Antike wegen seiner heilsamen Wirkungen beliebt.

Botanischer Steckbrief
Mädesüß (Familie der Rosaceae) ist ein ausdauerndes Gewächs mit 50–200 cm Höhe. Der Stängel ist aufrecht und kantig mit langstieligen gefiederten Blättern. Die gelblich-weißen Blüten stehen in Dolden.

Verwendete Teile und Inhaltsstoffe
Medizinisch verwendet werden die getrockneten Blätter und Blüten. Pharmakologisch wichtige Inhaltsstoffe sind Flavonoide, Gerbstoffe und ätherisches Öl mit den Hauptkomponenten Salicylaldehyd und Salicylsäuremethylester.

Mädesüß

Filipendula ulmaria

Verwendung in der Volksheilkunde
Die Blüten werden zur Erhöhung der Harnausscheidung verwendet sowie bei Muskel- und Gelenkrheumatismus, Gicht, Blasen- und Nierenerkrankungen und bei Kopfschmerzen; die Blätter bei Magenbeschwerden.

Wissenschaftlich belegte Anwendungen

- Die Kommission E befürwortet die Anwendung von Mädesüßblättern und -blüten zur unterstützenden Behandlung von Erkältungskrankheiten.
- Die Droge enthält Salicylate und wirkt antimikrobiell, entzündungshemmend, schmerzlindernd, fiebersenkend, schweiß- und harntreibend.

Darreichungsformen und Dosierung
Verwendet werden Zubereitungen aus den losen Blüten und Blättern, häufig in Kombination mit anderen Heilpflanzen.
Teezubereitung: 1/2–1 EL Kraut mit 150 ml kochendem Wasser übergießen, 10–20 Min. ziehen lassen, mehrmals täglich möglichst heiß trinken. Die Mädesüßblüten haben eine stärkere Wirkung als die Blätter.

Anwendungsbeschränkungen
Es liegen bislang keine Erkenntnisse zur Anwendung in der Schwangerschaft oder Stillzeit vor. Nicht anwenden bei bekannter Überempfindlichkeit gegen Salicylate.

Nebenwirkungen
Bei Überdosierung können Magen-Darm-Beschwerden auftreten.

Mahonie

Mahonia aquifolium

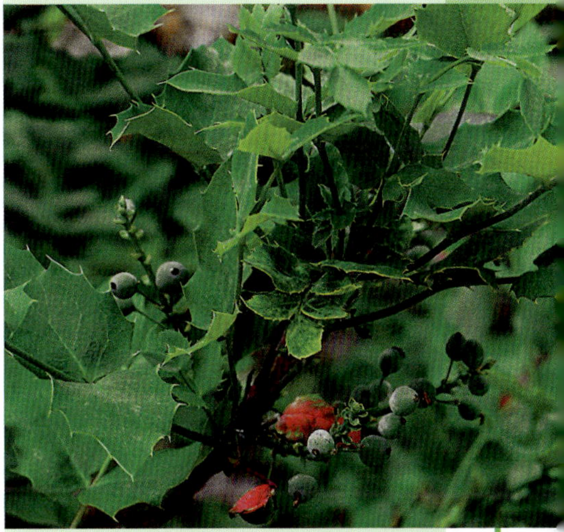

Botanischer Steckbrief

Die Mahonie (Familie der Berberidaceae) ist ein Strauch von bis zu 150 cm Höhe mit festen, gelb-braunen Ästen und großen, gefiederten, immergrünen Laubblättern. Die gelben Blüten stehen in dichten 5–10 cm langen Rispen.

Verwendete Teile und Inhaltsstoffe

Medizinisch verwendet werden die Astrinde und die Zweigspitzen. Pharmakologisch wichtige Inhaltsstoffe sind Bisbenzylisochinolinalkaloide sowie Protoberberinalkaloide und Aporphin-Alkaloide.

Verwendung in der Volksheilkunde

Innerlich bei Hauterkrankungen, Bronchitis, Gastritis und Verdauungsstörungen.

Geschichte

Die Mahonie stammt aus Nordamerika, wo sie traditionell zur Blutreinigung, als Stärkungsmittel und bei Darmbeschwerden eingesetzt wurde. Sehr beliebt war die Pflanze bei den Indianern, die aus den bitteren Wurzeln eine Tinktur herstellten, die sie bei Appetitlosigkeit und allgemeiner Schwäche einsetzten. Nach Europa wurde die Mahonie erst im 19. Jahrhundert eingeführt. Ihren Namen erhielt sie zu Ehren des nordamerikanischen Botanikers B. MacMahon.

Wissenschaftlich belegte Anwendungen

- Eine Bewertung durch die Kommission E oder die ESCOP liegt nicht vor.
- Die Rinde der Mahonie hemmt die Entstehung von Entzündungsstoffen. Das Alkaloid Berberin beeinflusst Zellwachstum und Zellvermehrung.
- In klinischen Studien zeigte Salbe aus Mahonienrinde eine gute Wirksamkeit gegen Schuppenflechte und Akne.

Darreichungsformen und Dosierung

Verwendet werden Fertigarzneimittel (Cremes, Salben und Lotionen) mit der Tinktur in 10%iger Lösung, standardisiert auf 1 % Berberin. Mehrmals täglich dünn auf die betroffenen Hautpartien auftragen.

Anwendungsbeschränkungen

Keine Erkenntnisse zur Anwendung in der Schwangerschaft oder Stillzeit.

Nebenwirkungen

Zu Beginn kann die Behandlung leichte Hautrötungen und Brennen verursachen, die nach kurzer Zeit spontan abklingen. Selten werden allergische Reaktionen beobachtet.

Maiglöckchen

Convallaria majalis

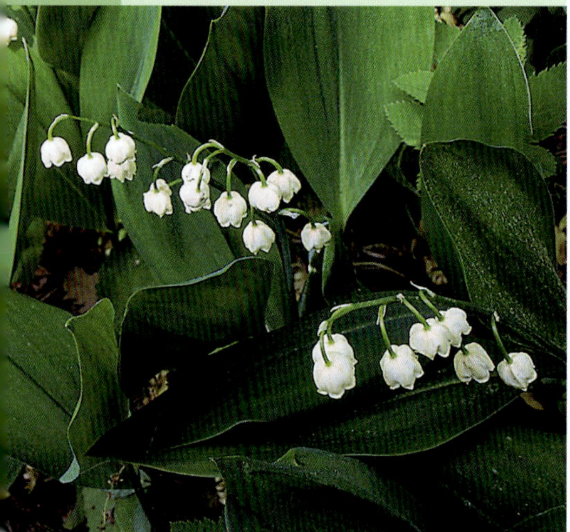

Geschichte

Das Maiglöckchen ist als Frühlingsbote allgemein bekannt und findet sich als Zierpflanze in vielen Gärten. In mittelalterlichen Kräuterbüchern taucht es als „Lilium convallium", als Lilie der Täler, auf. Im Volksmund hieß es schon damals „Meyenblümlin", weil im Mai die Blüten, Blätter und Blütenstengel gesammelt wurden. Früher glaubte man, Sommersprossen würden verschwinden, wenn man das Gesicht mit Maiglöckchen abreibt. So beginnt ein Gedicht von Uhland mit den Worten: „Mit dem Tau der Maiglöckchen wäscht die Jungfrau ihr Gesicht, badet sie in goldnen Locken." Aber auch die herzstärkende Wirkung der Pflanze war spätestens seit dem 16. Jahrhundert bekannt. Hieronymus Bock schrieb: „Maiblumenwasser stärket das Herz und Hirn und bringt die verlorenen Sinne wieder."

Botanischer Steckbrief

Das Maiglöckchen (Familie der Convallariaceae) wird 15–20 cm hoch mit nur 2–3 langen schmalen Laubblättern. Die Blüte ist eine nickende Traube an einem dreikantigen Stängel. Ihre Farbe ist weiß oder rosa.

Verwendete Teile und Inhaltsstoffe

Arzneiliche Verwendung findet das während der Blütezeit gesammelte, getrocknete Kraut. Wichtige pharmakologisch wirksame Inhaltsstoffe sind die herzwirksamen Steroidglykoside (Cardenolide) Convallatoxin, Convallosid und Convallatoxol.

Wissenschaftlich belegte Anwendungen

- Die Kommission E empfiehlt die Anwendung von Maiglöckchenkraut bei leichter Herzinsuffizienz (Stadien I und II) und beim Altersherz.
- Die Convallaria-Glykoside wirken ähnlich wie Digitoxin oder Strophantin. Sie steigern die Kontraktionskraft und Kontraktionsgeschwindigkeit der Herzmuskulatur, verlangsamen die Schlagfrequenz, verzögern die Erregungsleitung und erhöhen die Erregbarkeit der Kammermuskulatur.
- In Tierversuchen wurde eine Erhöhung der Harnausscheidung festgestellt.

Verwendung in der Volksheilkunde

Bei Wehenschwäche, Epilepsie, Wassersucht, Schlaganfällen, Lähmungserscheinungen, Bindehautentzündung und Lepra.

HINWEIS

Vorsicht, giftig!

Maiglöckchenkraut ist sehr giftig und sollte nur in Form von Fertigpräparaten eingenommen werden. Das gilt für alle Heilpflanzen mit herzwirksamen Glykosiden. Hier bieten sich auch Kombinationspräparate aus mehreren Heilpflanzen an.

Darreichungsformen und Dosierung

Es dürfen nur Fertigpräparate (Dragees, Tropfen) aus Extrakten mit standardisiertem Wirkstoffgehalt eingesetzt werden.

Empfohle Dosis: von der Tinktur (1 : 10) 2 g als Einzeldosis und 6 g als Tagesdosis, vom Flüssigextrakt (1 : 1) 0,2 g als Einzeldosis und 0,6 g als Tagesdosis, vom Trockenextrakt (4 : 1) 50 mg als Einzeldosis und 150 mg als Tagesdosis. Unbedingt auch die Herstellerangaben beachten!

Anwendungsbeschränkungen

Während der Schwangerschaft oder Stillzeit sollten Sie Maiglöckchenpräparate nicht verwenden, da hierzu keine wissenschaftlichen Erkenntnisse vorliegen. Außerdem sollten Sie Maiglöckchenkraut nicht anwenden, wenn Sie bereits Herzmedikamente auf der Basis von Digitalisglykosiden einnehmen oder wenn Sie an Kaliummangel leiden.

Da das Maiglöckchen giftig ist, sollte es auf gar keinen Fall als Hausmittel, z. B. in Form eines Heiltees, genommen werden. Fertigpräparate nur unter ärztlicher Aufsicht einnehmen!

Nebenwirkungen

Im Falle einer Überdosierung können Maiglöckchenpräparate Übelkeit, Erbrechen, Kopfschmerzen, Benommenheit und Herzrhythmusstörungen auslösen.

Wechselwirkungen und Störungen der Absorption sind bei gleichzeitiger Einnahme von Maiglöckchenkraut mit folgenden Arzneimitteln möglich: Chinidin, Calciumsalze, Saluretika, Laxanzien und Glukokortikoide.

STUDIEN

- In einer klinischen Studie wurde Maiglöckchenextrakt mit dem Standardherzmittel Strophantin vergleichend untersucht. 100 Patienten mit bestehender Herzinsuffizienz erhielten über einen Zeitraum von 20 Tagen eines der beiden Medikamente. Die Auswertung ergab, dass beide Mittel eine ungefähr gleich gute Wirksamkeit aufweisen.
- In einer Studie an 48 Patienten mit Bluthochdruck, Emphysem und / oder Koronarinsuffizienz wurde der Einfluss von Maiglöckchenkrautextrakt auf den Blutdruck, den Puls und die Harnausscheidung geprüft. Das Präparat erwies sich als geeignet, den Bluthochdruck zu senken, ohne den Puls zu beeinflussen. Die Wirkung auf die Harnbildung war überraschend stark.

Malve

Malva sylvestris

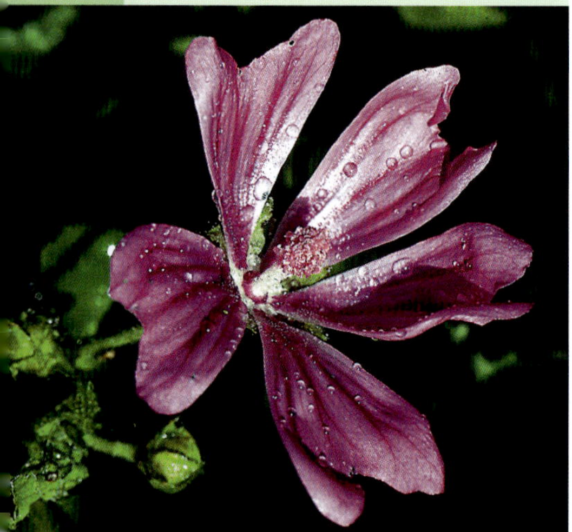

Botanischer Steckbrief

Die Malve (Familie der Malvaceae), auch Käspappel genannt, ist eine zweijährige oder ausdauernde krautige Pflanze von 30–120 cm Höhe. Die aufrechten Stängel sind leicht holzig und rau behaart. Die Blätter sind langstielig und haben eine nierenförmige bis runde Form. Die Blüten stehen in Büscheln in den Blattachsen. Sie sind hell purpurn mit dunklen Längsstreifen und verfärben sich beim Verblühen blau. Die Blütezeit ist von Juni bis Oktober.

Geschichte

Die wilde Malve kommt ursprünglich aus dem südeuropäisch-asiatischen Raum, ist mittlerweile aber fast weltweit an Hängen, Wiesen und Wegesrändern anzutreffen. Ihr Name lässt sich auf die hebräische Bezeichnung „malluah" zurückführen, was Salat bedeutet. Malven wurden bereits von Hesiod 700 v. Chr. erwähnt und von den Ärzten der griechischen und römischen Antike innerlich und äußerlich angewendet. Dies allerdings mit zum Teil fragwürdigen Indikationen: So behauptete Xenokrates, ein Arzt des Kaisers Tiberius, dass Malvensamen über die Genitalien gestreut die Lust des Mannes ins Unendliche steigern („Schwellkraut"). Tabernaemontanus schrieb über die Malve: Sie „lindert einen harten truckenen Husten, auch die rauhe Keel und macht ein leichte Stimm".

Wissenschaftlich belegte Anwendungen

- Die Kommission E empfiehlt die Anwendung von Malvenblättern und -blüten bei Schleimhautreizungen im Mund- und Rachenraum sowie bei Entzündungen der Atemwege und bei trockenem Reizhusten.
- In Österreich ist auch die Wirksamkeit von Malventee bei Gastritis anerkannt.
- Das Wirkprinzip der Malve ist ähnlich wie das der Eibischwurzel, aber etwas schwächer ausgeprägt. Die enthaltenen Schleimstoffe üben eine einhüllende und reizlindernde Wirkung auf die Schleimhäute aus. Für einige der Schleimstoffe konnten in Laborversuchen auch immunologische Effekte nachgewiesen werden.

Verwendete Teile und Inhaltsstoffe

Arzneiliche Verwendung finden die getrockneten Laubblätter und die Blüten. Die Blätter werden von Juni bis August, die Blüten bis in den Oktober hinein geerntet. Pharmakologisch wichtige Inhaltsstoffe sind Schleimstoffe (6–10 %) und Tannine sowie Gerbstoffe und Flavonoide in den Blättern und Anthocyanine, vor allem Malvin, in den Blüten.

HINWEIS

Verwechslungsgefahr

Verwenden Sie nur Arzneitees aus der Apotheke oder dem Kräuterfachhandel. Im Lebensmittelhandel vertriebene „Malventees" bestehen oft aus Hibiskusblüten (rote Malve), die gänzlich andere Eigenschaften haben: Sie enthalten Coffein und wirken appetitanregend und abführend.

Verwendung in der Volksheilkunde

Innerlich zur Unterstützung bei Entzündungen der Schleimhäute mit starker schleimiger Sekretion, bei Mund- und Zahngeschwüren sowie bei Magen-Darm-Entzündungen (leichte Durchfälle) und Blasenleiden; als Gurgelmittel bei Husten, Halsschmerzen, Heiserkeit und Bronchitis; für Umschläge bei Ohrenleiden und äußerlich bei Insektenstichen, entzündlichen Ekzemen, Wunden und Eiterungen. In der italienischen Volksmedizin werden Abkochungen aus Malvenblättern oder -blüten auch für Augenspülungen verwendet.

➤ Darreichungsformen und Dosierung

Fertigarzneimittel sind nicht erhältlich; einige Hustenpastillen enthalten einen Extrakt aus Malvenblüten. Verwendet werden Aufgüsse oder Abkochungen von losen Malvenblüten oder -blättern für Tees, Gurgellösungen, Umschläge und Badezusätze. In Österreich sind fertige Malventees zur Anwendung bei Gastritis erhältlich.

Teeaufguss: 3–4 TL Blätter oder Blüten mit 150 ml heißem Wasser übergießen, 10 Min. ziehen lassen und bis zu 3-mal täglich trinken oder zum Gurgeln verwenden.
Teeabkochung: 3–4 TL Blüten mit 150 ml kaltem Wasser ansetzen und kurz aufkochen; mehrmals täglich trinken oder zum Gurgeln verwenden.
Für **Umschläge** werden Aufgüsse oder Abkochungen nach den gleichen Rezepten hergestellt und abgekühlt verwendet.
Alternative: 6 TL der Blätter mit 250 ml kaltem Wasser übergießen und mehrere Stunden, z. B. über Nacht, ziehen lassen.

! Anwendungsbeschränkungen

Beim Anbau auf stickstoffreichen Böden reichern die Blätter große Konzentrationen an Nitraten an. Daher sollten Sie nur Produkte mit gesicherter Qualitätskontrolle verwenden, z. B. aus der Apotheke.

Nebenwirkungen

Wie alle schleimstoffhaltigen Arzneimittel kann Malventee die Aufnahme anderer Arzneistoffe vermindern. Es sollte daher ein Abstand von mindestens einer Stunde zwischen der Einnahme von Malventee und anderen Arzneimitteln eingehalten werden. Darüber hinaus sind keine Nebenwirkungen bekannt.

STUDIEN

➤ **Klinische Studien wurden weder mit Malvenblättern noch mit Malvenblüten durchgeführt. Die durch langjährige Anwendung bekannte hustenstillende Wirkung wurde für die Malvenblüten Mitte der neunziger Jahre experimentell an Katzen bestätigt.**

Mariendistel

Silybum marianum

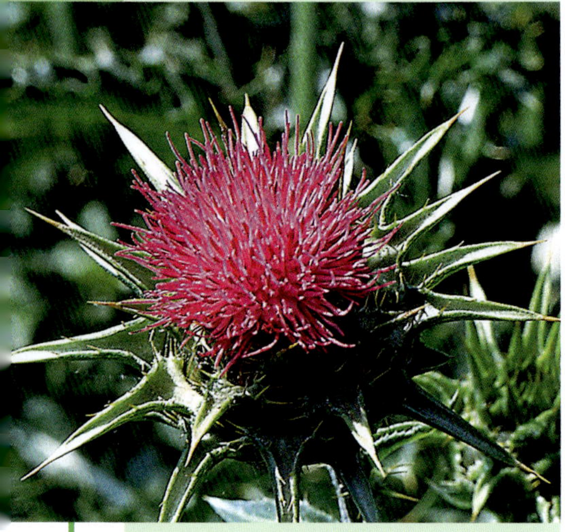

Geschichte

Die Mariendistel verdankt ihren Namen einer Legende: Auf der Flucht nach Ägypten suchte Maria einen ungestörten Platz, um ihr Kind zu stillen. Die Mariendistel bemerkte dies und bildete mit ihren Blättern ein schützendes Dach über Mutter und Kind. Weil einige Tropfen Milch auf ihre Blätter fielen, ist das Kraut der Mariendistel seither weiß gefleckt und gestreift.
Der botanische Name Silybum stammt vom griechischen „sílibon" (Quaste).
In manchen Kräuterbüchern findet man noch die veraltete Bezeichnung „Carduus marianus". Seit dem Mittelalter wird die Pflanze für Heilzwecke kultiviert. Paracelsus empfahl sie „gegen inwendiges Stechen". Die heutige Verwendung zur Therapie von Lebererkrankungen geht auf den Arzt Johann Gottfried Rademacher (1772–1850) zurück.

Botanischer Steckbrief

Die Mariendistel gehört zu den Korbblütengewächsen (Familie der Asteraceae) und ist eine stattliche Pflanze. Sie wird zwischen 70 und 150 cm hoch und hat einen aufrechten Stängel. Die grün-weiß marmorierten länglichen und stängelumfassenden Blätter sind an den Rändern mit gelben Stacheln versehen. Die Blüten sind kugelige, purpurrote Köpfe. Blütezeit ist Juni bis September. Die Mariendistel zählt zu den größten und schönsten Disteln. Ihre ursprüngliche Heimat ist Südeuropa, Südrussland, Kleinasien und Nordafrika.

Wissenschaftlich belegte Anwendungen

- Die Kommission E empfiehlt die Anwendung von Mariendistelfrüchten zur Therapie toxischer Leberschäden sowie zur unterstützenden Behandlung bei chronisch-entzündlichen Lebererkrankungen und bei Leberzirrhose.
- Silymarin zeigt eine Schutzwirkung gegen vielfältige leberschädigende Einflüsse. Es stärkt die Zellmembran, so dass Gifte nicht so leicht ins Zellinnere eindringen können, und stimuliert zudem die Regenerationsfähigkeit der Leberzellen.
- Silybinin ist insbesondere wirksam gegen die Giftstoffe des Knollenblätterpilzes (siehe rechts).
- In Tierversuchen konnte Silymarin Vergiftungserscheinungen verzögern oder sogar aufhalten und der Bildung von Geschwüren entgegenwirken.

Verwendete Teile und Inhaltsstoffe

Arzneiliche Verwendung finden die reifen Früchte und ihre Zubereitungen, vor allem hoch konzentrierte Trockenextrakte. Als wichtigste, pharmakologisch wirksame Inhaltsstoffe enthalten Mariendistelfrüchte Flavonoide, Flavonolignane (Silymarin) und fettes Öl.

HINWEIS

Lebensgefahr

Eine Vergiftung mit Knollenblätterpilzen dürfen Sie nicht selbst behandeln! Es besteht Lebensgefahr. Suchen Sie umgehend ärztliche Hilfe auf. Silymarin wird in diesen Fällen als Infusion eingesetzt.

Verwendung in der Volksheilkunde

Bei Seitenstechen (womit früher vermutlich Lungen- oder Rippenfellentzündungen gemeint waren), Milzleiden, Malaria, Migräne, Reisekrankheit, Krampfadern, Magen-Darm-Beschwerden, Gallenbeschwerden, Hepatitis, Fettleber, toxischen Lebererkrankungen, chronisch-entzündlichen Lebererkrankungen und Leberzirrhose sowie als Gegenmittel bei Vergiftungen mit Knollenblätterpilzen.

Die Wurzel der Mariendistel gilt als entwässernd und milchbildend.

Darreichungsformen und Dosierung

Verwendet werden hauptsächlich Fertigpräparate, in der Regel aus hoch konzentrierten Trockenextrakten (Auszugsmittel: meist Aceton, seltener Ethanol). Sie sind auf einen bestimmten Silymaringehalt eingestellt und werden als Tabletten, Kapseln oder Dragees angeboten. Die Tagesdosis sollte 200–400 mg Silymarin enthalten. Da der Wirkstoff Silymarin nicht wasserlöslich ist, ist eine Anwendung als Tee bei Lebererkrankungen nicht wirksam. Sie kann aber gegen Verdauungs- und Gallenblasenbeschwerden verwendet werden.

Teezubereitung: 1–2 TL zerstoßene Früchte mit 150 ml heißem Wasser aufgießen und 10–15 Min. ziehen lassen, 3–4 Tassen pro Tag.

Anwendungsbeschränkungen

Während der Schwangerschaft oder Stillzeit sollten Sie die Anwendung von Mariendistelfrüchten mit ihrem Arzt besprechen, weil dazu keine ausreichenden wissenschaftlichen Erkenntnisse vorliegen. Nicht anwenden bei einer Allergie gegen Korbblütengewächse.

Nebenwirkungen

Zubereitungen aus Mariendistelfrüchten können in Einzelfällen leicht abführend wirken.

STUDIE

- Über 200 Patienten mit Leberschäden aufgrund hohen Alkoholkonsums erhielten täglich ein Präparat aus Mariendistelfrüchten entsprechend einer Menge von 420 mg Silymarin oder ein Placebo. Die Anwendungsdauer betrug zwischen vier Wochen und sechs Monaten. Nach Abschluss der Behandlung hatten sich die Laborwerte für verschiedene Leberenzyme deutlich gegenüber den Ausgangswerten verbessert. Sie lagen auch klar über den entsprechenden Werten der Placebogruppe.

Mate

Ilex paraguariensis

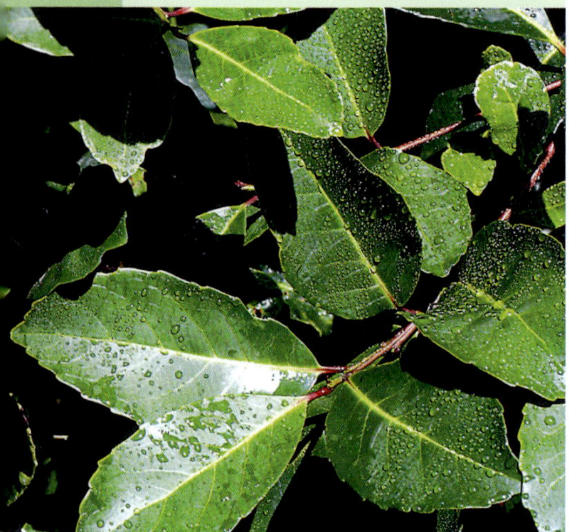

Geschichte

Der südamerikanische Matebaum wurde bereits in der indianischen Frühzeit genutzt. Der im 17. und 18. Jahrhundert im heutigen Paraguay gelegene Jesuitenstaat besaß zeitweilig das Monopol für die Produktion von Mate, weshalb er auch Jesuitentee genannt wurde. Der Mateteestrauch ist heimisch in Nordargentinien, Paraguay, Uruguay und Südbrasilien.

Botanischer Steckbrief

Mate (Familie der Aquifoliaceae) ist ein immergrüner Baum von bis zu 20 m Höhe. Die ledrigen Blätter sind eiförmig mit gesägtem Rand, die weißen Blüten stehen in Büscheln.

Verwendete Teile und Inhaltsstoffe

Medizinisch verwendet werden die getrockneten Blätter und Blattstiele. Zu den pharmakologisch wichtigen Inhaltsstoffen zählen Purinalkaloide (vor allem Coffein), Kaffeesäurederivate, Gerbstoffe und Flavonoide.

Verwendung in der Volksheilkunde

Innerlich bei Geschwüren, Rheuma, Blutarmut und Depressionen sowie vorbeugend gegen Fieber und Infektionen; äußerlich bei Geschwüren und Entzündungen.

Wissenschaftlich belegte Anwendungen

- Die Kommission E befürwortet die Anwendung von Mateblättern bei geistiger und körperlicher Ermüdung.
- Die Wirkung beruht auf dem enthaltenen Coffein, welches bekanntlich das zentrale Nervensystem und die Herz-Kreislauf-Funktionen stimuliert.
- Coffein steigert die Verbrennung von Fettsäuren und wird unterstützend zur Gewichtsreduktion eingesetzt.

Darreichungsformen und Dosierung

Verwendet werden Fertigpräparate (Kapseln) und Teezubereitungen aus den losen Blättern. **Teezubereitung:** 1–2 TL Blätter mit 150 ml kochendem Wasser überbrühen, 5–10 Min. ziehen lassen; morgens und mittags jeweils 1–2 Tassen trinken.

Anwendungsbeschränkungen

Während der Schwangerschaft oder Stillzeit sollten Sie möglichst kein Coffein zu sich nehmen. Vorsicht auch bei Herzkrankheit.

Nebenwirkungen

Bei Überdosierung sind Unruhe und Magenschmerzen möglich. Die regelmäßige Einnahme von Coffein führt zur Gewöhnung.

Mäusedorn

Ruscus aculeatus

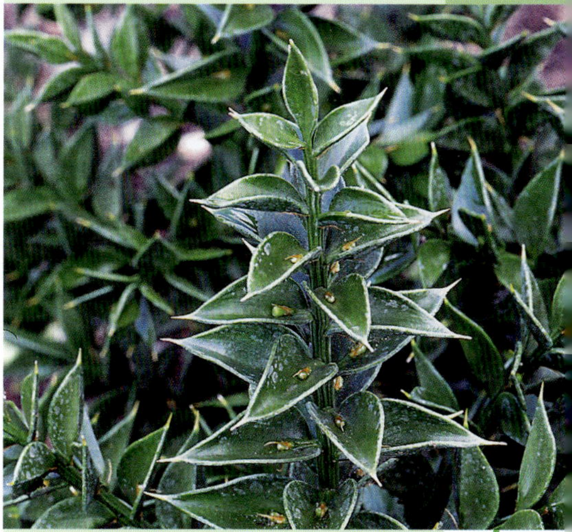

Botanischer Steckbrief

Mäusedorn (Familie der Liliaceae) ist ein ausdauernder, immergrüner Strauch mit einer Höhe von 20–80 cm. Die Stängel sind holzig und verzweigt, die Blätter schuppenartig. Die kleinen grünlich-weißen Blüten stehen einzeln oder in Büscheln. Die Früchte sind scharlachrot.

Verwendete Teile und Inhaltsstoffe

Medizinisch verwendet wird der getrocknete Wurzelstock mit den Wurzeln. Pharmakologisch wichtige Inhaltsstoffe sind Steroidsaponine (Ruscogenine) und Benzofurane.

Verwendung in der Volksheilkunde

Venenerkrankungen (z. B. Krampfadern), Juckreiz, Schwellungen, Hämorrhoiden, Leber- und Nierenerkrankungen sowie zur Steigerung der Harnausscheidung.

Geschichte

Der Mäusedorn trägt seinen Namen, weil die Metzger seine Zweige in die Schnüre aufgehängter Schinken flochten, um durch die Dornen Mäuse fern zu halten. Dioskurides beschrieb den Mäusedorn schon im 1. Jahrhundert n. Chr. als harntreibend und menstruationsauslösend. Auch in den mittelalterlichen Kräuterbüchern ist die Pflanze verzeichnet.

Wissenschaftlich belegte Anwendungen

- Die Kommission E befürwortet die Anwendung von Mäusedorn bei chronischer venöser Insuffizienz mit Beschwerden wie Schmerzen, Schweregefühl, nächtlichen Wadenkrämpfen, Juckreiz und Schwellungen sowie außerdem bei Hämorrhoiden.
- Die enthaltenen Ruscogenine bewirken, dass sich die Gefäßwände zusammenziehen, und beugen auf diese Weise Schädigungen der Gefäße vor.

Darreichungsformen und Dosierung

Verwendet werden hauptsächlich Fertigpräparate (Kapseln, Tabletten) mit Trockenextrakt. Die Tagesdosis sollte 7–11 mg Ruscogenine enthalten. Empfohlen wird eine Langzeitanwendung über mehrere Monate. Die Verwendung als Tee ist nicht gebräuchlich.

Anwendungsbeschränkungen

Keine Erkenntnisse zur Anwendung in der (frühen) Schwangerschaft und Stillzeit (wurde in der späten Schwangerschaft ohne Nebenwirkungen verwendet).

Nebenwirkungen

In seltenen Fällen Magenbeschwerden.

Meerrettich

Armorica rusticana

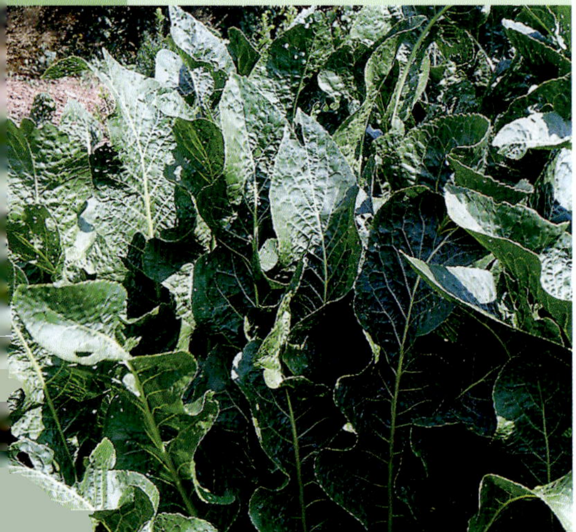

Geschichte

Der Name Meerrettich hat nichts mit dem Meer zu tun, sondern zielt eher auf seine große Wurzel ab. Früher schätzte man den Meerrettich als harntreibendes Kraut, heute wird er in erster Linie als Gemüse und als Gewürz verwendet. Meerrettich, auch Kren genannt, ist im Mittelmeerraum beheimatet.

Botanischer Steckbrief

Meerrettich kann bis zu 1,50 m hoch werden. Die Pflanze ist ausdauernd, kräftig und kahl mit einer dicken, holzigen Wurzel, die bei kultivierten Pflanzen fleischig, hell gelblich-weiß ist und unterirdische waagerechte Ausläufer bildet. Der Blütenstand setzt sich aus zahlreichen Trauben (Trugdolden) zusammen. Die Blütenkronen sind klein und weiß.

Verwendete Teile und Inhaltsstoffe

Verwendet werden die frischen und getrockneten Wurzeln. Charakteristische Inhaltsstoffe sind Senföle. In der frischen Wurzel sind auch deren Vorstufen, z. B. Sinigrin, enthalten.

Verwendung in der Volksheilkunde

Bei grippalen Infekten, Kopfschmerzen, Atemwegserkrankungen, Nieren- und Blasenleiden, zur Verdauungsförderung, bei Gicht und rheumatischen Beschwerden sowie bei Erkrankungen von Leber und Galle.

Wissenschaftlich belegte Anwendungen

- Die Kommission E empfiehlt die innere Verwendung von Meerrettichwurzel bei Erkältungskrankheiten und zur Unterstützung bei Infekten der Harnwege. Äußerlich wird die Anwendung zur Förderung der Durchblutung bei leichten Muskelschmerzen befürwortet.
- Im Tierexperiment konnten antimikrobielle, krampflösende und durchblutungsfördernde Wirkungen nachgewiesen werden.

Darreichungsformen und Dosierung

Innere Anwendung: 20 g frische Wurzel. Äußerliche Anwendung: Salben oder Gele mit maximal 2 % Senfölanteil.

Anwendungsbeschränkungen

Durch die schleimhautreizende Wirkung keine Einnahme bei Magen- und Darmgeschwüren sowie bei Nierenerkrankungen. Nicht für Kinder, Schwangere und Stillende geeignet.
Bei Hauterkrankungen bitte vor der Anwendung ärztlichen Rat einholen.

Nebenwirkungen

Magenbeschwerden sowie Haut- und Schleimhautreizungen.

Meerzwiebel

Urginea maritima

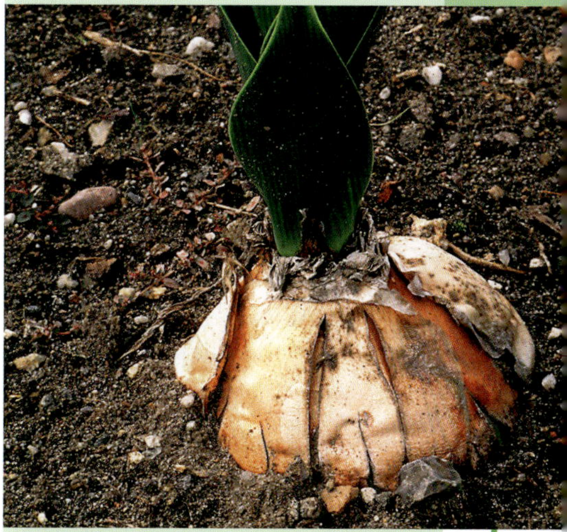

Botanischer Steckbrief
Meerzwiebel (Familie der Liliaceae) ist eine ausdauernde Zwiebelpflanze mit bis zu 20 länglichen Blättern in einer grundständigen Rosette. Die Zwiebel ist entweder weiß oder rot. Bis zu 100 Blüten sitzen auf einem hohen, aufrechten Schaft. Die Blüte erfolgt im Herbst.

Verwendete Teile und Inhaltsstoffe
Medizinisch verwendet werden die getrockneten, nach der Blüte gesammelten Zwiebeln. Pharmakologisch wichtige Inhaltsstoffe sind herzwirksame Steroidglykoside (Bufadienolide).

Verwendung in der Volksheilkunde
Atemwegserkrankungen, Wunden, Knochenbrüche, Rückenschmerzen, Hämorrhoiden.

Geschichte

Die Ägypter erwähnten die Meerzwiebel schon vor 3500 Jahren. Hippokrates verwendete sie gegen Gelbsucht, Krämpfe und Asthma. Im Kräuterbuch des Tabernaemontanus wird die Meerzwiebel auch Mauszwiebel genannt, denn: „Meerzwiebel über Nacht in Wasser geleget / oder länger / so es die Mäuse trincken / müssen sie sterben."

Wissenschaftlich belegte Anwendungen

- Die Kommission E befürwortet die Anwendung bei leichter Herzinsuffizienz (Stadien I und II) und eingeschränkter Nierenfunktion.
- Die Bufadienolide steigern die Kontraktionskraft des Herzmuskels, verlangsamen die Herzfrequenz und senken einen erhöhten Blutdruck.
- In Tierversuchen wurde eine erhöhte Harnausscheidung beobachtet.

Darreichungsformen und Dosierung
Verwendet werden ausschließlich Fertigpräparate (Kapseln, Tropfen) mit Trockenextrakt. Die Tagesdosis sollte 100–500 mg standardisiertes Meerzwiebelpulver enthalten.

Anwendungsbeschränkungen
Nicht anwenden in der Schwangerschaft und Stillzeit, da hierzu keine gesicherten wissenschaftlichen Untersuchungen vorliegen. Bei Kaliummangel oder bei gleichzeitiger Einnahme von Digitalisglykosiden sollten Sie auf Meerzwiebelpräparate verzichten.

Nebenwirkungen
Schon bei leichter Überdosierung sind Magen-Darm-Beschwerden und unregelmäßiger Puls möglich. Zu Wechselwirkungen mit anderen Arzneimitteln ärztlichen Rat einholen.

Melisse

Melissa officinalis

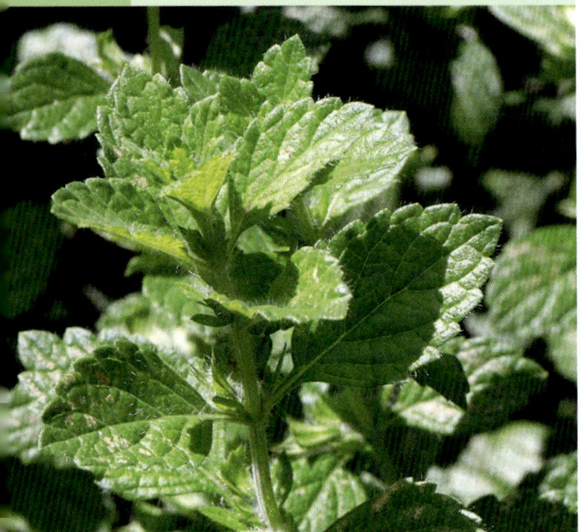

Geschichte

Die Melisse wird schon seit mehr als zwei Jahrtausenden in der Heilkunde benutzt. Plinius in seiner „Naturalis historia" und Dioskurides in seinem Werk „Materia medica" waren die Ersten, die über die therapeutische Anwendung der Melisse berichteten: Sie wurde in erster Linie als Herz- und Magenmittel verwendet. Auch bei den arabischen Ärzten des Mittelalters, bei Hildegard von Bingen und bei Paracelsus erfreute sich die Melisse großer Beliebtheit. Avicenna hob die Wirkung auf den Verdauungstrakt hervor. Und Jakob Theodor Tabernaemontanus schreibt über die Melissenblätter: „... erhitzigen den Magen und fürdern die Dauung ... vertreiben alle Trurigkeit und Schrecken und machen fröliche Träume ... wider die Schwachheit und Ohnmachten des Hertzens."

Botanischer Steckbrief

Die Melisse gehört zu den Lippenblütengewächsen (Familie der Lamiaceae). Wegen ihres zitronigen Aromas wird sie auch Zitronenmelisse genannt. Die Melisse kann bis etwa 90 cm hoch werden und ist ein ausdauerndes Kraut mit aufrechtem, verzweigtem, fast kahlem Stängel. Ihre Blätter sind eiförmig, etwa 2–6 cm lang und 1,5–5 cm breit. Die kleinen weißen Lippenblüten sitzen in Scheinquirlen in den Achseln der oberen Laubblätter. Blütezeit ist in den Sommermonaten, von Juni bis August.

Wissenschaftlich belegte Anwendungen

- Die ESCOP empfiehlt die innere Anwendung von Präparaten aus Melisse bei Angespanntheit, Unruhe und Verwirrtheit sowie zur Behandlung von Verdauungsstörungen, z. B. bei leichten Magenkrämpfen. Die äußere Anwendung wird zur Behandlung von Lippenherpes empfohlen (siehe rechts).
- Die Kommission E befürwortet nur die innere Einnahme von Melisse bei nervös bedingten Einschlafstörungen und funktionellen Magen-Darm-Beschwerden. Zu Einschlafstörungen gibt es klinische Studien nur für die Kombination mit Baldrian oder anderen Heilpflanzen.
- Die antivirale Wirkung gegen Herpes und andere Viren wurde experimentell bestätigt. Dazu kommen entzündungshemmende und antimikrobielle Wirkungen. Experimentell konnte auch die Wirkung der Melisse auf bestimmte Botenstoffe gezeigt werden.

Verwendete Teile und Inhaltsstoffe

Medizinisch verwendet werden die frischen oder getrockneten Laubblätter der Melisse. Geerntet wird stets vor der Blütezeit im Juni. Sobald die Melisse blüht, verändern sich sowohl der Geruch als auch der Geschmack der Pflanze negativ. Zur äußeren Anwendung wird auch das ätherische Öl der Melissenblätter in Creme oder Gel verwendet.

Charakteristische Inhaltsstoffe sind ätherisches Öl, Kaffeesäureverbindungen, z. B. Rosmarinsäure, und Flavonoide.

Verwendung in der Volksheilkunde

Die Melisse wird in der Volksheilkunde innerlich bei Nervenleiden, Unterleibserkrankungen und Magenerkrankungen auf nervöser Basis, bei „Hysterie" und „Melancholie", chronischen Bronchialkatarrhen, nervösem Herzklopfen und Erbrechen, Migräne, Nervenschwäche sowie Zahn-, Ohr-, und Kopfschmerzen und bei hohem Blutdruck angewendet. Äußerlich wird sie bei rheumatischen Beschwerden, Nervenschmerzen und steifem Nacken eingesetzt.

➤ Darreichungsformen und Dosierung

Bei Tee und Aufgüssen beträgt die Tagesdosis 2–3 g Droge, bei Tinkturen (1 : 5 in 45 % Ethanol) 2–6 ml 3-mal täglich.

Teezubereitung: 5 TL Blätter mit 150 ml kochendem Wasser übergießen, 10 Min. zugedeckt ziehen lassen und nach Bedarf trinken.

Äußere Anwendung: Creme mit 1 % Trockenextrakt (70 : 1) 2- bis 4-mal täglich. Beachten Sie bitte die Angaben in der Packungsbeilage.

Anwendungsbeschränkungen

Keine bekannt.

Nebenwirkungen

Keine bekannt.

STUDIEN

- Klinische Studien mit Melisse als Einzelsubstanz zeigen ihre beruhigende Wirkung. In anderen Studien wurde die antivirale Wirkung belegt.
- Auch bei Erkältungen wurde die gute Wirksamkeit der Melisse nachgewiesen: Jeweils 24 Patienten erhielten entweder ein Destillat ätherischer Öle, eine alkoholhaltige Lösung der Klostermelisse oder ein Placebo. Nach einer Woche waren die Erkältungssymptome unter Melissen-Behandlung von 10,7 auf 1,5 Punkte signifikant zurück gegangen, mit Alkohol und Placebo nur von 8,3 auf 3,5 bzw. von 6,9 auf 2,7 Punkte.
- In einer klinischen Studie wurden 72 Patienten, die unter ausgeprägter Demenz (Gedächtnisschwäche im Alter) litten und deshalb sehr unruhig waren, mit einer 10%igen Melissenlotion bzw. mit einem Placebo (jeweils 36 Patienten) behandelt. Bei 21 von 36 Personen verbesserten sich die Unruhezustände gegenüber 5 von 36, die lediglich das Placebo eingenommen hatten.
- In einer Studie zur Wirksamkeit einer Creme mit 1%igem Melissenextrakt bei Lippenherpes erhielten 34 Patienten die Creme und 32 Patienten eine Placebocreme. Die Symptome verbesserten sich in der Melissengruppe deutlich stärker als in der Placebogruppe. Die positive Wirkung von Melissenextrakt bei der Heilung von Herpes-Verletzungen konnte in zwei weiteren Studien ohne Placebokontrolle mit insgesamt 231 Patienten bestätigt werden.

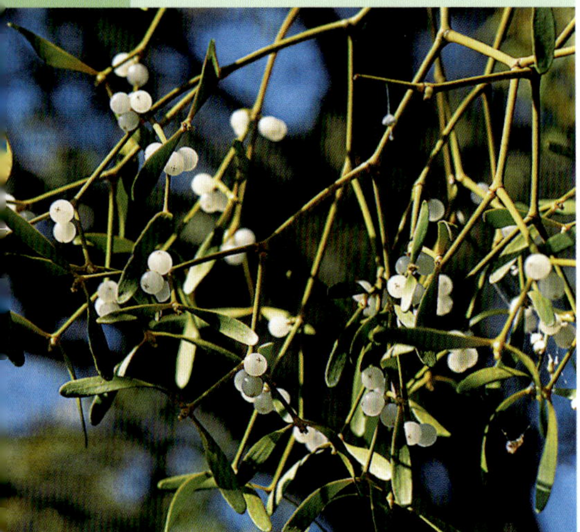

Geschichte

Der Name Mistel stammt vom althochdeutschen „misti“ und steht in einem Zusammenhang mit dem Wort Mist, da der Samen der Pflanze durch Vogelmist auf die Wirtsbäume gebracht wird. Die Mistel spielte eine große Rolle in den Mythen der germanischen Völker. Häuser und Ställe wurden mit Mistelzweigen ausgehängt, um Menschen und Tiere vor Blitzeinschlag, Verhexung und Alpträumen zu schützen. Im Mittelalter diente die Mistel zur Behandlung der Epilepsie („Fallsucht“), in dem Glauben, die Pflanze, die selbst „nicht zur Erde fällt“, könne auch den Menschen davor schützen. Anfang der 20er Jahre des 20. Jahrhunderts empfahl der Anthroposoph Rudolf Steiner den Einsatz der Mistel zur Behandlung bösartiger Tumore.

Mistel

Viscum album

Botanischer Steckbrief

Die Mistel (Familie der Viscaceae) ist ein auf Laub- oder Nadelbäumen wachsender, schmarotzender Busch von kugeligem Wuchs und 30–80 cm Größe. Die immergrünen Blätter sind ledrig und länglich, die Blüten unscheinbar und gelblich-grün. Sie sitzen in Büscheln.

Wissenschaftlich belegte Anwendungen

- Die Kommission E empfiehlt die Anwendung von Mistelkraut bei degenerativ entzündlichen Gelenkerkrankungen und zur Begleittherapie bei Krebsleiden.
- Die Antitumor- und immunstimulierende Wirkung von Mistelkraut ist durch zahlreiche Untersuchungen belegt. In vielen Fällen konnte die Anwendung von Mistelpräparaten zusätzlich zur herkömmlichen Krebstherapie das Wohlbefinden der Betroffenen steigern.
- Bei verschiedenen Tumorarten hemmen die Mistellectine die Proteinsynthese und regen den Zelltod an. Dadurch wird das Wachstum der Tumore verlangsamt.
- Außerdem erhöht Mistelkraut die Konzentration wichtiger Abwehrstoffe und stärkt so das gesamte Immunsystem.

Verwendete Teile und Inhaltsstoffe

Arzneiliche Verwendung finden die frischen oder getrockneten Zweige mit Blättern, Blüten und Früchten. Wichtige pharmakologisch wirksame Inhaltsstoffe sind Lectine, Polypeptide, Schleimstoffe, Zuckeralkohole, Flavonoide, Phenylallylalkohole, Lignane und Triterpene.

TIPP

Erstattungsfähig

Präparate aus Mistelkraut gehören zu den wenigen rezeptfreien Medikamenten, die nach der Gesundheitsreform 2004 noch von den Krankenkassen erstattet werden. Sprechen Sie Ihren Arzt darauf an.

Verwendung in der Volksheilkunde

Zur Langzeitbehandlung von leichtem Bluthochdruck, Vorbeugung gegen Arteriosklerose, bei Epilepsie, Keuchhusten, Asthma, Schwindelanfällen, Durchfall, Cholera, Herzrasen und Nervosität. Pfarrer Kneipp empfiehlt die Mistel zur Stillung von Blutflüssen und zur Behandlung von Störungen des Blutumlaufs.

➤ Darreichungsformen und Dosierung

Die Anwendung von Mistelkraut zur Begleittherapie von Krebserkrankungen können Sie nicht selbst durchführen. Die Präparate müssen unter die Haut injiziert werden, und die Dosis muss individuell angepasst werden. Besprechen Sie die Möglichkeit einer Misteltherapie mit Ihrem Arzt. Auch die Anwendung bei Gelenkerkrankungen erfolgt als Injektion.
Misteltee wird traditionell zur Behandlung von Bluthochdruck und zur Vorbeugung gegen Arteriosklerose verwendet.
Teezubereitung: 1 TL Mistelkraut in 150 ml kaltem Wasser 10–12 Std. ziehen lassen, vor dem Trinken kurz aufkochen; 1–2 Tassen täglich.

! Anwendungsbeschränkungen

Für die orale Anwendung als Tee sind keine Einschränkungen bekannt. Injektionen dürfen nicht durchgeführt werden bei bekannter Eiweißüberempfindlichkeit, chronischen Infektionen wie Tuberkulose oder bei Fieber.

Nebenwirkungen

Bei oraler Anwendung als Tee sind keine Nebenwirkungen bekannt. Bei Injektion können lokale Entzündungen auftreten sowie Schüttelfrost, Fieber, Kopfschmerzen und Kreislaufstörungen. Sehr vereinzelt wurden starke allergische Reaktionen beobachtet.

STUDIEN

- 46 Patientinnen mit Brustkrebs im fortgeschrittenen Stadium wurden mit einer üblichen Chemotherapie behandelt. Zusätzlich erhielten sie Injektionslösungen mit Mistelkrautextrakt oder einem Placebo. Ab dem zweiten Zyklus der Chemotherapie unterschieden sich die Immunwerte beider Behandlungsgruppen deutlich. Bei den Patientinnen, die die Misteltherapie erhielten, blieben die Werte ab diesem Zeitpunkt stabil. Diese Patientinnen bewerteten ihre Lebensqualität als allgemein deutlich höher als die in der Placebogruppe.
- Eine umfangreiche prospektive epidemiologische Studie an 10 226 Patienten mit Magen-, Darm- oder Brustkrebs ergab eine klinisch relevante Verlängerung der Lebensdauer durch die Behandlung mit Mistelkrautextrakt. Bei den 1668 Patienten, die Mistelkrautextrakt erhielten, war gegenüber 8475 Patienten ohne jegliche Behandlung die Lebensdauer um 40 % erhöht.

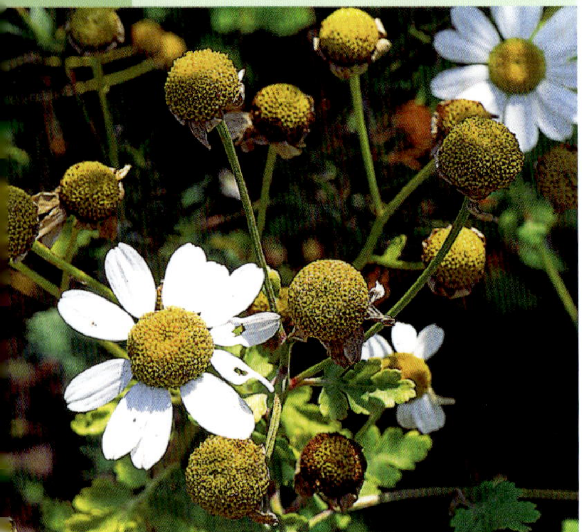

Geschichte

Den Namen Mutterkraut verdankt die Pflanze ihrer Anwendung bei Schwangerschaftsbeschwerden. Sie stammt aus dem Orient und erinnert sowohl im Aussehen als auch im Geruch an unsere Kamille, ist allerdings kräftiger und riecht etwas unangenehm. Heute ist Mutterkraut als Heilpflanze zur Vorbeugung gegen Migräne wieder sehr populär und in zahlreichen Studien gut untersucht. Die moderne Anwendung geht auf die mittelalterliche Nutzung zurück, wo Mutterkraut gegen Fieber und Kopfschmerzen eingesetzt wurde. Dies kommt auch in dem englischen Namen „feverfew“ zum Ausdruck. Als Mittel gegen Fieber und Rheuma wurde die „falsche Kamille“ bereits im 1. Jahrhundert von Dioskurides beschrieben.

Mutterkraut

Tanacetum parthenium

Botanischer Steckbrief

Das Mutterkraut ist ein stark aromatisches mehrjähriges Kraut mit gefurchten Stängeln. Die Blätter sind fiederteilig und gelblich-grün. Die grundständigen und unteren Stängelblätter sind eiförmig mit 3–7 länglichen bis eiförmigen Segmenten, die fast fiederförmig geteilt sind. Die 5–20 Blütenköpfchen stehen in einem dichten Ebenstrauß. Das Mutterkraut gehört zur Familie der Korbblütler (Asteraceae). Es ist eine nahe Verwandte des Rainfarn.

Verwendete Teile und Inhaltsstoffe

Verwendet werden die getrockneten Blätter. Charakteristische Inhaltsstoffe sind Sesquiterpenlactone mit der Hauptkomponente Parthenolid, ätherisches Öl mit der Hauptkomponente Campher und fettliebende Flavonoide.

Verwendung in der Volksheilkunde

In der Volksmedizin wird das Mutterkraut ähnlich wie die Kamille bei krampfartigen Beschwerden und zur Verdauungsförderung eingesetzt. Weitere volksmedizinische Anwendungen sind Migräneprophylaxe, Blutreinigung sowie als Mittel zur Beruhigung und gegen Darmparasiten. Die hauptsächliche Verwendung liegt traditionell in der Frauenheilkunde. Schon Nicholas Culpeper preist das Mutterkraut 1653 als allgemeines Stärkungsmittel für die Gebärmutter. Seit römischen Zeiten wird es eingesetzt, um die Menstruation auszulösen und die Abstoßung der Plazenta nach der Geburt anzuregen. Äußerlich wird es gegen Vereiterungen und zur Abwehr von Insekten angewendet.

➤ Darreichungsformen und Dosierung

Die Tagesdosis beträgt 50–120 mg pulverisierter Extrakt oder vergleichbare Zubereitungen. Die Teezubereitung ist nicht gebräuchlich.

Wissenschaftlich belegte Anwendungen

- Die ESCOP empfiehlt die Einnahme von Mutterkraut zur Prophylaxe von Migräne. Im Zellexperiment konnte eine entzündungshemmende Wirksamkeit von Mutterkrautextrakt oder von reinem Parthenolid nachgewiesen werden. Es wurde gezeigt, dass die Produktion bestimmter Stoffe (Prostaglandine), die eine Entzündung hervorrufen, gehemmt wird. Weiterhin wurden Wirkungen auf einen Botenstoff des Nervensystems (Serotonin) gezeigt. Eine hemmende Wirkung auf das Zusammenkleben von Blutplättchen und damit eine Verbesserung der Fließeigenschaften des Blutes wurden erzielt. Es konnte auch eine Wirkung auf die Blutgefäße nachgewiesen werden. Die hemmende Wirkung auf den Entzündungsprozess konnte auch an Ratten, Mäusen und Meerschweinchen gezeigt werden.

Anwendungsbeschränkungen

Nicht bei einer Allergie gegen Mutterkraut oder andere Arten aus der Familie der Korbblütler anwenden. Aufgrund mangelnder Erfahrung sollte eine Einnahme während der Schwangerschaft und Stillzeit nur nach Rücksprache mit Ihrem Arzt erfolgen.

Nebenwirkungen

In seltenen Fällen können allergische Hautreaktionen (Kontaktdermatitis), allergische Reaktionen an Mund und Zunge sowie Unterbauchbeschwerden, Durchfall, Blähungen, Übelkeit und Erbrechen auftreten.

STUDIEN

- Es gibt einige klinische Studien mit Mutterkrautextrakten, die die Wirksamkeit zur Migräneprophylaxe bestätigen.
- Eine randomisierte, doppelblinde klinische Studie mit Placebokontrolle wurde an 59 Migränepatienten durchgeführt. Der eigentlichen Untersuchung war eine vierwöchige Eingangsphase vorgeschaltet, in der die Patienten nur ein Placebo bekamen. Alle Patienten, die auf das Placebo positiv reagierten, wurden nicht weiter in der Studie behandelt. Anschließend erfolgte ein Behandlung mit täglich 70–114 mg Mutterkrautextrakt, entsprechend 0,545 mg Parthenolid. Die Einnahme von Mutterkrautextrakt erfolgte über einen Zeitraum von vier Monaten. Nach einer Auswaschphase erhielt die Placebogruppe Mutterkraut und umgekehrt. Es konnte ein Rückgang der Migräneattacken um 24 % durch die Einnahme von Mutterkraut erreicht werden. Ein Einfluss auf die Dauer der Migräneattacke war nicht möglich, aber Übelkeit und Erbrechen traten deutlich seltener als begleitende Symptome auf.
- Diese Ergebnisse konnten in mehreren Studien bestätigt werden. Auch eine systematische Auswertung von sechs weiteren klinischen Studien bestätigte die Wirksamkeit von Mutterkraut zur Migräneprophylaxe.

Myrrhe

Commiphora molmol

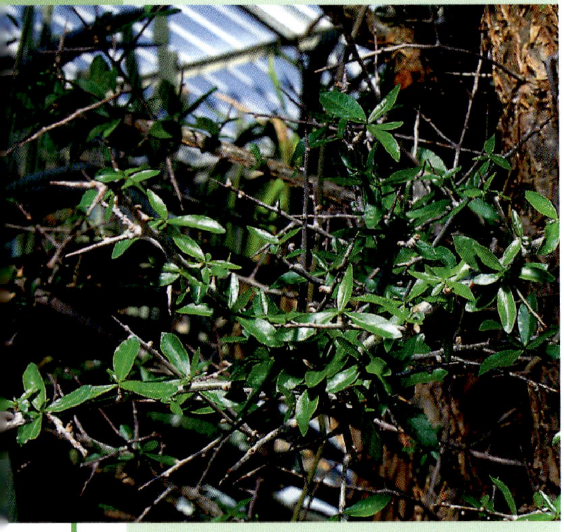

Geschichte

Schon in vorbiblischen Zeiten wurde Myrrhe als Duftstoff, im Parfüm sowie als Bestandteil des heiligen Öls in der Kultur der jüdischen und anderer Religionen verwendet. Die alten Ägypter gebrauchten Myrrhe zur Herstellung von „kyptji" einem Balsamierungsmittel. Im heutigen Somalia, in Indien, Saudi-Arabien, im Jemen und in Oman gibt es jahrtausendealte „Weihrauchstraßen", auf denen in früheren Zeiten Weihrauch- und Myrrhenharze von kilometerlangen Karawanen transportiert wurden.
Der botanische Name setzt sich aus den griechischen Bestandteilen „kommi" (Klebstoff) und „phoros" (tragend) zusammen. Er war schon in der Antike ein ägyptisches Fremdwort. Die Bezeichnung „molmol" stammt höchstwahrscheinlich aus dem Somali, wo diese Myrrheart heimisch ist.

Botanischer Steckbrief

Die Myrrhe (Familie der Burseraceae) ist ein bis zu 3 m hoher, dorniger Strauch oder Baum mit dickem Stamm und zahlreichen unregelmäßigen, knotigen Ästen und kleineren Zweigen, die in Büscheln angeordnet sind. Er hat am Ende der kurzen Zweige wenige dreizählige Blätter und sehr kleine seitenständige, an der Spitze gezähnte Blättchen von 1 cm Länge. Diese sind verkehrt eiförmig und unbehaart. Die gelb-roten Blütenstände sind rispenartig. Die Frucht des Myrrhenbaums ist braun, etwa 7 mm lang und eiförmig zugespitzt.

Verwendete Teile und Inhaltsstoffe

Myrrhe besteht aus einem Gummiharz, das aus der Rinde des Baumes austritt und an der Luft getrocknet wird. Eigentlich ist es die körnig-harzige Absonderung der Rinde bei Verletzung des Baumes. Die blassgelbe Masse verhärtet zu einem rot-braunen, walnussgroßen Klumpen. Myrrhe kann auch von anderen Arten aus der Gattung Commiphora stammen.

Verwendung in der Volksheilkunde

Myrrhe gehört zu den ältesten bekannten Arzneien und wurde schon im alten Ägypten verwendet. Traditionell wird sie als adstringierendes (zusammenziehendes) und heilendes Mittel benutzt, z. B. bei Hautproblemen. Sie sollte ferner den Appetit und den Fluss der Verdauungssäfte anregen und wurde zudem für adstringierende Waschungen verwendet.
In der ayurvedischen Medizin gilt Myrrhe als Tonikum, Aphrodisiakum und als wirksames Mittel zur Blutreinigung. In ganz Indien und im Nahen Osten wird die Myrrhe bei Beschwerden des Mund- und Rachenraumes, des Zahnfleisches und des Verdauungstraktes eingesetzt, ebenso bei unregelmäßiger Menstruation und bei schmerzhafter Periode.

Wissenschaftlich belegte Anwendungen

- Kommission E und ESCOP empfehlen die Anwendung von Myrrhe zur lokalen Behandlung leichter Entzündungen der Mund- und Rachenschleimhaut. Weiterhin befürwortet die ESCOP die Anwendung bei leichten Hautentzündungen, Wunden und Abschürfungen sowie bei Rachen- und Mandelentzündungen.
- Experimentell konnte die Wirksamkeit von Myrrhe gegen verschiedene Bakterienstämme und gegen Candida albicans bestätigt werden, einen Pilz, der z. B. Fuß- und Scheidenpilz verursacht.
- Entzündungshemmende Effekte konnten an Ratten und Mäusen mit ethanolischen Myrrhenextrakten gezeigt werden. Extrakte (mit Ethanol oder Petrolether als Auszugsmittel) zeigten eine fiebersenkende Wirkung an Mäusen. Außerdem wurden schmerzstillende Effekte von Myrrhenextrakten und -inhaltsstoffen bei Ratten und Mäusen festgestellt.
- Antioxidative und krebspräventive Eigenschaften konnten experimentell ebenfalls für Myrrhe bestätigt werden.

Darreichungsformen und Dosierung

Als Gurgellösung oder Mundspülung: 1–5 ml Tinktur (1 : 5, 90 % Ethanol) auf 1 Glas Wasser, mehrmals täglich anwenden.

Zum Auftragen auf die Haut: 2- bis 3-mal täglich mit verdünnter oder unverdünnter Tinktur (1 : 5, 90 % Ethanol), für Kinder nur verdünnte Tinktur verwenden!

Anwendungsbeschränkungen

Zur Anwendung während der Schwangerschaft und der Stillzeit liegen keine wissenschaftlichen Erkenntnisse vor. Darüber hinaus sind keine Anwendungsbeschränkungen bekannt.

Nebenwirkungen

In Abhängigkeit vom Verdünnungsgrad kann es bei der äußerlichen Anwendung aufgrund des Alkoholanteils zu Hautbrennen kommen.

STUDIEN

- Klinische Studien zu den empfohlenen Anwendungsgebieten liegen nicht vor. Eine gute Wirksamkeit konnte allerdings in Studien ohne Placebokontrolle gegen bestimmte Parasiten gezeigt werden. 204 Patienten mit Bilharziose, eine durch Saugwürmer (Schistosoma) verursachte Erkrankung, wurden für drei Tage mit Myrrhe behandelt. Bei 91,7 % der Patienten konnte eine Heilung erzielt werden.
- Die von der Kommission E und der ESCOP empfohlenen Anwendungsgebiete sind aus den pharmakologischen, experimentellen Studien plausibel, jedoch bislang nicht durch klinische Studien wissenschaftlich belegt.

Nachtkerze

Oenothera biennis

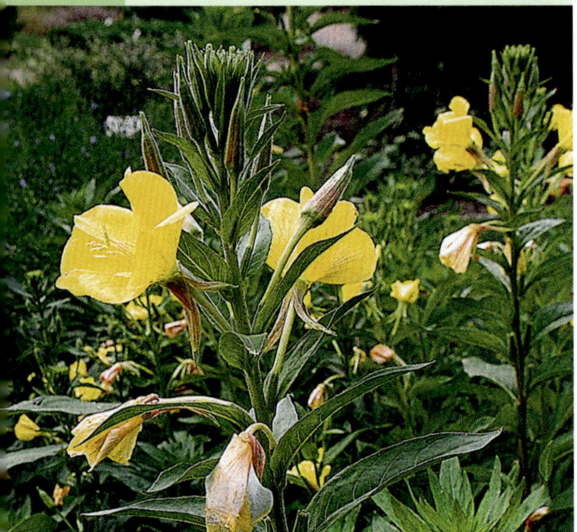

Geschichte

Der Gattungsname Oenothera stammt vom griechischen „oinotheris“ (Blume mit Weingeruch der Wurzel). Die Indianer Nordamerikas, wo die Pflanze heimisch ist, nutzten die Nachtkerze für die verschiedensten Heilrezepturen. Unter anderem bereiteten sie einen Brei zur Behandlung von Geschwüren und anderen Hautkrankheiten, aber auch zur Linderung leichterer Verletzungen.
Zu Beginn des 17. Jahrhunderts kam die Nachtkerze nach Europa, wurde aber lange Zeit als Unkraut eingestuft. Erst nachdem der britische Arzt Dr. Nicholas Culpeper sie genauer beschrieben und ihre heilende Wirkung bei Milz- und Leberproblemen ausführlich erläutert hatte, erkannte man auch ihre weiteren vielfältigen Heilwirkungen.

Botanischer Steckbrief

Die gemeine Nachtkerze gehört zu den Nachtkerzengewächsen (Familie der Onagraceae) und ist zweijährig und wird bis 1 m hoch. Ihr gelegentlich rot gefleckter Stängel ist aufrecht und kantig, die Laubblätter sind länglich und gezähnt. Die großen gelben Blüten stehen einzeln in den Blattwinkeln. Sie öffnen sich erst abends und werden durch Nachtfalter bestäubt – daher ihr Name. Neben ihrer Heimat Nordamerika gedeiht die Nachtkerze weltweit in gemäßigten Klimazonen. Sie wächst auf Ödland und an Böschungen, vor allem auf Sandböden. Blütezeit ist Juni bis Oktober.

Wissenschaftlich belegte Anwendungen

- Eine Bewertung durch die Kommission E oder die ESCOP liegt nicht vor.
- Die ungesättigten Fettsäuren Linolsäure und Linolensäure können im Rahmen einer fettreduzierten Ernährung helfen, Herz-Kreislauf-Erkrankungen vorzubeugen, insbesondere Arteriosklerose.
- Bei Patienten mit Neurodermitis kann die Einnahme von Nachtkerzenöl helfen und das Hautbild verbessern, sofern ein Linolensäuremangel vorliegt.
- Zudem sind Linolsäure und Linolensäure Vorstufen der Arachidonsäure, die eine wichtige Rolle im Stoffwechsel der körpereigenen Entzündungsstoffe spielt. Ihre Folgeprodukte, die Prostaglandine, hemmen die Ausbreitung von Entzündungen und beeinflussen das Immunsystem positiv.

Verwendete Teile und Inhaltsstoffe

Arzneiliche Verwendung findet das fette Öl aus den reifen Samen. Als wichtigste, pharmakologisch wirksame Inhaltsstoffe enthält Nachtkerzenöl die ungesättigten Fettsäuren Linolsäure und Gammalinolensäure. Der Gehalt an Linolensäure kann bis zu 14 % betragen.

Verwendung in der Volksheilkunde

Traditionell wird die Nachtkerze bei Hyperaktivität von Kindern, erhöhtem Cholesterinspiegel, Prämenstruellem Syndrom, Multipler Sklerose, Diabetes, Akne, Schuppenflechte, Neurodermitis, rheumatoider Arthritis, Magenbeschwerden, Durchfall, Hautausschlägen, Wunden und Insektenstichen verwendet. Bekannt sind aber auch Anwendungen bei Keuchhusten und Asthma.

➤ Darreichungsformen und Dosierung

Verwendet werden Fertigpräparate (Kapseln) mit Nachtkerzenöl. Als Tagesdosis, verteilt auf zwei Portionen, werden bei Erwachsenen 4–6 g empfohlen, bei Kindern unter 12 Jahren 2–4 g. Die Kapseln sollen nach den Mahlzeiten unzerkaut mit viel Flüssigkeit eingenommen werden. Im Handel sind auch diätetische Lebensmittel mit Nachtkerzenöl erhältlich.

Präparate mit Nachtkerzenöl sind für die Langzeittherapie gedacht. Eine sichtbare Wirkung tritt erst nach 4–12 Wochen ein.

Bei Neurodermitis kann das Öl zur Linderung der Beschwerden zusätzlich zur inneren Anwendung äußerlich auf die betroffenen Hautpartien aufgetragen werden. Für die äußerliche Anwendung sind auch etliche Kosmetikprodukte erhältlich.

Anwendungsbeschränkungen

Zur Anwendung während der Schwangerschaft oder Stillzeit liegen keine wissenschaftlichen Erkenntnisse vor. Eine innerliche Anwendung von Nachtkerzenöl bei Säuglingen und Kleinkindern unter einem Jahr wird nicht empfohlen. Epileptiker sollten die Anwendung mit ihrem Arzt besprechen.

Nebenwirkungen

Gelegentlich können Übelkeit, Verdauungsstörungen, Hautausschläge und Kopfschmerzen auftreten, selten auch allergische Reaktionen.

STUDIE

➤ Die Wirksamkeit von Nachtkerzenöl bei der Behandlung von Neurodermitis wurde in insgesamt 13 klinischen Studien untersucht. Zusammenfassend kann die Wirkung auf Entzündungsgrad, Trockenheit, Schuppenbildung, Juckreiz und Gesamtzustand der Haut als positiv bewertet werden. Besonders Juckreiz und Entzündungsschübe gingen mit dem Nachtkerzenöl im Vergleich zu einem Placebo deutlich zurück. Die Dosierung betrug jeweils 2–3 g pro Tag und wurde über eine Behandlungsdauer von sechs Monaten beibehalten.

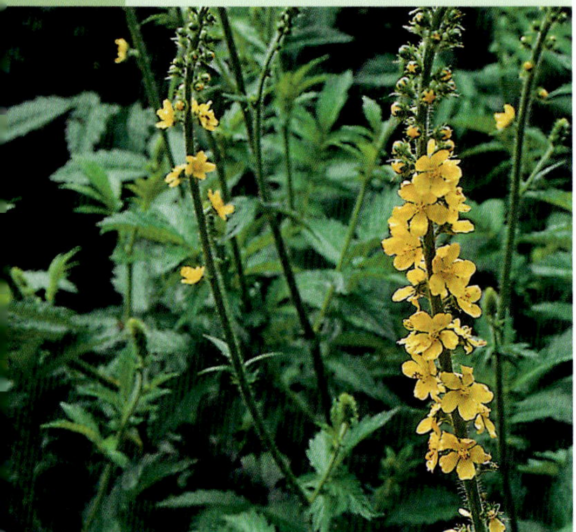

Geschichte

Der Odermennig ist eine uralte Heilpflanze. Mithridates, der König von Pontus (111–63 v. Chr.), war der Erste, der seine Wirkungen entdeckte. Er soll ihn gegen Vergiftungen eingesetzt haben. Dioskurides verwendete Odermennigkraut zum Heilen schwer vernarbender Geschwüre. Der Name soll von „ottermächtig" kommen, was auf eine mögliche Heilwirkung des Odermennig bei Schlangenbissen hinweist.

Botanischer Steckbrief

Odermennig gehört zu den Rosengewächsen (Familie der Rosaceae) und ist eine etwa 50–100 cm hohe, ausdauernde Staude mit aufrechtem, behaartem Stängel. Die Blätter sind gefiedert, die einzelnen Blättchen gezähnt und auf der Unterseite filzig behaart. Die kleinen gelben Blüten stehen in ährenförmigen Trauben.

Odermennig

Agrimonia eupatoria

Verwendete Teile und Inhaltsstoffe

Medizinisch verwendet werden sämtliche getrocknete oberirdische Teile. Pharmakologisch wichtige Inhaltsstoffe sind Catechingerbstoffe, Gallotannine und Flavonoide.

Verwendung in der Volksheilkunde

Innerlich bei Gallestauung sowie Nieren- und Blasenentzündungen, Diabetes und Bettnässen; äußerlich bei schlecht heilenden Wunden und chronischen Hautentzündungen.

Wissenschaftlich belegte Anwendungen

- Die Kommission E empfiehlt die äußere Anwendung bei leichten Hautentzündungen sowie die innere Anwendung bei Entzündungen der Mund- und Rachenschleimhaut und bei Durchfall. Die Catechingerbstoffe wirken adstringierend und antibakteriell, die Flavonoide entzündungshemmend.

Darreichungsformen und Dosierung

Verwendet wird das lose Kraut.

Teezubereitung: 1 TL Kraut mit 150 ml kochendem Wasser überbrühen, 10–15 Min. ziehen lassen, 2- bis 4-mal täglich 1 Tasse trinken.

Umschläge: 2–3 EL Kraut mit 100 ml Wasser kalt aufsetzen, einige Minuten köcheln und abkühlen lassen, mehrmals täglich anwenden.

Anwendungsbeschränkungen

Keine bekannt.

Nebenwirkungen

Verdauungsbeschwerden wie Verstopfung.

Orthosiphon (Javatee, Katzenbart)

Orthosiphon aristatus

Botanischer Steckbrief

Orthosiphon (Familie der Lamiaceae) ist ein 40–80 cm hohes Kraut mit kantigen Stängeln und eiförmigen, gezähnten Blättern. Die blauen oder hellvioletten Blüten stehen in Quirlen.

Verwendete Teile und Inhaltsstoffe

Medizinisch verwendet werden die getrockneten, kurz vor der Blüte geernteten Laubblätter. Pharmakologisch wichtige Inhaltsstoffe sind Flavonoide, Triterpensaponine, Kaffeesäurederivate, Diterpene und ätherisches Öl.

Verwendung in der Volksheilkunde

Bei Blasen- und Nierenleiden, Blut oder Eiweiß im Urin, Gicht, Gallensteinen und Rheuma.

Wissenschaftlich belegte Anwendungen

- Kommission E und ESCOP befürworten die Anwendung von Orthosiphonblättern zur Durchspülungstherapie bei Harnwegsentzündungen sowie bei Harn- und Nierengrieß.
- Das ätherische Öl wirkt antibakteriell und entzündungshemmend.
- In Tierversuchen wurde eine Erhöhung der Harnmenge festgestellt.

Darreichungsformen und Dosierung

Verwendet werden Fertigpräparate (Kapseln, Dragees) mit Trockenextrakt oder Tees.
Teezubereitung: 1–2 TL Orthosiphonblätter mit 150 ml kochendem Wasser aufgießen und 10–15 Min. ziehen lassen, 2- bis 4-mal täglich 1 Tasse trinken.
Bei einer Durchspülungstherapie sollten Sie mindestens 2 l Flüssigkeit pro Tag trinken.

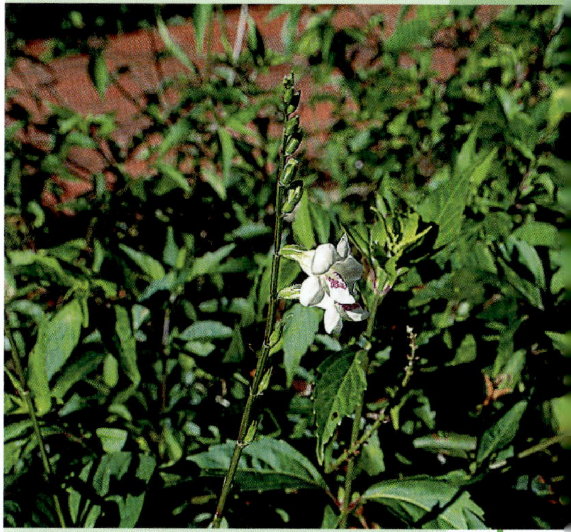

Geschichte

Der Orthosiphon ist in Europa erst seit den zwanziger Jahren des 20. Jahrhunderts bekannt. In Java, Indien und Malaysia erfreut er sich dagegen schon lange medizinischer Bedeutung. Die Form ihrer Blüten hat der Pflanze den Beinamen Katzenbart eingetragen.

Anwendungsbeschränkungen

Es liegen keine Erkenntnisse zur Anwendung in Schwangerschaft oder Stillzeit vor.
Bei Ödemen infolge eingeschränkter Herz- oder Nierentätigkeit dürfen Sie keine Durchspülungstherapie durchführen.

Nebenwirkungen

Keine bekannt.

Pappel

Populus species

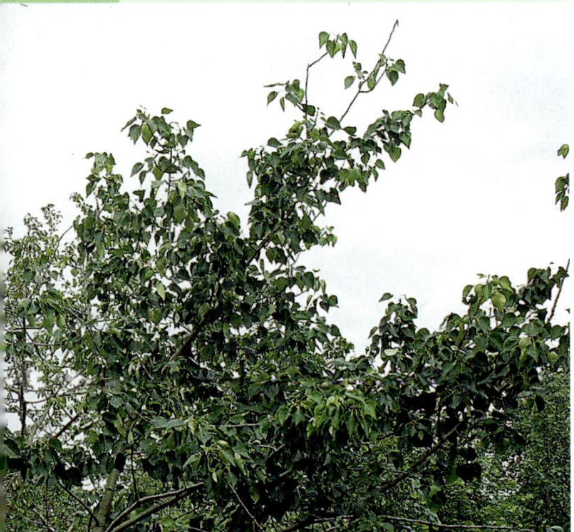

Geschichte

Auf der nördlichen Erdhalbkugel sind 35 Pappelarten bekannt, in Mitteleuropa sind davon nur die Schwarz-, Silber- und Zitterpappel heimisch. Dioskurides beschrieb die medizinische Anwendung von Pappelrinde gegen Harnzwang und die vom Saft aus Pappelblättern gegen Ohrenschmerzen. Der englische Arzt Nicholas Culpeper pries die entzündungshemmende und wundheilende Wirkung einer Salbe aus Schwarzpappel.

Botanischer Steckbrief

Die Pappel (Familie der Salicaceae) kann bis zu 30 m hoch werden. Die zuerst glatte, gelb-braune Borke wird später schwarz-grau und rissig. Die Laubknospen der Pappel sind klebrig, die Blätter rund mit gezähntem Rand. Die karminroten Blüten sind in großen, hängenden Kätzchen angeordnet.

Verwendete Teile und Inhaltsstoffe

Medizinisch verwendet werden die getrockneten, geschlossenen Blattknospen. Pharmakologisch wichtige Inhaltsstoffe sind Salicylate, Flavonoide und ätherisches Öl mit den Hauptkomponenten Alpha- und Beta-Caryophyllen.

Verwendung in der Volksheilkunde

Innerlich bei Darmentzündungen, Blasenentzündungen, Erkältungskrankheiten und Polyarthritis; äußerlich bei Muskel- und Gelenkschmerzen und als Wundheilmittel.

Wissenschaftlich belegte Anwendungen

- Die Kommission E empfiehlt die äußerliche Anwendung bei oberflächlichen Hautverletzungen, äußeren Hämorrhoiden, Frostbeulen und Sonnenbrand. Pappelknospen enthalten Salicylate. Sie wirken entzündungshemmend, antibakteriell und fördern die Wundheilung.

Darreichungsformen und Dosierung

Verwendet werden Fertigpräparate (Salbe) und Abkochungen der losen Knospen.
Für **Umschläge und Badezusätze:** 3 TL Knospen mit 300 ml Wasser kalt ansetzen, kurz aufkochen lassen, abseihen und als Badezusatz oder abgekühlt für Umschläge verwenden.

Anwendungsbeschränkungen

Nicht anwenden bei Überempfindlichkeit gegen Salicylate, Propolis oder Perubalsam.

Nebenwirkungen

Gelegentlich allergische Hautreaktionen.

Passionsblume

Passiflora incarnata

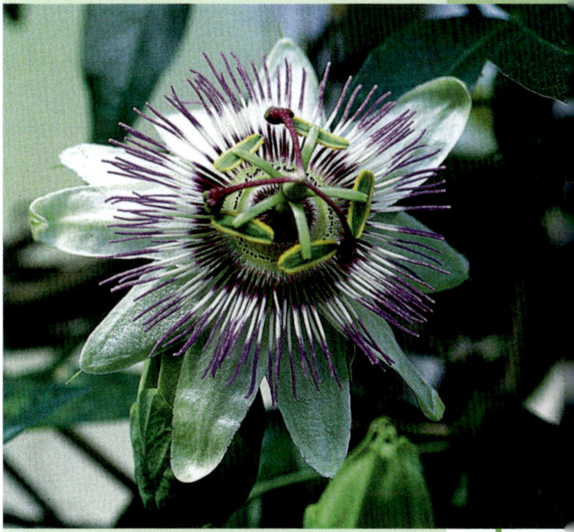

Botanischer Steckbrief
Die Passionsblume (Familie der Passifloraceae) ist ein ausdauernder, bis 10 m hoher Kletterstrauch. Die Stängel sind dünn, grün und verholzt, die Laubblätter 3- bis 5-teilig gelappt. Die weißen und purpurfarbenen Blüten stehen einzeln. Die Pflanze liebt es sehr sonnig. Es gibt weltweit über 400 Passiflora-Arten.

Verwendete Teile und Inhaltsstoffe
Medizinisch verwendet werden die frischen oder getrockneten Blätter und Stiele. Pharmakologisch wichtige Inhaltsstoffe sind Flavonoide, cyanoge Glykoside und ätherisches Öl.

Verwendung in der Volksheilkunde
Innerlich bei nervösen Magen-Darm-Beschwerden sowie bei depressiven Verstimmungen, Hysterie, Asthma und Nervenschmerzen; äußerlich bei Hämorrhoiden.

Geschichte

Die Passionsblume ist auf dem gesamten amerikanischen Kontinent heimisch. Das Aussehen ihrer Blüte erinnerte europäische Missionare an die Leiden Christi am Kreuz, was der Pflanze ihren Namen gab. In ihren Ursprungsländern schon früh als Beruhigungsmittel verwendet, wurde die Passionsblume in Europa erst später bekannt.

Wissenschaftlich belegte Anwendungen

- Kommission E und ESCOP befürworten die Anwendung der Passiflora bei nervöser Unruhe, Anspannung und Reizbarkeit sowie bei Einschlafstörungen. In Tierversuchen wurden beruhigende und angstlösende Effekte beobachtet.

Darreichungsformen und Dosierung
Verwendet werden Fertigpräparate (Dragees, Tropfen) mit Flüssigextrakt oder das lose Kraut. **Teezubereitung:** 1 TL Kraut mit 150 ml kochendem Wasser aufgießen, 10 Min. ziehen lassen, 2- bis 3-mal täglich und 1 Std. vor dem Schlafengehen jeweils 1 Tasse trinken.

Anwendungsbeschränkungen
Zur Anwendung in der Schwangerschaft oder Stillzeit liegen keine Erkenntnisse vor. Die Anwendung von Passionsblumenkraut kann Schläfrigkeit auslösen und die Fähigkeit zum Autofahren beeinträchtigen.

Nebenwirkungen
In seltenen Fällen wurden allergische Reaktionen beobachtet.

Pestwurz

Petasites hybridus

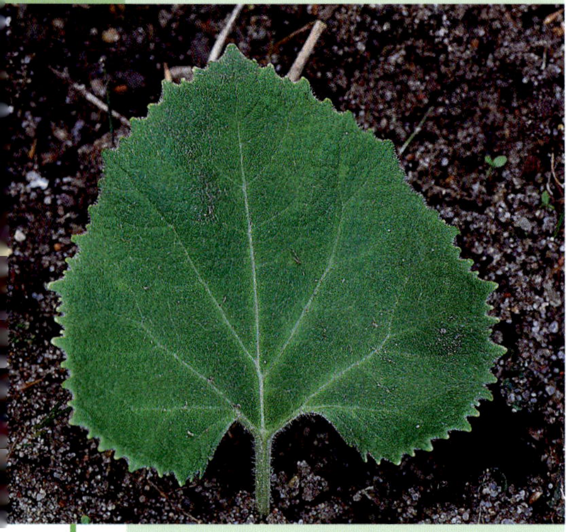

Botanischer Steckbrief

Die gemeine Pestwurz gehört zu den Korbblütengewächsen (Familie der Asteraceae). Sie ist eine bodendeckende Pflanze und in ganz Europa weit verbreitet. Die Blätter sehen denen des Huflattich ähnlich: groß, grundständig, langstielig und rundlich bis herzförmig. Die rötlich-violettfarbenen Blütenköpfe erscheinen in großen Trauben nach der Schneeschmelze, noch vor den ersten Blättern. Die Pestwurz bevorzugt feuchte Standorte. Ihre Wurzeln werden im Frühjahr oder im Herbst gegraben.

Geschichte

Der lateinische Name könnte in Anspielung auf die großen Blätter vom griechischen „petasos" stammen, was ungefähr großer Hut mit breitem Rand oder auch Reisehut bedeutet. Mit bis zu 30 cm Durchmesser gehören die Blätter zu den größten der europäischen Pflanzenwelt. Der deutsche Name legt nahe, dass die Pflanze früher – wie übrigens viele andere auch – als Mittel gegen die Pest verwendet wurde. Nicholas Culpeper schrieb 1652 in seinem „English Physitian", dass die Wurzel der Pestwurz durch ihre schweißtreibenden Eigenschaften sehr nützlich gegen die Pest sei. Schon immer hat man sie aber auch bei Husten und Asthma sowie bei anderen Krampfzuständen eingesetzt. Tabernaemontanus schrieb über die Wurzel: „... ist gut wider das Bauchgrimmen ... daß die Wurtzel eine Kraft habe, den Harn fortzutreiben ... treibe das Gift durch den Schweiß aus."

Wissenschaftlich belegte Anwendungen

- Die Kommission E empfiehlt die Anwendung von Pestwurz zur unterstützenden Behandlung von akuten krampfartigen Schmerzen im Bereich der ableitenden Harnwege, besonders bei Nieren- oder Blasensteinen.
- In der Zwischenzeit haben klinische Studien auch gute Wirkungen bei anderen Krankheiten gezeigt, etwa bei chronischen Atemwegserkrankungen sowie bei Migräne und Heuschnupfen.
- Pestwurzextrakte hemmen die Entstehung von Entzündungsstoffen.
- Das enthaltene Petasin zeigte in Tierversuchen krampflösende und schmerzstillende Effekte.
- Untersuchungen in jüngerer Zeit ergaben ernst zu nehmende Hinweise, dass Pestwurz allergische Reaktionen unterdrücken kann, indem sie die Histaminrezeptoren wirksam blockiert.

Verwendete Teile und Inhaltsstoffe

Arzneiliche Verwendung findet der getrocknete Wurzelstock. Wichtige pharmakologisch wirksame Inhaltsstoffe sind Sesquiterpene, ätherisches Öl und Pyrrolizidinalkaloide.
Die Menge der enthaltenen Pyrrolizidinalkaloide variiert je nach Standort und Kulturbedingungen. Mittlerweile wurden Züchtungen entwickelt, die völlig frei von diesen unerwünschten Inhaltsstoffen sind.

Verwendung in der Volksheilkunde

Bei Erkrankungen der Atemwege, insbesondere als Hustenmittel bei Keuchhusten und Bronchialasthma, sowie bei Störungen im Magen-Darm-Bereich, bei Migräne und Spannungskopfschmerzen. Außerdem wurde Pestwurz äußerlich als Umschlag zur Wundheilung und bei Ausschlägen eingesetzt.

➤ Darreichungsformen und Dosierung

Verwendet werden Fertigpräparate (Kapseln) mit verschiedenen Extrakten.
Die Tagesdosis sollte nicht mehr als 1 µg Pyrrolizidinalkaloide enthalten.
Neben Extrakten mit Ethanol oder lipophilen Lösungsmitteln sind mittlerweile auch nach besonderen industriellen Verfahren gewonnene Extrakte mit flüssigem Kohlendioxid erhältlich. Diese sind allen anderen Zubereitungsformen vorzuziehen, da sie keine Pyrrolizidinalkaloide enthalten. Sie werden üblicherweise in Dosierungen von 100 mg täglich angewendet.
Von einer Teezubereitung ist wegen der Vergiftungsgefahr strikt abzuraten.
Die Kommission E gibt eine maximale Anwendungsdauer von 4–6 Wochen pro Jahr vor. Diese Einschränkung gilt nicht für die mittlerweile erhältlichen Zubereitungen, die frei von Pyrrolizidinalkaloiden sind. Diese können auch über einen längeren Zeitraum angewendet werden.

! Anwendungsbeschränkungen

Während der Schwangerschaft oder Stillzeit sollten Sie Zubereitungen aus Pestwurz vorsichtshalber nicht anwenden.

Nebenwirkungen

Pestwurz und einige ihrer Zubereitungen enthalten geringe Mengen von Pyrrolizidinalkaloiden, welche die Leber schädigen und die Entstehung von Krebs begünstigen können.

STUDIEN

- Eine klinische Pilotstudie mit 70 Teilnehmern zeigte eine positive Wirkung von Pestwurz bei Bronchialasthma und chronischer Bronchitis.
- Auch bei der Vorbeugung gegen Migräneanfälle wurde in einer Studie mit 60 Patienten im Vergleich zu einer Placebogruppe eine gute Wirkung erzielt: 33 Patienten erhielten Kapseln mit Pestwurzextrakt, 27 ein Placebo. Nach acht Wochen war die Zahl der Migräneanfälle in der Pestwurzgruppe um 60 % reduziert, in der Placebogruppe nur um 17 %. In der Pestwurzgruppe beurteilten 77 % der Teilnehmer die Wirksamkeit des erhaltenen Präparats subjektiv als gut, in der Placebogruppe gaben dies nur 27 % an.

Pfefferminze

Mentha piperita

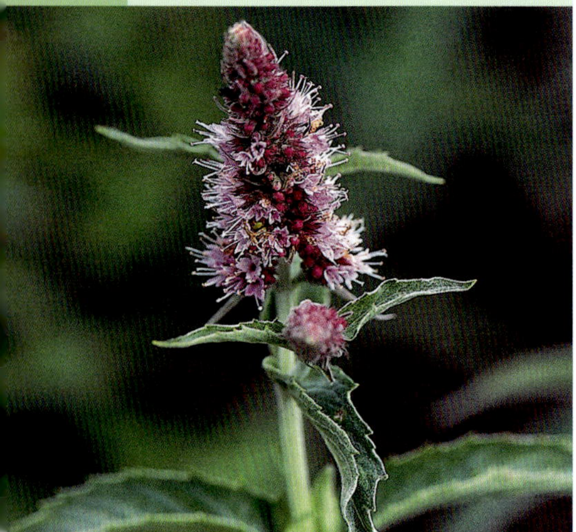

Geschichte

Die Pfefferminze ist eine uralte Heilpflanze, die in jahrtausendealten ägyptischen Gräbern als Grabbeigabe gefunden wurde. Dioskurides bezeichnet die Pfefferminze als „magenfreundlich", und Plinius schreibt: „...bei Leibschmerzen und Galleleiden äußerst wirksam ... stillt den Magenschmerz und vertreibt die Eingeweidewürmer." Die verdauungsfördernde, galletreibende und krampflösende Wirkung der Pfefferminze nennen auch Matthiolus und Tabernaemontanus. Bei diesen alten Überlieferungen ist allerdings nicht immer klar, ob es sich wirklich um die Pfefferminze oder eine andere verwandte Minzeart handelt.

Botanischer Steckbrief

Die Pfefferminze gehört zu den Lippenblütengewächsen (Familie der Lamiaceae) und ist ein ausdauerndes Kraut, das bis etwa 90 cm hoch wird. Die Stängel sind verzweigt, meist kahl und oft violett überlaufen. Die Laubblätter sind länglich-eiförmig. Die Blütenkrone ist ebenfalls violett mit fast gleichmäßigem, vierspaltigem Kronlappen. Neben der echten Pfefferminze gibt es zahlreiche verwandte Arten mit zum Teil ähnlichem Wirkungsspektrum.

Verwendete Teile und Inhaltsstoffe

Getrocknete Pfefferminzblätter sowie das Öl, gewonnen durch Wasserdampfdestillation aus den frisch geernteten, blühenden Zweigspitzen der Pfefferminze. Der Hauptinhaltsstoff ist das ätherische Öl (wichtigster Bestandteil: Menthol).

Verwendung in der Volksheilkunde

Pfefferminzblätter wurden in der Volksheilkunde bei Übelkeit, Brechreiz, Zyklusschwankungen, Schwangerschaftserbrechen und bei Erkältungen angewendet.

➤ Darreichungsformen und Dosierung

Pfefferminzöl: Innerlich bei Verdauungsbeschwerden: 1–4 Tropfen bis zu 3-mal täglich, bei Reizdarm in Form von magensaftresistenten Kapseln gemäß Packungsbeilage. Äußerlich: Zur Inhalation 3–4 Tropfen in heißem Wasser; bei Hautproblemen: Lösungen oder Salben mit 0,1–1,0 % Menthol bzw. 1,25–16 % bei Schmerzen. Bei Spannungskopfschmerz 10%ige Lösung.

Pfefferminzblätter: Als Tee 2–3 TL Droge mit 150 ml heißem Wasser überbrühen, 10 Min. ziehen lassen, 3-mal täglich trinken, Tinktur (1 : 5, 45 % Ethanol) 2–3 ml 3-mal täglich (max. Tagesdosis bei Kindern ab vier Jahren: 3–5 g Droge, zwischen 10–16 Jahren 3–6 g Droge).

Wissenschaftlich belegte Anwendungen

- Kommission E und ESCOP empfehlen die Anwendung von Pfefferminzblättern zur symptomatischen Behandlung von Verdauungsstörungen, Blähungen und Magenschleimhautentzündungen. Die Kommission E befürwortet zusätzlich die Anwendung bei krampfartigen Beschwerden der Gallenblase und der Gallenwege. Die genannten Anwendungen beruhen auf Erfahrungen und sind für Pfefferminzblätter nicht durch klinische Studien belegt.
- Für Pfefferminzöl werden von ESCOP und Kommission E folgende Indikationen positiv bewertet: die innere Anwendung zur symptomatischen Behandlung von Verdauungsbeschwerden und Reizdarm sowie die symptomatische Behandlung von Husten und Erkältungen. Die äußere Anwendung wird von der ESCOP bei Husten und Erkältungen, zur symptomatischen Behandlung von rheumatischen Beschwerden, Spannungskopfschmerz, bei Juckreiz, Nesselsucht und Schmerzen bei empfindlicher Haut empfohlen. Die Kommission E befürwortet die äußere Anwendung bei Muskel- und Nervenschmerzen.
- Der krampflösende und antibakterielle Effekt von Pfefferminzöl und Pfefferminzblätterextrakt ist experimentell bestätigt worden. Eine Zunahme der Gallenproduktion durch Pfefferminzöl und Menthol wurde im Tierversuch an Ratten und Hunden gezeigt.

Anwendungsbeschränkungen

Pfefferminzöl darf nicht auf die Brust oder das Gesicht von Babys und Kleinkindern aufgetragen werden, weil es zum Glottiskrampf bis hin zum Atemstillstand kommen kann.
Nicht bei einer Kontaktallergie gegen Pfefferminze anwenden, ebenso nicht bei Gallenblasenentzündungen, Verschluss der Gallenwege und bei schweren Leberschäden.

Nebenwirkungen

Bei innerer Einnahme von Pfefferminzöl (gilt nicht für magensaftresistente Kapseln) kann Sodbrennen auftreten. Bei äußerer Anwendung sind Hautreaktionen möglich. Die Inhalation von Menthol kann in seltenen Fällen Atembeschwerden verursachen.

STUDIEN

- Zur Wirksamkeit von Pfefferminzöl in magensaftresistenten Kapseln bei Reizdarm liegen zahlreiche klinische Studien vor. In einer Metaanalyse konnten vier Studien mit insgesamt 134 Patienten eine Verbesserung der Symptome bei Reizdarm nachweisen. In zwei Studien wurde kein positiver Effekt erzielt.
- In einer klinischen Studie mit 41 Patienten mit Spannungskopfschmerzen waren sowohl Pfefferminzöl – äußerlich aufgetragen – als auch Paracetamol gleich wirksam. Am stärksten war die erzielte Wirkung bei der Kombination aus beiden Präparaten.

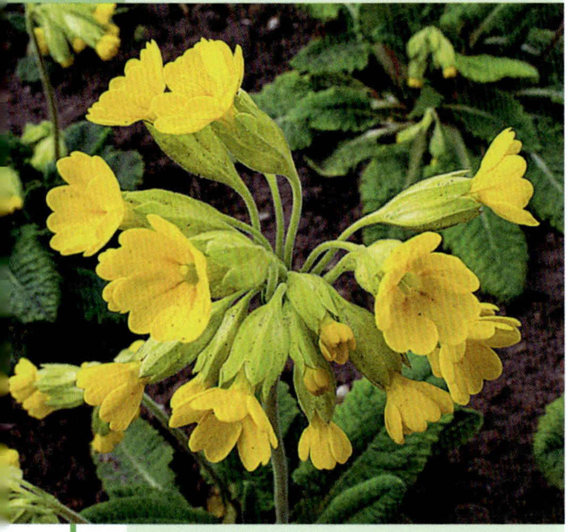

Geschichte

Primula ist die Verkleinerungsform vom lateinischen „primus“ (der Erste), veris kommt von „ver“ (Frühling). Der Name drückt aus, dass die Pflanze zu den ersten Frühlingsblumen gehört. Die deutsche Bezeichnung Schlüsselblume ist durch die Ähnlichkeit der Blütendolden mit einem Schlüsselbund entstanden. Die Schlüsselblume spielte eine große Rolle in der nordischen Mythologie als Blume der Nixen und Elfen. In den Kräuterbüchern des Mittelalters wird sie vor allem als Mittel gegen die Gicht erwähnt, aber auch als Herztonikum und zur Wundbehandlung. In der Kosmetik wurden Primeln über Jahrhunderte hinweg verwendet, um die Haut weiß und weich zu machen.

Primel

Primula veris

Botanischer Steckbrief

Die Primel gehört zu den Primelgewächsen (Familie der Primulaceae) und ist ein ausdauerndes Kraut, das etwa 10 cm hoch wird. Der Wurzelstock bildet zahlreiche Faserwurzeln. Aus einer grundständigen Blattrosette entspringen mehrere kurze Blütenschäfte mit vielblütigen Dolden. Die Wildpflanze blüht gelb von März bis Mai. Die Schlüsselblume, auch Himmelschlüssel genannt, ist bei uns geschützt. Sie wächst auf Wiesen und in feuchten Laubwäldern, gern auf Kalkböden. Blüten und Blätter werden im Frühjahr geerntet, die Wurzel dagegen im Herbst.

Wissenschaftlich belegte Anwendungen

- Die Kommission E empfiehlt die Anwendung von Primelwurzeln und -blüten bei akuten Entzündungen der Atemwege. Die ESCOP befürwortet für Primelwurzel die gleiche Anwendung sowie darüber hinaus den Einsatz bei einer chronischen Bronchitis.
- Die Wirksamkeit zur Förderung des Hustenauswurfs wird auf die enthaltenen Saponine zurückgeführt: Diese reizen die Magenschleimhaut und erzeugen dadurch einen Reflex zur Steigerung der Bronchialsekretion. Unterstützt wird dieser Effekt durch die direkte Reizung der Schleimhäute in Hals und Atemwegen.
- Die in der Primelwurzel enthaltenen Saponine hemmen das Wachstum von verschiedenen Bakterien und Pilzen sowie von Influenza-Viren.

Verwendete Teile und Inhaltsstoffe

Arzneiliche Verwendung finden der getrocknete Wurzelstock mit den Faserwurzeln und die getrockneten Blüten. Wichtige pharmakologisch wirksame Inhaltsstoffe sind Triterpensaponine (Primulasäuren) und Phenylglykoside, in den Blüten auch Flavonoide.

TIPP

Kombinationspräparat

Besonders bewährt haben sich Zubereitungen aus Primelwurzel in Kombination mit Thymianextrakt. Von dieser Kombination sind auch verschiedene Fertigpräparate (Tabletten, Saft, Tropfen) erhältlich.

Verwendung in der Volksheilkunde

Traditionell wird die Schlüsselblume bei Schlaflosigkeit und Angstzuständen eingesetzt, aber auch als schweißtreibendes Mittel, bei Schwindelgefühl, Herzschwäche, Gliederschmerzen und Kopfschmerzen. Die Volksmedizin schätzt sie auch als Hustenmittel: Aus der Wurzel, etwas Wasser und Honig wird ein wirksamer Hustensirup hergestellt.

Darreichungsformen und Dosierung

Verwendet werden Teezubereitungen. Fertigpräparate sind nur in der Kombination mit anderen Heilpflanzen erhältlich, zum Beispiel mit Thymiankraut, Eibischwurzel, Sonnentaukraut, Süßholzwurzel oder Anisfrüchten.

Als Tagesdosis werden 1 g Wurzeln oder 3 g Blüten empfohlen, für Kinder unter 10 Jahren etwa die Hälfte.

Teezubereitung: 1/4 TL zerkleinerte Wurzel oder 1 TL Blüten mit 150 ml heißem Wasser übergießen, 10 Min. ziehen lassen und bis zu 3-mal täglich 1 Tasse trinken.

Bei Kindern wird vor allem die Anwendung der Primelblüten empfohlen, da sie besser schmecken als die Wurzel und zudem die Magenschleimhaut weniger stark reizen.

Anwendungsbeschränkungen

Während der Schwangerschaft oder Stillzeit sollten Sie die Anwendung von Primelzubereitungen mit Ihrem Arzt besprechen, da hierzu keine gesicherten Erkenntnisse vorliegen. Wenn Sie an Gastritis oder Magengeschwüren leiden, sollten Sie Primelzubereitungen nicht verwenden. Das Gleiche gilt bei bekannter Allergie gegen Primelgewächse.

Nebenwirkungen

Bei vorschriftsmäßiger Anwendung treten nur selten leichte Magen-Darm-Beschwerden auf. Eine Überdosierung kann zu Übelkeit, Erbrechen und Durchfall führen.

STUDIEN

- Klinische Studien liegen nur für die Kombination aus Primelwurzel und Thymiankraut vor.
- Anwendungsbeobachtungen an fast 8000 Patienten – darunter 1500 Kinder – mit chronischer Bronchitis zeigten, dass die Einnahme dieser Kombination über einen Zeitraum von zwölf Wochen Husten und dessen Begleitsymptome deutlich verbessert.

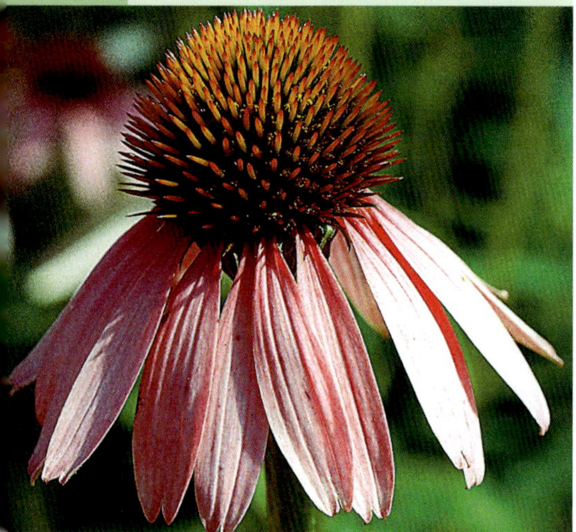

Geschichte

Die ersten Berichte von der Heilwirkung des Sonnenhuts in Nordamerika, erschienen in der „Flora Virginica" 1762, fanden in Europa offensichtlich wenig Beachtung. 1897 wurde zum ersten Mal über die Anwendung des schmalblättrigen Sonnenhuts in der „Apotheker Zeitung" berichtet. Mitte der 30er Jahre kam es zu einer so starken Nachfrage, dass Madaus eine Reise nach Amerika unternahm, um sich Samen oder Stecklinge für den Anbau zu beschaffen. Später erhielt er eine Sendung mit einer verwandten Art: dem Purpursonnenhut. Seitdem ist diese Heilpflanze in Europa in die Therapie eingeführt worden und entwickelte sich zu einer der am häufigsten angewendeten Heilpflanzen in Deutschland. Heute ist der Purpursonnenhut auch in Nordamerika die am meisten angebaute Sonnenhutart.

Purpursonnenhut

Echinacea purpurea

Botanischer Steckbrief

Purpursonnenhut gehört zu den Korbblütengewächsen (Familie der Asteraceae) und ist ein ausdauerndes Kraut von 60–180 cm Höhe. Die Blätter sind ganzrandig, können gegen- oder wechselständig sein und sind etwa 7–20 cm lang. Die Pfahlwurzel ist mit zahlreichen Nebenwurzeln versehen. Die dekorativen Blüten fallen durch ihre rötlichen Zungenblüten auf. Auch weiße Formen treten auf. Der Sonnenhut blüht den ganzen Sommer hindurch. Die Wurzeln werden im Frühjahr und Herbst gegraben.

Verwendete Teile und Inhaltsstoffe

Medizinisch verwendet werden sowohl die Wurzel als auch das Kraut der Pflanze. Charakteristische Inhaltsstoffe der Wurzel und des Krauts sind langkettige Kohlenhydrate, die für die immunstimulierende Wirkung verantwortlich gemacht werden, sowie ätherische Öle. Das Kraut enthält außerdem noch Flavonoide.

Wissenschaftlich belegte Anwendungen

- Kommission E und ESCOP empfehlen die Anwendung der Purpursonnenhutwurzel zur unterstützenden Therapie bei grippeartigen Infekten und bei Harnwegsinfekten. Die ESCOP rät zudem zur Einnahme, um Erkältungen vorzubeugen. Die stimulierende Wirkung auf das Immunsystem sowie gegen Bakterien und Viren konnte in zahlreichen klinischen und experimentellen Studien gezeigt werden. Die Stimulation von „Fresszellen" des Immunsystems wurde an menschlichen Zellen und im Tierexperiment nachgewiesen.

Verwendung in der Volksheilkunde

Innerlich zur Stärkung des Immunsystems als auch äußerlich zur Wundheilung sowie als Antiseptikum (Desinfektionsmittel) bei Abszessen, Furunkeln, Phlegmonen und schlecht heilenden oberflächlichen Wunden. Ebenso wurde Sonnenhut bei Verbrennungen und Vergiftungen, wie z. B. bei Schlangenbissen, eingesetzt.

➤ Darreichungsformen und Dosierung

Verwendet werden ausschließlich Fertigpräparate, in der Regel Tropfen, Tabletten oder Lutschpastillen. Die Tagesdosis beträgt 6–9 ml Presssaft bzw. 250–350 mg getrockneter Presssaft. Die Dosierung erfolgt entsprechend den Angaben in der Packungsbeilage. Bei äußerer Anwendung sind halbfeste Zubereitungen (z. B. Salben) mit mindestens 15 % Presssaft üblich.

! Anwendungsbeschränkungen

Bei bekannter Allergie gegen Korbblütler sollten keine Präparate aus Purpursonnenhut eingenommen werden. Personen, die unter einer chronischen Erkrankung wie Tuberkulose, AIDS, Multipler Sklerose oder anderen Autoimmunerkrankungen leiden, sollten Purpursonnenhut ebenfalls nicht verwenden. Das Gleiche gilt bei der Einnahme von Medikamenten, die die Immunabwehr herabsenken. Grundsätzlich sollten Sie Präparate aus Purpursonnenhut nicht länger als acht Wochen einnehmen, da hierzu bislang keine Ergebnisse aus Langzeitstudien vorliegen.

Nebenwirkungen

In Einzelfällen wurden Überempfindlichkeitsreaktionen (Allergien) beobachtet, z. B. Hautausschlag, Juckreiz, Gesichtsschwellung, Atemnot, Schwindel und Blutdruckabfall. Bei der äußerlichen Anwendung sind bisher keine Nebenwirkungen aufgetreten.

STUDIEN

- In mehreren kontrollierten Studien mit insgesamt über 300 Patienten konnte eindeutig gezeigt werden, dass Erkältungssymptome durch die Einnahme von Zubereitungen aus Purpursonnenhutkraut schnell besser wurden. Patienten, die ein Placebo bekamen, litten deutlich länger unter vergleichbaren Symptomen.
- Über 500 freiwillige Testpersonen erhielten verschiedene Zubereitungen aus dem Kraut und der Wurzel des Purpursonnenhuts. Bei den ersten Anzeichen einer Erkältung nahmen sie täglich 2-mal drei Tabletten über einen Zeitraum von maximal sieben Tagen ein. Bei den Personen, die ein Placebo einnahmen, waren die Erkältungssymptome deutlich schlimmer als bei denen, die eine Kombination aus 95 % Kraut und 5 % Wurzel von Echinacea purpurea bekamen. Eine Zubereitung, die ausschließlich aus der Wurzel des Purpursonnenhuts zubereitet worden war, erwies sich dagegen als nicht wirksam.
- Gute Ergebnisse bei Bronchitis wurden auch in Studien mit über 1400 Patienten ohne Placebovergleich nach einer Injektion von Purpursonnenhutkraut erzielt.

Ringelblume

Calendula officinalis

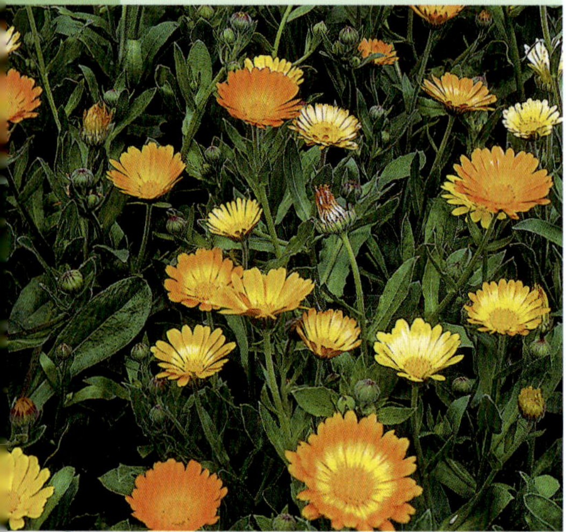

Geschichte

Die Ringelblume war in allen antiken Kulturen als Heilkraut und Farbstoff, aber auch als Gewürz und Zauberpflanze bekannt – seit dem hohen Mittelalter in ganz Europa. Der deutsche Name stammt von der gekrümmten Form ihrer Samen. Die in Südeuropa heimische Ringelblume wird überall in den gemäßigten Regionen Europas kultiviert. Sie ist verwandt mit dem Gänseblümchen.

Botanischer Steckbrief

Die Ringelblume (Familie der Asteraceae) ist meist einjährig, selten zweijährig. Sie wird 30–50 cm hoch mit verzweigtem, behaartem Stängel. Die Blätter sind länglich, die gelben bis orangefarbenen Blüten erscheinen ab Juni.

Verwendete Teile und Inhaltsstoffe

Medizinisch verwendet werden die getrockneten Blüten. Pharmakologisch wichtige Inhaltsstoffe: Triterpensaponine und -alkohole, Flavonoide, Hydroxycumarine, Carotinoide, wasserlösliche Polysaccharide und ätherisches Öl.

Verwendung in der Volksheilkunde

Innerlich bei Magen- und Darmentzündungen, Verstopfung und Würmern sowie zur Linderung von Menstruationsbeschwerden und zur Regulierung der Regelblutung; äußerlich bei Venenerkrankungen, Wunden sowie bei Haut- und Bindehautentzündungen.

Wissenschaftlich belegte Anwendungen

- Kommission E und ESCOP raten zur äußerlichen Anwendung bei Haut- und Schleimhautentzündungen sowie zur Wundheilung. Die Terpenalkohole und Flavonoide töten verschiedene Bakterien, Viren und Pilze ab und wirken zudem entzündungshemmend.

Darreichungsformen und Dosierung

Verwendet werden Fertigpräparate (Salben), verdünnte Tinktur und Abkochungen.
Als Gurgellösung: ½–1 TL Blüten mit 150 ml heißem Wasser übergießen, 10 Min. ziehen lassen, warm verwenden.
Für Umschläge: 1 EL mit 500 ml Wasser kalt ansetzen, kurz aufkochen und abseihen.
Zur Wundreinigung: 2 TL Blütenblätter ohne Kelch mit 150 ml kochendem Wasser übergießen, 10 Min. ziehen und abkühlen lassen.

Anwendungsbeschränkungen

Zur Anwendung in der Schwangerschaft oder Stillzeit liegen keine Erkenntnisse vor.

Nebenwirkungen

Bei einer Allergie gegen Korbblütengewächse sind allergische Reaktionen möglich.

Rosmarin

Rosmarinus officinalis

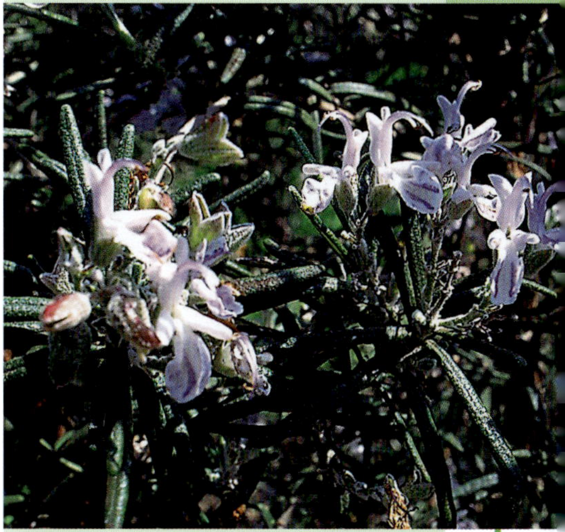

Botanischer Steckbrief
Rosmarin (Familie der Lamiaceae) ist ein immergrüner bis 150 cm hoher Strauch mit aufrechten braunen Zweigen. Die länglichen Blätter sind leicht behaart, die Blüten meist blau.

Verwendete Teile und Inhaltsstoffe
Medizinisch verwendet werden die frischen oder getrockneten Blätter. Pharmakologisch wichtige Inhaltsstoffe sind Flavonoide, Triterpene, Kaffeesäurederivate (vor allem Rosmarinsäure), Diterpene und ätherisches Öl.

Verwendung in der Volksheilkunde
Innerlich bei Verdauungsbeschwerden, Kopfschmerzen und Migräne, Menstruationsstörungen, Erschöpfung, Schwindel und Gedächtnisschwäche; äußerlich bei schlecht heilenden Wunden, Mund- und Rachenraumverletzungen, Nervenschmerzen und Ischias.

Geschichte

Rosmarin wird seit dem Altertum als Heilpflanze kultiviert. Im Mittelalter wurde er wegen seiner verdauungsfördernden Wirkung geschätzt, und im 16. Jahrhundert lieferte er das erste destillierte Parfüm. In Belgien werden der Sage nach die Kinder nicht vom Storch gebracht, sondern aus einem Rosmarinstrauch geholt.

Wissenschaftlich belegte Anwendungen

- Die Kommission E empfiehlt die innerliche Anwendung bei Verdauungsbeschwerden sowie die äußerliche Anwendung bei rheumatischen Beschwerden und bei Durchblutungsstörungen (als Begleittherapie).

Darreichungsformen und Dosierung
Verwendet werden Fertigpräparate zur äußerlichen Anwendung (Salben, Tinktur, Badezusätze) oder Abkochungen der losen Blätter.
Badezusatz: 50 g lose Blätter mit 1 l kochendem Wasser übergießen, 30 Min. ziehen lassen, abseihen und in ein Voll- oder Sitzbad geben.
Teezubereitung: 1 TL Blätter mit 150 ml kochendem Wasser übergießen, 15 Min. ziehen lassen, mehrmals täglich 1 Tasse trinken.

Anwendungsbeschränkungen
Während der Schwangerschaft oder Stillzeit vorsichtshalber nicht anwenden.

Nebenwirkungen
Allergische Reaktionen sind möglich.

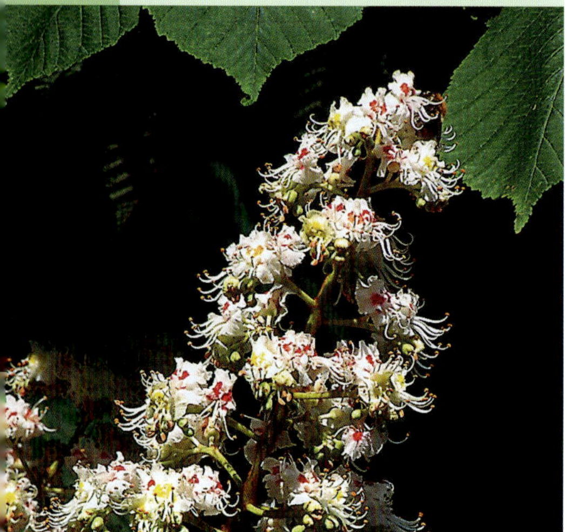

Geschichte

Die Rosskastanie war ursprünglich in Vorderasien und auf dem Balkan beheimatet. Erst im 16. Jahrhundert kamen die ersten Kastanien aus Nordgriechenland nach Wien. Heute sind sie bei uns in Parks und am Straßenrand sehr verbreitet. Über den Namen des Baumes schreibt Tabernaemontanus: „Werden Roßkastanien genennet, dieweil sie den keichenden Roßen behulfflich seyn.“ Tatsächlich wurden die Kastanien dem Futter schwer atmender Pferde beigesetzt. Ansonsten dienten sie als Kaffeeersatz und zur Herstellung von Leim. Ein französischer Arzt untersuchte die medizinischen Eigenschaften der Kastanie im Jahre 1896 erstmals systematisch und berichtete über die erfolgreiche Behandlung von Hämorrhoiden.

Rosskastanie

Aesculus hippocastanum

Botanischer Steckbrief

Die Rosskastanie (Familie der Hippocastanaceae) ist ein dicht belaubter Baum, der bis zu 35 m hoch wird. Die Blätter bestehen aus 5–7 Fingern, die Blüten, auch „Kerzen“ genannt, sind rispenförmig und weiß. Blütezeit ist April bis Juni. Die kugeligen, glänzend braunen Samen reifen in gelb-grünen, stacheligen Kapseln heran, die ab September aufspringen. Einzelne Bäume werden bis zu 2000 Jahren alt.

Wissenschaftlich belegte Anwendungen

- Sowohl die Kommission E als auch die ESCOP befürworten die Anwendung von Rosskastaniensamen bei chronischen Venenerkrankungen wie z. B. Krampfadern, Schmerzen oder Schweregefühl in den Beinen sowie bei Schwellungen, Krämpfen oder auch bei Juckreiz.
- Aescin hemmt die körpereigene Produktion von Entzündungsstoffen und reduziert die Aktivität von Enzymen, die die Gefäßwände zersetzen. Es erhöht den Venentonus und die Fließgeschwindigkeit des Blutes und verhindert so die Bildung von Ödemen (Wasseransammlungen im Gewebe). Die Wirksamkeit von Rosskastanienextrakt wurde in 13 verschiedenen klinischen Studien im Vergleich zu Placebos oder zu Vergleichsmedikamenten nachgewiesen.

Verwendete Teile und Inhaltsstoffe

Heutzutage werden nur noch die getrockneten Samen der Rosskastanie medizinisch verwendet. Früher wurden auch die Blätter genutzt.

Der wichtigste pharmakologisch wirksame Inhaltsstoff der Rosskastaniensamen ist Aescin, ein Gemisch aus verschiedenen Triterpensaponinen (Aesculussaponine).

Verwendung in der Volksheilkunde

Verletzungen und Verstauchungen, Blutergüsse, Rückenschmerzen, Rheuma, Venenleiden, Schwellungen nach Operationen oder Verletzungen. In früheren Zeiten wurde aus Rosskastanienblättern ein Hustentee hergestellt.

➤ Darreichungsformen und Dosierung

Die Mehrzahl der Fertigpräparate enthält wässrig-alkoholischen Trockenextrakt in Form von Kapseln, Dragees oder Tabletten. Früher nahm man an, dass so genannte Retardpräparate den Wirkstoff langsamer und über einen längeren Zeitraum abgeben, dies ist aber mittlerweile widerlegt. Vorteilhaft sind diese Präparate allerdings, wenn andere Mittel vom Magen schlecht vertragen werden. Entscheidend für den Therapieerfolg ist der Gehalt an Aescin. Über den Tag verteilt sollten 50–150 mg Aescin eingenommen werden.
Die Anwendung als Tee ist nicht gebräuchlich.

! Anwendungsbeschränkungen

Nicht während der Schwangerschaft oder Stillzeit anwenden, weil dazu keine ausreichenden wissenschaftlichen Erkenntnisse vorliegen.
Wenn Sie Medikamente zur Hemmung der Blutgerinnung einnehmen (Antikoagulanzien), sollten Sie vor der gleichzeitigen Anwendung von Rosskastaniensamen Ihren Arzt fragen.

Nebenwirkungen

Selten führen Fertigpräparate aus Rosskastaniensamen zu Magen-Darm-Beschwerden oder Juckreiz. Unbehandelte – vor allem unreife – Kastanien rufen schwere Übelkeit hervor.

STUDIEN

- Patienten mit chronischer venöser Insuffizienz erhielten vier Wochen lang entweder einen Extrakt aus Rosskastaniensamen (mit 100 mg Aescin täglich) oder ein Placebo. Schon nach zwei Wochen war der Umfang von Füßen und Unterschenkeln in der Behandlungsgruppe deutlich reduziert. Auch die subjektiv empfundenen Symptome wie Schmerzen, Müdigkeit, Spannungsgefühl in den Beinen oder Juckreiz hatten sich erkennbar gebessert.
- In einer anderen Studie wurden Patienten mit Ödemen an den Unterschenkeln entweder mit Rosskastaniensamen oder mit einem Placebo behandelt, oder sie mussten Kompressionsstrümpfe tragen. Nach einem Zeitraum von zwölf Wochen waren die Symptome sowohl mit dem Rosskastanienpräparat als auch mit den Kompressionsstrümpfen um 25 % zurückgegangen, im Gegensatz zur Placebogruppe.

Rotklee

Trifolium pratense

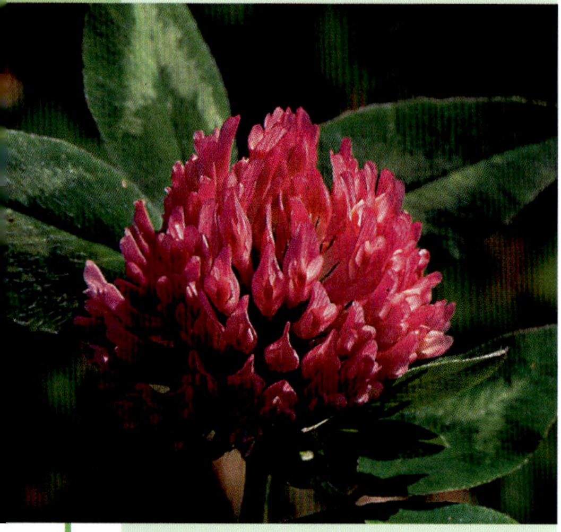

Geschichte

Rotklee ist eine uralte Ackerpflanze. Sein botanischer Name Trifolium bedeutet „dreiblättrig“ und bezeichnet die gewöhnliche Erscheinung des Klees. Um die Ausnahme, das vierblättrige Kleeblatt, ranken sich zahllose mystische Bräuche, vor allem gilt es natürlich als Glücksbringer, während zweiblättrige Pflanzen ein Zeichen für einen neuen Liebhaber sind. Unabhängig von der Anzahl der Blätter wurde der Rotklee schon früh als Arzneipflanze geschätzt. Die Äbtissin Hildegard von Bingen (1098–1179) lobt den Klee als Arznei bei „Verdunkelung der Augen“. In späteren Zeiten wurde er vor allem als Magen- und Hustenmittel eingesetzt. Rotkleeumschläge sollen auch bei Fußpilz hilfreich sein.

Botanischer Steckbrief

Rotklee (Familie der Fabaceae) ist eine ausdauernde krautige Pflanze mit einer grundständigen Blattrosette. Die eiförmigen Blätter haben einen charakteristischen pfeilförmigen weißen Fleck auf der Oberseite. An den Spitzen der Stängel bilden sich kugelige Blütenköpfchen, die rot, seltener gelb oder weiß blühen.

Wissenschaftlich belegte Anwendungen

- Eine Bewertung durch die Kommission E oder die ESCOP liegt nicht vor. Rotklee-Extrakte, vor allem die enthaltenen Phytoöstrogene, binden an die menschlichen Östrogenrezeptoren und können in gewissem Ausmaß östrogenartige Wirkungen entfalten. Seit einiger Zeit werden Präparate auf der Basis von Rotklee-Extrakten dazu angewendet, um Wechseljahresbeschwerden zu lindern oder bestimmten Alterskrankheiten bei Frauen vorzubeugen, die mit Hormonmangelzuständen in Verbindung stehen, z. B. Osteoporose.
- Die Isoflavonoide wirken antioxidativ, senken die Blut- und Leberfettwerte, stärken und schützen die Blutgefäße.

Verwendete Teile und Inhaltsstoffe

Arzneiliche Verwendung finden die getrockneten Blüten und ihre Zubereitungen, vor allem wässrig-alkoholische Flüssigextrakte mit den wichtigsten, pharmakologisch wirksamen Inhaltsstoffen Isoflavonoide (Phytoöstrogene), cyanoge Glykoside, Cumarinderivate und ätherisches Öl mit aromatischen Alkoholen.

Verwendung in der Volksheilkunde

Innerlich bei Magenentzündungen, Depressionen, Pilzinfektionen, Husten und anderen Atemwegserkrankungen, besonders bei Keuchhusten; äußerlich bei chronischen Hautkrankheiten wie Schuppenflechte oder Ekzemen.

Darreichungsformen und Dosierung

Verwendet wird Rotklee in erster Linie als Nahrungsergänzungsmittel in Form von Fertigpräparaten (Kapseln) mit wässrig-alkoholischen Flüssigextrakten, die auf einen bestimmten Isoflavongehalt standardisiert sind.
Möglich sind aber auch Abkochungen der losen Rotkleeblüten. Die Tagesdosis sollte dabei 40–80 mg Isoflavonoide enthalten.
Teezubereitung: 2 TL getrocknete Rotkleeblüten mit 150 ml heißem Wasser übergießen und 10 Min. ziehen lassen; 3 Tassen täglich.

Anwendungsbeschränkungen

Zubereitungen aus Rotkleeblüten sollten vorsichtshalber nicht während der Schwangerschaft oder Stillzeit angewendet werden, weil dazu keine gesicherten Erkenntnisse vorliegen.
Wenn Sie an einem östrogenabhängigen Krebs (Brust- oder Gebärmutterkrebs) erkrankt sind, sollten Sie Rotkleeblüten ebenfalls nicht anwenden. Falls Sie Hormonpräparate einnehmen, auch zur Empfängnisverhütung, sollten Sie die gleichzeitige Anwendung von Rotkleeblüten mit Ihrem Arzt besprechen.

Nebenwirkungen

Nach dem derzeitigen Kenntnisstand ist es nicht auszuschließen, dass Rotklee aufgrund seines Östrogengehalts das Wachstum bestimmter, hormonabhängiger Tumore begünstigt, dazu zählen Brust- oder Gebärmutterkrebs. In sehr seltenen Fällen können allergische Reaktionen auftreten.

STUDIE

- In einer Studie an 37 Frauen mit Wechseljahresbeschwerden wurde der Einfluss von Rotkleeblütenextrakt auf das Allgemeinbefinden untersucht:
  Über einen Zeitraum von drei Monaten erhielten 28 der Teilnehmerinnen Rotklee-Extrakt entsprechend einer Tagesdosis von 40 mg Isoflavonoiden, neun Frauen erhielten ein Placebopräparat. Beide Gruppen wurden vor und nach der Behandlung mittels eines standardisierten Fragebogens über ihre Lebensqualität befragt. Die Auswertung zeigte deutlich, dass die diversen klimakterischen Beschwerden unter der Rotkleebehandlung geringer waren als in der Placebogruppe.

Sägepalme

Serenoa repens

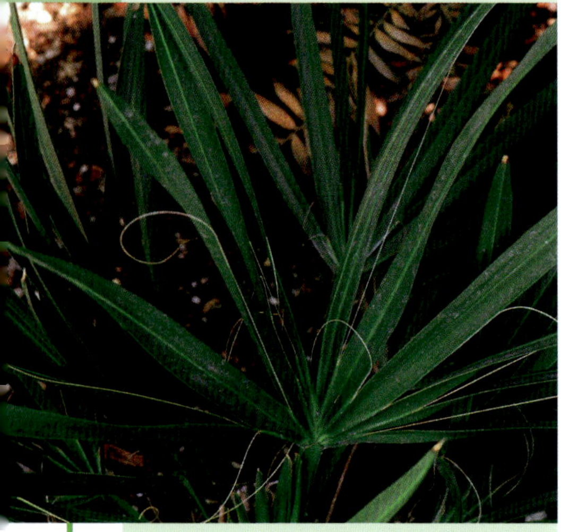

Geschichte

Für den Menschen ist die Sägepalme eine der vielseitigsten Pflanzen. Sie ist Nahrungsmittel, liefert Fasern für Bürsten oder Polster, Öl, Dachstroh und vieles mehr. Darüber hinaus ist sie eine wichtige Arzneipflanze. Ihre Früchte dienten den Indianern schon vor über tausend Jahren als Nahrungsmittelvorrat für den Winter. Sägepalmenfrüchte sind in der Pharmacopoea der USA von 1900 bis 1920 aufgeführt. Demnach wurden sie schon zu Beginn des letzten Jahrhunderts zur Behandlung von Prostatabeschwerden eingesetzt. Die Anwendungsmöglichkeiten waren recht vielseitig. Dazu gehörten beispielsweise Nierenerkrankungen, Bronchitis sowie Durchfall oder auch die Stimulation des Brustwachstums.

Botanischer Steckbrief

Die Sägepalme (Familie der Arecaceae) ist eine kurzstämmige Buschpalme mit bis zu 6 m Höhe. Sie hat scharf gesägte Blätter. Die Blattstiele sind 1–1,5 m lang und an den Kanten mit Zähnen besetzt. Der alte Name „serrulata" bedeutet kleine Säge und bezieht sich auf die stachligen Blattstiele. Die Pflanze gehört zu den Palmengewächsen. Sie blüht von Februar bis Mitte April. Ihre Blüten sind mehrfach verzweigt und cremefarben. Die dunklen Früchte sitzen in der Mitte der gelb-grünen Wedel.
Die Gattung Serenoa wurde nach dem amerikanischen Botaniker Sereno Watson benannt. Repens bedeutet kriechend und bezieht sich auf den niedrigen Wuchs der Palme.

Wissenschaftlich belegte Anwendungen

- Wissenschaftlich fundierte Studien bestätigen den klinischen Nutzen dieser alten Heilpflanze. Die Kommission E empfiehlt die Anwendung von Sägepalmenfrüchten bei Beschwerden mit dem Wasserlassen aufgrund einer vergrößerten Prostata. Da die Vergrößerung der Prostata durch das Medikament nicht behoben werden kann, sollte trotz der Einnahme in regelmäßigen Abständen ein Arzt aufgesucht werden.

Verwendete Teile und Inhaltsstoffe

Arzneilich genutzt werden die olivengroßen dunkelroten Früchte der Sägepalme, die nach dem Trocknen schwarz werden. Sie besitzen ein Aroma, das stark an den Geschmack von Nüssen oder auch an Vanille erinnert.

Als wichtigste, pharmakologisch wirksame Inhaltsstoffe enthalten die Früchte Sterole, besonders Beta-Sitosterol, Flavonoide, wasserlösliche Polysaccharide (Kohlenhydrate), fettes Öl und freie Fettsäuren.
Die öligen Bestandteile der Früchte (fettes Öl mit Pflanzensterinen) sind für die positiven Wirkungen bei einer vergrößerten Prostata (Benigne Prostatahyperplasie, BPH) verantwortlich. Die im Ethanolauszug enthaltenen Bestandteile der Pflanze wie z. B. langkettige Kohlenhydrate wirken entzündungshemmend.

Verwendung in der Volksheilkunde

Bei Blasenkatarrh, Bettnässen, Brustdrüsenentzündungen sowie bei Ekzemen, Bronchialkatarrh, hartnäckigem Husten, Geschwülsten, Entzündungen, aber auch bei allgemeiner Schwäche und zur Steigerung der Potenz, z. B. bei vorzeitigem Samenerguss.

➤ Darreichungsformen und Dosierung

Die Zubereitung eines Sägepalmentees ist in Deutschland nicht verbreitet. Zur richtigen Anwendung sind verschiedene Fertigpräparate aus Drogenauszügen mittels Hexan, Kohlendioxid oder Ethanol erhältlich. Die Tagesdosis beträgt 320 mg Droge.

! Anwendungsbeschränkungen

Bei Prostatakrebs oder auch bei anderen hormonabhängigen Krebsleiden bitte vor der Anwendung Ihren Arzt befragen!

Nebenwirkungen

In seltenen Fällen können Magenbeschwerden nach der Einnahme von Sägepalmenarzneimitteln auftreten. In der Regel wird das Medikament aber gut vertragen und kann ohne gesundheitliches Risiko auch über einen längeren Zeitraum eingenommen werden.

STUDIEN

- ➤ In verschiedenen kontrollierten klinischen Studien mit mehr als 3500 Patienten, die an diversen Problemen beim Wasserlassen litten, konnte die Wirksamkeit von Arzneimitteln aus den Früchten der Sägepalme erfolgreich gezeigt werden. Diese Erkenntnis wurde durch die gezielte Beobachtung mehrerer tausend betroffener Patienten zweifelsfrei gestützt.
- ➤ Eine systematische Auswertung von 18 klinischen Studien mit insgesamt 2939 männlichen Patienten belegt die Wirksamkeit von Extrakten aus Früchten der Sägepalme bei Symptomen einer Prostatavergrößerung. Durch die Einnahme konnte eine signifikante Verbesserung der Harndurchflussraten, der Harnmengen, der Häufigkeit des Wasserlassens tagsüber und in der Nacht erreicht werden. Dadurch erhöhte sich für die behandelten Patienten die Lebensqualität erheblich. Wirksam waren dabei Extrakte mit den Auszugsmitteln Hexan, Ethanol und Kohlendioxid in einer Dosierung von 320 mg täglich.

Salbei

Salvia officinalis

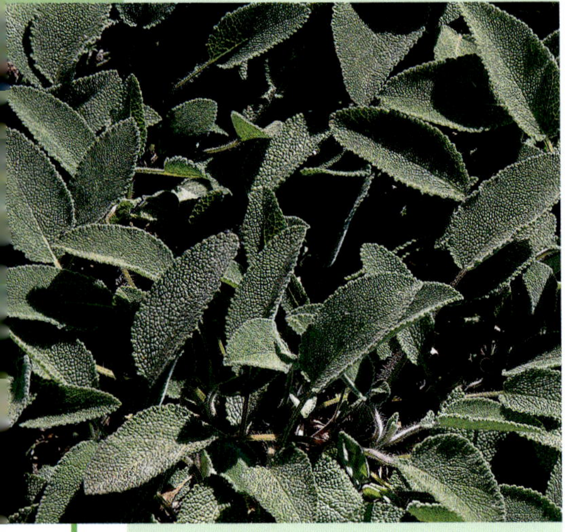

Geschichte

Die wissenschaftliche Bezeichnung des Salbei, Salvia, enthält das lateinische Wort für heilen („salvare"), und tatsächlich genoss der Salbei bereits im alten Rom großes Ansehen als wertvolle Arzneipflanze. Vermutlich im 6. Jahrhundert gelangte die Pflanze im Gepäck von Benediktinermönchen über die Alpen nach Mitteleuropa. Von Karl dem Großen selbst empfohlen, wurde der Salbei seitdem in Klostergärten kultiviert. Seit dem Mittelalter ist er ein beliebtes Küchengewürz. Ursprünglich im Mittelmeerraum beheimatet, wird der Salbei mittlerweile in ganz Europa und Nordamerika in Kultur angebaut.

Botanischer Steckbrief

Salbei gehört zur Familie der Lippenblütler (Lamiaceae) und ist ein kniehoher, stark verzweigter Strauch mit grau-grünen, filzigen Blättern. Salbei blüht ab dem Frühsommer in den Farben hellblau, blau-violett, rosa oder weiß.

Verwendete Teile und Inhaltsstoffe

Arzneiliche Verwendung finden die frischen oder getrockneten Blätter und ihre Zubereitungen. Die wichtigsten pharmakologisch wirksamen Inhaltsstoffe sind: Gerbstoffe und Triterpene sowie ätherisches Öl mit den Hauptbestandteilen Thujon, Cineol und Campher.

Wissenschaftlich belegte Anwendungen

- Sowohl die Kommission E als auch die ESCOP befürworten die Anwendung des Salbeis bei Funktionsstörungen des Magen-Darm-Trakts, bei vermehrter Schweißproduktion (innerlich) sowie bei Entzündungen der Mund- und Rachenschleimhaut (äußerlich). Für die Bekämpfung von Mund- und Rachenraumentzündungen ergänzen sich Inhaltsstoffe der Salbeiblätter mit unterschiedlichen Eigenschaften: Das ätherische Öl wirkt antimikrobiell, das Triterpen Ursolsäure entzündungshemmend, und die Gerbstoffe ziehen die wunde Haut zusammen. In geringen Mengen enthalten Salbeiblätter auch Bitterstoffe, die den Appetit und die Magen-Darm-Tätigkeit anregen. Die Hemmung der Schweißproduktion wird auf die Gerbstoffe zurückgeführt. Das wurde in den letzten Jahren in einer klinischen Studie belegt.

TIPP

Richtige Lagerung

Geschnittene Salbeiblätter sollten kühl, trocken und vor Licht geschützt aufbewahrt werden, wegen ihres Gehalts an ätherischem Öl allerdings nicht in einem Kunststoffbehälter.

Verwendung in der Volksheilkunde

Innerlich bei übermäßigem Schwitzen (z. B. im Klimakterium) und bei Magen-Darm-Beschwerden wie Appetitlosigkeit, Blähungen, Durchfall und Darmentzündung sowie zum Abstillen; äußerlich bei kleineren Verletzungen und Entzündungen der Haut, als Spül- und Gurgelmittel bei Zahnfleischbluten, Entzündungen der Mundschleimhaut und des Rachens und bei Kehlkopfentzündung.

➤ Darreichungsformen und Dosierung

Verwendung finden die geschnittenen Salbeiblätter in Form von Tees oder Aufgüssen, das ätherische Öl, wässrige oder alkoholische Extrakte in Form standardisierter Fertigarzneimittel (Dragees, Tropfen oder Gel).

Empfohlene Tagesdosis bei innerer Anwendung: Zubereitung aus 4–6 g Salbeiblättern oder 0,1–0,3 g ätherischem Öl. Fertigarzneimittel entsprechend den Herstellerangaben.

Als Gurgellösung oder Mundspülung: Mehrmals täglich 2 TL Salbeiblätter oder 2–3 Tropfen ätherisches Öl mit einem Glas heißem Wasser aufgießen oder 5 g alkoholischen Auszug mit einem Glas kaltem Wasser verdünnen.

Zum Auftragen auf entzündete Schleimhautpartien: Den unverdünnten alkoholischen Auszug mehrmals täglich auftragen.

Zur Vorbeugung gegen Rachenentzündungen sind auch Salbeibonbons erhältlich.

! Anwendungsbeschränkungen

Salbeiblätter oder ihre Zubereitungen sollten während der Schwangerschaft nicht innerlich angewendet werden, weil dazu keine ausreichenden wissenschaftlichen Erkenntnisse vorliegen. Da Salbei die Milchbildung reduziert, sollten stillende Mütter Salbei nicht in größeren Mengen zu sich nehmen.

Nebenwirkungen

Das ätherische Öl des Salbeis enthält Thujon, ein Nervengift, das sich besonders in alkoholischen Extrakten anreichert. Es kann bei längerer Einnahme oder Überdosierung Hitze- und Schwindelgefühle, Herzrasen und epileptische Krämpfe auslösen. Bei der Zubereitung von Tees oder Gurgellösungen mit Wasser wird praktisch kein Thujon freigesetzt. Fertigarzneimittel aus alkoholischen Salbeiextrakten müssen hinsichtlich des Thujongehalts eine strenge Obergrenze einhalten. Vorsicht ist also vor allem bei der Anwendung des ätherischen Öls geboten. Die äußere Anwendung ist unbedenklich.

STUDIE

➤ 80 Patienten mit vermehrter Schweißproduktion wurden vier Wochen lang mit zwei unterschiedlichen Salbeizubereitungen behandelt. 40 von ihnen erhielten täglich 440 mg eines getrockneten wässrigen Salbeiblätterextrakts (entsprechend 2,6 g Droge), die anderen 40 tranken Salbeitee (entsprechend 4,5 g Droge täglich). Die Reduktion der Schweißproduktion (weniger als 50 %) war in beiden Gruppen vergleichbar, in der mit dem Extrakt behandelten Gruppe aber etwas stärker ausgeprägt.

Schachtelhalm

Equisetum arvense

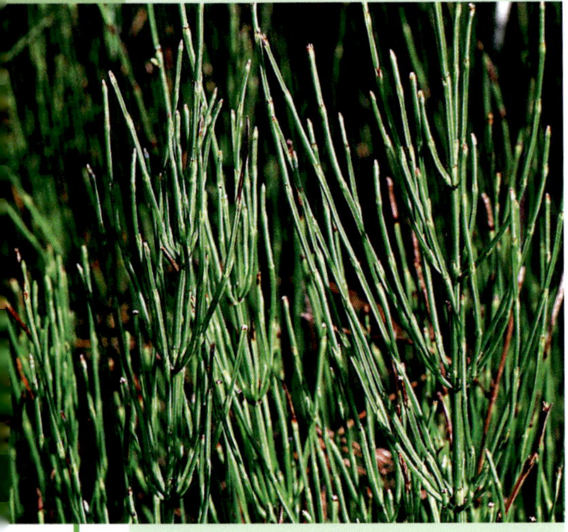

Geschichte

Der Schachtelhalm gehört zu den ältesten Pflanzen der Erde, es gibt ihn seit 390 Millionen Jahren. Sein Name rührt daher, dass die einzelnen Glieder des hohlen Halms locker ineinander „geschachtelt" sind. Die botanische Bezeichnung Equisetum setzt sich aus „equus" (Pferd) und „sacta" (Borste) zusammen, weil die Halme hart wie Pferdeborsten sind. Deshalb und aufgrund des hohen Gehalts an Kieselsäure wurden sie zum Putzen von Zinngeschirr benutzt. Die Kieselsäure verleiht der Pflanze aber auch wertvolle Heilwirkungen, denn sie ist wichtig für den Aufbau von Knochen, Zähnen, Finger- und Fußnägeln sowie auch der Haut. Schon Dioskurides stellte fest: „... es treibt Harn, seine Blätter kleben blutige Wunden ... das Kraut hilft bei Husten, Orthopnoe und inneren Rupturen."

Botanischer Steckbrief

Der Schachtelhalm (Familie der Equisetaceae), auch Ackerschachtelhalm genannt, wächst innerhalb eines Jahres in zwei verschiedenen Formen: Im März / April entwickeln sich rotbraune oder gelbe 20 cm hohe Stängel mit braunen Blättern. An den Spitzen sitzen Sporenbehälter, die ein grünliches Sporenpulver ausstreuen. Im Mai / Juni erscheint die sterile Sommerform. Ihre 10–14 cm hohen Stängel sind grün und stark verzweigt. Der Ackerschachtelhalm wächst an Wiesen- und Grabenrändern, auf Ödland und an Böschungen. Eine Verwechslungsgefahr besteht mit dem giftigen Sumpfschachtelhalm (E. palustre), der zwar größer ist, aber ähnlich aussieht.

Verwendete Teile und Inhaltsstoffe

Arzneiliche Verwendung finden die getrockneten, in den Sommermonaten gesammelten sterilen Sprossen. Als wichtigste pharmakologisch wirksame Inhaltsstoffe enthält Schachtelhalmkraut Flavonoide, Kaffeesäurederivate, Kieselsäure und Pyridinalkaloide.

Verwendung in der Volksheilkunde

In der Volksmedizin wurde Schachtelhalm bei Tuberkulose, Nieren- und Blasenentzündungen, als blutstillendes Mittel bei starken Monatsblutungen, bei Nasen-, Lungen- und Magenblutungen, bei rissigen Fingernägeln und Haarausfall, bei rheumatischen Erkrankungen, Gicht, Geschwüren, Schwellungen, Knochenbrüchen und Frostbeulen eingesetzt. Sebastian Kneipp lobte den Ackerschachtelhalm als wirksames Mittel bei Husten, Bronchial- und Lungenleiden. Er war Bestandteil vieler Hustentees und wurde zum Gurgeln und für Mundspülungen verwendet. Bei schlecht heilenden Wunden galten Umschläge mit Schachtelhalmtee als bewährtes Hausmittel.

Wissenschaftlich belegte Anwendungen

- Die Kommission E empfiehlt die innerliche Anwendung von Schachtelhalmkraut bei posttraumatischen und statischen Ödemen, zur Durchspülungstherapie bei bakteriellen und entzündlichen Erkrankungen der ableitenden Harnwege und bei Nierengrieß sowie die äußerliche Anwendung bei schlecht heilenden Wunden.
- Der therapeutische Effekt bei Harnwegsentzündungen und Nierengrieß beruht vor allem auf einer verbesserten Durchspülung ohne Ausscheidung von Natrium- oder Kaliumionen.
- Die Erhöhung der Harnausscheidung wird zumindest teilweise von den enthaltenen Flavonoiden und Kaffeesäurederivaten hervorgerufen.
- Die Anwendung zur Wundheilung könnte auf die adstringierende Wirkung der Kieselsäure zurückzuführen sein. Außerdem festigt Schachtelhalmkraut das Bindegewebe und regt den Stoffwechsel der Haut an.
- In Tierversuchen wurden auch krampflösende Effekte beobachtet.

Darreichungsformen und Dosierung

Verwendet werden Fertigpräparate (Dragees, Tabletten, Kapseln, Tropfen, Presssaft) mit Pulver oder Trockenextrakt sowie Abkochungen des losen Krauts.
Bei einer Durchspülungstherapie sollten Sie 2 l Flüssigkeit pro Tag zu sich nehmen.

Teezubereitung: 2–3 TL Kraut mit 150 ml kochendem Wasser überbrühen, 5 Min. köcheln und weitere 10–15 Min. ziehen lassen (oder 10–12 Std. mit kaltem Wasser stehen lassen); täglich 3 Tassen trinken.
Für Umschläge: 2–3 EL Kraut mit 1 l Wasser 20–30 Min. kochen lassen, abseihen und abkühlen lassen; Verbandsmull damit tränken.

Anwendungsbeschränkungen

Zur Anwendung von Schachtelhalmkraut während der Schwangerschaft oder Stillzeit liegen keine wissenschaftlichen Erkenntnisse vor.
Bei Ödemen infolge eingeschränkter Herz- oder Nierentätigkeit sollten Sie Schachtelhalmkraut nicht anwenden.

Nebenwirkungen

Keine bekannt.

STUDIE

- In einer klinischen Studie mit 67 Patienten, die an Gicht litten, wurde der Einfluss von Schachtelhalmkrauttee auf Harnausscheidung, Nierenfiltration, pH-Wert des Harns, Calciumspiegel im Blut sowie auf die Spiegel von anorganischem Phosphor und Harnsäure untersucht. Die Behandlung erfolgte über einen Zeitraum von drei Monaten. Folgende Ergebnisse brachte die Studie zu Tage: Schachtelhalmkraut steigerte die Harnausscheidung und reduzierte den Harnsäurespiegel des Blutes. Die Ausscheidung von Calcium und anorganischem Phosphor wurde verbessert.

Schafgarbe

Achillea millefolium

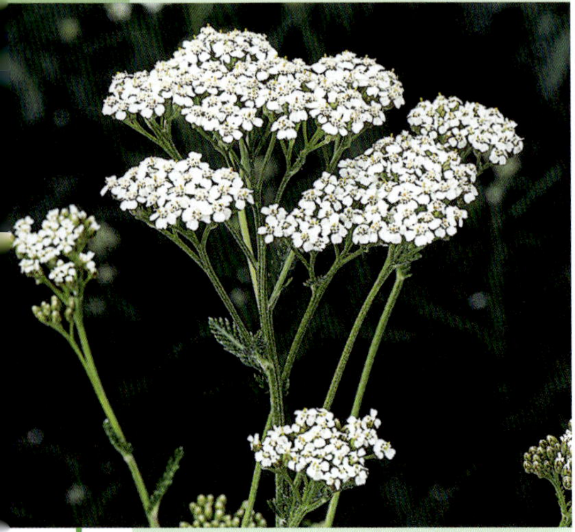

Geschichte

Die Schafgarbe gilt als klassische Heilpflanze. Bereits Dioskurides, Plinius und Hildegard von Bingen erwähnten die Anwendung der Achillea zur Blutstillung und Wundbehandlung. Lonicerus und Tabernaemontanus beschreiben zusätzlich noch die appetitanregende und verdauungsfördernde Wirkung der Schafgarbe. Achilles soll von dem heilkundigen Kentauren Chiron auf die wundheilende Wirkung der Schafgarbe aufmerksam gemacht worden sein.

Botanischer Steckbrief

Die Schafgarbe (Familie der Asteraceae) ist eine ausdauernde, bis 70 cm hohe Pflanze. Ihr Stängel ist aufrecht, die Blätter länglich, mehrfach fiederschnittig mit kurzen spitzen Zipfeln. Die Blütenköpfchen sind weiß, etwa 3 mm breit und 5 mm lang. Sie stehen in Dolden.

Verwendete Teile und Inhaltsstoffe

Verwendet werden die Blüten aus den getrockneten Blütenständen und das frische oder getrocknete Kraut. Charakteristische Inhaltsstoffe sind ätherisches Öl, Sesquiterpenlactone, z. B. Achillicin, und Flavonoide.

Verwendung in der Volksheilkunde

Zur Blutstillung z. B. bei Hämorrhoidenblutungen, bei Menstruationsbeschwerden und in Form von Bädern bei starkem Schwitzen.

Wissenschaftlich belegte Anwendungen

- Die Kommission E empfiehlt die Verwendung von Schafgarbenblüten und -kraut bei Appetitlosigkeit und Verdauungsbeschwerden sowie äußerlich als Sitzbad bei funktionellen Unterbauchbeschwerden der Frau. Die krampflösende, gallefördernde und entzündungshemmende Wirkung erscheint aufgrund der Inhaltsstoffe plausibel, ist wissenschaftlich aber nicht eindeutig belegt.

Darreichungsformen und Dosierung

Teezubereitung: 2–4 TL Kraut und Blüten mit 150 ml heißem Wasser übergießen, 10 Min. ziehen lassen und 3- bis 4-mal täglich 1 Tasse.
Badezusatz: 20 g Kraut und Blüten auf 20 l Wasser, Badedauer ca. 20 Min.

Anwendungsbeschränkungen

Allergie gegen Korbblütler.

Nebenwirkungen

Keine bekannt.

Schöllkraut

Chelidonium majus

Botanischer Steckbrief

Schöllkraut gehört zu den Mohngewächsen (Familie der Papaveraceae) und ist eine etwa 60 cm hohe, verzweigte Pflanze mit abstehend behaartem Stängel. Die Blätter sind blau-grün gefiedert und wechselständig. Die gelben Blüten stehen in wenigblütigen Dolden. Diese sind leicht zerbrechlich und haben zwei Kelchblätter, die zur Blütezeit abfallen und deshalb nur während der Knospung zu sehen sind. Die Früchte sind schotenähnlich und vielsamig. Die Samen sind schwarz-braun und glänzend. Der Saft des Schöllkrauts wirkt ätzend.

Verwendete Teile und Inhaltsstoffe

Verwendet werden die oberirdischen, zur Blütezeit gesammelten, getrockneten Teile des Schöllkrauts. Charakteristische Inhaltsstoffe sind Isochinolinalkaloide und Kaffeesäureabkömmlinge. Wirksamkeitsmitbestimmende Inhaltsstoffe sind die Alkaloide mit dem Hauptbestandteil Chelidonin. In Fertigpräparaten wird auf den Alkaloidgehalt standardisiert.

Verwendung in der Volksheilkunde

In der Volksmedizin wurde Schöllkraut seit der Antike bei Leber- und Gallenleiden verwendet. Im Europa des Mittelalters wurde der gelbe Milchsaft gegen Hauterkrankungen, speziell bei Krätze und Warzen, eingesetzt sowie bei Darmpolypen und Brusttumoren.

Heute wird das Schöllkraut volksmedizinisch bei Asthma, Arteriosklerose, Bluthochdruck, Wurmerkrankungen, Krämpfen, Gicht, Wasseransammlungen in den Beinen und bei Magenkrebs eingesetzt.

➤ Darreichungsformen und Dosierung

Standardisierte Fertigarzneimittel (kein Tee) als Tabletten und Lösung, da sie kontrollierte Gesamtalkaloidgehalte (Chelidonin) aufweisen.

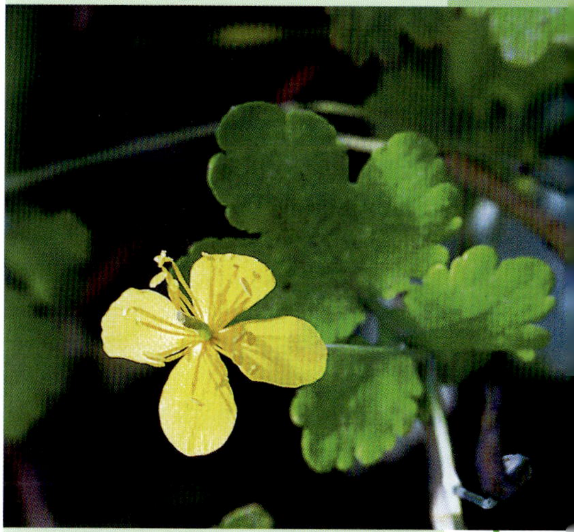

Geschichte

Einer Sage zufolge kommt der lateinische Name Chelidonium aus dem griechischen „chelidon“ (Schwalbe). Der römische Schriftsteller und Historiker Plinius gab ihr diesen Namen, weil der gelbe Saft des Schöllkrauts offenbar von den Schwalben dazu verwendet wurde, ihren Jungen die Augen zu öffnen. Tatsächlich ist das auffälligste Merkmal dieser Pflanze ihr gelber Saft, den man aber erst beim Abbrechen des Stängels wahrnimmt. Ansonsten findet die Pflanze von den wenigsten Leuten Beachtung, weil sie unauffällig an Mauern, Wegrändern oder Schuttplätzen wächst und gemeinhin als „Unkraut“ betrachtet wird. Der gelbliche Milchsaft wurde in Europa häufig zur Heilung von Krätze und Warzen eingesetzt. Der deutsche Name Warzenkraut wird dieser Anwendung gerecht.

Wissenschaftlich belegte Anwendungen

- Kommission E und ESCOP befürworten die Einnahme von Schöllkrautzubereitungen bei krampfartigen Oberbauchbeschwerden, Beschwerden im Bereich der Gallenblase und -wege sowie bei Verdauungsstörungen. Im Tierexperiment wurden schwach schmerzstillende und die Gallensaftproduktion anregende Wirkungen gezeigt. Ferner konnten immunstimulierende und schlaffördernde Wirkungen festgestellt werden. Ein aus dem Schöllkraut isoliertes Lektin zeigte einen stimulierenden Effekt auf menschliche weiße Blutkörperchen. Außerdem wurden entzündungshemmende und antibakterielle Eigenschaften nachgewiesen.

Anwendungsbeschränkungen

Nicht bei Verschluss der Gallenwege und bei früheren oder bestehenden Lebererkrankungen anwenden. Bei Gallensteinen und wenn die Symptome länger als zwei Wochen anhalten, konsultieren Sie bitte Ihren Arzt. Nicht während der Schwangerschaft und Stillzeit einnehmen und nicht von Kindern unter 12 Jahren.

HINWEIS

Vorsicht bei Langzeitanwendung

Bei Langzeitanwendung von Schöllkraut von mehr als vier Wochen sollten Sie regelmäßig Ihre Leberenzymwerte kontrollieren lassen, da Chelidaminextrakt zu einem Anstieg der Leberenzymaktivität führen kann.

Nebenwirkungen

Leichte Magenbeschwerden, in seltenen Fällen auch Leberentzündungen und ein Anstieg von Leberenzymen und der Bilirubinkonzentration. Diese Erscheinungen gehen nach Absetzen des Medikaments allerdings vollständig zurück. Das Auge sollte nicht mit dem ätzenden gelben Milchsaft in Kontakt kommen.

STUDIEN

- In zwei kontrollierten Studien an jeweils 60 Patienten mit funktionellen Oberbauchbeschwerden und krampfartigen Schmerzen im Bereich der Gallenwege und des Magen-Darm-Traktes wurde ein positiver Effekt nach 14-tägiger Behandlung mit 700 mg wässrig-ethanolischem Schöllkrautextrakt, entsprechend 24 mg Gesamtalkaloiden, nachgewiesen. Die gesamte Behandlungsdauer betrug sechs Wochen.
- Im Rahmen einer Anwendungsbeobachtung an mehr als 600 Patienten mit Unterleibsschmerzen wurde eine Linderung krampfartiger Beschwerden im Magen / Darm und / oder im Bereich der Gallenwege erreicht. Bei den meisten Patienten trat dieser Effekt bereits 30 Minuten nach Einnahme des Schöllkrautextrakts ein. Die tägliche Dosis betrug 375–500 mg Extrakt, entsprechend 9–12 mg Gesamtalkaloide. Das Durchschnittsalter der weiblichen Patienten lag bei 59, das der männlichen Patienten bei 55 Jahren. Es wurden etwa zwei Drittel Frauen und ein Drittel Männer behandelt.

Senf

Sinapis alba

Botanischer Steckbrief
Senf (Familie der Brassicaceae) ist eine einjährige Pflanze mit verzweigtem Stängel. Die Laubblätter sind bis zu 10 cm lang, gestielt und gelappt. Die Blüten sind gelb und stehen in Trugdolden. Die Frucht ist eine bis 4 cm lange Schote mit weißlichen Samen.

Verwendete Teile und Inhaltsstoffe
Arzneilich verwendet werden die reifen, getrockneten Senfsamen. Charakteristische Inhaltsstoffe sind Sinalbin und fettes Öl.

Verwendung in der Volksheilkunde
Innerlich zur Aufhellung der Stimme und äußerlich in Form von Senfpflastern und Breiumschlägen zur Durchblutungsförderung. Üblich waren auch Fußbäder zur Ableitung von Blut und Gewebsflüssigkeit vom Kopf in die Beine sowie Senfbäder zur Besserung von Lähmungserscheinungen.

Wissenschaftlich belegte Anwendungen

- Die Kommission E empfiehlt die äußere Verwendung von Senfsamen bei Atemwegs- und chronisch degenerativen Gelenkerkrankungen und Weichteilrheumatismus. Sinalbin wird eine bakterienhemmende, hautreizende und durchblutungsfördernde Wirkung zugeschrieben, die nicht belegt ist.

Darreichungsformen und Dosierung
Tagesdosis 60–240 g Droge. Breiumschläge bei Erwachsenen 10–15 Min., bei Kindern 5–10 Min. max. 1 Woche anwenden.

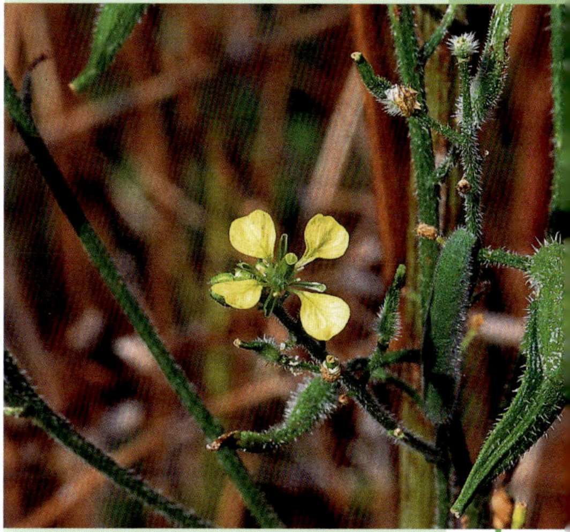

Geschichte

Der weiße Senf stammt ursprünglich aus dem Mittelmeergebiet. Mittlerweile kommt er in ganz Europa, Sibirien, Ostasien und Amerika vor. Der verwilderte Senf wird arzneilich nicht genutzt. Angebaut wird er vor allem im westlichen und nördlichen Europa und im Norden der USA. Neben dem weißen gibt es auch den schwarzen Senf (Brassica nigra), der ebenfalls zu Senfumschlägen verwendet wird.

Fußbad: 20–30 g Senfmehl auf 1 l Wasser.
Vollbad: 150 g Senfmehl auf ein Vollbad.

Anwendungsbeschränkungen
Nicht geeignet bei Magen- und Darmgeschwüren, Nierenerkrankungen sowie bei Kindern unter sechs Jahren. Vorsicht bei Hautleiden!

Nebenwirkungen
Magenbeschwerden, Haut- und Schleimhautreizungen, bei innerer Anwendung Nervenschädigungen möglich.

Senna

Cassia acutifolia (senna) / angustifolia

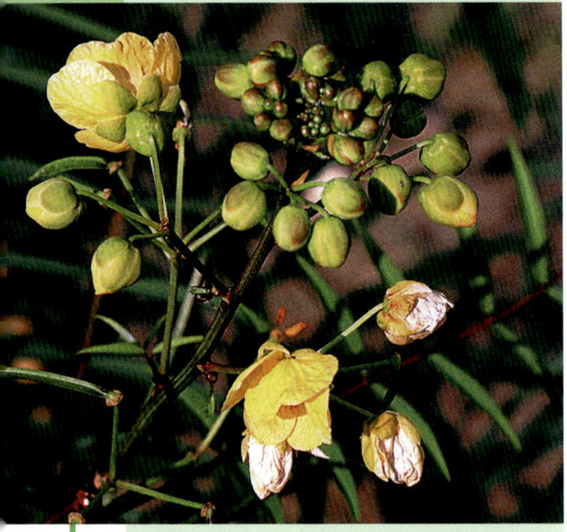

Geschichte

Senna gehört zu den bekanntesten Kräuterarzneien. Die indische Senna (Cassia angustifolia) ist im arabischen und südindischen Raum beheimatet, die ägyptische oder Alexandriner Senna (Cassia acutifolia bzw. senna) stammt aus dem mittleren Nilgebiet (Ägypten und Sudan). In ihren jeweiligen Herkunftsländern wurden die Sennesarten schon vor Jahrtausenden als Abführmittel benutzt. Der Einsatz als wehenförderndes Mittel gab der Pflanze den Beinamen Mutterblätter. Allerdings sind dabei die milder wirkenden Schoten gemeint. Obwohl die Senna nur in tropischen und subtropischen Gebieten wächst, war sie bereits im Mittelalter auch in Europa bekannt. Tabernaemontanus schrieb: „Wer da leicht pflegt verstopft zu werden, der trinke davon, so halten sie ihm den Leib offen."

Botanischer Steckbrief

Die Gattung (Familie der Caesalpiniaceae) umfasst Bäume, Sträucher und Kräuter, deren Blätter stets paarig gefiedert sind. Zwischen den Blättchen oder am Blattstiel sitzen Stieldrüsen. Die medizinisch verwendeten Arten sind Sträucher von 1–1,5 m Höhe. An traubenförmigen Blütenständen sitzen zahlreiche gelbe Blüten. Aus ihnen entwickeln sich 2–4 cm breite, flache braune Schoten – die Sennesfrüchte.

Wissenschaftlich belegte Anwendungen

- Sowohl Kommission E als auch ESCOP befürworten die kurzzeitige Anwendung von Sennesblättern und -früchten bei gelegentlich auftretender Verstopfung.
- Aus den enthaltenen Anthracenderivaten setzen die Darmbakterien die pharmakologisch aktiven Anthrone frei. Diese beeinflussen die Kontraktionen der Darmwände, beschleunigen die Darmpassage und vermindern die Flüssigkeitsresorption. Dadurch wird eine Volumenzunahme des Darminhalts erreicht und der Füllungsdruck im Darm verstärkt. Gleichzeitig stimulieren die Anthrone die Schleimbildung.

Verwendete Teile und Inhaltsstoffe

Arzneiliche Verwendung finden die getrockneten Fiederblätter und die Früchte. Pharmakologisch wirksame Inhaltsstoffe sind Anthracen- und Naphthalenderivate, Schleimstoffe, Flavonoide und (in den Blättern) ätherisches Öl.

Verwendung in der Volksheilkunde

In der indischen Medizin wird Senna bei Verstopfung, Lebererkrankungen, Gelbsucht, Milzvergrößerungen, Blutarmut, Vergiftungserscheinungen und Typhusfieber eingesetzt.

Darreichungsformen und Dosierung

Verwendet werden Fertigpräparate (Dragees, Kapseln, Lösung, Würfel, Instanttees) mit wässrig-alkoholischen Trockenextrakten, die auf einen bestimmten Gehalt an Hydroxyanthracenderivaten standardisiert sind, oder Abkochungen der losen Blätter oder Früchte.
Teezubereitung: 2 TL geschnittene Blätter oder 1 TL Früchte mit 250 ml heißem (nicht kochendem) Wasser aufgießen, 10–20 Min. ziehen lassen (oder 10–12 Std. mit kaltem Wasser stehen lassen), abends 1–2 Tassen warm trinken. Aus den Früchten werden die Wirkstoffe schneller freigesetzt als aus den Blättern. Die Wirkung tritt nach etwa 10–12 Std. ein.

Anwendungsbeschränkungen

Während der Schwangerschaft oder Stillzeit sollten Sie Sennesblätter oder -früchte nicht anwenden, weil dazu keine ausreichenden wissenschaftlichen Erkenntnisse vorliegen. Außerdem sollten Sie Sennespräparate nicht verwenden, wenn Sie an einer der folgenden Krankheiten leiden: Darmverschluss, akute Darm- oder Blinddarmentzündung, Bauchschmerzen unbekannter Ursache oder Elektrolytmangel.
Wenn Sie Herzmedikamente, Cortison oder Mittel zur Steigerung der Harnausscheidung einnehmen, sollten Sie mit der Anwendung von Sennespräparaten besonders vorsichtig sein und die Dosierungsangaben genau einhalten, da es bei einer Überdosierung zu Wechselwirkungen kommen könnte.
Generell dürfen Sie abführende Mittel nicht länger als maximal zwei Wochen anwenden.

Nebenwirkungen

Bei Überdosierung können krampfartige Magen-Darm-Beschwerden auftreten. Die Langzeitanwendung führt zum Verlust an Elektrolyten, insbesondere an Kalium. Der Kaliumverlust kann schwere Nebenwirkungen wie Störungen der Herzfunktion oder Muskelschwäche auslösen.

STUDIEN

- Zubereitungen aus Sennesblättern und -früchten sind sehr gut untersucht. Die abführende Wirkung wurde in zahlreichen Studien und diversen Anwendungsbeobachtungen dokumentiert.
- Die Effizienz von Senna wurde zum Beispiel im Vergleich zu Lactulose untersucht: 77 ältere Patienten mit Verstopfungen erhielten über einen Zeitraum von zwei Wochen entweder eine Senneszubereitung oder Lactulose.
  Im Verlauf der Behandlung führte das Sennespräparat zu deutlich häufigeren und leichteren Darmentleerungen als Lactulose. Mit dem Lactulosepräparat wurde zudem die Dosierungsempfehlung öfter überschritten.

Soja

Glycine max

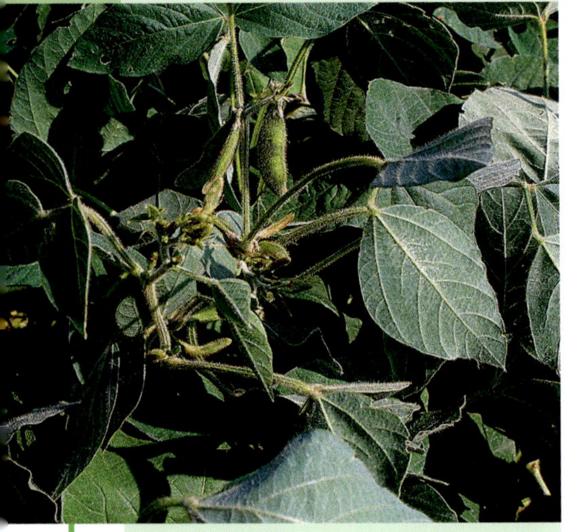

Geschichte

Die Sojabohne zählt zu den ältesten Kulturpflanzen der Erde. Schon 2800 v. Chr. wurde sie in China kultiviert. Im 17. Jahrhundert kam die Sojabohne über Indonesien nach Polynesien. Nach Amerika wurde sie allerdings erst 1829 eingeführt, später hat sie dort ihren stärksten Anbau erfahren. Seit der Mitte des 18. Jahrhunderts wird die Sojabohne in den botanischen Gärten Europas kultiviert. Sie bevorzugt ein warmes Klima und neutrale lockere Böden mit regelmäßiger Wasserversorgung.
Soja wird besonders als Speiseöl, Eiweißprodukt und in der heutigen Zeit als standardisiertes Nahrungsergänzungsmittel genutzt. In Asien zählt die Sojabohne zu den Grundnahrungsmitteln.

Botanischer Steckbrief

Die Sojapflanze ist ein typischer Schmetterlingsblütler (Familie der Leguminoseae) mit aufrecht rankender Wuchsform. Kraut, Stängel und Blätter sind dicht-zottig behaart, die Blätter dreizählig, die Blättchen eiförmig und auf den Blattnerven behaart. Die Blüten sind klein und unauffällig, orange-rötlich bis purpurfarben und sitzen in den Blattachseln. Die längliche Hülsenfrucht gibt durch Aufplatzen zwei bis vier Samen frei. Diese sind länglich-eiförmig, weiß, gelb oder schwarz-braun.

Wissenschaftlich belegte Anwendungen

- Die Kommission E befürwortet die Anwendung von Sojalecithin bei leichteren Fettstoffwechselstörungen, insbesondere bei erhöhten Cholesterinwerten, sofern diätetische Maßnahmen allein nicht ausreichen. Darüber hinaus sind die Cholesterin senkenden Eigenschaften von Sojaproteinen und Sojaisoflavonen wissenschaftlich gut belegt.
- Sojalecithin übt einen Effekt auf den Cholesterinmetabolismus aus. In mehreren Untersuchungen wurde ein erhöhter Cholesterinrücktransport mittels HDL-Cholesterin („gutes" Cholesterin), verbunden mit einer gesteigerten Ausscheidung über die Galle, gezeigt.
- Die in den Sojaisoflavonen enthaltenen Phytoöstrogene verbessern die Symptome während der Wechseljahre.
- Sojaprodukte werden auch zur Gewichtsreduktion erfolgreich eingesetzt.

Verwendete Teile und Inhaltsstoffe

Arzneilich verwendet wird das Lecithin, ein Phospholipidgemisch, das aus den reifen Samen der Sojabohne gewonnen wird. Als Nahrungsmittel und Nahrungsergänzungsmittel wird das Sojaprotein mit Isoflavonoiden und Lecithin verwendet. Aus Sojabohnen werden diverse Produkte hergestellt wie Tofu, Flocken oder Mehl. Sojasamen enthalten rund 30–50 % Eiweiß, 25 % Kohlenhydrate, 15–20 % Öl, davon ca. 50 % Linolensäure (3fach ungesättigte Fettsäure).

Verwendung in der Volksheilkunde

Sojalecithin wurde bei Konzentrationsmangel, Gehirn- und Nervenkrankheiten, bei Schwächezuständen, Leber- und Gallenbeschwerden sowie bei Blutarmut eingesetzt. In der chinesischen Pflanzenheilkunde verwendet man Sojasprossen gegen Fieber, da sie den Kreislauf anregen und eine entgiftende Wirkung haben sollen. Außerdem werden Sojabohnen zur Krebsprophylaxe eingesetzt.

➤ Darreichungsformen und Dosierung

Die Tagesdosis beträgt 3,5 g Gesamtphospholipide, Lecithin in der Regel als Flüssigkeit.
Sojaproteine: Mindestens 25 g täglich, in klinischen Studien zur Cholesterinsenkung überwiegend bis etwa 50 g isolierte Sojaproteine und etwa 190 mg Isoflavone.

! Anwendungsbeschränkungen

Allergie gegen Soja und Sojainhaltsstoffe.

Nebenwirkungen

Durch die Einnahme von Lecithin können gelegentlich Verdauungsbeschwerden, Magenschmerzen sowie lockerer Stuhl und Durchfall auftreten. Auch allergische Reaktionen sind nicht auszuschließen.

STUDIEN

- Zahlreiche klinische Studien belegen die Wirksamkeit von Sojaproteinen und -isoflavonen bei der Senkung des Cholesterinspiegels. Als Beispiel sei das Ergebnis einer Metaanalyse genannt. Darin wurden 38 klinische Studien mit insgesamt 743 Patienten ausgewertet. Durchschnittlich wurden 47 g Sojaproteine täglich aufgenommen. Die Studiendauer betrug in der Regel mindestens vier Wochen. Insgesamt wurde eine Senkung des Cholesterinspiegels um 9,3 % erreicht. Der Effekt von Sojaproteinen war umso größer, je höher der Anfangscholesterinspiegel war. Maximal wurden Senkungen um annähernd 20 % erreicht.
- Eine große Anzahl von Studien belegt die Wirksamkeit von Bestandteilen aus der Sojabohne zur Gewichtsreduktion im Rahmen einer kalorienreduzierten Diät. In Kurzzeitstudien ohne Placebokontrolle konnten Gewichtssenkungen von 4–13 kg innerhalb von vier bis acht Wochen erzielt werden. Bei Langzeitstudien über ein Jahr wurden Gewichtsabnahmen bis zu 16 kg erreicht.
- Die Begleitsymptome während der Wechseljahre wurden durch Sojaisoflavone (und -proteine) verringert. Außerdem war die Mineralisierung der Knochen gegenüber einer Placebogabe deutlich vermehrt.

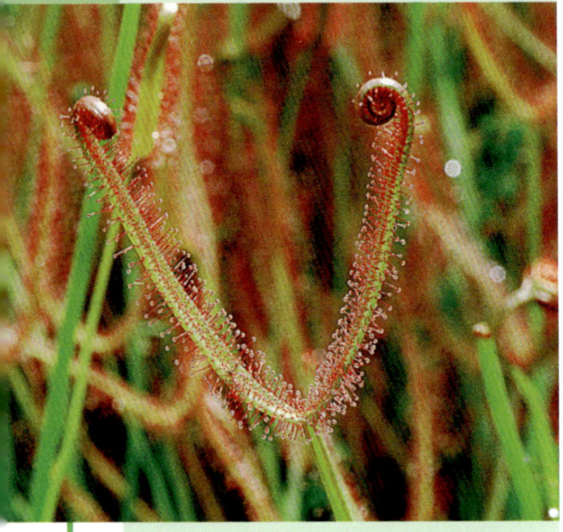

Geschichte

Diese bekannteste aller Fleisch fressenden Pflanzen erhielt den Namen Sonnentau, weil die „Tautropfen“ auf ihren Blättern auch unter Sonnenbestrahlung nicht vergehen. Natürlich handelt es sich dabei nicht um Tau, sondern um ein zähes Sekret, an dem die Insekten hängen bleiben. Unter dem Namen „herba sole“ verwendeten die Mönche des 12. Jahrhunderts den Sonnentau, um Reizhusten zu lindern. Später gewann der Gelehrte Arnold von Villanova, dessen Schriften größtenteils der Inquisition zum Opfer fielen, aus der Heilpflanze ein Elixier, das gegen alle möglichen Gebrechen der Menschheit helfen sollte. In Deutschland wurde Sonnentau 1992 zur Blume des Jahres gewählt, um auf die zunehmende Gefährdung der Hochmoore aufmerksam zu machen, wo er bevorzugt wächst.

Sonnentau

Drosera rotundifolia

Botanischer Steckbrief

Der Sonnentau (Familie der Droseraceae) ist eine „Fleisch fressende“ Moorpflanze von 7–20 cm Höhe. Die langstieligen Blätter stehen in einer grundständigen Rosette und sind mit roten, klebrigen Drüsenhaaren besetzt, an deren verdickten Enden Tropfen eines zähen Saftes hängen, in denen Insekten gefangen werden – daher die Volksnamen Fliegenfalle und Himmelstau. Der Saft enthält Enzyme zur Verdauung tierischen Eiweißes, das die Stickstoffversorgung der Pflanze sichert. Die Blüten sind weiß, stehen in kleinen Ähren und blühen nur einen einzigen Tag im Juli oder August. In Europa steht der Sonnentau als Wildpflanze unter strengem Naturschutz. Arzneipflanzen werden aus Madagaskar importiert.

Wissenschaftlich belegte Anwendungen

- Die Kommission E befürwortet die Anwendung von Sonnentaukraut bei Krampfhusten und bei einem trockenen Reizhusten.
- Die pharmakologische Wirkung von Drosera beruht in erster Linie auf den enthaltenen Naphthochinonen, insbesondere dem Plumbagin.
- Plumbagin zeigt Wirkungen gegen verschiedene Bakterien, darunter auch Streptokokkenstämme, die gegen Antibiotika resistent sind.
- Der alkoholische Sonnentau-Extrakt wirkte in Tierversuchen krampflösend, Hustenanfälle konnten wirksam gelindert werden.

Verwendete Teile und Inhaltsstoffe

Arzneiliche Verwendung findet die getrocknete ganze Pflanze. Wichtige pharmakologisch wirksame Inhaltsstoffe sind Naphthochinone, Flavonoide und Schleimstoffe.

TIPP

Gutes Kindermittel

Präparate aus Sonnentaukraut werden besonders gerne in der Kinderheilkunde verwendet, z. B. bei Reizhusten oder zur begleitenden Therapie bei Asthma und Keuchhusten. In diesem Fall sollten Sie statt der alkoholhaltigen Tropfen die ebenfalls erhältlichen alkoholfreien Hustensäfte bevorzugen.

Verwendung in der Volksheilkunde

Innerlich bei Leberleiden, Atemwegsentzündungen, Krämpfen und Asthma; äußerlich bei Warzen und Hühneraugen.

Darreichungsformen und Dosierung

Verwendet werden Fertigpräparate (Tropfen, Saft) mit Flüssigextrakt, verdünnte Tinktur oder Teezubereitungen. Erwachsene nehmen mehrmals täglich 10 Tropfen Tinktur in etwas Wasser verdünnt ein, Kinder 5 Tropfen.

Teezubereitung: 2–5 EL Kraut mit 150 ml kochendem Wasser übergießen, 10 Min. ziehen lassen; 3–4 Tassen pro Tag.

Die benötigte Teemenge variiert je nach Herkunft der Droge. Die oberen Dosierungsempfehlungen gelten für Tees aus Madagaskar.

In der Homöopathie ist Drosera ein wirksames Mittel gegen Krampf- und Keuchhusten.

Anwendungsbeschränkungen

Keine bekannt.

Nebenwirkungen

Keine bekannt.

STUDIE

- Für Sonnentaukraut alleine wurden keine klinischen Studien durchgeführt.
- Untersucht wurde ein Aerosoltherapeutikum mit einer Kombination aus Sonnentau- und Thymiankraut. Behandelt wurden 44 Patienten, die an unterschiedlichen Formen einer akuten und chronischen Bronchitis erkrankt waren. Nach acht Tagen waren 75 % der Teilnehmer geheilt, bei den übrigen hatten sich die Symptome gebessert. In allen Fällen wurde der sekretlösende, auswurffördernde, krampflösende und hustenreizstillende Effekt als deutlich spürbar bewertet.

Spitzwegerich

Plantago lanceolata

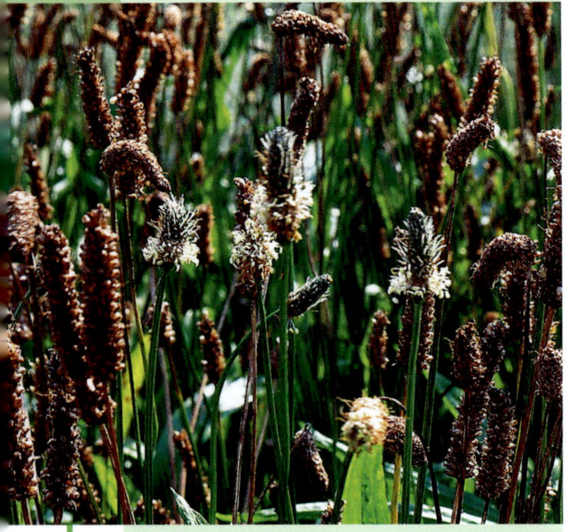

Geschichte

Der Spitzwegerich wurde im Mittelalter bei verschiedenen Krankheiten zur inneren und äußeren Einnahme empfohlen. Hildegard von Bingen, Albertus Magnus und Tabernaemontanus rühmten die wundheilenden und auswurffördernden Eigenschaften dieser Wegerichart. Dioskurides empfahl Auflagen mit Spitzwegerich bei Hautkrankheiten.

Botanischer Steckbrief

Der Wegerich ist ein ausdauerndes Kraut. Typisch für alle Plantaginaceen ist die grundständige Rosette. Beim Spitzwegerich sind die Blätter länglich, 3- bis 5-nervig, ganzrandig oder kurz gezähnt. Charakteristisch ist die kugelige oder leicht walzenförmige weißliche Blütenähre, die auf einem aufrechten Blütenschaft sitzt.

Verwendete Teile und Inhaltsstoffe

Verwendet werden die zur Blütezeit geernteten frischen oder getrockneten oberirdischen Teile des Spitzwegerichs. Typische Inhaltsstoffe sind Iridoide, Schleimstoffe und Flavonoide.

Verwendung in der Volksheilkunde

Innerlich wurde das Spitzwegerichkraut bei Erkrankungen der Atemwege, Blasenentzündung, Bettnässen, Leberleiden, Magenkrämpfen, Durchfällen und als harntreibendes Mittel verwendet. Äußerlich wurde er zur Wundheilung, bei Furunkeln, Bindehautentzündung und zur Blutstillung eingesetzt.

Wissenschaftlich belegte Anwendungen

- Die Kommission E empfiehlt die innere Anwendung bei Atemwegserkrankungen, entzündlichen Veränderungen der Mund- und Rachenschleimhaut sowie die äußere bei entzündlichen Veränderungen der Haut. Die antibakterielle Wirkung wurde experimentell, die Wirksamkeit bei Erkältungskrankheiten durch eine Studie belegt.

Darreichungsformen und Dosierung

Verwendet werden Fertigpräparate mit Fluidextrakt sowie Hustensäfte (Spitzwegerichsirup in Kombination mit Pestwurz und Fichte) und Teebeutel. Die Tagesdosis beträgt 3–6 g Droge. In Studien waren etwa 4–5 ml Fluidextrakt wirksam.

Teezubereitung: 1 1/2 TL Kraut mit 150 ml heißem Wasser übergießen, 10–15 Min. ziehen lassen, mehrmals täglich trinken.

Anwendungsbeschränkungen

Keine bekannt.

Nebenwirkungen

Keine bekannt.

Steinklee

Melilotus officinalis

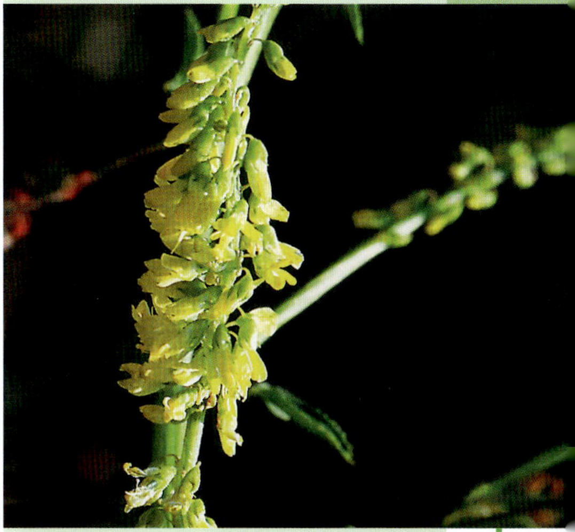

Botanischer Steckbrief

Der Steinklee gehört zu den Schmetterlingsblütengewächsen (Familie der Fabaceae) und ist ein mehrjähriges, 60–120 cm hohes Kraut mit glatten, stark verzweigten Ästen. Die Blätter sind langstielig und oval, die Blüten klein, gelb und in Trauben angeordnet. Die Blütezeit ist von Juni bis August.

Verwendete Teile und Inhaltsstoffe

Medizinisch verwendet werden die frischen oder getrockneten Blätter und die blühenden Zweige. Pharmakologisch wichtige Inhaltsstoffe sind Zimtsäureglykoside (in der frischen Pflanze), Cumarine, Flavonoide und Triterpensaponine.

Verwendung in der Volksheilkunde

Innerlich bei Venenleiden und als harntreibendes Mittel; äußerlich bei Prellungen, Verstauchungen und Blutergüssen.

Geschichte

Wie der Name schon sagt, bevorzugt der Steinklee steinige Böden. Er ist eine sehr alte Heilpflanze. Schon Hippokratiker benutzten ihn zur Linderung von Geschwüren. Im Mittelalter wurde seine schmerzstillende, harn- und schweißtreibende Wirkung geschätzt. In der Volksmedizin dient der Steinklee als Mittel gegen Krampfadern und Hämorrhoiden.

Wissenschaftlich belegte Anwendungen

- Kommission E und ESCOP empfehlen die innerliche Anwendung bei chronischer venöser Insuffizienz, Krampfadern und oberflächlichen Thrombosen. Die enthaltenen Cumarine und Saponine wirken entzündungshemmend und verbessern den venösen Rückfluss des Blutes.

Darreichungsformen und Dosierung

Verwendet werden Fertigpräparate (Tropfen, Tabletten) mit Trockenextrakt sowie Abkochungen des losen Krauts. Die Tagesdosis sollte 3–30 mg Cumarin enthalten.

Teezubereitung: 1–2 TL Kraut mit 150 ml kochendem Wasser überbrühen und 5–10 Min. ziehen lassen; 2–3 Tassen pro Tag trinken, bei Hämorrhoiden auch als Umschlag anwenden.

Anwendungsbeschränkungen

Während der Schwangerschaft und Stillzeit oder wenn Sie Medikamente zur Hemmung der Blutgerinnung einnehmen, sollten Sie die Anwendung mit Ihrem Arzt besprechen.

Nebenwirkungen

In seltenen Fällen Kopfschmerzen.

Stiefmütterchen

Viola tricolor

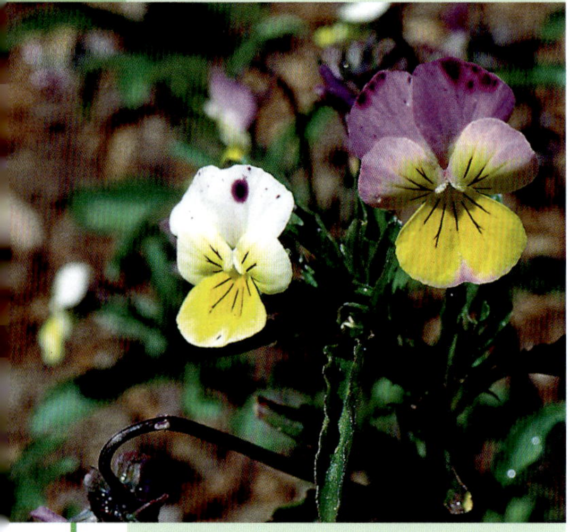

Geschichte

Stiefmütterchen sind vor allem als Gartenpflanzen beliebt. Während diese nur zur Zierde angebaut werden, ist die medizinische Verwendung dem wilden Stiefmütterchen vorbehalten. Früher wurde es aufgrund seines Schleimgehaltes auch innerlich eingesetzt, heutzutage wird nur noch die äußere Anwendung empfohlen. Im Mittelalter galten die Veilchengewächse als wichtige Heilpflanzen. Erst Leonhard Fuchs (1501–1566) unterschied das Stiefmütterchen von den übrigen Veilchenarten.

Botanischer Steckbrief

Wilde Stiefmütterchen, auch Ackerstiefmütterchen genannt, sind mehrjährige krautige Pflanzen aus der Familie der Veilchengewächse (Violaceae). Die unteren Blätter sind herzförmig, die oberen länglich-elliptisch. Die Blüte ist gelb oder dreifarbig, steht einzeln und ist lang gestielt. Blütezeit ist von Mai bis August.

Verwendete Teile und Inhaltsstoffe

Arzneilich verwendet werden die zur Blütezeit geernteten frischen oder getrockneten oberirdischen Teile des wilden Stiefmütterchens. Charakteristische Inhaltsstoffe sind Flavonoide, z. B. Rutin, Schleimstoffe und Gerbstoffe.

Verwendung in der Volksheilkunde

Das wilde Stiefmütterchen wurde innerlich als leichtes Abführmittel bei Verstopfungen und zur Förderung des Stoffwechsels genommen, in der älteren Volksmedizin auch bei Erkältungskrankheiten und Halsentzündungen.

Wissenschaftlich belegte Anwendungen

- Die Kommission E empfiehlt das wilde Stiefmütterchen bei Kindern mit leichten nässenden Hauterkrankungen und bei Milchschorf. Im Tierversuch konnte eine Besserung von ekzemartigen Hauterkrankungen gezeigt werden.

Darreichungsformen und Dosierung

Teezubereitung: 2–3 EL Stiefmütterchenkraut mit 1 l kochendem Wasser übergießen, 10–15 Min. ziehen lassen und zum Badewasser geben oder 1 TL Stiefmütterchenkraut mit 250 ml kochendem Wasser übergießen, 10–15 Min. ziehen lassen, abseihen und lauwarm für Umschläge verwenden.

Anwendungsbeschränkungen

Keine bekannt.

Nebenwirkungen

Keine bekannt.

Strandkiefer

Pinus maritima

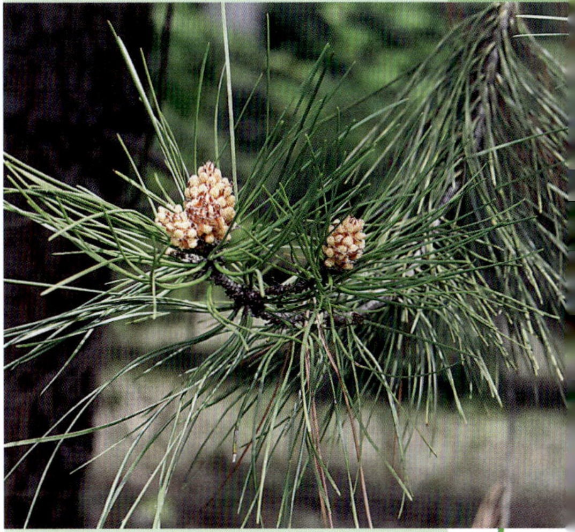

Botanischer Steckbrief

Die Strandkiefer (Familie der Pinaceae) ist eine maritime Pinienart, die entlang der südfranzösischen Atlantikküste (Pinus maritima) oder in Nordamerika (Pinus pinaster) heimisch ist.

Verwendete Teile und Inhaltsstoffe

Medizinisch verwendet wird die getrocknete Rinde. Pharmakologisch wichtige Inhaltsstoffe sind Proanthocyanidine, Flavonoide, Catechine und Phenolsäuren.

Verwendung in der Volksheilkunde

In Europa wurde die Strandkiefer früher nicht arzneilich genutzt. Die nordamerikanischen Indianer verwendeten sie quasi als Allheilmittel und zur Nahrungsergänzung.

Geschichte

Der französische Entdeckungsreisende Cartier lernte die Heilkraft der Strandkiefer kennen, als er 1535 im kanadischen Polargebiet überwinterte. Einheimische Indianer bewahrten ihn mit dem Tee aus der Rinde dieser Pinienart vor einer Skorbut-Erkrankung. Die Wirkstoffe wurden allerdings erst im 20. Jahrhundert identifiziert.

Wissenschaftlich belegte Anwendungen

- Die Rinde der Strandkiefer hat in mehreren klinischen Studien eine gute Wirksamkeit bei der Behandlung von Venenerkrankungen gezeigt, vor allem bei chronischer venöser Insuffizienz, aber auch bei der Behandlung von Krampfadern und bei Hämorrhoiden.
- Eine Bewertung durch Kommission E oder ESCOP liegt nicht vor.

Darreichungsformen und Dosierung

Verwendet werden Fertigpräparate (Tabletten) mit Trockenextrakt, der auf einen bestimmten Gehalt an Procyanidinen standardisiert ist. Die Tagesdosis sollte 40–60 mg Cyanidin enthalten. Teezubereitungen sind nicht gebräuchlich und auch nicht empfehlenswert.

Anwendungsbeschränkungen

Während der Schwangerschaft oder Stillzeit sollten Sie die Anwendung vorsichtshalber mit Ihrem Arzt besprechen.

Nebenwirkungen

Bei der Einnahme auf nüchternen Magen kann Übelkeit auftreten.

Süßholz

Glycyrrhiza glabra

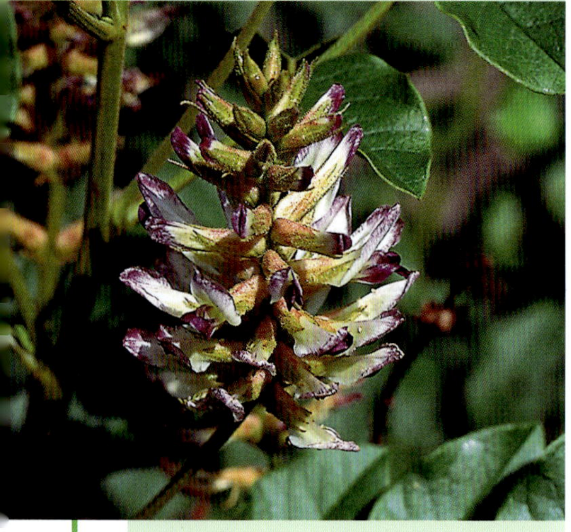

Geschichte

Die Süßholzwurzel wird schon in der Arzneimittellehre von Dioskurides genannt. Danach wirkt der Saft bei Rauheit der Luftröhre, Magenbrennen sowie bei Brust- und Nierenleiden. Auch Hildegard von Bingen beschreibt Süßholz als „...von gemäßigter Wärme und bereitet dem Menschen eine klare Stimme, auf welche Weise es auch immer gegessen wird, und es macht seinen Sinn mild und erhellt seine Augen und erweicht seinen Magen zur Verdauung ..." Das Süßholz ist im Mittelmeergebiet heimisch, vor allem in Spanien, Südfrankreich, Italien und Griechenland. Aber auch in Nordafrika und Südostasien wächst diese Heilpflanze. Die Handelsware wird zum großen Teil angebaut. Die verwendeten Wurzeln stammen von dreijährigen Pflanzen.

Botanischer Steckbrief

Süßholz gehört zu den Schmetterlingsblütengewächsen (Familie der Fabaceae) und ist eine ausdauernde Staude von 1–2 m Höhe mit einer langen, kräftigen Pfahlwurzel, an der sich später Nebenwurzeln und ein stark verholzendes Rhizom entwickeln. Jedes Jahr treiben neue, kräftige Stängel aus. Die Blätter sind wechselständig, unpaarig gefiedert und mit klebrigen Drüsenhaaren besetzt. Aus den Blattachseln entspringen ährenähnliche aufrechte Blütenstände von 10–15 cm Länge mit blasslila gefärbten Schmetterlingsblüten. Die Früchte bestehen aus bis zu 2,5 cm langen Hülsen. Die Wurzel wird im Herbst geerntet.

Verwendete Teile und Inhaltsstoffe

Arzneilich verwendet wird die ungeschälte, getrocknete Wurzel mit ihren Ausläufern. Typische Inhaltsstoffe der Süßholzwurzel sind Triterpensaponine, vor allem Glycyrrhizinsäure (ihre Salze werden als Glycyrrhizin bezeichnet), die für den süßen Geschmack sorgt (Glycyrrhizin ist 50-mal süßer als Zucker), ferner Flavonoide und Cumarine.

Wissenschaftlich belegte Anwendungen

➤ Süßholz wird von der Kommission E zur Behandlung von Atemwegserkrankungen sowie bei Magen- und Zwölffingerdarmgeschwüren empfohlen. Besonders die Wirkung gegen Viren und Bakterien macht die Süßholzwurzel für diese Anwendung interessant. Entzündungshemmende und antioxidative Wirkungen konnten experimentell eindeutig bestätigt werden.

Verwendung in der Volksheilkunde

In der Volksmedizin wurde die Süßholzwurzel innerlich bei Blinddarmentzündungen, Verstopfung, Entzündungen des Magen-Darm- und des Urogenitaltraktes sowie zur Förderung der Menstruation, der Milchbildung und der Harnausscheidung verwendet. Weiterhin wurde die Süßholzwurzel bei Epilepsie und als potenzsteigerndes Mittel eingesetzt. Bekannt war auch die äußerliche Anwendung bei Hauterkrankungen. Im antiken Griechenland verwendete man die Süßholzwurzel bei Asthma, Brustbeschwerden und Mundgeschwüren.

➤ Darreichungsformen und Dosierung

Die Tagesdosis beträgt 5–15 g Droge, entsprechend 200–600 mg Glycyrrhizin.
Saft (Succus Liquiritae): Bei Erkältungskrankheiten 0,5–1 g, bei Magengeschwüren in dreifacher Menge (1,5–3 g).
Standardisierter ethanolischer Extrakt: 4 % Glycyrrhizin, 52–65 % Ethanol.
Teezubereitung: 1–2 TL lose Wurzel mit 150 ml kochendem Wasser übergießen, 10–15 Min. ziehen lassen und jeweils 1 Tasse nach den Mahlzeiten trinken.

! Anwendungsbeschränkungen

In der Schwangerschaft und Stillzeit sowie bei Bluthochdruck, Gallen- und Lebererkrankungen, schwerer Niereninsuffizienz und bei Kaliummangel sollte keine Süßholzwurzel eingenommen werden. Nicht länger als sechs Wochen ohne ärztlichen Rat einnehmen!

Nebenwirkungen

Bei längerer Anwendung und in hohen Dosen (ab 20 g täglich) kann es zu Bluthochdruck, Ödemen und Kaliummangel bzw. Natriumüberversorgung kommen. Eine Verstärkung von harntreibenden Mitteln ist möglich.

STUDIEN

- 15 Patienten mit peptischem Magengeschwür wurden über einen Zeitraum von maximal drei Monaten täglich mit 3-mal 3 g gepulverter Süßholzwurzel behandelt. Nach zwei Monaten hatten 56 % der Patienten keine Schmerzen in der Magengegend mehr, und bei 78 % ließ das Brennen nach. Nach einer radiologischen Untersuchung zeigte sich bei 50 % der Patienten eine komplette bzw. annähernd komplette Heilung und bei weiteren 40 % zumindest eine unvollständige Heilung.
- Es gibt Studien, die ebenfalls einen positiven Effekt von Süßholzwurzel ohne Glycyrrhizin auf Magengeschwüre zeigten. Dem widersprechen Studien mit Placebokontrolle, die an insgesamt 271 Patienten durchgeführt wurden, bei denen kein positiver Effekt von Süßholzwurzel auf Magengeschwüre nachgewiesen werden konnte. Aus diesem Grunde ist davon auszugehen, dass die Wirksamkeit von Süßholzwurzel durch den Inhaltsstoff Glycyrrhizin verbessert wird bzw. dass Glycyrrhizin ein hauptwirksamer Bestandteil ist.

Taigawurzel

Eleutherococcus

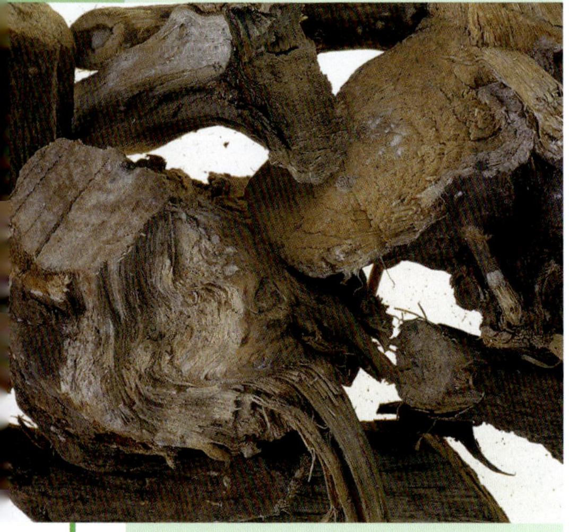

Geschichte

Der botanische Name Eleutherococcus setzt sich aus den griechischen Wörtern „eleutheros" (frei) und „kokkos" (Same) zusammen – ein Hinweis auf die Lage der Samen in der Frucht. Die Taigawurzel ist in Sibirien, Japan, Korea und Nordchina ab einer Höhe von 800 m weit verbreitet. In der traditionellen chinesischen Volksmedizin findet man bereits im 3. Jahrhundert v. Chr. erste Hinweise auf ihre heilende oder vorbeugende Wirkung. Der Eleutherococcus trägt den Beinamen sibirischer Ginseng, da er ein ähnliches Wirkprofil aufweist wie der wesentlich teurere Panax ginseng. Aus diesem Grund wird er gern als preisgünstiger Ersatz verwendet.

Botanischer Steckbrief

Eleutherococcus (Familie der Araliaceae) ist ein 1–3 m hoher Strauch, dessen Zweige dicht mit hellen Stachelborsten besetzt sind. Die Laubblätter sind fünfzählig und am Rand gesägt. Die kleinen Blüten können einzeln oder auf traubenartig zusammengesetzten Dolden vorkommen. Bei den weiblichen Pflanzen sind sie gelb, bei den männlichen violett.

Wissenschaftlich belegte Anwendungen

- Kommission E und ESCOP empfehlen die Taigawurzel als Tonikum zur Stärkung und Kräftigung bei Müdigkeits- und Schwächegefühl, bei nachlassender Leistungs- und Konzentrationsfähigkeit sowie in der Rekonvaleszenz nach durchgemachter Krankheit.
- Die Pflanze verstärkt die körpereigene Fähigkeit, Stressbelastungen unterschiedlichster Art standzuhalten.
- Die Extrakte wirken stimulierend auf das Immunsystem und führen zu einer erhöhten Ausschüttung von Abwehrstoffen. Zudem verhindern sie die Vermehrung bestimmter Viren, dazu zählen die Erreger von Schnupfen und Grippe.
- In diversen Tierversuchen konnte Eleutherococcus die Lern- und Gedächtnisleistung verbessern.

Verwendete Teile und Inhaltsstoffe

Arzneiliche Verwendung findet der getrocknete Wurzelstock mit den Wurzeln. Wichtige pharmakologisch wirksame Inhaltsstoffe sind

Triterpensaponine, Steroidglykoside, Phenylacrylsäurederivate, Kaffeesäurederivate, Lignane und Polysaccharide.

Verwendung in der Volksheilkunde

In Europa ist keine traditionelle Verwendung bekannt. Anders in der chinesischen Medizin, hier wurde die Taigawurzel bei Nierenschmerzen, Harnverhaltung, Impotenz, Schlafstörungen, Schmerzen und Schwäche im Hüft- und Kniegelenk, Appetitlosigkeit, rheumatoider Arthritis sowie als Immunstimulanz eingesetzt. Auch vor Prüfungssituationen, zur Verbesserung der geistigen Leistungsfähigkeit und um dem damit verbundenen Stress standzuhalten, wird die Wurzel verwendet. Nach dem Kontakt mit toxischen Chemikalien oder radioaktiven Strahlen (beispielsweise nach einem Reaktorunfall) schützt die Taigawurzel den Organismus vor einer drohenden Vergiftung.

➤ Darreichungsformen und Dosierung

Verwendet werden Fertigpräparate (Tropfen, Dragees, Tabletten) mit hoch konzentrierten alkoholischen Extrakten oder Pulver sowie Abkochungen der losen Wurzel.

Teezubereitung: 1 TL klein geschnittene Wurzel mit 150 ml kochendem Wasser aufgießen und 15 Min. ziehen lassen, 2–3 Tassen täglich.

Die Anwendung als Tee ist allerdings nicht zu empfehlen, da die Wirkstoffe nur begrenzt wasserlöslich sind. Mit einem Fertigpräpararat nehmen Sie mehr Wirkstoffe zu sich.

Die Anwendungsdauer sollte drei Monate nicht überschreiten.

Anwendungsbeschränkungen

Zur Anwendung während der Schwangerschaft oder Stillzeit liegen keine gesicherten Erkenntnisse vor. Für Menschen mit hohem Blutdruck ist Eleutherococcus nicht geeignet.

Nebenwirkungen

Sehr vereinzelt wurde von einer Erhöhung des Blutdrucks berichtet. Bei gleichzeitiger Anwendung von Digoxin, Insulin und anderen Antidiabetika sowie von Antikoagulanzien können die Konzentrationen im Blut verändert werden.

STUDIEN

- 36 gesunde Probanden erhielten vier Wochen lang entweder alkoholischen Eleutherococcusextrakt oder ein Placebo. Am Ende der Behandlung hatte sich die Anzahl der T-Lymphozyten, der aktivierten T-Zellen, der T-Helfer-Zellen, der natürlichen „Killerzellen" und der B-Lymphozyten um 30–85 % erhöht.
  In der Placebogruppe waren die entsprechenden Werte dagegen unverändert geblieben.
- 340 Krankenhauspatienten, die seit maximal fünf Jahren unter eingeschränkter Leistungsfähigkeit aufgrund eines psychovegetativen Syndroms litten, erhielten drei Wochen lang ein Eleutherococcuspräparat oder ein Placebo. Die geistige Leistungsfähigkeit in beiden Gruppen wurde qualitativ und quantitativ mittels eines standardisierten Testverfahrens gemessen. Das Ergebnis fiel eindeutig aus: Die Leistungen waren aufgrund der Wirkungen des Eleutherococcus nach dreiwöchiger, aber auch schon nach einmaliger Einnahme deutlich erhöht.

Tee

Camellia sinensis

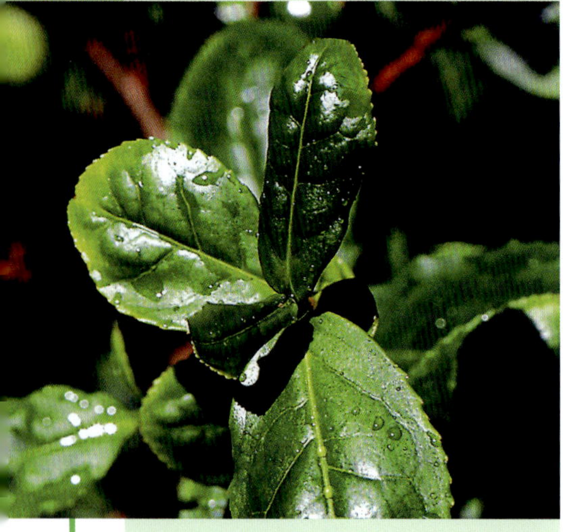

Geschichte

Einer chinesischen Legende zufolge wurde der Tee als Getränk rein zufällig vom König oder Kaiser Shen Nong, einem Gelehrten und Pflanzenkundler, entdeckt: Ein leichter Wind soll dem Herrscher ein paar Teeblätter in seinen Kessel mit kochendem Wasser geweht haben. Daraufhin soll er das Getränk probiert und es als wunderbar erfrischend und anregend empfunden haben. Diese Legende geht etwa auf das Jahr 2700 v. Chr. zurück. Erste dokumentierte Überlieferungen zur Verwendung des Tees stammen aus alten „Teesteuerbescheiden" aus dem Jahr 221 v. Chr.

Botanischer Steckbrief

Der Teestrauch ist immergrün und verzweigt. Seine Blätter sind wechselständig, kurz gestielt, lederartig, dunkelgrün und länglich bis eiförmig. Die jungen Blätter sind auf der Unterseite flaumig behaart und erscheinen deshalb silbrig. Die Blüten sind kurz gestielt und stehen einzeln oder in Büscheln in den Blattachseln. Sie sind weiß oder schwach rosa und haben einen Durchmesser von 3–5 cm. Sie weisen je 5–7 Kron- und Kelchblätter auf. Die Frucht ist eine holzige Kapsel mit braunen Samen.

Verwendete Teile und Inhaltsstoffe

Verwendet werden die fermentierten (schwarzer Tee) oder unfermentierten (grüner Tee) und getrockneten Blätter des Teestrauchs. Charakteristische Inhaltsstoffe sind Purinalkaloide, z. B. Coffein, das früher häufig als Tein bezeichnet wurde, sowie Triterpensaponine, Flavonole, Flavonoide und ätherisches Öl.

Verwendung in der Volksheilkunde

Als anregendes Getränk und gegen Durchfallerkrankungen.

➤ Darreichungsformen und Dosierung

Teezubereitung: 1 geh. TL Blatttee oder 1 gestr. TL Brockentee bzw. 1 Teebeutel pro Tasse mit kochendem Wasser übergießen und 2–10 Min. ziehen lassen (für die anregende Wirkung unter 3 Min.). Grünen Tee nicht mit kochendem Wasser aufgießen, weil sonst die wertvollen Polyphenole zerstört werden. Die Gerbstoffe, die besonders gegen Durchfallerkrankungen wirken, treten vollständig erst nach ca. 10 Min. aus. Deshalb sollte der Tee, den Sie gegen Durchfall trinken, möglichst lange ziehen.
Von grünem Tee werden auch Extrakte hergestellt und als Kapseln angeboten oder anregenden Getränken beigemischt.

Wissenschaftlich belegte Anwendungen

- Die Droge wurde von Kommission E und ESCOP nicht bewertet. Aufgrund der gut untersuchten Inhaltsstoffe Coffein, Flavonole und Flavonoide kann man davon ausgehen, dass schwarzer und grüner Tee bei Migräne, bei Ermüdungserscheinungen, als Leistungsstimulans sowie bei Durchfall wirksam sind. Besonders zu grünem Tee liegen zahlreiche neuere Untersuchungen vor. Danach können Tee-Catechine das Risiko für Herz-Kreislauf-Erkrankungen deutlich herabsetzen. Eine gefäßerweiternde Wirkung eines bestimmten Tee-Catechins (Epigallocatechin-3-gallat) konnte nachgewiesen werden.

Anwendungsbeschränkungen

Schwangere und Stillende sollten wegen des Coffeingehalts möglichst wenig Tee trinken.

Nebenwirkungen

Bei magenempfindlichen Personen sind Magenreizungen, Appetitminderung oder Verstopfung durch zu starken Teegenuss möglich. Bei häufigem Teekonsum (etwa 5 Tassen Tee in kurzem Abstand getrunken) können Unruhe, Zittern und erhöhte Reflexerregbarkeit auftreten. Besonders die Gerbstoffe im Tee können Wechselwirkungen mit Medikamenten auslösen. Dies gilt z. B. auch für Eisenpräparate. Da die Gerbstoffe mit dem Eisen unlösliche Komplexe bilden und das Eisen in dieser Form nicht mehr vom Körper aufgenommen werden kann, sollte die Einnahme von Eisenpräparaten mindestens 1/2 Std. vor dem Teegenuss erfolgen.

STUDIEN

- Wissenschaftliche Studien mit grünem oder schwarzem Tee, die den strengen Kriterien für klinische Studien entsprechen, wurden nicht veröffentlicht.
- Die im grünen Tee enthaltenen Polyphenole hemmen das Enzym Alpha-Amylase, das eine Schlüsselrolle bei der Verstoffwechselung von Stärke zu Zucker einnimmt und einen möglichen Angriffspunkt zur Behandlung von Fettsucht bietet. In einer Fallstudie am Menschen verringerten bestimmte Catechine die Aktivität dieses Enzyms im Darm – die Zucker- und Insulinspiegel im Blut konnten so gesenkt werden.
- In einer Untersuchung wurde eine Steigerung der Fettverbrennung durch einen Extrakt aus grünem Tee gezeigt.
- In epidemiologischen Untersuchungen wurde nachgewiesen, dass es einen positiven Zusammenhang zwischen dem Konsum von grünem Tee und einer geringeren Anzahl von Krebserkrankungen gibt. Der krebsprotektive Effekt wird vor allem den enthaltenen Polyphenolen zugeschrieben.

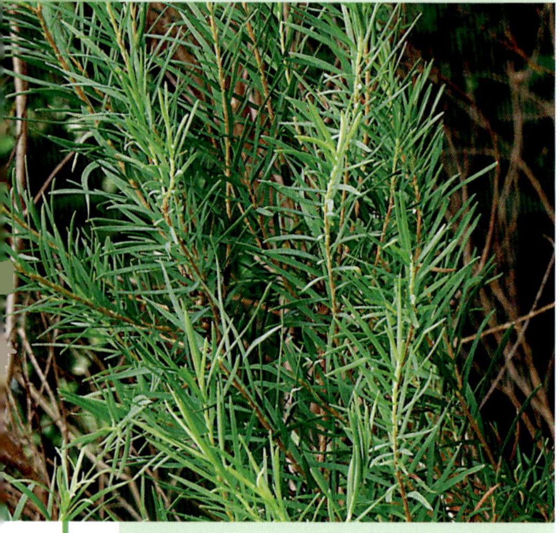

Geschichte

Der Name Teebaum für dieses australische Myrtengewächs rührt daher, dass die europäischen Siedler die Blätter anfangs zur Zubereitung von Tee verwendeten. Im Logbuch des legendären Kapitäns James Cook von 1777 ist verzeichnet, dass die Mannschaft mit den Blättern des Teebaums Bier aromatisierte. Jahrhundertelang wurde das Teebaumöl aber schon von den australischen Ureinwohnern zur Desinfektion und Behandlung von Wunden verwendet. Dort galt es als das wichtigste natürliche Antiseptikum. Seine keimtötenden Wirkungen werden seit den zwanziger Jahren des 20. Jahrhunderts auf wissenschaftlicher Basis untersucht. In Australien gilt das Öl des Teebaums seit gut 60 Jahren quasi als allwirksames Hausmittel. Teebaum ist verwandt mit Kajeput und Niauli.

Teebaum

Melaleuca alternifolia

Botanischer Steckbrief

Der Teebaum (Familie der Myrtaceae) ist ein immergrüner Baum, der bis zu 7 m hoch wird. Sein Stamm hat eine papierähnliche weiße Rinde. Die jungen Triebe sind weißlich behaart, die älteren Zweige kahl. Die Blätter sind ledrig, länglich und spitz. Sie verfügen über Öldrüsen und enthalten große Mengen des stark antiseptisch wirkenden Teebaumöls. Die Blüten sitzen zu mehreren an einer Ähre. Die Blätter des Teebaums werden das ganze Jahr über gepflückt und zur Gewinnung des ätherischen Öls destilliert.

Wissenschaftlich belegte Anwendungen

- Eine Bewertung durch Kommission E oder ESCOP liegt nicht vor.
- Teebaumöl besitzt sehr gute keimtötende Eigenschaften gegen Pilze und Bakterien. Nach neueren Untersuchungen wirkt es sogar gegen das Bakterium Staphylococcus aureus, das gegen die meisten Antibiotika resistent ist.
- Die antibakteriellen Eigenschaften liegen nur bei Pflanzen aus nördlicheren Regionen vor, die den Inhaltsstoff Terpinen-4-ol enthalten. Pflanzen von südlicheren Standorten enthalten in der Hauptsache 1,8-Cineol, das keine Bakterien abtötet. Teebaumöl kann zur äußerlichen Behandlung verschiedener Infektionskrankheiten genutzt werden, z. B. bei Akne, Pilzbefall oder Warzen. Da das Öl auch intakte Haut durchdringt, ist es bei einer Nagelbettentzündung hilfreich.

Verwendete Teile und Inhaltsstoffe

Arzneiliche Verwendung findet das aus den Blättern und Zweigspitzen durch Wasserdampfdestillation gewonnene ätherische Öl. Wichtige pharmakologisch wirksame Inhaltsstoffe sind Terpenalkohole wie Terpinen-4-ol, Gamma- und Alpha-Terpinen und Terpineol.

Verwendung in der Volksheilkunde

In Europa ist keine traditionelle Anwendung bekannt. In Australien wurde Teebaumöl bei Hauterkrankungen wie Akne, Pilzbefall, Gürtelrose, Windpocken, Frostbeulen, Warzen und Kopfschuppen sowie bei Schnittverletzungen und Insektenstichen eingesetzt.

Darreichungsformen und Dosierung

Verwendet werden Fertigpräparate (Gel, Lotionen, Cremes), Kosmetikprodukte oder das verdünnte ätherische Öl zum Auftragen auf die Haut. Die Konzentration des ätherischen Öls sollte nicht über 5 % liegen.

Anwendungsbeschränkungen

Zur Anwendung während der Schwangerschaft oder Stillzeit liegen bislang keine wissenschaftlichen Erkenntnisse vor.

Teebaumöl darf nicht innerlich angewendet werden! Vor der äußerlichen Anwendung sollte eine kleine Hautpartie auf allergische Reaktionen getestet werden.

Nebenwirkungen

Vor allem Produkte, die viel 1,8-Cineol enthalten, führen bei regelmäßiger Anwendung zu Reizungen auf Haut und Schleimhäuten. Bei Kindern wurden durch hohe Dosierungen (10 ml Öl) Koordinationsschwäche und Verwirrtheit hervorgerufen, 70 ml Öl führten sogar zum Koma. Bei innerlicher Anwendung kann es Übelkeit und Durchfall hervorrufen.

STUDIEN

- In einer Studie wurde die Wirksamkeit von Teebaumöl bei Akne mit der des synthetischen Wirkstoffes Benzoylperoxid verglichen. Beide Substanzen wurden in einer Konzentration von 5 % aufgetragen, und beide erwiesen sich als gleichermaßen wirksam zur Besserung der Symptome.
- Bei der Behandlung von Vaginalinfektionen war die äußerliche Anwendung von Teebaumöl der oralen Einnahme des synthetischen Wirkstoffes Nitroimidazol überlegen, da im Verlauf der Behandlung die krankhafte Bakterienbesiedlung durch eine natürliche Besiedlung mit Lactobacillus ersetzt werden konnte.

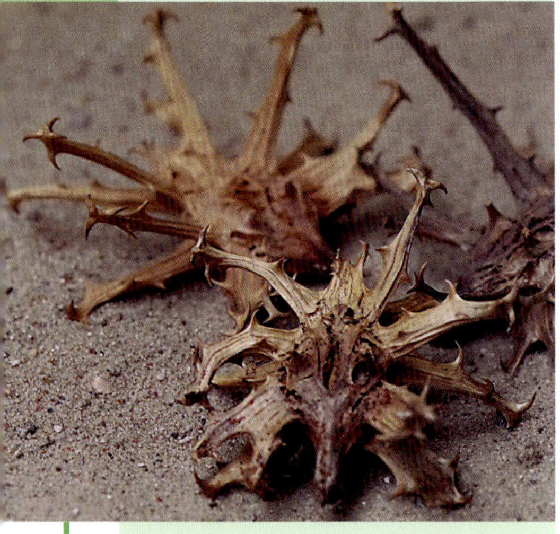

Geschichte

Die Teufelskralle wurde in der südafrikanischen Volksmedizin als Magen-Darm-Tonikum und als Schmerz- und Rheumamittel verwendet. Ihren Namen verdankt sie den kräftigen Widerhaken, die sich an den Früchten befinden. Durch zerstörerische Sammlungen von landesfremden Händlern war der Bestand der Teufelskralle zeitweise akut gefährdet. Mittlerweile ist er auf ca. 4 % der Fläche in Namibia gesunken – in den 50er Jahren waren es noch 12 %. Aus diesem Grund ist es wichtig – auch um den Bestand dieser wirksamen Heilpflanze langfristig zu sichern –, Schutzmaßnahmen zu ergreifen und gezielte Anbauprojekte durchzuführen. Diese wurden inzwischen erfolgreich gestartet.

Teufelskralle

Harpagophytum procumbens

Botanischer Steckbrief

Teufelskralle (Familie der Pedaliaceae) ist eine ausdauernde, krautige Pflanze mit verzweigtem Wurzelsystem. Ihre bis zu 1,50 m langen Triebe liegen flach auf dem Boden. Die Blätter sind gestielt und gelappt. Die oberirdischen Pflanzenteile sterben in der Trockenzeit ab. Die Speicherwurzeln werden von der Hauptwurzel und den Seitenwurzeln gebildet. Ihre fingerhutähnlichen Blüten sitzen einzeln an kurzen Stielen in den Blattachseln. Die Kronblätter sind hellrosa bis purpurrot. Teufelskralle wächst rings um die Kalahari-Wüste im Süden Afrikas. Die jungen Knollen werden im Frühjahr geerntet und in kleine Stücke geschnitten.

Verwendete Teile und Inhaltsstoffe

Medizinisch verwendet werden die getrockneten, sekundären Speicherwurzeln der Teufelskralle. Charakteristische Inhaltsstoffe sind Iridoide, z. B. Harpagosid, Phenylethanolabkömmlinge und kurzkettige Kohlenhydrate.

Wissenschaftlich belegte Anwendungen

- Sowohl die Kommission E als auch die ESCOP empfehlen die Einnahme von Teufelskrallenwurzel bei schmerzhafter Gelenkarthrose, Rückenschmerzen im Bereich der Lendenwirbelsäule (ESCOP) sowie bei Appetitlosigkeit und Verdauungsbeschwerden.
- Im Tierversuch konnten entzündungs- und schmerzhemmende Wirkungen eines standardisierten Teufelskrallenextrakts an Ratten sowie auch an Mäusen nachgewiesen werden.

Verwendung in der Volksheilkunde

Traditionell wird die Teufelskrallenwurzel bei Hautverletzungen und Hauterkrankungen, bei Schmerzen, Schwangerschaftsbeschwerden, Arthritis, Allergien, Stoffwechselerkrankungen sowie bei Nieren-, Blasen-, Leber- und Gallenleiden verwendet.

In Südafrika wird die Teufelskralle von verschiedenen Stämmen genutzt, beispielsweise als Tonikum bei Verdauungsproblemen, aber auch als Schmerzmittel bei Arthritis und bei rheumatischen Beschwerden. Ferner wird sie traditionell zur Fiebersenkung eingenommen und äußerlich in Form von Salben bei Geschwüren und Furunkeln.

Darreichungsformen und Dosierung

Bei Gelenkarthrose: 2–5 g Droge oder die entsprechende Menge an wässrigem bzw. wässrig-alkoholischem Extrakt.

Bei Rückenschmerzen im Bereich der Lendenwirbelsäule: 4,5–9 g Droge als Trockenextrakt mit 30–100 mg Harpagosid.

Bei Appetitlosigkeit und Verdauungsbeschwerden: ½ TL Droge mit 300 ml kochendem Wasser übergießen, 8 Std. ziehen lassen und 3-mal täglich trinken.

Als Tinktur (1 : 10 mit 25 % Ethanol): 3 ml Tagesdosis.

Anwendungsbeschränkungen

Nicht bei Magen- oder Zwölffingerdarmgeschwüren anwenden. Bei Schwangerschaft und Stillzeit nicht ohne ärztlichen Rat einnehmen, da hierzu keine gesicherten wissenschaftlichen Untersuchungen vorliegen.

Nebenwirkungen

Bei empfindlichen Personen können leichte Magen-Darm-Beschwerden wie Durchfall, Übelkeit oder Magenverstimmung auftreten.

STUDIEN

- In einer kontrollierten klinischen Studien bekamen 45 ambulante Patienten mit rheumatischen Schmerzen über einen Zeitraum von zwei Monaten 3-mal zwei Kapseln mit gepulverter Teufelskrallenwurzel. Eine Kapsel enthielt 335 mg pulverisierte Teufelskrallenwurzel, standardisiert auf 3 % Iridoide. Eine andere Gruppe mit 44 Patienten erhielt ein Placebo. Die Schmerzen bei bestimmten Bewegungsabläufen wurden klinisch bestimmt und verglichen. In der Gruppe, die das Teufelskrallepräparat erhielt, war die Beweglichkeit gegenüber Patienten aus der Placebogruppe deutlich erhöht.
- In mehreren weiteren kontrollierten Studien mit etwa 200 Patienten konnten durch die Einnahme von Teufelskrallenwurzel nachlassende Schmerzen und eine erhöhte Beweglichkeit bei Patienten mit rheumatischen Erkrankungen oder Arthrose belegt werden. Diese Ergebnisse werden durch zahlreiche Studien ohne Placebokontrolle an mehr als 1500 Patienten bestätigt. Auch die Wirksamkeit von Teufelskralle bei Rückenschmerzen wurde in derartigen Studien bestätigt.
- In einer dreijährigen Praxisbeobachtung konnten durch Einnahme von Teufelskrallenabkochung bestimmte Symptome wie Verstopfung, Durchfall, Blähungen und Appetitlosigkeit erfolgreich behandelt werden.

Thymian

Thymus vulgaris

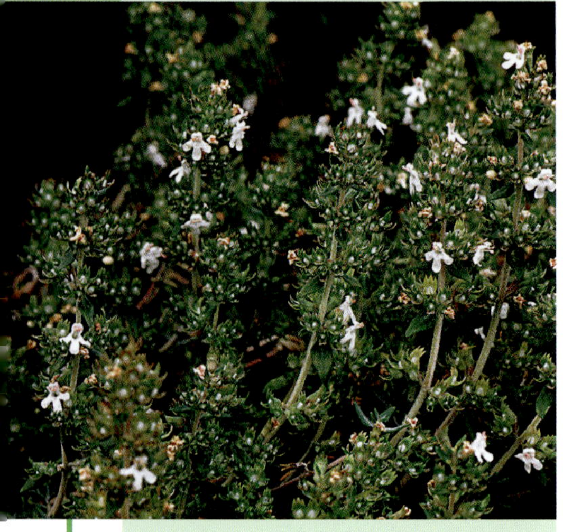

Botanischer Steckbrief

Der Thymian gehört zu den Lippenblütengewächsen (Familie der Lamiaceae) und ist ein Zwergstrauch von bis zu 50 cm Höhe mit verholztem und stark verzweigtem Stängel. Die Blätter sind länglich-rund, an der Unterseite weiß-filzig, an der Oberseite glatt und am Rand eingerollt. Die Blüten erscheinen von April bis September. Sie sind blau-violett bis hellrot und stehen in Büscheln zusammen. Die Pflanze duftet stark aromatisch. Der Thymian liebt trockene, sonnige Plätze, seine Heimat sind die Felsenheiden und Buschwälder des Mittelmeerraums. Ein naher Verwandter des Gartenthymians ist der Feldthymian.

Geschichte

Die Namen Thymian und Thymus gehen auf das griechische „thymos" (Geist, Mut) zurück. Die ursprüngliche Bedeutung war Rauch, was sich wahrscheinlich auf den starken Geruch des Thymians bezieht. Schon die alten Ägypter sollen ihn zum Einbalsamieren ihrer Toten benutzt haben. Die heilende Wirkung auf Lunge und Bronchien wurde erst im Mittelalter bekannt. Die Äbtissin Hildegard von Bingen pries den Thymian bei Atemnot, Asthma und Keuchhusten. Die breite Verwendung dieses aromatischen Gewürzes in der Küche ist ein gutes Beispiel für den Gesundheitsschutz, der von natürlichen Zutaten ausgeht. Thymian wirkt antibakteriell und macht durch seine verdauungsregulierenden Eigenschaften viele Speisen, vor allem Fleisch- und Wurstwaren, bekömmlicher.

Wissenschaftlich belegte Anwendungen

- Sowohl die Kommission E als auch die ESCOP befürworten die Anwendung von Thymiankraut bei Atemwegsentzündungen sowie bei Bronchitis und bei Keuchhusten, die ESCOP außerdem bei Magenschleimhautentzündung zur Therapie und gegen Mundgeruch.
- Thymiankraut fördert in erster Linie den Hustenauswurf (durch die enthaltenen Terpene) und wirkt Hustenkrämpfen entgegen (durch die Flavonoide).
- Das im ätherischen Öl enthaltene Thymol (bis zu 50 %) wirkt darüber hinaus stark antimikrobiell gegen verschiedene Bakterien, Viren und Pilze und fördert die Durchblutung der Haut.
- Der Thymianextrakt besitzt auch gute antioxidative Eigenschaften.

Verwendete Teile und Inhaltsstoffe

Arzneiliche Verwendung finden die getrockneten Laubblätter und Blüten. Pharmakologisch wirksame Inhaltsstoffe: Kaffeesäurederivate (vor allem Rosmarinsäure), Flavonoide, Triterpene und ätherisches Öl mit den Komponenten Thymol, p-Cymen und Carvacrol.

TIPP

Gutes Kindermittel

Thymiankraut eignet sich sehr gut für die Anwendung bei Kindern. Als geeignete Darreichungsformen wurden spezielle alkohol- und zuckerfreie Säfte und Sirupe entwickelt.

Verwendung in der Volksheilkunde

In der Volksmedizin wird Thymian innerlich bei Verdauungsbeschwerden, Blasenentzündungen, Asthma, Rachenentzündung und bei chronischer Gastritis angewendet; äußerlich bei Mandelentzündung und schlecht heilenden Wunden. Auch zur Behandlung von Warzen und bei Akne wird Thymian eingesetzt.

➤ Darreichungsformen und Dosierung

Verwendet werden Fertigpräparate zur innerlichen Anwendung mit Flüssigextrakt (Saft, Tropfen, Pastillen) sowie Präparate zur äußerlichen Anwendung mit dem ätherischen Öl in Form von Badezusätzen und Lösungen zum Einreiben. Außerdem können Abkochungen aus dem losen Kraut bereitet werden.

Als Tee oder Gurgellösung: 1–2 TL Kraut mit 150 ml heißem Wasser übergießen, 10–15 Min. zugedeckt ziehen lassen; mehrmals täglich 1 Tasse trinken oder zum Gurgeln verwenden.

Als Badezusatz: 500 g Thymiankraut mit 4 l heißem Wasser überbrühen, abfiltrieren und dem Vollbad zugeben.

Anwendungsbeschränkungen

Zubereitungen aus Thymiankraut sollten Sie während der Schwangerschaft oder Stillzeit nur nach Rücksprache mit Ihrem Arzt anwenden, weil dazu keine umfangreichen wissenschaftlichen Erkenntnisse vorliegen.

Thymianbäder sind nicht empfehlenswert bei Hautverletzungen oder -entzündungen, Fieber, Herzschwäche oder Bluthochdruck.

Nebenwirkungen

Allergische Reaktionen sind möglich.

STUDIEN

- 60 Patienten mit Husten infolge einer unkomplizierten Atemwegsinfektion erhielten fünf Tage lang entweder einen Thymiansirup oder das Vergleichsmedikament Bromhexin. Beide Präparate zeigten eine gleichermaßen gute Verbesserung der Symptome.
- Bei 154 Kindern im Alter von zwei Monaten bis 14 Jahren wurde die Wirksamkeit von Thymianextrakt bei akuter Bronchitis untersucht. Nach ein bis zwei Wochen war die Intensität des Hustens bei über 90 % der Patienten verbessert.

Tormentill / Blutwurz

Potentilla erecta

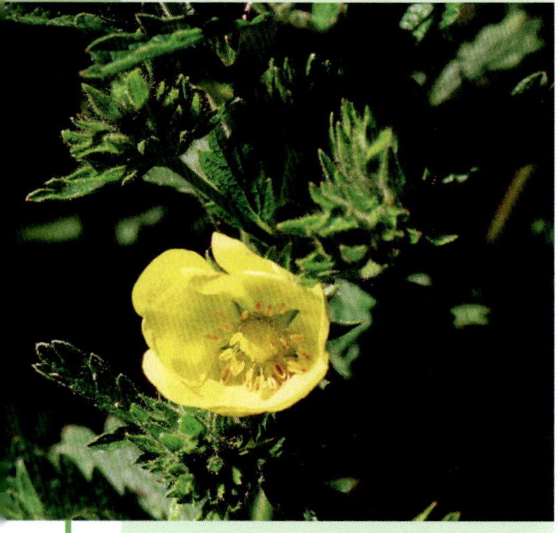

Geschichte

Im Gattungsnamen Potentilla steckt das lateinische „potentia" für Macht – ein Hinweis auf mächtige Heilkräfte? Jedenfalls galt die Pflanze als Mittel gegen die Pest. Der deutsche Name rührt wohl von dem blutroten Saft her, der beim Anschneiden der Wurzel austritt und früher als Farbstoff verwendet wurde.

Botanischer Steckbrief

Die Blutwurz (Familie der Rosaceae) ist eine etwa 30 cm hohe Staude mit verzweigten Stängeln. Diese tragen gefingerte Blätter. In den Verzweigungen sitzen kleine gelbe Blüten mit vier Kronblättern. Blütezeit von März bis Juni.

Verwendete Teile und Inhaltsstoffe

Medizinisch verwendet wird der getrocknete Wurzelstock. Zu den pharmakologisch wichtigen Inhaltsstoffen zählen in erster Linie Gerbstoffe (bis zu 22 %), Flavonoide und Triterpene.

Verwendung in der Volksheilkunde

Innerlich bei Magen-Darm-Entzündungen und Durchfall; äußerlich bei schlecht heilenden Wunden, Nasenbluten, Erfrierungen, Verbrennungen und Hämorrhoiden.

Wissenschaftlich belegte Anwendungen

- Die Kommission E empfiehlt die Verwendung des Wurzelstocks bei unspezifischem akutem Durchfall sowie bei leichten Entzündungen der Mund- und Rachenschleimhaut.

Darreichungsformen und Dosierung

Verwendet werden Fertigarzneimittel (Kapseln) mit Trockenextrakt, Tinktur, Pulver oder Teeabkochungen aus der Wurzel.
Die Anwendung als Pulver ist besonders wirksam, da die Gerbstoffe langsamer freigesetzt werden und auch tiefere Darmabschnitte erreichen. Empfohlene Tagesdosis: 2–4 g.
Teezubereitung: ½ TL Wurzel mit 150 ml heißem Wasser übergießen, 10–15 Min. ziehen lassen, 3–4 Tassen täglich trinken.

Anwendungsbeschränkungen

Nicht während der Schwangerschaft oder Stillzeit anwenden, weil dazu keine ausreichenden wissenschaftlichen Erkenntnisse vorliegen.

Nebenwirkungen

Bei empfindlichen Patienten können Magenbeschwerden auftreten, manchmal sind magensaftresistente Kapseln besser verträglich.

Trauben-silberkerze

Cimicifuga racemosa

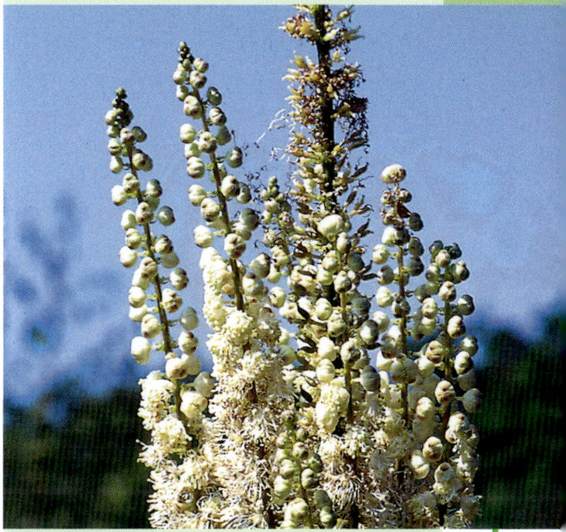

Botanischer Steckbrief

Die Traubensilberkerze gehört zu den Hahnenfußgewächsen (Familie der Ranunculaceae) und ist eine 1–1,5 m hohe, krautige Pflanze mit einem kräftigen, schwärzlichen, zylindrischen Rhizom, das fest und knotig ist. Die Laubblätter sind doppelt gefiedert, glatt, eingeschnitten und gesägt. Der Blütenstand ist eine oben überhängende Traube von 30–90 cm Länge mit weißen Blüten, die an Kerzen erinnern – daher der Name. Neben der Cimicifuga racemosa gibt es auch noch weitere verwandte Arten, die vor allem in der Traditionellen Chinesischen Medizin verwendet werden.

Wissenschaftlich belegte Anwendungen

- Die Kommission E befürwortet die Einnahme des Wurzelstocks der Traubensilberkerze bei prämenstruellen Beschwerden (PMS) und bei Menstruationsbeschwerden sowie bei Problemen während der Wechseljahre.
- Die ESCOP empfiehlt die Einnahme ausschließlich bei Wechseljahresbeschwerden wie Hitzewallungen oder starkem Schwitzen sowie Schlafproblemen und nervöser Gereiztheit.
- Die Anwendung erfolgt heutzutage auch schwerpunktmäßig zur Linderung von Wechseljahresbeschwerden. Extrakte und Inhaltsstoffe der Traubensilberkerze zeigen Wirkungen auf Botenstoffe des Nervensystems und Bindungen an den Östrogenrezeptor.

Geschichte

Im 18. Jahrhundert wurde der Wurzelstock der Traubensilberkerze in der Frauenheilkunde als Pflanzendroge eingeführt. Ihre Heimat sind die Wälder Nordamerikas und Kanadas, wo sie von den Indianern als Tonikum für die Frauen, zur Nervenstärkung sowie zur Behandlung von Rheuma, Arthrose, Ischias und gegen Schlangenbisse verwendet wurde. Der lateinische Name Cimicifuga setzt sich aus den lateinischen Wörtern „cimex“ (Wanze) und „fugare“ (flüchten) zusammen – daher auch der deutsche Name Wanzenkraut. Diese Bedeutung geht allerdings auf eine verwandte Art der Gattung Cimicifuga zurück, die einen unangenehmen Geruch verbreitet, der Wanzen vertreiben soll. Bei uns ist die Traubensilberkerze neben Soja und Rotklee vor allem wegen ihrer guten Wirksamkeit bei Wechseljahresbeschwerden bekannt.

Verwendete Teile und Inhaltsstoffe

Arzneilich verwendet wird der getrocknete Wurzelstock der Traubensilberkerze. Charakteristische Inhaltsstoffe sind Triterpene, z. B. Actein, Cimigosid, Chinolizidinalkaloide, Phenylpropanabkömmlinge, Cimicifugasäuren und Flavonoide.

Verwendung in der Volksheilkunde

In der Volksmedizin wurde Traubensilberkerze bei rheumatischen Beschwerden, Halsschmerzen und Bronchitis angewendet, die Tinktur auch als Schlafmittel sowie bei Fieber, Veitstanz, Hexenschuss und nach Schlangenbissen.

➤ Darreichungsformen und Dosierung

Isopropanolische Extrakte (40 %) oder ethanolische Extrakte (40–60 %), entsprechend 40–160 mg Droge. Typische Darreichungsformen von Fertigpräparaten sind Filmtabletten.

Anwendungsbeschränkungen

Nicht während der Schwangerschaft und Stillzeit einnehmen. Bei Frauen mit östrogenabhängigen Tumoren wie Brust- oder Gebärmutterkrebs sollte die Einnahme sorgfältig abgewogen werden. Aus klinischen Studien ergeben sich bislang keine Hinweise auf einen stimulierenden Einfluss auf das Tumorwachstum durch die Traubensilberkerze. Experimentelle Untersuchungen dazu sind widersprüchlich. Wahrscheinlich übt die Traubensilberkerze eher einen schützenden Effekt aus, allerdings liegen dazu keine ausreichenden toxikologischen Daten vor, so dass eine Einnahme bei Tumorpatientinnen sicherheitshalber nur unter ärztlicher Kontrolle erfolgen sollte.

Nebenwirkungen

Gelegentlich können Magenbeschwerden auftreten.

STUDIEN

- ➤ In einer klinischen Studie wurden 152 Frauen im Alter von 42 bis 60 Jahren während der Wechseljahre mit einem Traubensilberkerzenextrakt (Tagesdosis: 40 mg bzw. 127 mg) behandelt. Nach dreimonatiger Einnahme wurden die Verbesserungen der einzelnen Symptome anhand einer Skala (Kupperman-Index) bewertet. Bei beiden Dosierungen verbesserten sich die Symptome um etwa 70 %.
- ➤ In einer weiteren Studie mit insgesamt 62 Patientinnen erhielten 20 Frauen 2-mal 20 mg eines ethanolischen Traubensilberkerzenextrakts, 22 Frauen eine Hormonersatztherapie (konjugierte Östrogene) und 20 Frauen ein Placebo. In der ersten Gruppe traten deutliche Verbesserungen vor allem an der Gebärmutterschleimhaut auf, während sich unter Östrogenbehandlung die Hitzewallungen verbesserten. Der Placeboeffekt war ebenfalls groß.
- ➤ Seit Ende der 50er Jahre wurde in zahlreichen klinischen Untersuchungen an über 2000 Patientinnen der therapeutische Nutzen der Traubensilberkerze bei gynäkologischen Erkrankungen untersucht. Dabei wurden ihre Wirksamkeit und gute Verträglichkeit bei Wechseljahres- und Menstruationsbeschwerden sowie bei PMS dokumentiert. Das gilt vor allem für die gute Wirksamkeit bei körperlichen, psychischen und neurovegetativen (z. B. Hitzewallungen) Symptomen während der Wechseljahre.

Walnuss

Juglans regia

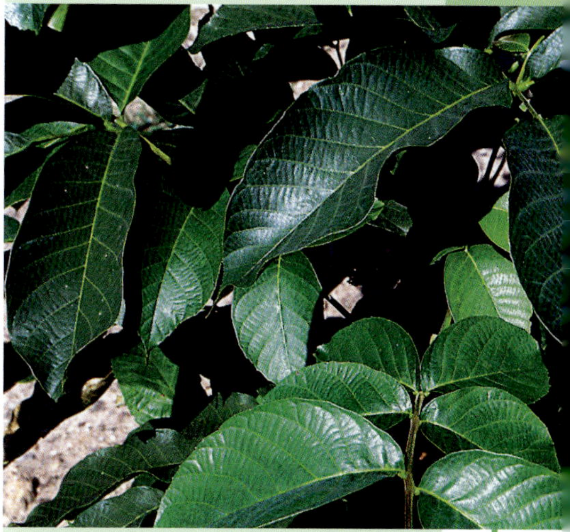

Botanischer Steckbrief

Die Walnuss (Familie der Juglandaceae) ist ein mächtiger Baum, der bis zu 25 m hoch wird, mit breiter verästelter Krone. Die Borke ist erst glatt und grau, später dunkel und rissig. Die Blätter sind groß, langstielig und eiförmig gefiedert. Die männlichen Blüten sind 10 cm lange, schlaff herabhängende Kätzchen, die weiblichen stehen an den Spitzen junger Zweige. In den grünen Früchten reifen die Nüsse heran. Eine verwandte Art ist die schwarze Walnuss (J. nigra).

Verwendete Teile und Inhaltsstoffe

Medizinisch verwendet werden die getrockneten Laubblätter. Pharmakologisch wichtige Inhaltsstoffe sind Gerbstoffe, Naphthalenderivate, Flavonoide und ätherisches Öl.

Verwendung in der Volksheilkunde

Äußerlich bei leichten, oberflächlichen Hautentzündungen und vermehrtem Schwitzen; innerlich bei Magen-Darm-Entzündungen.

Geschichte

Der Walnussbaum wurde in der Antike als Gegenmittel für Pfeilgifte und den Biss giftiger Tiere verwendet. Die Römer brachten ihn nach Deutschland. Im Mittelalter fast vergessen, wurden die Heilkräfte der Walnussblätter im 19. Jahrhundert durch einen Schweizer Arzt wiederentdeckt.

Wissenschaftlich belegte Anwendungen

- Die Kommission E befürwortet die äußerliche Anwendung bei leichten Hautentzündungen und vermehrter Schweißneigung.
- Die Wirksamkeit beruht wahrscheinlich auf den adstringierenden Eigenschaften der Gerbstoffe. Das enthaltene ätherische Öl hemmt das Pilzwachstum.

Darreichungsformen und Dosierung

Verwendet werden Aufgüsse oder Abkochungen der losen Blätter.

Teezubereitung: 1 TL Blätter mit 150 ml kochendem Wasser übergießen, 10 Min. ziehen lassen, 2-mal täglich trinken.
Abkochung für Umschläge: 2–3 TL Blätter mit 100 ml kaltem Wasser ansetzen, aufkochen, 10–15 Min. köcheln lassen, abseihen und abkühlen lassen.

Anwendungsbeschränkungen

Keine bekannt.

Nebenwirkungen

Keine bekannt.

Weide

Salix species

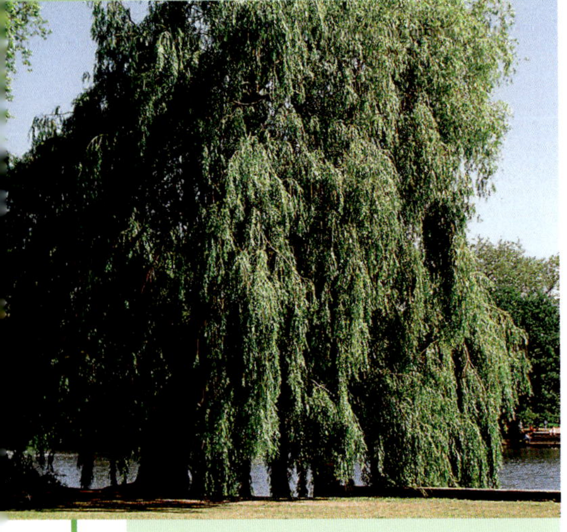

Geschichte

Die botanische Bezeichnung Salix wird manchmal auf das altindische „salilam" (Wasser) zurückgeführt oder auch auf das lateinische „salire" (springen), vermutlich wegen des sprunghaften Wachstums der Pflanze. Im Altertum schätzte man die Weidenrinde zunächst wegen ihrer wundheilenden Eigenschaften, doch schon bald erkannte man den schmerzlindernden Effekt. Dioskurides pries die gepulverten Blätter zusammen mit Pfeffer und Wein als Empfängnisverhütungsmittel (Nachahmung nicht empfohlen). In der mittelalterlichen Volksmedizin verwendete man die gepulverte Rinde als Fieber- und Rheumamittel. Im 19. Jahrhundert wurde der Wirkstoff Salicylsäure identifiziert und seit 1874 großtechnisch hergestellt, bis sich die synthetische Acetylsalicylsäure als Medikament durchsetzte.

Botanischer Steckbrief

Es gibt mehr als 300 Weidenarten (Familie der Salicaceae). Die bekanntesten sind die Silber- oder Korbweide und die Trauerweide. Weiden sind 6–18 m hohe Bäume oder Sträucher mit rissiger, grauer Borke und gelb-roten oder gelb-grünen, biegsamen Zweigen. Die Blätter sind kurzstielig und länglich mit gesägtem Rand. Ihre Unterseite ist behaart und blaugrün. Die Blüten bilden charakteristische Kätzchen, die männlichen sind gelb, die weiblichen grün. Die Weide wächst bevorzugt an Gewässern und in feuchten Niederungen, aber auch am Wegrand und an lichten Waldrändern.

Verwendete Teile und Inhaltsstoffe

Arzneiliche Verwendung findet die getrocknete, im Frühjahr gesammelte Rinde der jungen Zweige. Wichtigste pharmakologisch wirksame Inhaltsstoffe sind Glykoside der Salicylsäure, vor allem Salicin, außerdem Gerbstoffe, Tannine und Flavonoide.

TIPP

Magenfreundlich

Da in der Weidenrinde keine freie Säure enthalten ist, wirken ihre Zubereitungen wesentlich weniger reizend auf den Magen als die synthetische Acetylsalicylsäure.

Verwendung in der Volksheilkunde

In der Volksmedizin wird die Weide innerlich bei Kopfschmerzen, grippalen Zuständen, Zahnschmerzen, Gicht, Rheuma, Magen-Darm-Beschwerden, Durchfall und Fieber eingesetzt; äußerlich bei Fußschweiß sowie bei schlecht heilenden Wunden. Seit der Erfindung der Acetylsalicylsäure spielt die Weidenrinde in der Volksheilkunde keine große Rolle mehr.

Wissenschaftlich belegte Anwendungen

- Kommission E und ESCOP empfehlen die Verwendung der Weidenrinde zur Behandlung fieberhafter Erkrankungen, rheumatischer Beschwerden und bei Kopfschmerzen.
- Für die Wirkung ist vor allem der Anteil an Salicin wichtig. Aus diesem Stoff wird durch Darmbakterien der Wirkstoff Salicylsäure freigesetzt.
- Salicylsäure ist die phytotherapeutische Schwester der synthetischen Acetylsalicylsäure. Wie diese wirkt sie fiebersenkend, entzündungshemmend und schmerzlindernd.
- Die Wirkung setzt langsam ein, da das Salicin erst gespalten werden muss. Weidenrinde eignet sich daher besser zur Behandlung chronischer Krankheiten als bei akuten Schmerzen.
- Genau wie Acetylsalicylsäure ist Salicylsäure ein wirksames Mittel bei leichter bis mittelschwerer Arthritis, da sie bestimmte Enzyme hemmt, die für die Entstehung der Entzündungsreaktion verantwortlich sind.
- Der Tanningehalt der Weidenrinde erzeugt eine adstringierende Wirkung, weshalb sie auch gelegentlich zur Wundheilung eingesetzt wird.

Darreichungsformen und Dosierung

Verwendet werden Fertigpräparate (Dragees, Kapseln, Lösung) mit wässrig-alkoholischem Trockenextrakt, der auf einen bestimmten Salicingehalt standardisiert wurde. Bei innerlicher Anwendung sollte die Tagesdosis 60–120 mg Salicin enthalten. Es können auch Abkochungen aus der losen Rinde zubereitet werden.
Teezubereitung: 1 TL klein geschnittene Rinde mit 150 ml kochendem Wasser überbrühen, 20 Min. ziehen lassen und mehrmals täglich 1 Tasse davon trinken.

Anwendungsbeschränkungen

Nicht bei Kindern unter 12 Jahren anwenden. Während der Schwangerschaft oder Stillzeit sollten Sie Weidenrinde nur in Absprache mit Ihrem Arzt anwenden.
Ferner sollten Sie Weidenrinde nicht anwenden, wenn Sie an Magen- oder Zwölffingerdarmgeschwüren, Blutgerinnungsstörungen, Asthma oder Diabetes leiden oder wenn Sie blutgerinnungshemmende Medikamente (Antikoagulanzien) einnehmen. Nicht gleichzeitig mit Alkohol oder Barbituraten anwenden, da davon mögliche Nebenwirkungen überdeckt werden.

Nebenwirkungen

Wegen des Gerbstoffgehalts sind bei empfindlichen Menschen Magenbeschwerden möglich.

STUDIE

- In einer Studie wurde die Wirksamkeit von Dragees mit Weidenrindenextrakt zur Behandlung chronischer Polyarthritis untersucht. Nach ein bis vier Wochen Behandlungsdauer hatten sich die Beschwerden bei 70 % der 120 Patienten gebessert. Kriterien waren die Abnahme des Schmerzes sowie die Erhöhung der Beweglichkeit.

Weihrauch

Boswellia carteri oder B. serrata

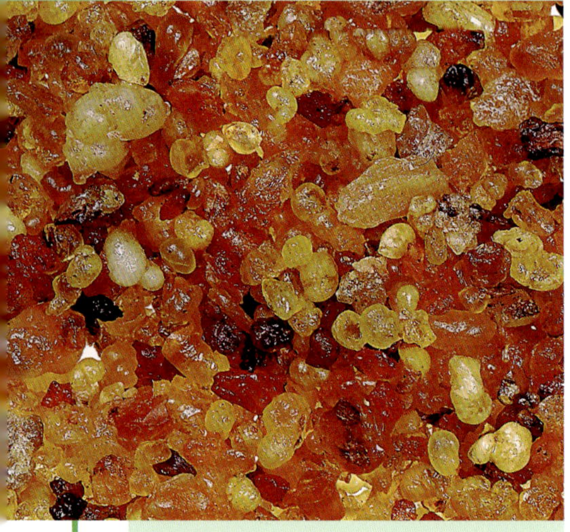

Geschichte

Weihrauch ist vor allem als Räucherware mit religiösem Hintergrund bekannt. In der katholischen Kirche gehört er nach wie vor zur Liturgie. Auch im alten Ägypten erfüllte Weihrauch einen kultischen Zweck, wurde aber aufgrund seiner antiseptischen und desinfizierenden Wirkung ebenfalls zum Einbalsamieren und Beräuchern von Lebensmitteln genutzt. In der griechisch-römischen Antike galten Weihrauchzubereitungen als Allheilmittel. Weihrauch war lange Zeit so kostbar, dass er mit Gold aufgewogen wurde. Durch den einträglichen Weihrauchhandel etablierte sich die älteste Welthandelsstraße, die 3000 km lange Weihrauchstraße zwischen Oman in Südarabien und Gaza am Mittelmeer. Gold, Weihrauch und Myrrhe waren die Geschenke der Heiligen Drei Könige an das Jesuskind, der Tag der Epiphanie am 6. Januar erinnert daran.

Botanischer Steckbrief

Der Weihrauchbaum gehört zu den Balsamstrauchgewächsen (Familie der Burseraceae) und ist in Ostafrika, Südarabien und Indien verbreitet. Er wird 6–10 m hoch. Seine Wurzeln reichen bis 30 m tief in die Erde.

Verwendete Teile und Inhaltsstoffe

Arzneiliche Verwendung findet der Weihrauch (Olibanum). Damit ist das Gummiharz gemeint, das nach dem Einkerben des Stammes austritt und an der Luft erhärtet. Pharmakologisch wirksam sind vor allem die enthaltenen Boswelliasäuren, eine Gruppe pentazyklischer Triterpene. Außerdem enthält Weihrauch ätherisches Öl.

Wissenschaftlich belegte Anwendungen

- Eine Bewertung durch Kommission E oder ESCOP liegt nicht vor.
- Die Boswelliasäuren hemmen sehr gezielt ein bestimmtes Enzym (5-Lipoxygenase), das eine entscheidende Rolle im Entzündungsprozess spielt. Andere Enzyme werden dabei nicht beeinflusst. Der alkoholische Gesamtextrakt zeigt ebenfalls diese Wirkung. In diversen Tierversuchen konnten Heilungserfolge bei Darm- und Hautentzündungen, bei Entzündungen von Gehirn und Rückenmark sowie bei Arthritis erzielt werden.
- Bei Ratten verlangsamte ein Gemisch der Boswelliasäuren das Wachstum von Gehirntumoren (Gliomen).

Verwendung in der Volksheilkunde

In Europa ist keine traditionelle Anwendung bekannt. In der indischen Medizin wird Weihrauch bei chronischen rheumatischen Entzündungen eingesetzt.

Darreichungsformen und Dosierung

In der Schweiz sind Kapseln mit Trockenextrakt erhältlich, die sich in Deutschland noch in der klinischen Prüfung befinden.
Die Tagesdosis variiert je nach Krankheit: 1 g bei Darmentzündung oder Bronchialasthma, 2,4–3,6 g bei Polyarthritis, 3,6 g bei Morbus Crohn oder Gehirntumoren.

Anwendungsbeschränkungen

Zubereitungen aus Weihrauch sollten vorsichtshalber nicht während der Schwangerschaft oder Stillzeit angewendet werden, weil dazu bislang keine ausreichenden wissenschaftlichen Erkenntnisse vorliegen.

Nebenwirkungen

Bisher sind keine Nebenwirkungen bekannt.

HINWEIS

Schwer zu bekommen

Fertigpräparate aus Weihrauch sind in Deutschland nicht zugelassen. Sie können aber von einem Arzt gezielt für bestimmte Patienten aus dem Land, das eine Zulassung hält, importiert werden. In der Regel handelt es sich dabei um Indien. Das gilt z.B. für einen Trockenextrakt aus dem Harz von Boswellia serrata, mit dem zahlreiche klinische Studien durchgeführt wurden. Dieser ist auch in Teilen der Schweiz als Fertigarzneimittel zugelassen.

STUDIEN

- In mehreren klinischen Studien mit insgesamt über 260 Teilnehmern, in denen die Wirksamkeit von Weihrauch bei chronischer Arthritis untersucht wurde, schnitt der Trockenextrakt des Weihrauchharzes im Vergleich zu einem Placebo und der Referenzmedikation sehr gut ab. Das gilt insbesondere für die Anwendung in einem relativ frühen Krankheitsstadium.
- Bei den chronischen entzündlichen Darmerkrankungen Colitis ulcerosa und Morbus Crohn wurden in drei klinischen Studien Verbesserungen im Krankheitsbild beobachtet. Gegenüber einem Vergleichsmedikament war die Wirksamkeit des Weihrauchextrakts gleich gut oder sogar besser.
- 80 Patienten mit Bronchialasthma erhielten sechs Wochen lang entweder Kapseln mit Weihrauchextrakt oder ein Placebo. In der Weihrauchgruppe betrug die Besserungsrate 70 %, in der Placebogruppe nur 27 %.
- Pilotstudien bei Patienten mit Gehirntumoren, darunter auch Kinder, lieferten Hinweise, dass Weihrauchextrakt die Bildung von Ödemen verhindert oder zurückdrängt, neurologische Symptome verringert und den allgemeinen Gesundheitszustand verbessert.

Weißdorn

Crataegus laevigata

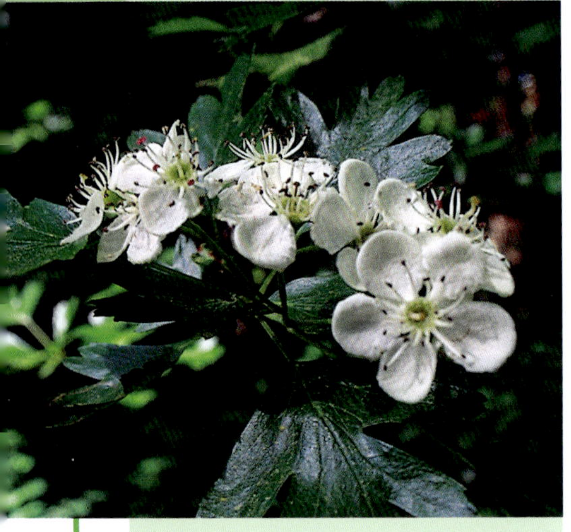

Botanischer Steckbrief

Der Weißdorn gehört zu den Rosengewächsen (Familie der Rosaceae) und ist ein Baum oder Strauch von 1,5–4 m Höhe, mit hartem Holz und verdornenden Zweigen. Die Blätter sind am Rand gesägt. Die Blüten sind weiß, seltener rot. Blütezeit ist Mai und Juni. Einzelne Pflanzen können ein stattliches Alter von bis zu 500 Jahren erreichen. Der Weißdorn wächst in lichten Gebüschen oder auch in Form von lebenden Hecken. Er liebt sonnige Hecken oder lichte Laubwälder.

Geschichte

Den Namen verdankt der Weißdorn seiner schneeweißen Blüte. Die botanische Bezeichnung stammt vom griechischen Wort „kratos" (Härte) und bezieht sich auf das harte Holz. Obwohl der Weißdorn in ganz Europa heimisch ist, waren es die Chinesen, die ihn als Erste für die Heilkunde entdeckten. Die Kulturen der klassischen Antike benutzten ihn nicht. Die Germanen nutzen die Sträucher, um ihr Land abzugrenzen, daher auch die deutschen Namen Hagedorn oder Heckendorn. Weißdornzweige über der Stalltüre dienten als Schutz vor möglicher Verhexung, Amulette mit Weißdorn zur Abwehr von Krankheiten. Erst in der zweiten Hälfte des 18. Jahrhunderts verwendete ein irischer Arzt den Weißdorn mit großem Erfolg bei verschiedenen Herzleiden.

Wissenschaftlich belegte Anwendungen

- Sowohl die Kommission E als auch die ESCOP befürworten die Anwendung des Weißdorns bei nachlassender Leistungsfähigkeit des Herzens (Herzinsuffizienz der Stadien I und II), bei nervösen Herzbeschwerden und zur Unterstützung der Herz-Kreislauf-Funktionen.
- Die wirksamkeitsbestimmenden Inhaltsstoffe sind Flavonoide und Procyanidine. Sie weiten die Blutgefäße und tragen dadurch zur besseren Durchblutung des Herzmuskels bei.
- Der Weißdornextrakt erhöht die Kontraktionskraft des Herzmuskels und senkt die Schlagfrequenz.
- Weiterhin werden seine gute Wirkungen auf das Herz darauf zurückgeführt, dass er die Durchlässigkeit der Zellmembranen für Kaliumionen erhöht, für Calciumionen aber blockiert. Dadurch kann sich der Herzmuskel entspannen.

Verwendete Teile und Inhaltsstoffe

Arzneiliche Verwendung finden die getrockneten Laubblätter und Blüten. Wichtige pharmakologisch wirksame Inhaltsstoffe sind Flavonoide, oligomere Procyanidine, C-Glykoside, Triterpene und biogene Amine.

HINWEIS

Nachhaltige Wirkung

Die Wirkung des Weißdorns verläuft nach einem vollständig anderen Prinzip als die der synthetischen oder pflanzlichen Herzglykoside. Sie setzt wesentlich langsamer ein, manchmal erst nach acht Wochen, dafür hält sie aber noch lange nach dem Absetzen des Präparats an.

Verwendung in der Volksheilkunde

Bei Herzbeschwerden, niedrigem oder hohem Blutdruck, Arteriosklerose, Atemnot, Schwindel sowie als Beruhigungsmittel.

Darreichungsformen und Dosierung

Verwendet werden Fertigpräparate (Dragees, Kapseln, Tabletten, Tropfen) mit alkoholischen Extrakten, die auf einen bestimmten Gehalt an Flavonoiden oder Procyanidinen standardisiert sind. Die Tagesdosis sollte 3,5–19,8 mg Flavonoide oder 30–168,7 mg oligomere Procyanidine enthalten. Die Therapiedauer muss mindestens 6 Wochen betragen. Bei leichteren Beschwerden oder zur Vorbeugung können auch Abkochungen der losen Blätter und Blüten zubereitet werden, eine gleich bleibende Wirkstoffaufnahme ist dabei nicht gegeben.

Teezubereitung: 1 TL der Blätter gut zerkleinern, mit 150 ml kochendem Wasser überbrühen und 5–10 Min. ziehen lassen. 3–4 Tassen pro Tag trinken.

Anwendungsbeschränkungen

Zubereitungen aus Weißdorn sollten Sie während der Schwangerschaft oder Stillzeit nur nach Rücksprache mit Ihrem Arzt anwenden, weil dazu keine umfangreichen wissenschaftlichen Erkenntnisse vorliegen.

Achtung: Der Selbstbehandlung von Herzkrankheiten sind Grenzen gesetzt. Suchen Sie unbedingt einen Arzt auf, wenn Ihre Beschwerden länger als sechs Wochen anhalten und wenn sich in Ihren Beinen Flüssigkeit ansammelt, in jedem Fall aber bei Atemnot sowie bei Schmerzen in der Herzregion, die in den Schulter-Arm-Bereich, in den Nacken oder in den Unterleib ausstrahlen.

Nebenwirkungen

Keine bekannt, auch nicht bei Überdosierung.

STUDIEN

- Die Wirksamkeit von Weißdornpräparaten wurde in mehreren Studien mit über 650 Teilnehmern nachgewiesen. Bei einer Anwendungsdauer von 8–12 Wochen war Weißdorn jedes Mal deutlich wirksamer bei einer Herzschwäche als ein Placebo.
- Im Vergleich mit dem synthetischen Herzmedikament Captopril zeigte sich für Weißdorn eine therapeutische Gleichwertigkeit bei wesentlich besserer Verträglichkeit.
- Im Durchschnitt konnten die Krankheitssymptome mit Weißdorn um über 60 % reduziert werden.

Weiße Taubnessel

Lamium album

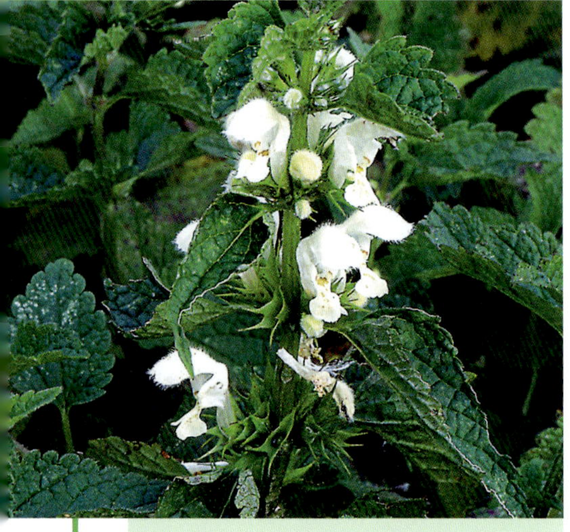

Geschichte

Der Gattungsname Lamium ist vom griechischen „lamos“ (Schlund) abgeleitet und bezieht sich auf die Gestalt der Blüte. Die deutsche Bezeichnung weist auf die taube, nichtbrennende Nessel hin. Im Mittelalter diente die Taubnessel zum Gelbfärben der Haare und zur Behandlung eitriger Wunden.

Botanischer Steckbrief

Die weiße Taubnessel (Familie der Lamiaceae) ist ein 30–50 cm hohes Kraut mit unter- und oberirdischen Stängeln. Die Blätter sind herzförmig zugespitzt und am Rand gesägt. Die Pflanze ähnelt der Brennnessel, hat aber keine Nesselhaare. Blütezeit ist von Mai bis November.

Verwendete Teile und Inhaltsstoffe

Medizinisch verwendet werden die getrockneten Blüten. Pharmakologisch wichtige Inhaltsstoffe sind Iridoide, Triterpensaponine, Kaffeesäurederivate, Flavonoide und Schleimstoffe.

Verwendung in der Volksheilkunde

Zusätzlich zu den anerkannten Anwendungsgebieten werden Taubnesselblüten in der Volksmedizin auch bei Magen-Darm-Beschwerden, klimakterischen Störungen und Beschwerden des Urogenitaltraktes eingesetzt. Auch als Schlaf- und Nervenmittel für ältere Menschen wird die Taubnessel verwendet sowie äußerlich bei Hämorrhoiden und Krampfadern.

Wissenschaftlich belegte Anwendungen

- Die Kommission E empfiehlt die innere Anwendung dieses Lippenblütlers bei Atemwegsentzündungen und die äußere Anwendung bei Entzündungen der Mund- und Rachenschleimhaut, leichten Hautentzündungen und unspezifischem Vaginalausfluss.
- Die enthaltenen Saponine fördern den Hustenauswurf, die Gerbstoffe ziehen das Gewebe zusammen.

Darreichungsformen und Dosierung

Verwendet werden Zubereitungen der losen Blüten als Tee, Umschlag oder Sitzbad.

Teezubereitung: 2 TL Blüten mit 150 ml heißem Wasser übergießen, 5 Min. ziehen lassen, 3-mal täglich trinken.

Für Umschläge: 3 EL Blüten mit 100 ml heißem Wasser aufgießen und abkühlen lassen.

Anwendungsbeschränkungen

Keine bekannt.

Nebenwirkungen

Keine bekannt.

Wilder Indigo (Färberhülse)

Baptisia tinctoria

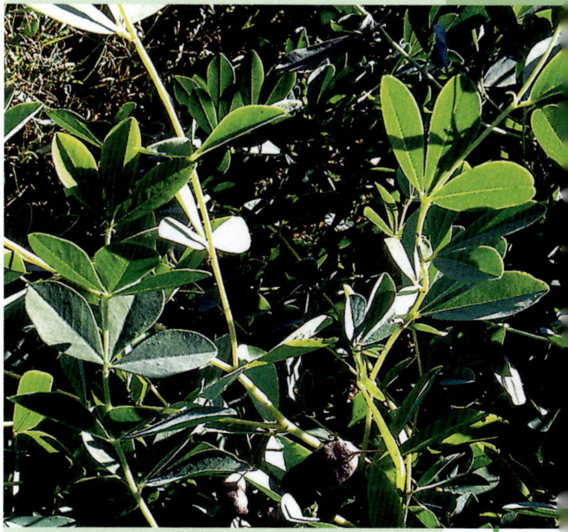

Geschichte

Der wilde Indigo ist in Nordamerika in den östlichen und nordöstlichen Staaten der USA und im südlichen Kanada heimisch. Diverse Indianervölker verwendeten seine Wurzeln zur Behandlung von Wunden, Verstauchungen und Prellungen. Die Blätter des wilden Indigo liefern einen blauen Farbstoff, die Wurzel dagegen färbt schwarz – daher der Name Färberhülse.

Botanischer Steckbrief

Wilder Indigo (Familie der Fabaceae) ist eine reich verzweigte, bis 1 m hohe Staude. Die wechselständigen Blätter sind dreizählig mit kurzem Stiel. Die Wurzeln können einen Durchmesser von bis zu 1,5 cm haben. Die Außenfläche ist bräunlich, längs gerunzelt und gefurcht. Die gelben Blüten stehen als wenigblütige endständige Trauben in den Blattachseln. Die Frucht ist eine schwarz-blaue, eiförmige Hülse die Samen sind gelblich-braun.

Verwendete Teile und Inhaltsstoffe

Verwendet werden die getrockneten Wurzeln. Typische Inhaltsstoffe sind wasserlösliche Kohlenhydrate, Glykoproteine, Chinolizidinalkaloide und Isoflavonoide.

Wissenschaftlich belegte Anwendungen

- Eine Bewertung durch die Kommission E ist bisher nicht erfolgt. Die stimulierende Wirkung auf das Immunsystem ist in experimentellen Untersuchungen bestätigt worden. Außerdem konnte eine Erhöhung der Fresszellaktivität nachgewiesen werden.

Verwendung in der Volksheilkunde

Innerlich bei Diphtherie, Malaria, Typhus, Grippe, entzündlicher Angina, Erkältungen, Fieber, Lymphknotenentzündungen, Mundentzündungen und Entzündungen von Talgdrüsen; äußerlich bei Weißfluss, Wunden, Geschwüren und bei Brustwarzenentzündungen.

Darreichungsformen und Dosierung

3-mal täglich 0,5–1 g der getrockneten Droge als Abkochung, in Kombinationspräparaten gemäß der Packungsbeilage.

Anwendungsbeschränkungen

Keine Einnahme bei Schwangerschaft und Stillzeit.

Nebenwirkungen

Bei sehr hohen Dosen kann es zu Übelkeit und Erbrechen, Durchfall, Magen-Darm-Störungen und Krämpfen kommen.

Zimtbaum / Ceylon-Zimtbaum

Cinnamomum zeylanicum

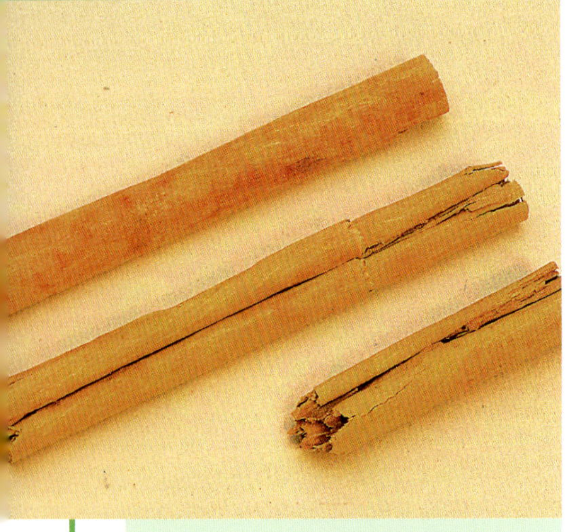

Geschichte

Zimt ist ein sehr altes Gewürz, das schon im Alten Testament erwähnt wurde. In Teilen Europas ist er seit 500 v. Chr. in Gebrauch. Noch bis ins 16. Jahrhundert war im Westen nur der chinesische Zimtbaum bekannt. Der aus Sri Lanka stammende Zimt weist aber das feinere Aroma auf und ist heute die meistgehandelte Art im Westen.

Botanischer Steckbrief
Der Ceylon-Zimtbaum (Familie der Lauraceae) ist ein 6–12 m hoher, immergrüner Baum. Die Blätter sind anfangs rot, später grün, oberseits glänzend und derbledrig. Die Blüten riechen unangenehm. Die Frucht ist beerenartig, eiförmig-länglich und kurzstachelig.

Verwendete Teile und Inhaltsstoffe
Medizinisch verwendet wird die getrocknete, vom äußeren Kork und dem darunter liegenden Gewebe (Parenchym) befreite Rinde von jungen Schösslingen des Zimtbaumes, die auf zurückgeschnittenen Stöcken austreiben.

Verwendung in der Volksheilkunde
Innerlich bei kindlichen Durchfällen, Erkältung, Grippe und Wurmbefall; äußerlich zur Wundreinigung.

Wissenschaftlich belegte Anwendungen

- Kommission E und ESCOP empfehlen die Einnahme von Zimtrinde bei Verdauungsbeschwerden wie Blähungen und krampfartigen Beschwerden sowie bei Appetitlosigkeit, die ESCOP auch bei Durchfall. In wissenschaftlichen Untersuchungen im Zellsystem wurden krampflösende und entzündungshemmende Wirkungen des ätherischen Zimtöls nachgewiesen. Außerdem wurde die Wirksamkeit gegen diverse Pilz- und Bakterienstämme gezeigt.

Darreichungsformen und Dosierung
Fertigpräparate nur in Kombination mit anderen Drogen.
Teezubereitung: 1 TL zerkleinerte Droge mit 250 ml kochendem Wasser übergießen, 10 Min. ziehen lassen und warm direkt vor den Mahlzeiten trinken (Tagesdosis: 1,5–4 g Droge, 0,5–1 ml Fluidextrakt, 2–4 ml Tinktur).

Anwendungsbeschränkungen
Nicht bei Allergie gegen Zimt einnehmen.

Nebenwirkungen
Bei Überdosierung können Hautreaktionen auftreten.

Zwiebel

Allium cepa

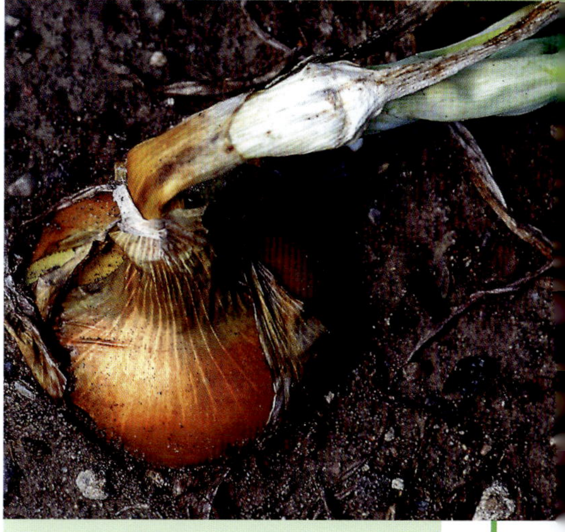

Botanischer Steckbrief

Die Zwiebel (Familie der Alliaceae) ist eine ausdauernde Pflanze, die 60–120 cm hoch wird. Die Laubblätter sind röhrenförmig und blau-grün gefärbt. Die grünlich-weißen Blüten befinden sich an einem langen Blütenschaft.

Verwendete Teile und Inhaltsstoffe

Medizinisch verwendet werden die frischen oder getrockneten Blattansätze. Pharmakologisch wichtige Inhaltsstoffe sind Alliine, Fructosane, Flavonoide und Steroidsaponine.

Verwendung in der Volksheilkunde

Innere Anwendung bei Atemwegserkrankungen, Mandelentzündung und zur Förderung der Gallenfunktion; äußerlich bei Wunden, Ohrenentzündung, Schnupfen, Verbrennungen und Insektenstichen.

Geschichte

Die Verwendung der Speisezwiebel ist ähnlich traditionsreich wie die des verwandten Knoblauchs. Sie reicht mindestens bis ins antike Griechenland zurück. Dioskurides schrieb über die Zwiebeln, sie seien „beißend und blähend" und „reizen den Appetit". Im Mittelalter wurden sie gegen Geschwüre und Atembeschwerden eingesetzt. Um die Pest abzuwehren, wurden rohe Zwiebeln bündelweise in die Türen gehängt. Außerdem gilt die Zwiebel als Aphrodisiakum und als gutes Haarwuchsmittel.

Wissenschaftlich belegte Anwendungen

- Die Kommission E befürwortet die Zwiebel bei Appetitlosigkeit und zur Vorbeugung gegen Arteriosklerose.
- Die Zwiebel enthält ähnliche Inhaltsstoffe wie der Knoblauch (Alliine) und wirkt daher nach dem gleichen Prinzip auf das Herz-Kreislauf-System.

Darreichungsformen und Dosierung

Verwendet werden Fertigpräparate (Kapseln) mit Zwiebelöl sowie reines Zwiebelöl oder Presssaft. Auch der Verzehr frischer, roher Speisezwiebeln kann eine medizinische Wirkung entfalten. In dem Fall wird eine tägliche Menge von 50 g empfohlen.

Anwendungsbeschränkungen

Keine bekannt.

Nebenwirkungen

Die Aufnahme großer Mengen kann zu Magenreizung und Blähungen führen. In seltenen Fällen treten allergische Reaktionen auf.

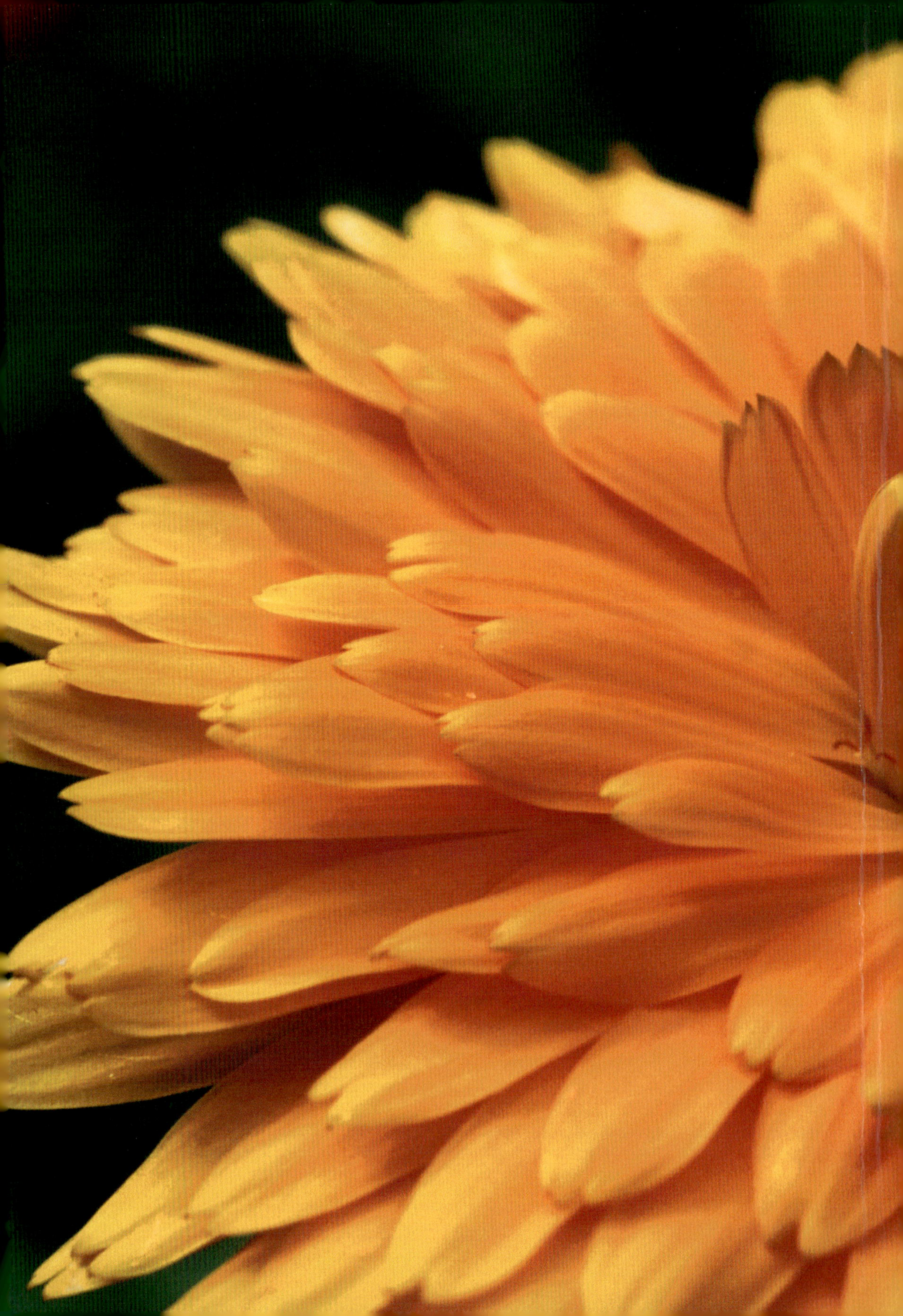

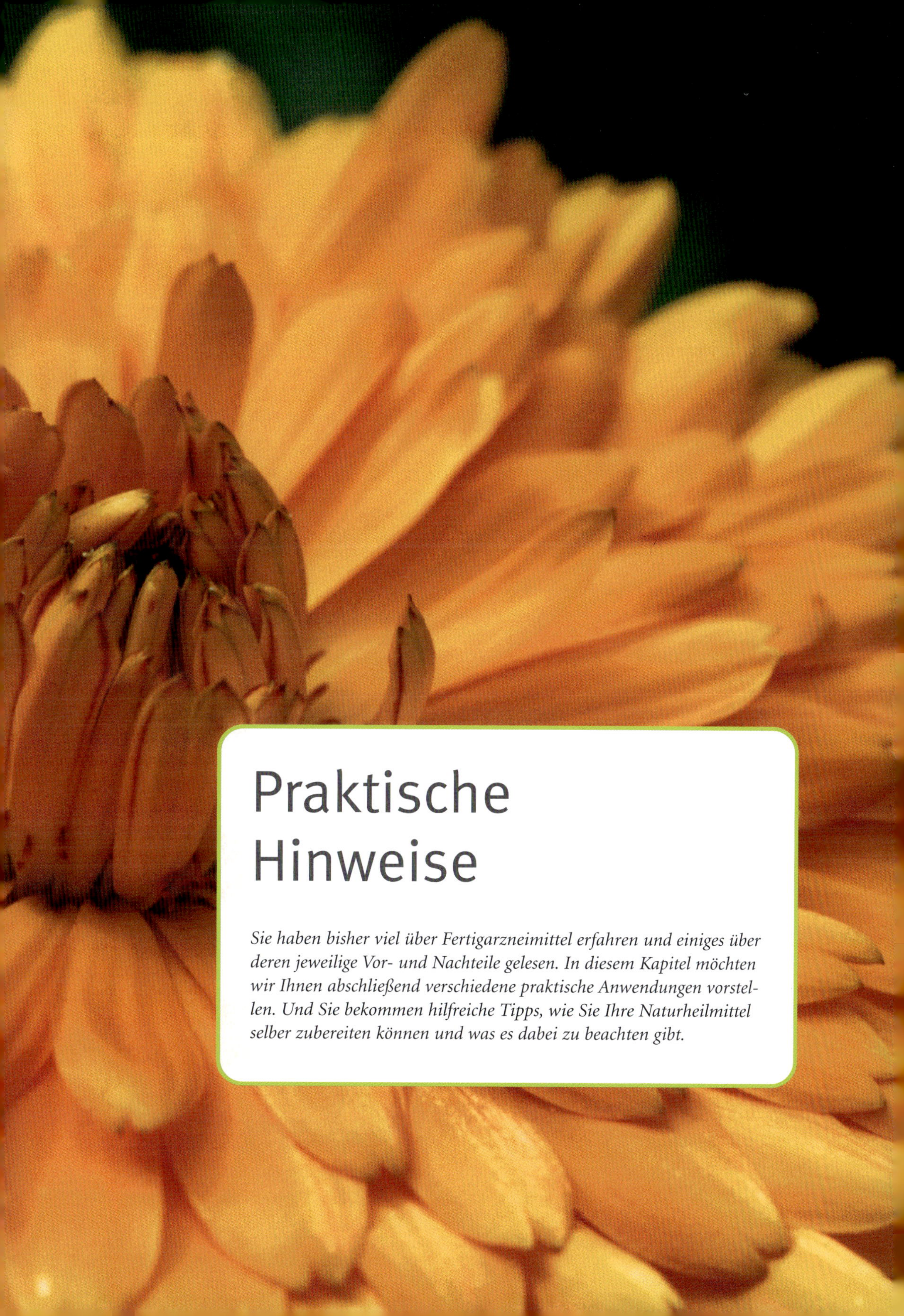

Praktische Hinweise

Sie haben bisher viel über Fertigarzneimittel erfahren und einiges über deren jeweilige Vor- und Nachteile gelesen. In diesem Kapitel möchten wir Ihnen abschließend verschiedene praktische Anwendungen vorstellen. Und Sie bekommen hilfreiche Tipps, wie Sie Ihre Naturheilmittel selber zubereiten können und was es dabei zu beachten gibt.

Naturheilmittel selber zubereiten

Als die Menschen noch nicht auf fertige Präparate zurückgreifen konnten, war es eine Selbstverständlichkeit, Heilmittel in eigener Regie herzustellen. Heute ist dieses alte Wissen weitgehend in Vergessenheit geraten. In dem folgenden Kapitel erfahren Sie, wie Sie Naturheilmittel selber herstellen und anwenden können. Dabei geht es um ganz einfache Verfahren wie die Zubereitung eines Heiltees oder das Anlegen eines Wickels. Für kompliziertere Zubereitungen wie die Salbenherstellung brauchen Sie etwas mehr Übung und Erfahrung. Worauf Sie dabei achten müssen und welche Arbeitsschritte erforderlich sind, möchten wir Ihnen hier zeigen. Wir wünschen Ihnen viel Spaß und Erfolg!

➤ HEILTEES

Teeaufgüsse (auch Infus genannt) und -abkochungen sind eine klassische Zubereitungsform von Arzneipflanzen. Sie eignen sich besonders gut bei Befindlichkeitsstörungen und bei leichteren Beschwerden wie Erkältungen, Magen-Darm-Verstimmungen, leichten Schlafstörungen und Nervosität. Bei all diesen Beschwerden wirkt sich auch die psychische Komponente vorteilhaft aus, mit der die Anwendung eines Tees einhergeht: Das Ritual der sorgfältigen Zubereitung und die eher langwierige Einnahme des heißen Getränks geben uns das Gefühl, dass wir etwas für unser Wohlbefinden und zum Erhalt unserer Gesundheit tun. Eine ausgezeichnete Anwendungsform sind Tees natürlich auch bei allen Krankheiten oder Beschwerden, bei denen eine erhöhte Flüssigkeitszufuhr empfohlen wird, z. B. im Rahmen einer Durchspülungstherapie bei akuten Blasen- oder Nierenentzündungen. Daneben gibt es auch Genusstees. Das sind Einzeldrogen oder Mischungen, die keine stark wirkenden Medizinaldrogen enthalten. Sie sind allgemein gesundheitsfördernd und haben eine sanfte Wirkung. Diese Tees sind auch für Kinder geeignet. Dazu zählen beispielsweise Hagebutte, Melisse, Orangenschale, Brombeerblätter und Ringelblume.

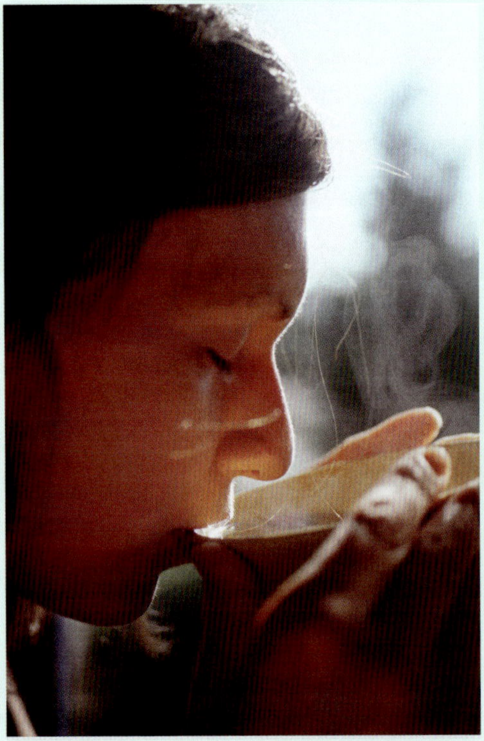

Der Genuss einer heißen Tasse Kräutertee tut Körper und Seele gut und stärkt die Gesundheit.

Empfehlung

➤ Arzneitees sind Medikamente! Sie sollten daher stets sorgfältig dosiert und zubereitet sowie regelmäßig eingenommen werden; empfohlene Dosierung und Anwendungsdauer dürfen dabei nicht überschritten werden.

Ausgangsstoffe

Teedrogen sind in vielfältigen Formen erhältlich. Je nach Hersteller und den verwendeten Pflanzenteilen werden sie grob oder fein geschnitten angeboten (Blätter, Wurzeln, Rinde) oder als Ganzdrogen (Samen und Früchte).
Sie können die Drogen entweder einzeln oder als Teemischungen verwenden, je nachdem, für welchen Zweck Sie diese einsetzen möchten und wie viele Heilpflanzen für Ihr spezielles gesundheitliches Problem zur Verfügung stehen. Teemischungen werden teils industriell gefertigt, teils in der Apotheke zusammengestellt, z. B. nach Standardzulassung. Diese gibt es mit festgelegter Zusammensetzung oder mit Variabilität innerhalb bestimmter Grenzen. Dabei unterscheidet man zwischen:

Leitdrogen: Drogen, die für die Indikation die wichtigste Rolle spielen

Ergänzungsdrogen: Drogen, die zwar auch in Hinblick auf die Indikation wirksam sind, aber gegenüber der Leitdroge von nachgeordneter Bedeutung sind

Hilfsdrogen: Drogen, die für Aroma und Aussehen verantwortlich sind und die Rezeptur abrunden. Zudem können Drogen mit behaarten Blättern eine Entmischung während des Transports verhindern.

Heute übliche Teemischungen bestehen in der Regel aus zwei bis fünf unterschiedlichen Bestandteilen. Früher waren Rezepturen mit 20 oder mehr Drogen keine Seltenheit, davon ist man mittlerweile abgekommen.

Verschiedene Darreichungsformen

Tees werden in diversen Darreichungsformen angeboten. Dazu zählen lose Teedrogen, Teebeutel und Instanttees. Alle Formen von Arzneitees sollten in der Apotheke gekauft werden, da die hier verkaufte Ware die Qualitätsstandards des Arzneibuchs erfüllen muss. Lose Teedrogen werden aber auch vom Kräuterfachhandel angeboten. Dort können Sie selbst kleinste Mengen einer bestimmten Droge erwerben, was in der Apotheke vor allem bei selteneren Tees nicht immer der Fall ist. Auch hier gibt es seriöse Adressen mit einwandfreier Ware. Im Zweifelsfall erkundigen Sie sich nach der Qualität der angebotenen Drogen.

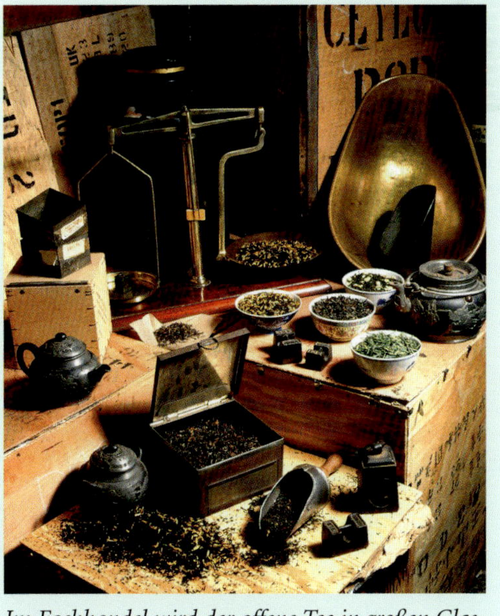

Im Fachhandel wird der offene Tee in großen Glaszylindern oder Holzgefäßen gelagert.

Vor- und Nachteile der einzelnen Darreichungsformen

Lose Teedrogen

- **Vorteile:** individuelle Dosierbarkeit
- **Nachteile:** erschwertere Handhabung

Teebeutel

- **Vorteile:** bessere Dosierbarkeit; durch die starke Zerkleinerung bessere Extraktion; keine Entmischung während Transport oder Lagerung
- **Nachteile:** Bei Drogen mit ätherischen Ölen führt die starke Zerkleinerung zu einem Verlust an ätherischem Öl; Fremdanteile sind nicht erkennbar z. B. bei der Kamille (Kraut statt Blüten) oder bei der Pfefferminze (Stängel statt Blätter)

Instanttees

- **Vorteile:** vereinfachte Zubereitung (Tees müssen nur in heißem Wasser aufgelöst werden, kein zeitaufwendiges Ziehenlassen oder Abseihen) und gleichmäßige Zusammensetzung
- **Nachteile:** Bei der Herstellung von Instanttees wird zur Extraktion oft auch Ethanol eingesetzt, so dass sie mitunter ein anderes Inhaltsstoffspektrum aufweisen als die rein wässrig zubereiteten normalen Tees.
- **Achtung:** Instanttees werden als pulverisierte Sprühextrakte oder als Granulate vertrieben. Bei Granulaten werden häufig Saccharose oder andere Kohlenhydrate als Trägersubstanz eingesetzt. Instanttees sind daher für Kinder und Diabetiker ungeeignet.

Aufbewahrung

Faktoren, die die Qualität der Teedroge negativ beeinflussen können, sind Licht, Wärme, Feuchtigkeit, das Material des Gefäßes sowie die Dauer der Lagerung.

- Licht beschleunigt die chemische Umwandlung der enthaltenen Inhaltsstoffe. Dadurch lässt die Wirksamkeit schneller nach, und es können schädliche Umwandlungsprodukte dabei entstehen.
- Auch die Lagerung bei erhöhter Temperatur beschleunigt chemische Reaktionen; zusätzlich verdampfen leicht flüchtige Inhaltsstoffe wie ätherische Öle schneller; mikrobielles Wachstum kann gefördert werden.
- Feuchtigkeit aktiviert bestimmte Enzyme wie beispielsweise Glykosidasen, die aktive Inhaltsstoffe abbauen. Außerdem begünstigt die Feuchtigkeit das Wachstum von Schimmelpilzen oder anderen Mikroorganismen.
- Die Gefäße sollten gut schließen und möglichst wenig lichtdurchlässig sein. Gut geeignet sind getöntes Glas, Holz, Hartpappe oder Weißblech. Drogen, die ätherische Öle enthalten, dürfen nicht in Kunststoffbehältern aufbewahrt werden, da der Kunststoff die Öle aufnimmt.

Wie lange kann man Drogen lagern?

- Gepulverte Drogen mit leicht flüchtigen Bestandteilen: 2 Wochen
- Gepulverte Drogen ohne flüchtige Bestandteile: 6 Monate
- Geschnittene Drogen mit leicht flüchtigen Bestandteilen: 1 Jahr
- Geschnittene Drogen ohne flüchtige Bestandteile: 3 Jahre

Zubereitung

Bei der Zubereitung eines Heiltees kommt es auf die richtige Dosierung an, sprich auf das Verhältnis zwischen Droge und Wasser sowie auf den Zerkleinerungsgrad der jeweiligen Droge und auf die Zubereitungsdauer, das heißt wie lange der Tee zieht bzw. abgekocht wird.

Die Menge richtet sich unter anderem nach dem Körpergewicht. Für kleine Kinder nimmt man weniger Droge als für einen ausgewachsenen Mann. Auch in der Schwangerschaft und Stillzeit dosiert man eher sparsamer. Die Mengenangaben in diesem Buch wurden für einen Erwachsenen mit einem durchschnittlichen Gewicht von 70 kg berechnet (Ausnahme: „Kinderkrankheiten“, Seite 184 ff.).

Der Zerkleinerungsgrad ist zum Teil im Arzneibuch festgelegt. Er ist wichtig für die Extraktion der Inhaltsstoffe: je feiner zerkleinert, umso vollständiger werden die Inhaltsstoffe extrahiert. Allerdings begünstigt ein starker Zerkleinerungsgrad auch den Zersetzungsprozess während der Lagerung. Das trifft vor allem auf Teebeutel zu, die keine spezielle Aromaschutz-Verpackung haben. Insbesondere sollten Drogen, die ätherische Öle enthalten, nicht zu stark zerkleinert aufbewahrt werden. Es empfiehlt sich, diese Drogen erst unmittelbar vor der Zubereitung des Tees zu zerkleinern. Das gilt auch für Samen oder Früchte wie Fenchel, Anis oder Kümmel, die am besten als Ganzdrogen gekauft und gelagert werden und erst vor dem Überbrühen zerquetscht werden.

Bei der Zubereitung eines Tees unterscheidet man zwischen Aufguss, Abkochung und Kaltauszug (Mazerat).

Aufguss

Ein Teeaufguss, auch Infus genannt, ist die einfachste und gebräuchlichste Form der Teezubereitung. Dazu übergießen Sie die zerkleinerte Droge mit heißem oder kochendem Wasser und lassen den Aufguss abgedeckt und eventuell unter gelegentlichem Umrühren fünf bis zehn Minuten ziehen. Anschließend seihen Sie die Pflanzenteile ab. Bei manchen Drogen ist es wichtig, dass das Wasser beim Aufgießen nicht mehr kocht, sondern nur noch heiß ist. Das gilt z. B. für Pflanzen, die ätherische Öle, Saponine oder Alkaloide enthalten. Auch grüner Tee oder Spitzwegerichkraut sollten nicht mit siedendem Wasser überbrüht werden. Der Aufguss eignet sich für die meisten Blatt-, Blüten- und Krautdrogen sowie für gut zerkleinerte Rinden- und Wurzeldrogen. Bei dieser Zubereitungsart findet eine Keimreduzierung auf maximal 10 % statt.

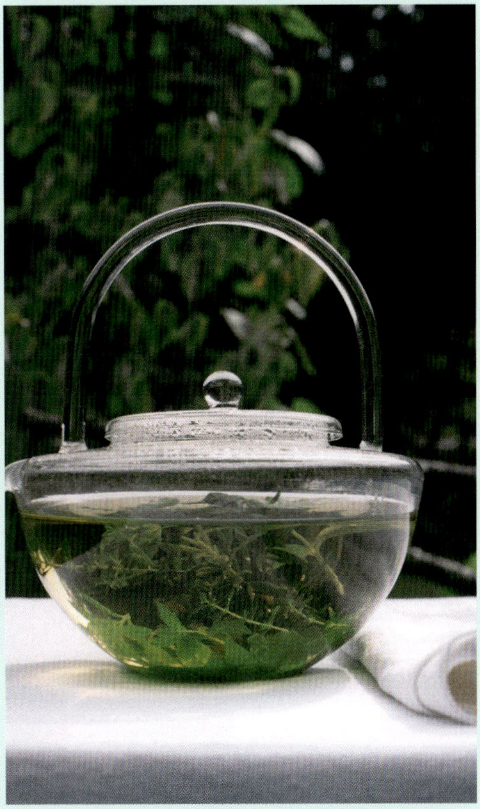

Die zerkleinerten Pflanzenteile kommen direkt in die Kanne und werden später abgeseiht.

Abkochung

Bei der Abkochung (Dekokt) werden die Pflanzenteile in kaltem Wasser angesetzt und langsam zum Sieden gebracht. Diesen Ansatz lassen Sie fünf bis zehn Minuten auf kleinster Flamme köcheln. Anschließend seihen Sie die Pflanzenteile ab. Diese Zubereitungsart eignet sich vor allem für Drogen mit sehr harter Konsistenz wie Hölzer, Rinden oder Wurzeln. Bei der Abkochung findet die größte Keimreduzierung statt, es gehen aber auch etliche leicht flüchtige Wirkstoffe dabei verloren.

Kaltauszug

Beim Kaltauszug, auch Mazerat genannt, werden die Drogen mit kaltem Wasser angesetzt, mehrere Stunden (z. B. über Nacht) bei Raumtemperatur stehen gelassen und dann abgeseiht. Der fertige Tee wird kalt oder aufgewärmt getrunken. Kaltauszüge eignen sich vor allem bei Schleimstoffpflanzen oder wenn bestimmte unerwünschte Inhaltsstoffe wie z. B. Gerbstoffe nicht mit extrahiert werden sollen.
Der Nachteil dieser Zubereitungsart liegt in der relativ hohen Keimbelastung. Eventuell im Ausgangsmaterial vorhandene Keime werden beim Kaltauszug nicht abgetötet. Um dies zu vermeiden, können Sie den fertigen Tee nach dem Abseihen kurz erhitzen.

➤ HEILENDE BÄDER

Die Verwendung von Arzneipflanzen und ihren Zubereitungen als Badezusatz wurde vor allem im 19. Jahrhundert durch Sebastian Kneipp populär (siehe: „Phytobalneologie“, Seite 30 f.). Dabei werden die Wirkstoffe über Haut und Atemwege in den Blutkreislauf aufgenommen. Zusätzlich zu der speziellen Wirkung der jeweiligen Pflanzeninhaltsstoffe kommt beim Bad noch der medizinische Effekt des heißen Wassers durch Wärmeeinwirkung und hydrostatischen Druck hinzu. Bäder haben eine positive Wirkung auf das Herz-Kreislauf-System, die Nierenfunktion sowie auf die endokrinen Funktionen (Abgabe körpereigener Stoffe, z. B. Hormone, in das Blut), und sie wirken spürbar entspannend auf die verhärtete Muskulatur.
Grundsätzlich unterscheidet man zwischen Voll- und Teilbädern. Zu Letzteren zählen auch Sitz- und Fußbäder. Bäder können kalt, temperiert oder warm sein. Daneben gibt es auch noch ansteigende Bäder sowie Überwärmungs- und Wechselbäder. Für Fuß- und Sitzbäder werden spezielle Wannen angeboten.

Baderegeln für ein Vollbad

Bei einem warmen Vollbad sollte die Wassertemperatur 36 bis 38 °C betragen. Bei einem ansteigenden Bad kann sie bis auf 40 °C gesteigert werden. Ein Überwärmungsbad erreicht Temperaturen bis zu 43 °C.
Die Badedauer beträgt bei einem warmen Vollbad oder einem ansteigenden Bad 10 bis 15 Minuten, bei einem Überwärmungsbad maximal 10 Minuten. Nach jedem Bad sollten Sie sich eine Ruhepause von 30 Minuten gönnen (außer bei anregenden Bädern).
Anregende Bäder eignen sich eher für morgens, beruhigende für abends, z. B. als sanft wirkende Einschlafhilfe.
Daneben gibt es noch kalte Bäder. Hier reicht eine Badedauer von 10 Sekunden.

Empfehlung

➤ Bei Herzkrankheiten, Bluthochdruck und bei akuter Venenentzündung sollten Sie keine Vollbäder durchführen. Das gilt ganz besonders für Überwärmungsbäder: Die hohe Temperatur belastet das Herz-Kreislauf-System!

Badezusätze

Als Badezusätze eignen sich verschiedene Zubereitungsformen: lose Droge bzw. Aufgüsse oder Abkochungen daraus, Extrakte, ätherische Öle in Reinform oder als Emulsionen.

Dosierung

Für ein Vollbad aus Heilpflanzen bereiten Sie aus der entsprechenden Droge einen Tee zu und geben diesen dem Badewasser bei. Dazu nehmen Sie eine Hand voll getrocknete Droge, übergießen diese mit 2 Liter kochendem oder heißem Wasser und lassen den Aufguss ca. 10 Minuten zugedeckt ziehen.
Fertige Badezusätze wie Ölbäder dosieren Sie bitte entsprechend der Herstellerempfehlung.

Zusätze und ihre Wirkung

- Baldrian: beruhigend, schlaffördernd
- Eukalyptus: bei beginnenden Atemwegsinfekten
- Heublumen: bei Rheuma
- Lavendel: beruhigend, schlaffördernd
- Lindenblüten: beruhigend, entspannend
- Melisse: bei Anspannung und Unruhe, beruhigend
- Pfefferminze: erfrischend
- Rosmarin: anregend
- Wacholder: bei rheumatischen Beschwerden, fördert die Durchblutung
  Zitrone: erfrischend

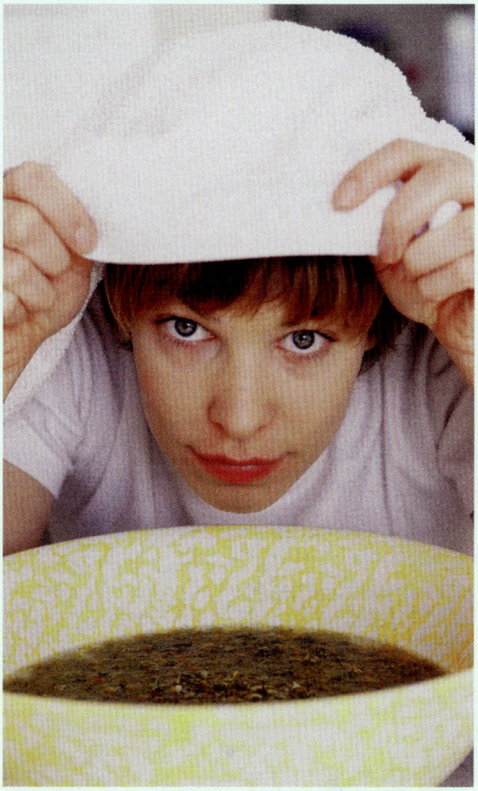

Ein Badetuch über dem Kopf sorgt dafür, dass der Dampf nicht entweicht.

DAMPFINHALATIONEN

Inhalationen eignen sich vor allem bei Atemwegserkrankungen wie beginnende Infekte der oberen Atemwege, Bronchitis und Nasennebenhöhlenentzündung. Durch Übergießen der entsprechenden Droge, z. B. Kamille oder Thymian, mit heißem Wasser werden Dämpfe freigesetzt. Beim Einatmen des Dampfes gelangen die Wirkstoffe zu den entzündeten oder gereizten Schleimhäuten, aber auch über die Lunge in den Blutkreislauf. Daneben wirkt allein schon der warme, feuchte Wasserdampf wohltuend und beruhigend auf die Schleimhäute.
Grundlage für Inhalationen können natürlich nur Drogen oder Zubereitungen sein, die hinreichend flüchtige Wirkstoffe wie ätherische Öle enthalten. Diese können in wässriger Verdünnung eingesetzt werden. Sie können aber auch Teedrogen oder Salben verwenden.

Dampfinhalation mit Kamille

Das Inhalieren mit Kamille macht die Nase und die Bronchien frei (siehe Pflanzensteckbrief Seite 272 f.).

- *Dazu nehmen Sie 2–3 EL getrocknete Kamillenblüten, geben diese in eine große Schüssel und gießen ca. 1 Liter heißes Wasser dazu.*
- *Anschließend setzen Sie sich vor die Schüssel, halten den Kopf über den Dampf und breiten ein Badehandtuch über Ihren Kopf, damit der Dampf nicht entweichen kann.*
- *Empfehlenswert ist eine Inhalationsdauer von 10 Minuten.*

Wer diese Form des Inhalierens nicht verträgt, kann auch zu einem Inhalator greifen.

Verbrühungsgefahr!

- Wegen der möglichen Verbrühungsgefahr dürfen kleine Kinder nie alleine dampfinhalieren. Gerade für Kleinkinder ist ein Inhalator deshalb besser geeignet. Sprechen Sie mit Ihrem behandelnden Kinderarzt darüber.

SALBEN SELBER HERSTELLEN

Salben sind unverzichtbar bei Hautkrankheiten, Verbrennungen, Gelenk- und Muskelschmerzen, stumpfen Verletzungen oder Venenerkrankungen. Sie eignen sich aber auch als Inhalationszusatz bei Atemwegserkrankungen (siehe oben). Die aktiven Bestandteile wirken am Ort der Anwendung, gelangen aber auch über die Haut in den Blutkreislauf.
Salben sind fettende Zubereitungen, die sich gut auftragen lassen. Die Haut wird mit einem dünnen Fettfilm überzogen, dadurch können die Wirkstoffe gut eindringen.

Salbengrundlage

Salbengrundlage sind Fette oder Öle. Besonders einfach in der Handhabung und geruchsneutral ist Eucerin (erhältlich in der Apotheke). Es besteht aus Fetten und Wachsen der Schafwolle und aus Vaseline. Geeignet ist aber auch eine Mischung aus hochwertigem Pflanzenöl, Sheabutter (aus dem Samen des Butterbaums) und Bienenwachs.

Salbenzusätze

Je nachdem, zu welchem therapeutischen Zweck die Salbe dienen soll, werden entsprechende pflanzliche Zusätze hinzugefügt. Das können frische oder getrocknete Drogen, eine fertige Tinktur oder ätherisches Öl sein.

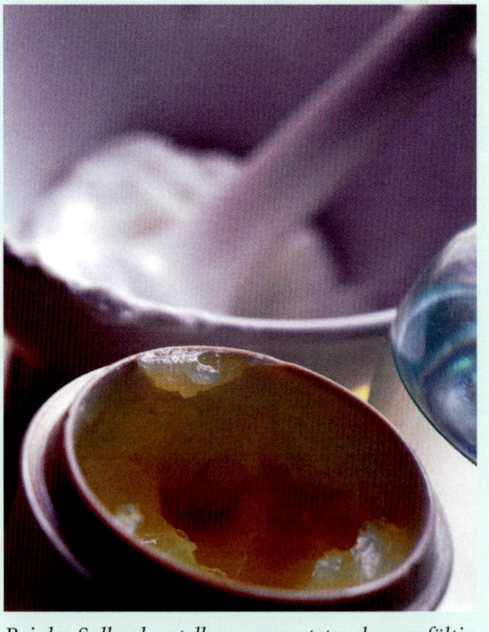

Bei der Salbenherstellung muss stets sehr sorgfältig und sauber gearbeitet werden.

Grundrezept für eine Salbe mit Tinktur

- *16 ml Pflanzenöl (Mandel-, Calendula-, Jojoba-, Johanniskraut- oder Olivenöl), 3 g Sheabutter und 6 g Bienenwachs (gelb) vorsichtig erwärmen, bis alle Zutaten flüssig sind,*
- *auf ca. 40 °C abkühlen lassen und 10 ml Tinktur tropfenweise einrühren, bis die Salbe vollständig erkaltet ist.*
- *Fertige Salbe in ein braunes Schraubglas abfüllen und kühl lagern.*

Grundrezept für eine Salbe mit ätherischen Ölen

- *20 ml Pflanzenöl (Mandel-, Calendula-, Jojoba-, Johanniskraut- oder Olivenöl), 3 g Sheabutter und 3 g Bienenwachs (gelb) vorsichtig erwärmen, bis alle Zutaten flüssig sind,*
- *auf ca. 40 °C abkühlen lassen und 2 ml ätherisches Öl tropfenweise einrühren.*
- *Fertige Salbe in ein braunes Schraubglas abfüllen und kühl lagern.*

Ringelblumensalbe

Diese Salbe eignet sich zur Behandlung von wunder oder gereizter Haut. Die Rezeptur stammt aus der Klosterheilkunde:

- *100 g Eucerin im Wasserbad erwärmen, 5 g Ringelblumenblüten dazugeben und aus dem Wasserbad nehmen.*
- *Einige Tage zugedeckt ziehen lassen, bis das Eucerin die Farbe der Blüten angenommen hat.*
- *Die Mischung nochmals im Wasserbad erwärmen, bis sich das Eucerin verflüssigt hat und die Blüten absinken.*
- *Flüssige Salbe durch ein feines Sieb in dunkle Schraubgläser abfüllen.*

WICKEL, PACKUNGEN UND AUFLAGEN

Die größeren Anwendungen heißen Wickel oder Umschläge, die kleineren Auflagen oder Kompressen. Anwendungen, bei denen ein großer Teil des Körpers betroffen ist, werden als Packungen bezeichnet.

Die Geschichte der Wickel ist alt. Schon die Höhlenbewohner sollen sich die Wirkung des kalten Wassers bei stumpfen Verletzungen zu Nutze gemacht haben. Vorbild war auch hier die Tierwelt.

Empfehlung

- Wickel sind besonders gut für kleine Kinder geeignet, da sie die körpereigenen Selbstheilungskräfte anregen und dazu beitragen, dass sich das kindliche Immunsystem gut entwickelt.

So wirken Wickel

Man unterscheidet zwischen kalten, warmen und heißen Wickeln. Sie alle beeinflussen die Durchblutung, wobei feuchte Wickel intensiver wirken als trockene, da sie die Leitfähigkeit der Haut erhöhen.

Neben Anwendungen ohne Zusatz, z. B. Wadenwickel (siehe Seite 392), gibt es eine ganze Reihe von Wickeln, die einen Pflanzenzusatz enthalten. Das kann ein Teeaufguss sein, aber auch eine Tinktur oder ein Ölauszug, z. B. Lavendelöl. Samen, Mehl oder Pulver mit Wasser zu einem Brei vermischt, werden ebenfalls verwendet. Auch Salbenkompressen sind üblich. Mitunter werden auch ganze Pflanzenteile eingesetzt, z. B. bei der Kohl-Auflage.

Bei jedem Wickel mit einem Zusatz macht man sich neben dem Kälte- oder Wärmeeffekt noch die spezifische Wirkung der enthaltenen Inhaltsstoffe zu Nutze.

So wird ein Wickel angelegt

Für jede Anwendung benötigen Sie ein Innen- und ein Außentuch sowie ein Wolltuch oder Wollsocken. Die Größe richtet sich nach der zu behandelnden Körperregion. Als Materialien eignen sich saugfähige und naturbelassene Stoffe wie Leinen oder Baumwolle.

- *Das Innentuch wird mit dem kalten oder heißen Wasser bzw. mit dem Zusatz getränkt und ausgewrungen oder mit dem Zusatz bestrichen.*
- *Dann wird das feuchte Tuch dicht, aber nicht zu fest an den zu behandelnden Körperteil angelegt,*
- *anschließend wird ein trockenes Tuch um den feuchten Wickel gehüllt und mit einem Wolltuch bzw. im Falle von Wadenwickeln mit Wollsocken abgedeckt.*
- *Die Anwendungsdauer richtet sich nach der Art des Wickels und nach dem Alter bzw. der Konstitution des Patienten.*

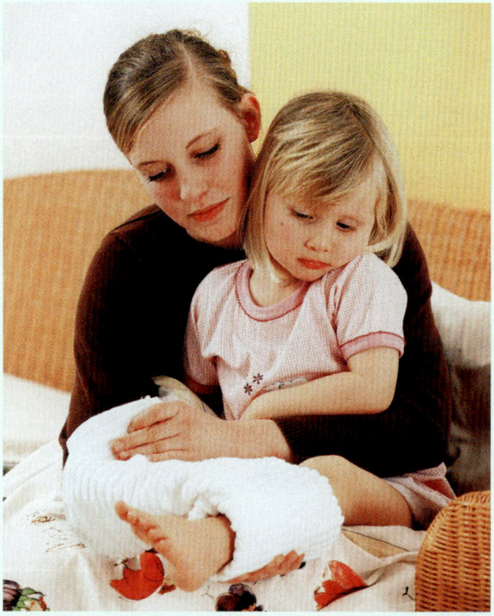

Wadenwickel entziehen dem Körper Wärme, wirken beruhigend und machen den Kopf frei.

Fiebersenkende Wadenwickel

Die Wadenwickel reichen vom Fußgelenk bis unters Knie und werden immer beidseitig angelegt. Die traditionellen Wadenwickel werden ohne Zusatz, nur mit kühlem (bei kleinen Kindern mit lauwarmem) Wasser angewendet. Wichtig: Die Füße müssen warm sein! Zur Behandlung von Kindern geeignet.

- *Die beiden Innentücher werden in kühlem Wasser getränkt, ausgewrungen und um die Unterschenkel gewickelt.*
- *Anschließend die feuchten Tücher mit trockenen umhüllen und Wollsocken darüber ziehen.*
- *Anwendungsdauer ca. 10 Min.*
- *Die Anwendung kann mehrmals täglich wiederholt werden.*

Zwiebelauflage

Ein altes Hausmittel bei Ohrenschmerzen sind Auflagen mit frischen Zwiebeln. Das ätherische Öl wirkt schmerzstillend und entzündungshemmend. Zur Behandlung von Kindern geeignet (siehe Pflanzensteckbrief Seite 381).

- *½ frische Speisezwiebel in kleine Stücke schneiden,*
- *Zwiebelstückchen in ein Stofftaschentuch wickeln, zubinden und zwischen zwei Wärmflaschen oder in einem umgedrehten Topfdeckel über kochendem Wasser erwärmen.*
- *Die erwärmte Auflage auf das schmerzende Ohr legen und mit einem Stofftuch oder Stirnband fixieren.*
- *Die Auflage nach Belieben einwirken lassen, z. B. über Nacht.*

Senfauflage

Senfauflagen fördern die Durchblutung der Haut und lassen die Hauttemperatur ansteigen. Sie helfen bei Hexenschuss und bei rheumatischen Beschwerden (siehe Pflanzensteckbrief Seite 345).

- *3–4 EL frisch gemahlene Senfsamen mit warmem Wasser zu einem Brei verrühren.*
- *Den Brei auf die betroffene Stelle auftragen und maximal 10–15 Min. einwirken lassen.*
- *Bis zu 3-mal täglich wiederholen.*
- *Nach der Anwendung sollte die gerötete Hautpartie eingecremt werden.*

Achtung: Bei Menschen mit empfindlicher Haut sind allergische Reaktionen und Hautreizungen möglich.

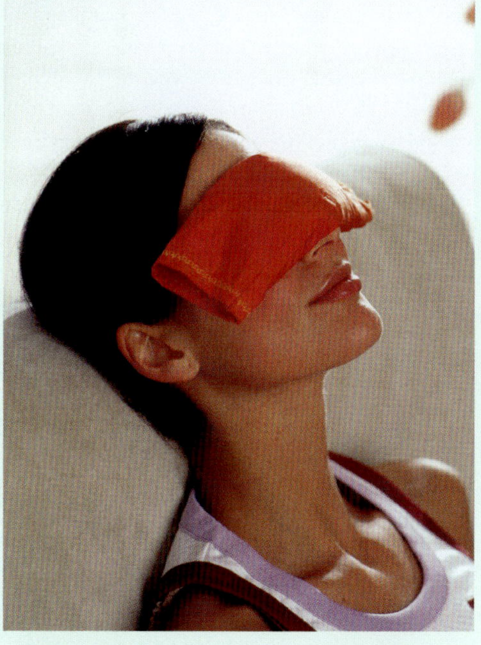

Ein Coolpack über den Kompressen bedeutet zusätzliche Erholung für die gestressten Augen.

Stiefmütterchenkompresse

Kompressen mit Stiefmütterchentee sind hilfreich bei verschiedenen Hautkrankheiten wie Ekzemen, Akne und Schuppenflechte. Ideal bei Kindern mit Milchschorf oder Neurodermitis (siehe Pflanzensteckbrief Seite 354).

- *2 TL Stiefmütterchenkraut mit kochendem Wasser übergießen, 10 Min. ziehen lassen, abseihen und abkühlen lassen.*
- *Kompresse in der Größe der betroffenen Körperregion in dem Tee tränken, auswringen und auf die zu behandelnde Stelle legen und fixieren.*
- *Entfernen, wenn die Kompresse nicht mehr feucht ist.*
- *Nach Belieben wiederholen.*

Stiefmütterchentee kann auch als Badezusatz verwendet oder statt Wasser zur täglichen Reinigung eingesetzt werden.

Augenkompresse mit Augentrost

Bei geröteten oder überanstrengten Augen tun Kompressen mit Augentrosttee gut (siehe Pflanzensteckbrief Seite 215 f.).

- *½ TL Augentrostkraut mit 150 ml kochendem Wasser übergießen, 5 Min. ziehen und etwas abkühlen lassen.*
- *Eine sterile Kompresse in den Tee tauchen, ausdrücken und auf das gerötete Auge legen.*
- *Aus hygienischen Gründen muss der Tee für jede Anwendung frisch zubereitet werden.*

Achtung: Wenn die Symptome trotz der sorgfältigen Anwendung der Augentrostkompressen binnen zweier Tage nicht deutlich besser werden oder sich sogar verschlechtern, sollten Sie einen Augenarzt aufsuchen, eventuell brauchen Sie antibiotische Augentropfen.

Arzneimittel besser verstehen

Auf dieser Doppelseite geht es nicht um die Herstellung oder die Inhaltsstoffe eines Medikaments, sondern um den praktischen Umgang damit. Sie erfahren, wo Sie Fertigarzneimittel überall beziehen können und was Sie beim Kauf beachten sollten. Außerdem möchten wir Ihnen helfen, die Informationen auf Etiketten und Packungsbeilagen zu entschlüsseln.

➤ ARZNEIMITTEL AUS DER APOTHEKE

Einige Arzneimittel gibt es nicht nur in der Apotheke, sondern auch in Supermärkten, gut sortierten Naturkostläden, Reformhäusern oder Drogeriemärkten. Das liegt daran, dass nicht alle Medikamente der Apothekenpflicht unterliegen.

Arzneimittelstatus

Verschreibungspflichtig:
Arzneimittel, die verschreibungspflichtig sind, erhalten Sie nur in der Apotheke und nur auf Rezept von Ihrem Arzt.

Apothekenpflichtig:
Apothekenpflichtige Arzneimittel erhalten Sie nur in der Apotheke, Sie brauchen aber kein Rezept dafür.

Frei verkäufliche Arzneimittel:
Der Verkauf dieser Arzneimittel ist nicht an die Apotheke gebunden. Sie können auch in Supermärkten, Drogerien oder Reformhäusern angeboten werden.

DAB-Qualität

Bei frei verkäuflichen Fertigarzneimitteln ist es egal, ob Sie diese aus der Apotheke oder aus einem anderen Laden beziehen – das Produkt bleibt das gleiche. Anders verhält es sich bei Kräutertees. Tees, die in Apotheken angeboten werden, müssen den Qualitätsansprüchen des Deutschen Arzneibuches (DAB) entsprechen. Bei Kamillentee aus dem Beutel beispielsweise kann es vorkommen, dass der Anteil an Stängeln relativ hoch ist. Die wirksame Droge sind allerdings die Kamillenblüten. Nach DAB ist der maximale Anteil von Fremdbestandteilen definiert, er darf nicht überschritten werden. Deshalb finden Sie im vorhergehenden Kapitel den Hinweis, dass Sie Teebeutel nur aus der Apotheke beziehen sollten. Genauso verhält es sich mit losen Drogen. Es wurde schon erwähnt, dass es in Deutschland nicht nur das Deutsche Arzneibuch, sondern auch das Europäische Arzneibuch als deutsche Ausgabe gibt. Das Deutsche Arzneibuch gilt allerdings nur für Monographien, die im Europäischen Arzneibuch nicht enthalten sind.

➤ WELCHE INFORMATIONEN FINDEN SIE AUF DEM ETIKETT?

Bei Fertigarzneimitteln finden Sie einige Angaben auf der Faltschachtel oder direkt auf dem Gefäß, die Ihnen wertvolle Informationen über das entsprechende Produkt geben können.
Viele Punkte, die Sie schon über die Qualität von Fertigarzneimitteln erfahren haben, werden Sie auf dem Etikett wiederfinden und nun leichter bewerten können.

Beispiel: Kapland-Pelargonie

Bei dem Präparat handelt es sich um ein pflanzliches Arzneimittel mit dem Wirkstoff: *Auszug aus den Wurzeln von Pelargonium reinforme/sidoides* (Kapland-Pelargonie). Als Darreichungsform ist *Lösung zum Einnehmen* angegeben. Damit sind Tropfen gemeint. Ferner sind Volumen, z. B. *20 ml,* und die Packungsgrößenklassifizierung, z. B. *N1* (kleinste erhältliche Packungsgröße), aufgedruckt. Daneben gibt es 50 ml (N2) und 100 ml (N3). Der behandelnde Arzt vermerkt auf dem Rezept, welche Packungsgröße Sie bekommen sollen. Bei frei verkäuflichen Arzneimitteln müssen Sie diese Entscheidung selber treffen. Unter der Darreichungsform finden Sie den Name und die Adresse des pharmazeutischen Unternehmens (Vorder- und Rückseite).

Auf der zweiten Seite stehen wichtige Verbraucherinformationen. In unserem Fall finden Sie den Vermerk: *Apothekenpflichtig* und den Hinweis, dass Sie das Arzneimittel *für Kinder unzugänglich aufbewahren* sollen. Sie werden darüber aufgeklärt, dass die Tropfen *nach dem Öffnen des Behältnisses 3 Monate haltbar* sind. Auf der Oberseite der Verpackung befindet sich eine Prägung mit dem Haltbarkeitsdatum, z. B. *Verw. bis: 01/2009.* Nach diesem Datum dürfen Sie das Medikament nicht mehr verwenden.

Die letzte Seite enthält Angaben zur Zusammensetzung des Präparats: *100 g Lösung enthalten: Ethanolischen Auszug (1+10) aus den Wurzeln von Pelargonium reinforme/sidoides 80,0 g.* Ein Teil Droge wird mit zehn Teilen Alkohol ausgezogen, extrahiert. Das entspricht einem Droge-Extrakt-Verhältnis (DEV) von 1 : 11. Es wird also nur relativ wenig Droge benötigt, das heißt dass die Droge einen hohen Wirkstoffanteil hat. Da der Wasseranteil in den Wurzeln meistens niedriger ist als in dem Kraut, ist es bei Wurzeldrogen häufig so, dass der Wirkstoffgehalt hoch ist und geringere Drogenmengen benötigt werden.

➤ WIE LESEN SIE DIE PACKUNGSBEILAGE RICHTIG?

Die Packungsbeilagen von Arzneimitteln, auch Gebrauchsinformation genannt, werden nach bestimmten Empfehlungen entsprechend dem Arzneimittelgesetz verfasst.

Beispiel: Weißdornblätter mit Blüten

Die Gebrauchsinformation enthält ausführliche Hinweise zu den *Anwendungsgebieten.* Darunter stehen die *Gegenanzeigen.* Sie erfahren, wann Sie das Präparat nicht einnehmen dürfen. Unter *Vorsichtsmaßnahmen für die Anwendung und Warnhinweise* stehen empfohlene Vorsichtsmaßnahmen. Hier ist auch der *Alkoholgehalt* aufgeführt. Ferner enthält die Gebrauchsinformation Angaben zu möglichen *Wechselwirkungen mit anderen Mitteln.*

Von der Arzneimittelbehörde (BfArM) wurden kürzlich Entwürfe zur Vorgehensweise bei der Untersuchung zu möglichen Wechselwirkungen publiziert. Weißdorn ist z. B. ein Präparat, das häufig – aufgrund des Anwendungsgebietes – von älteren Personen eingenommen wird. Da diese oft auch noch andere Medikamente einnehmen, sind Untersuchungen zu möglichen Wechselwirkungen in diesem Fall von besonderer Bedeutung.

Heutzutage ist in der Packungsbeilage vermerkt, wie oft *Nebenwirkungen* aufgetreten sind. Die Abstufung reicht von „sehr häufig“ (mehr als einer von zehn) bis „sehr selten“ (einer von 10 000 oder weniger behandelten Patienten). Durch diese Angaben können Sie Ihr persönliches Risiko besser abschätzen.

Falls tatsächlich unerwünschte Nebenwirkungen auftreten, sollten Sie diese Ihrem Arzt unverzüglich mitteilen. Über die Ärztekammer ist er an ein Meldesystem angeschlossen, so dass die Behörde und der Hersteller von allen gemeldeten Nebenwirkungen informiert werden und entsprechend reagieren können.

GLOSSAR

Hier finden Sie eine kurze Erklärung zu den in diesem Buch verwendeten medizinischen Fachbegriffen.

A

Abkochung: wässriger Pflanzenauszug

Adstringierend: zusammenziehende Wirkung auf Haut und Schleimhaut

Alkaloide: stickstoffhaltige Pflanzeninhaltsstoffe mit meist pharmakologischer Wirkung

Allergene: natürliche und synthetische Stoffe, die eine Allergie auslösen

Anämie: Blutarmut

Antibakteriell: das Wachstum von Bakterien hemmend oder Bakterien tötend

Antibiotika: Mittel zur Vernichtung krankheitsauslösender Mikroorganismen (z. B. Penicillin)

Antigen: vom Organismus als fremd erkannter Stoff, der eine Immunantwort auslöst und die Bildung von Antikörpern bewirkt

Antikoagulierend: blutgerinnungshemmend

Antikörper: Substanzen, die das Immunsystem als Abwehrreaktion auf eingedrungene Fremdkörper (Antigene) bildet

Antimikrobiell: bakterien-, viren- und pilzfeindlich

Antimykotisch: pilzfeindlich

Antiseptisch: keimtötend

Antiviral: das Wachstum von Viren hemmend oder Viren tötend

Aorta: große Körperschlagader

Aphrodisiakum: Mittel zur Anregung und Stärkung des Geschlechtstriebs

Arterien: Blutgefäße, die das Blut vom Herzen weg transportieren

Ätherische Öle: leicht flüchtige, charakteristisch riechende oder aromatisch schmeckende Pflanzeninhaltsstoffe

Aufguss: wässriger Drogenauszug mit kochendem oder heißem Wasser

Auszug: das Herauslösen von Pflanzeninhaltsstoffen mit Hilfe eines Lösungsmittels, z. B. Alkohol

B

Bitterstoffe: bitter schmeckende Pflanzeninhaltsstoffe mit häufig verdauungsanregender Wirkung

C

Chinone: pflanzliche Wirkstoffe mit zum Teil antibiotischer Wirkung

Cholesterin: Blutfett, das vom Körper selbst gebildet beziehungsweise über tierische Nahrungsmittel aufgenommen wird

Cortison: Hormon der Nebennierenrinde, wird synthetisch nachgebaut

Cumarine: charakteristisch riechende Pflanzeninhaltsstoffe, die gerinnungshemmend wirken

D

Darmflora: Gesamtheit der Bakterien, Viren und Pilze, die den Magen-Darm-Trakt besiedeln

Droge: Bezeichnung für die arzneilich verwendeten Pflanzenteile einer Heilpflanze

E

Elektrolyte: Blutsalze, z. B. Natrium, Kalium

Enzym: Eiweiß, das im Körper bestimmte chemische Reaktionen beschleunigt

Ethanol: „normaler" Alkohol

Expectorans: auswurffördernde Arznei

F

Flavonoide: Farbpigmente (flavus = gelb), die im Zellsaft der Pflanzen gelöst sind. Sie haben zum Teil eine antientzündliche Wirkung und können freie Radikale binden

Fluidextrakt: flüssige Zubereitung, in der Regel aus einem Teil eingesetzter Droge und einem Teil Auszugsmittel

Fraktionierung: Auftrennung eines Extrakts in Fraktionen aufgrund physikalischer oder chemischer Eigenschaften der Inhaltsstoffe

Freie Radikale: Reaktionsfreudige aggressive Moleküle

G

Gerbstoffe: Pflanzeninhaltsstoffe, die adstringierend wirken

Glykoside: organische Zuckerverbindungen

H

Harz: zähe, klebrige Flüssigkeit, die viele Bäume ausscheiden, um Wunden zu schließen, häufig antimikrobielle Wirkung

Hormone: körpereigene chemische Botenstoffe

I

Immunstimulans: Substanz, die das Immunsystem anregt

Immunsystem: Abwehrsystem des Körpers

Inhalation: Einatmen von Heilmitteln in Dampf- oder Gasform

Insuffizienz: unzureichende Leistung bestimmter Organe, z. B. Herz

K

Kaltextrakt: wiss. Mazerat (wässriger Drogenauszug, der bei Raumtemperatur erfolgt)

Kanzerogen: Krebs auslösend

Kompresse: feuchte Auflage, die kalt oder warm sein kann

L

Lotion: flüssige Öl-in-Wasser-Emulsion zur äußerlichen Anwendung

Lymphe: Flüssigkeit, die aus den Blutgefäßen in den Raum zwischen den Körperzellen gepresst wird

M

Mastodynie: Spannungs- und Schwellungsgefühl in den Brüsten

O

Ödem: Flüssigkeitsansammlung im Gewebe

Ölextrakt: kalter oder warmer Pflanzenauszug, bei dem Öl als Auszugsmittel verwendet wird, um fettlösliche Inhaltsstoffe zu gewinnen

P

Phenole: Kohlenstoffringverbindungen, die in zahlreichen Pflanzen enthalten sind

Placebo: Scheinmedikament, besteht aus wirkungslosen Stoffen

Prostaglandine: Gewebshormone, die Schmerzen und Entzündungen steuern

Pyrrolizidinalkaloide: Pflanzeninhaltsstoffe mit leberschädigender Wirkung

S

Saponine: Pflanzeninhaltsstoffe, die in Verbindung mit Wasser einen seifenähnlichen Schaum bilden

Schleimstoffe: Pflanzeninhaltsstoffe, die durch Kaltauszug gewonnen werden

Steroide: Kohlenstoffverbindungen, die oft starke hormonelle Eigenschaften aufweisen

T

Terpene: Bestandteile der meisten ätherischen Öle

Tinktur: flüssige Zubereitung in der Regel aus getrocknetem pflanzlichen oder tierischem Material

Toxisch: giftig

Tumor: gut- oder bösartige Geschwulst

V

Venen: Blutgefäße, die das Blut zum Herzen transportieren

Viren: Krankheitserreger, die eine Wirtszelle brauchen, um sich zu vermehren

Zuordnung Heilpflanzen – Beschwerden

Heilpflanze	Beschwerde	Seite
A		
Afrikanische Pflaume	Prostatahyperplasie	*136*
Aloe	Verstopfung	*96*
Angelika	Verdauungsstörungen	*95 f.*
Anis	Atemwegsentzündungen	*81 f.*
	Magen-Darm-Beschwerden	*95 f.*
	Schnupfen	*81*
Arnika	Arthritis (Rheuma)	*112*
	Hautentzündungen	*119*
	Insektenstiche	*121*
	Mund- und Zahnfleischentzündungen	*83*
	Stumpfe Verletzungen	*111*
	Verbrennungen	*120*
	Wunden	*120*
Artischocke	Fettleber	*98*
	Gallenerkrankungen	*99*
	Schlaganfall	*153 f.*
	Verdauungsstörungen	*95 f.*
Asiatischer Wassernabel	Akne	*119*
	Hautentzündungen	*119*
	Wunden	*120*
Augentrost	Augenentzündungen	*194*
B		
Baldrian	Nervöse Unruhe	*162*
	Schlafstörungen	*163*
Ballonrebe	Hautentzündungen	*119*
	Insektenstiche	*121*
	Neurodermitis	*119*
Bärentraube	Blasen- und Harnwegsentzündung	*131 f.*
Beinwell	Stumpfe Verletzungen	*111*
	Wunden	*120*
Birke	Blasen- und Harnwegsentzündung	*131 ff.*
Bittersüßer Nachtschatten	Hautentzündungen	*119*
	Neurodermitis	*119*
Blassfarbener Sonnenhut	Erhöhte Infektanfälligkeit	*170*
	Grippeartige Infekte	*81 f.*
Bockshornklee	Hautentzündungen	*119*
	Hoher Blutdruck	*73*
Boldo	Fettleber	*98*
	Gallenerkrankungen	*99*
	Verdauungsstörungen	*95 f.*
Borretsch	Hautentzündungen	*119*
	Neurodermitis	*119*
Brennnessel	Arthritis (Rheuma)	*112*
	Blasen- und Harnwegsbeschwerden	*131 ff.*
	Prostatahyperplasie	*136*
Buchweizen	Venenerkrankungen	*74*
C		
Cayennepfeffer	Arthrose	*111 f.*
	Beschwerden während der Schwangerschaft	*142 ff.*
	Hexenschuss	*111*
	Muskelschmerzen	*111*
	Nervenschmerzen	*153*
	Weichteilrheumatismus	*111*

Heilpflanze	Beschwerde	Seite
E		
Efeu	Asthma	*82*
	Atemwegsentzündungen	*81 f.*
Eibisch	Magenschleimhautentzündung	*97*
	Rachenentzündung	*83*
	Reizhusten	*82*
Eukalyptus	Bronchitis	*81 f.*
	Rachenentzündung	*83*
	Schnupfen	*81*
F		
Fenchel	Magen-Darm-Beschwerden	*95 f.*
	Rachenentzündung	*83*
	Schnupfen	*81*
Fichte	Bronchitis	*81 f.*
	Nervenschmerzen	*111*
	Rachenentzündung	*83*
Flohsamen	Arteriosklerose	*73 f.*
	Fettleber	*98*
	Gallenerkrankungen	*99*
	Hämorrhoiden	*74*
	Verdauungsstörungen	*95 f.*
G		
Gelbwurz	Gallenerkrankungen	*99*
	Verdauungsstörungen	*95 f.*
Gewürznelke	Insektenstiche	*121*
	Rachenentzündungen	*83*
	Mund- und Zahnfleischentzündungen	*83*

Heilpflanze	Beschwerde	Seite
Ginkgo	Altersbedingter Leistungsrückgang (Gedächtnis)	*178*
	Demenz	*179*
Ginseng	Altersbedingter Leistungsrückgang	*178*
	Erschöpfung	*177*
	Stress	*177*
Goldrute	Blasen- und Harnwegsbeschwerden	*131 ff.*
Guarana	Erschöpfung	*177*
H		
Hamamelis	Hämorrhoiden	*74*
	Hautentzündungen	*119*
	Herpes	*119 f.*
	Venenerkrankungen	*74*
	Wunden	*120*
Hauhechel	Blasen- und Harnwegsbeschwerden	*131 ff.*
Heidelbeeren	Durchfall	*96*
	Rachenentzündungen	*83*
	Mund- und Zahnfleischentzündungen	*83*
Herbstzeitlose	Gicht	*112*
Holunder	Bronchitis	*81 f.*
	Fiebrige Erkältung	*81 f.*
	Reizhusten	*82*
Hopfen	Nervöse Unruhe	*162*
	Schlafstörungen	*163*

Zuordnung Heilpflanzen – Beschwerden

Heilpflanze	Beschwerde	Seite
I		
Ingwer	Beschwerden während der Schwangerschaft	*142 ff.*
	Migräne	*152 f.*
	Prämenstruelles Syndrom (PMS)	*142*
	Reiseübelkeit	*155*
	Übelkeit und Erbrechen	*95*
	Verdauungsstörungen	*95 f.*
J		
Johanniskraut	Angst	*162*
	Depressive Verstimmungen	*162*
	Muskelschmerzen	*111*
	Nervöse Unruhe	*162*
	Prämenstruelles Syndrom (PMS)	*142*
	Schlafstörungen	*163*
	Stumpfe Verletzungen	*111*
	Verbrennungen	*120*
	Wechseljahresbeschwerden	*144*
	Wunden	*120*
K		
Kamille	Hautentzündungen	*119*
	Magen-Darm-Beschwerden	*95 f.*
	Menstruationsstörungen	*141*
	Mund- und Zahnfleischentzündungen	*83*
	Prämenstruelles Syndrom (PMS)	*142*
	Rachenentzündung	*83*
	Übelkeit und Erbrechen	*95*
	Verbrennungen	*120*
	Wunden	*120*
Kampfer	Arthritis (Rheuma)	*112*
	Bronchitis	*81 f.*
	Funktionelle Herzbeschwerden	*73*
	Muskelschmerzen	*111*
	Niedriger Blutdruck	*73*
	Reizhusten	*82*
	Stumpfe Verletzungen	*111*
Kapland-Pelargonie	Atemwegsentzündungen	*81 f.*
	Stärkung der Abwehrkräfte	*170 ff.*
Katzenkralle	Arthritis (Rheuma)	*112*
	Autoimmunerkrankungen	*170 f.*
	Erhöhte Infektanfälligkeit	*170*
	Immunschwäche bei schweren Erkrankungen	*171*
Kava Kava	Angst	*162*
	Nervöse Unruhe	*162*
	Schlafstörungen	*163*
Keuschlamm	Beschwerden während der Schwangerschaft	*142 ff.*
	Menstruationsstörungen	*141 f.*
	Prämenstruelles Syndrom (PMS)	*142*
Kiefer	Bronchitis	*81 f.*
	Nervenschmerzen	*153*
	Rachenentzündung	*85*
	Schnupfen	*81*

Zuordnung Heilpflanzen – Beschwerden

Heilpflanze	Beschwerde	Seite
P		
Pappel	Verbrennungen	*120*
	Wunden	*120*
Passionsblume	Angst	*162*
	Nervöse Unruhe	*162*
	Schlafstörungen	*163*
Pestwurz	Allergie	*170*
	Kopfschmerzen/Migräne	*151 f.*
Pfefferminze	Beschwerden während der Schwangerschaft	*142 ff.*
	Kopfschmerzen/Migräne	*151 f.*
	Magen-Darm-Beschwerden	*95 f.*
	Muskelschmerzen	*111*
	Nervenschmerzen	*153*
	Prämenstruelles Syndrom (PMS)	*142*
	Stumpfe Verletzungen	*111*
	Übelkeit und Erbrechen	*95*
	Verdauungsstörungen	*95 f.*
	Wechseljahresbeschwerden	*144*
Primel	Atemwegsentzündungen	*81 f.*
	Schnupfen	*81*
Purpursonnenhut	Atemwegsinfektion	*81 f.*
	Erhöhte Infektanfälligkeit	*170*
	Grippeartige Infekte	*81 f.*
R		
Ringelblume	Hautentzündungen	*119*
	Mund- und Zahnfleischentzündungen	*83*
	Verbrennungen	*120*
	Wunden	*120*
Rosmarin	Niedriger Blutdruck	*73*
	Verdauungsbeschwerden	*95 f.*
Rosskastanie	Venenerkrankungen	*74*
Rotklee	Wechseljahresbeschwerden	*144*
S		
Sägepalme	Prostatahyperplasie	*136*
	Reizblase	*132*
Salbei	Mund- und Zahnfleischentzündungen	*83*
	Rachenentzündung	*83*
	Vermehrtes Schwitzen	*154*
	Wechseljahresbeschwerden	*144*
Schachtelhalm	Blasen- und Harnwegsbeschwerden	*131 ff.*
	Wunden	*120*
Schafgarbe	Verdauungsstörungen	*95 f.*
Schöllkraut	Gallenerkrankungen	*99*
	Verdauungsstörungen	*95 f.*
Senf	Arthrose	*111 f.*
	Weichteilrheumatismus	*111*
Senna	Verstopfung	*96*
Soja	Fettleber	*98*
	Gallenerkrankungen	*99*
	Wechseljahresbeschwerden	*144*
Sonnentau	Asthma	*82*
	Bronchitis	*81 f.*
	Krampfhusten bei Kindern	*190 f.*
	Reizhusten	*82*

HEILPFLANZE	BESCHWERDE	SEITE
Spitzwegerich	Hautentzündungen	*119*
	Mund-, Rachen- und Atemwegsentzündungen	*81 f.*
	Reizhusten	*82*
	Wunden	*120*
Steinklee	Venenerkrankungen	*74*
Stiefmütterchen	Hautentzündungen	*119*
	Milchschorf	*199*
Strandkiefer	Hämorrhoiden	*74*
	Venenerkrankungen	*74*
Süßholz	Bronchitis	*81 f.*
	Magen-/Zwölffingerdarmgeschwür	*98*
	Rachenentzündung	*93*
T		
Taigawurzel	Altersbedingter Leistungsrückgang	*178*
	Erschöpfung	*177*
	Stress	*177*
Tee	Durchfall	*96*
	Erschöpfung	*177*
	Migräne	*152 f.*
Teebaum	Akne	*119*
	Furunkel	*120*
	Hautentzündungen	*119*
	Warzen	*120*
	Wunden	*120*
Teufelskralle	Arthritis (Rheuma)	*112*
	Arthrose	*111 f.*
	Verdauungsstörungen	*95 f.*

HEILPFLANZE	BESCHWERDE	SEITE
Thymian	Asthma	*82*
	Atemwegsentzündungen	*81 f.*
	Rachenentzündung	*83*
Tormentill	Durchfall	*96*
	Mund- und Zahnfleischentzündungen	*83*
	Nasenbluten	*368*
Traubensilberkerze	Menstruationsstörungen	*141 f.*
	Prämenstruelles Syndrom (PMS)	*142*
	Wechseljahresbeschwerden	*144*
W		
Walnuss	Hautentzündungen	*119*
Weide	Arthritis (Rheuma)	*112*
	Kopfschmerzen/Migräne	*151 f.*
	Nervenschmerzen	*111*
Weihrauch	Arthritis (Rheuma)	*112*
Weißdorn	Altersbedingter Leistungsrückgang (Herz)	*178*
	Angina pectoris	*72 f.*
	Herzbeschwerden	*71 f.*
Weiße Taubnessel	Hautentzündungen	*119*
	Vaginalausfluss	*378*
Wilder Indigo	Erhöhte Infektanfälligkeit	*170*
Z		
Zimtbaum	Verdauungsstörungen	*95 f.*
Zwiebel	Arteriosklerose	*73 f.*

Zuordnung Beschwerden – Heilpflanzen

Beschwerde	Heilpflanze	Seite
A		
Akne	Asiatischer Wassernabel	*214*
	Mahonie	*297*
	Nachtkerze	*316 f.*
	Teebaum	*362 f.*
Allergie	Pestwurz	*322 f.*
Altersbedingter Leistungsrückgang	Purpursonnenhut	*328 f.*
	Ginkgo	*252 f.*
	Taigawurzel	*358 f.*
	Weißdorn (Herz)	*376 f.*
Angina pectoris	Weißdorn	*376 f.*
Angst	Johanniskraut	*270 f.*
	Kava Kava	*280 f.*
	Lavendel	*292*
	Melisse	*308*
	Passionsblume	*321*
Arteriosklerose	Flohsamen	*248 f.*
	Knoblauch	*286 f.*
	Zwiebel	*381*
Arthritis (Rheuma)	Arnika	*210 f.*
	Brennnessel	*236 f.*
	Kampfer	*274 f.*
	Katzenkralle	*278 f.*
	Teufelskralle	*364 f.*
	Weide	*372 f.*
	Weihrauch	*374 f.*
Arthrose	Cayennepfeffer	*240 f.*
	Senf	*345*
	Teufelskralle	*364 f.*

Beschwerde	Heilpflanze	Seite
Asthma	Efeu	*242 f.*
	Sonnentau	*350 f.*
	Thymian	*366 f.*
Augenentzündungen	Augentrost	*215 f.*
Autoimmunerkrankung	Katzenkralle	*278 f.*
B		
Blähungen	Fenchel	*246*
	Kümmel	*289*
Blasen- und Harnwegsbeschwerden	Bärentraube	*220*
	Birkenblätter	*224 f.*
	Brennnessel	*236 f.*
	Goldrutenkraut	*256 f.*
	Hauhechel	*262*
	Orthosiphon	*319*
	Schachtelhalm	*340 f.*
Bronchitis	Anis	*209*
	Efeu	*242 f.*
	Fichte	*247*
	Eukalyptus	*245*
	Holunder	*265*
	Kampfer	*274 f.*
	Kapland-Pelargonie	*276 f.*
	Kiefer	*284 f.*
	Primel	*326 f.*
	Sonnentau	*350 f.*
	Spitzwegerich	*352*
	Süßholz	*356 f.*
	Thymian	*366 f.*

Beschwerde	Heilpflanze	Seite
D		
Demenz	Ginkgo	*252 f.*
Depressive Verstimmungen	Johanniskraut	*270 f.*
Durchfall	Flohsamen	*248 f.*
	Heidelbeeren	*263*
	Tormentill	*368*
	Zimtbaum	*380*
E		
Erhöhte Infektanfälligkeit	Blassfarbener Sonnenhut	*252 f.*
	Kapland-Pelargonie	*276 f.*
	Purpursonnenhut	*328 f.*
	Wilder Indigo	*379*
Erschöpfung	Ginseng	*254 f.*
	Guarana	*258 f.*
	Kola	*288*
	Mate	*304*
	Taigawurzel	*358 f.*
F		
Fettleber	Artischocke	*212 f.*
	Bockshornklee	*230 f.*
	Boldo	*232 f.*
	Flohsamen	*248 f.*
	Knoblauch	*286 f.*
	Löwenzahn	*295*
	Soja	*348 f.*
Fiebrige Erkältung	Holunder	*265*
	Linde	*294*
	Mädesüß	*296*
Funktionelle Herzbeschwerden	Kampfer	*274 f.*
	Weißdorn	*376 f.*
Furunkel	Arnika	*210 f.*
	Teebaum	*362 f.*
G		
Gallenerkrankung	Artischocke	*212 f.*
	Bockshornklee	*230 f.*
	Boldo	*232 f.*
	Flohsamen	*248 f.*
	Gelbwurz	*250*
	Knoblauch	*286 f.*
	Löwenzahn	*295*
	Schöllkraut	*343 f.*
	Soja	*348 f.*
Gicht	Herbstzeitlose	*264*
H		
Hämorrhoiden	Flohsamen	*248 f.*
	Hamamelis	*260 f.*
	Mäusedorn	*305*
	Strandkiefer	*355*
Hautentzündungen	Arnika	*210 f.*
	Asiatischer Wassernabel	*214*
	Ballonrebe	*219*
	Bittersüßer Nachtschatten	*226 f.*
	Borretsch	*234 f.*

Zuordnung Beschwerden – Heilpflanzen

Beschwerde	Heilpflanze	Seite
	Hamamelis	*260 f.*
	Kamille	*272 f.*
	Myrrhe	*314 f.*
	Odermennig	*318*
	Ringelblume	*330*
	Spitzwegerich	*352*
	Stiefmütterchen	*354*
	Teebaum	*362 f.*
	Walnuss	*371*
	Weiße Taubnessel	*378*
Herpes	Hamamelis	*260 f.*
	Melisse	*308 f.*
Herzinsuffizienz	Maiglöckchen	*298 f.*
	Meerzwiebel	*307*
	Weißdorn	*376 f.*
Herzrhythmusstörungen	Weißdorn	*376 f.*
Hexenschuss	Cayennepfeffer	*240 f.*
Hoher Blutdruck	Knoblauch	*286 f.*
I		
Immunschwäche	Blassfarbener Sonnenhut	*228 f.*
	Kapland-Pelargonie	*276 f.*
	Katzenkralle	*278 f.*
	Purpursonnen-hut	*328 f.*
	Wilder Indigo	*379*
	Mistel	*310 f.*
Insektenstiche	Arnika	*210 f.*
	Ballonrebe	*219*
	Gewürznelke	*251*
K		
Kopfschmerzen	Mutterkraut	*312 f.*
	Pestwurz	*322 f.*
	Pfefferminze	*324 f.*
	Weide	*372 f.*
Kopfschmerzen bei Kindern	Mädesüß	*296*
	Pfefferminze	*224 f.*
Krampfhusten bei Kindern	Sonnentau	*350 f.*
L		
Leberzirrhose	Mariendistel	*302 f.*
M		
Magen-/Zwölffingerdarm-geschwür	Kamille	*272 f.*
	Süßholz	*356 f.*
Magenschleimhaut-entzündung	Eibisch	*244*
	Kamille	*272 f.*
	Pfefferminze	*324 f.*
Mandelentzündung	Kapland-Pelargonie	*276 f.*
	Myrrhe	*314 f.*
Menstruationsstörungen	Kamille	*272 f.*
	Keuschlamm	*282 f.*
	Traubensilber-kerze	*369 f.*
Migräne	Ingwer	*268 f.*
	Mutterkraut	*312 f.*
	Pestwurz	*322 f.*

Beschwerde	Heilpflanze	Seite
	Pfefferminze	*324 f.*
	Weide	*372 f.*
Milchschorf	Stiefmütterchen	*354*
Mund-/Zahnfleischentzündungen	Arnika	*210 f.*
	Eibisch	*244*
	Gewürznelke	*251*
	Heidelbeeren	*263*
	Kamille	*272 f.*
	Myrrhe	*314 f.*
	Ringelblume	*330*
	Salbei	*338 f.*
	Tormentill	*368*
Muskelschmerzen	Cayennepfeffer	*240 f.*
	Johanniskraut	*270 f.*
	Kampfer	*274 f.*
	Meerrettich	*306*
	Pfefferminze	*324 f.*

N

Beschwerde	Heilpflanze	Seite
Nasennebenhöhlenentzündung	Kapland-Pelargonie	*276 f.*
	Primel	*326 f.*
Nervenschmerzen	Cayennepfeffer	*240 f.*
	Fichte	*247*
	Kiefer	*284 f.*
	Pfefferminze	*324 f.*
	Weide	*372 f.*
Nervöse Unruhe	Baldrian	*217 f.*
	Hopfen	*266 f.*
	Johanniskraut	*270 f.*
	Kava Kava	*280 f.*
Neurodermitis	Ballonrebe	*219*
	Bittersüßer Nachtschatten	*226 f.*
	Borretsch	*234 f.*
	Nachtkerze	*316 f.*
Niedriger Blutdruck	Kampfer	*274 f.*
	Rosmarin	*331*

P

Beschwerde	Heilpflanze	Seite
Prämenstruelles Syndrom (PMS)	Ingwer	*268 f.*
	Johanniskraut	*270 f.*
	Kamille	*272 f.*
	Keuschlamm	*282 f.*
	Pfefferminze	*324 f.*
	Traubensilberkerze	*369 f.*
Prostatahyperplasie	Brennnessel	*236 f.*
	Kürbis	*290 f.*
	Sägepalme	*336 f.*

R

Beschwerde	Heilpflanze	Seite
Rachenentzündung	Anis	*209*
	Eibisch	*244*
	Eukalyptus	*245*
	Fenchel	*246*
	Fichte	*247*
	Kamille	*272 f.*
	Kapland-Pelargonie	*276 f.*
	Kiefer	*284 f.*
	Linde	*294*

Zuordnung Beschwerden – Heilpflanzen

Beschwerde	Heilpflanze	Seite
	Mädesüß	296
	Myrrhe	314 f.
	Primel	326 f.
	Salbei	338 f.
	Süßholz	356 f.
	Thymian	366 f.
Reiseübelkeit	Ingwer	268 f.
Reizblase	Goldrute	256 f.
	Kürbis	290 f.
	Sägepalme	336 f.
Reizdarm	Artischocke	212 f.
	Kamille	272 f.
	Kümmel	289
	Pfefferminze	324 f.
Reizhusten	Efeu	242 f.
	Eibisch	244
	Holunder	265
	Kampfer	274 f.
	Linde	294
	Sonnentau	350 f.
	Spitzwegerich	252
Reizmagen	Artischocke	212 f.
	Gelbwurz	250
	Kamille	272 f.
	Pfefferminze	324 f.
S		
Schlafstörungen	Baldrian	217 f.
	Hopfen	266 f.
	Johanniskraut	270 f.
	Kava Kava	280 f.
	Lavendel	292
	Melisse	308 f.
	Passionsblume	321
Schlaganfall	Artischocke	212 f.
	Knoblauch	286 f.
Schnupfen	Anis	209
	Eukalyptus	245
	Fenchel	246
	Kapland-Pelargonie	276 f.
	Kiefer	284 f.
	Linde	294
	Mädesüß	296
	Primel	326 f.
Schuppenflechte	Mahonie	297
	Nachtkerze	316 f.
Schwangerschaftsbeschwerden	Cayennepfeffer	240 f.
	Ingwer	268
	Keuschlamm	282 f.
	Pfefferminze	324 f.
Stress	Ginseng	254 f.
	Taigawurzel	358 f.
Stumpfe Verletzungen	Arnika	210 f.
	Beinwell	222 f.
	Johanniskraut	270 f.
	Kampfer	274 f.
	Pfefferminze	324 f.
T		
Toxische Lebererkrankungen	Mariendistel	302

BESCHWERDE	HEILPFLANZE	SEITE
U		
Übelkeit und Erbrechen	Ingwer	*268 f.*
	Kamille	*272 f.*
	Pfefferminze	*324 f.*
V		
Venenerkrankungen	Buchweizen	*238 f.*
	Hamamelis	*260 f.*
	Knoblauch	*286 f.*
	Mäusedorn	*305*
	Rosskastanie	*332 f.*
	Steinklee	*353*
	Strandkiefer	*355*
Verbrennungen	Arnika	*210 f.*
	Johanniskraut	*270 f.*
	Kamille	*272 f.*
	Pappel	*320*
	Ringelblume	*330*
Verdauungsstörungen	Angelika	*208*
	Artischocke	*212 f.*
	Bockshornklee	*230 f.*
	Boldo	*232 f.*
	Gelbwurz	*250*
	Ingwer	*268 f.*
	Kümmel	*289*
	Löwenzahn	*295*
	Pfefferminze	*324 f.*
	Schafgarbe	*342*
	Schöllkraut	*343 f.*
	Teufelskralle	*364 f.*
	Zimtbaum	*380*

BESCHWERDE	HEILPFLANZE	SEITE
Vermehrtes Schwitzen	Salbei	*338 f.*
Verstopfung	Aloe	*207*
	Flohsamen	*248 f.*
	Senna	*346 f.*
W		
Warzen	Teebaum	*362 f.*
Wechseljahresbeschwerden	Johanniskraut	*270 f.*
	Pfefferminze	*324 f.*
	Rotklee	*334 f.*
	Salbei	*338 f.*
	Soja	*348 f.*
	Traubensilberkerze	*369 f.*
Weichteilrheumatismus	Cayennepfeffer	*240 f.*
	Meerrettich	*306*
	Senf	*345*
Wunden	Arnika	*210 f.*
	Asiatischer Wassernabel	*214*
	Hamamelis	*260 f.*
	Johanniskraut	*270 f.*
	Kamille	*272 f.*
	Myrrhe	*314 f.*
	Pappel	*320*
	Ringelblume	*330*
	Schachtelhalm	*340 f.*
	Spitzwegerich	*352*
	Teebaum	*362 f.*

BÜCHER, DIE WEITERHELFEN

Fintelmann V., Weiss R. F.: *Lehrbuch der Phytotherapie.* 10. Auflage. Hippokrates Verlag, Stuttgart 2002

Fischer-Rizzi S.: *Medizin der Erde.* 4. Auflage. Heyne Verlag, München 2002

Frohne D.: *Heilpflanzenlexikon.* 7. Auflage. Wissenschaftliche Verlagsgesellschaft mbH, Stuttgart 2002

Heinrich M.: *Ethnopharmazie und Ethnobotanik: eine Einführung.* Wissenschaftliche Verlagsgesellschaft mbH, Stuttgart 2001

Holm G., Herbst V.: *Botanik und Drogenkunde.* 6. Auflage. Deutscher Apotheker Verlag, Stuttgart 1998

Hörning M.: *Die neue Selbstdiagnose. Handbuch der Gesundheit.* Mosaik Verlag GmbH, München 1996

Jänicke C., Grünwald J., Brendler T.: *Handbuch Phytotherapie.* Wissenschaftliche Verlagsgesellschaft mbH, Stuttgart 2003

Mayer J. G., Uehleke B., Saum K.: *Handbuch der Klosterheilkunde.* Zabert Sandmann Verlag, München 2003

Chevallier A.: *Das große Lexikon der Heilpflanzen.* Dorling Kindersley Verlag, London 2001

Schilcher H., Kammerer S.: *Leitfaden Phytotherapie.* 1. Auflage. Urban & Fischer Verlag, München / Jena 2000

Wichtl M. (Hrsg.): *Teedrogen und Phytopharmaka.* 4. Auflage. Wissenschaftliche Verlagsgesellschaft mbH, Stuttgart 2002

ADRESSEN, DIE WEITERHELFEN

Kooperation Phytopharmaka

Aktuelles zum Thema Arznei und Heilpflanzen. Fortbildungen, Darstellung der Arbeit der Kooperation, Buchveröffentlichungen und andere Bereiche. http://www.koop-phyto.org

Gesellschaft für Phytotherapie e. V.

Website der konservativ ausgerichteten deutschen Gesellschaft für Phytotherapie. Aktuelle Informationen aus der Arzneipflanzenforschung, Linksammlung zum Thema, Überblick über wissenschaftliche Preise, Veröffentlichungen, Zeitschrift für Phytotherapie. http://www.phytotherapie.de

Gesellschaft für Arzneipflanzenforschung

Ähnliches Angebot wie das der Gesellschaft für Phytotherapie, allerdings weniger umfangreich. http://www.ga-online.org

Österreichische Gesellschaft für Phytotherapie

Das österreichische Pendant zur deutschen Gesellschaft für Phytotherapie. http://www.phytotherapie.at

Schweizerische Medizinische Gesellschaft für Phytotherapie

Das Schweizer Pendant zur deutschen Gesellschaft für Phytotherapie. http://smgp-sspm.ch

The European Scientific Cooperative ESCOP

Vielfältige Informationen zum Thema Phytotherapie europaweit. Zahlreiche Links. http://www.escop.com

Einige Adressen für Giftnotruf-Zentralen

Berlin

Landesberatungsstelle für Vergiftungserscheinungen und Embryotoxikologie
Spandauer Damm 130
14050 Berlin
Tel.: 030/19240
Fax: 030/30686721
https://embryotox.charite.de/

Giftnotruf der Charité – Universitätsmedizin Berlin
Campus Benjamin Franklin
Hindenburgdamm 30
12203 Berlin
030/450569702
030/4507569901
030/19240 (Tag und Nacht)

Bonn

Informationszentrale gegen Vergiftungen, Zentrum für Kinder- und Jugendmedizin, Universitätsklinikum Bonn
Gebäude 30, ELKI (Eltern-Kind-Zentrum)
Venusberg-Campus 1
53127 Bonn

Giftnotruf-Zentralen

➤ Viele Giftinformationszentren in Deutschland haben die Rufnummer 19240 mit der entsprechenden örtlichen Vorwahl. Diese sind in der Regel rund um die Uhr erreichbar.

Tel.: 0228/2873211, -3333
Fax: 0228/2873314
Auch: 0228/19240

Bremen, Hamburg, Niedersachsen und Schleswig-Holstein
Giftinformationszentrum-Nord (GIZ-Nord) der Länder Bremen, Hamburg, Niedersachsen und Schleswig-Holstein
Zentrum Pharmakologie und Toxikologie, Universität Göttingen
Robert-Koch-Straße 40
37075 Göttingen
E-Mail: giznord@giz-nord.de
Leiter der Einrichtung: Prof. Dr. G. F. Kahl
Tel.: 0551/19240
Tel. für Ärzte: 0551/383180
Fax: 0551/3831881

Erfurt
Gemeinsames Giftinformationszentrum von Mecklenburg-Vorpommern, Sachsen, Sachsen-Anhalt und Thüringen
Nordhäuser Straße 74
99089 Erfurt
Tel.: 0361/730730
Fax: 0361/7307317

Freiburg
Universitäts-Kinderklinik
Mathildenstraße 1
79106 Freiburg
Tel.: 0761/19240
Fax: 0761/2704457

Homburg/Saar
Universitätskliniken, Klinik für Kinder- und Jugendmedizin, Informations- und Beratungszentrum für Vergiftungsfälle
Robert-Koch-Straße
66421 Homburg/Saar
Tel.: 06841/19240
Fax: 06841/168314

Mainz
Beratungsstelle bei Vergiftungen; II. Medizinische Klinik und Poliklinik der J. Gutenberg-Universität
Langenbeckstraße 1
55131 Mainz
Tel.: 06131/19240
Fax: 06131/232468

München
Giftnotruf München
Abteilung für Klinische Toxikologie der II. Medizinischen Klinik rechts der Isar; Technische Universität München
Ismaninger Straße 22
81675 München
Tel.: 089/19240
Fax:089/41402467

Nürnberg
II. Medizinische Klinik des Klinikums Nürnberg
Toxikologische Intensivstation
Flurstraße 17
90419 Nürnberg
Tel.: 0911/3982451
Fax: 0911/3982205

Wien
Vergiftungsinformationszentrale (VIZ), Allgemeines Krankenhaus Wien
Währinger Gürtel 18–20
A-1090 Wien
Notfall-Tel.: 01/434343
Allgemeine Auskünfte, Tel.: 01/404002222

Zürich
Tox Info Suisse
(ehemals: Schweizerisches toxikologisches Informationszentrum)
Freiestrasse 16
8032 Zürich
Notfall-Tel.: 145
Aus dem Ausland: 01/251 51 51
Nicht dringende Anfragen:01/442516666
E-Mail: info@toxinfo.ch

PFLANZENREGISTER

Dieses Register enthält die deutschen Namen der hier beschriebenen Heilpflanzen.

BESCHWERDEN-REGISTER

Dieses Register enthält die wichtigsten im Buch beschriebenen Beschwerden und Krankheiten.

IMPRESSUM

Überarbeitete Neuausgabe von »Grüne Apotheke«, GRÄFE UND UNZER 2004, ISBN 3-7742-6464-3

Projektleitung: Ilona Daiker
Lektorat: Dorit Zimmermann
Covergestaltung und Innenlayout: Horst Moser, Independent Medien-Design, München
Satz und Gestaltung: Christopher Hammond, München
Herstellung: Susanne Mühldorfer
Repro: Longo AG, Bozen
Druck und Bindung: F&W Medienzentrum, Kienberg

ISBN 978-3-8338-4541-3

6. Auflage 2025

Bildnachweis

Alle Pflanzenfotos im Beschwerdenteil (Seite 70–203) und bei den Pflanzensteckbriefen (Seite 206–381): PlantaPhile, Bildagentur für Arzneipflanzen Brendler & Schulze; www.plantaphile.com außer: Augentrost: Seite 215: Lavendelfoto; Afrikanische Pflaume: Seite 138, 206: Sanat Verlag; Ballonrebe: Seite 126, 219: W. Arthur Whistler; Taigawurzel: Seite 183, 358: Lavendelfoto

Weitere Fotos:
AKG: Seite 11, 13, 16, 19, 21, 28; allOver: Seite 2 oben (Bord); Arco Digital Images: Seite 2 unten links (Diez); Brand X Pictures: Innenklappe hinten; Claudia Fillmann: Seite 4 Mitte, 204/205; Food Centrale: Cover oben Mitte (Schwarzwald); Fotex: Seite 392; Gettyimages: Seite 384; GU-Archiv: Seite 27 (Schmitz); ifa Bilderteam/Giel: Außenklappe vorne; Jump: Seite 42, 393; Lavendelfoto: Seite 4 oben, 41, 54, 63, 382/383; Mauritius: Seite 6/7, 8, 59, 68/69, 390 (Baumgärtner); medical picture: Seite 44, 52, 53; Silvestris: Seite 15; Stockfood: Cover Mitte Mitte (Eising), Seite 31, 57, 60, 385, 387; Superbild: Cover oben rechts (Schmidbauer); TH-Foto: Cover oben links, Mitte rechts, unten Mitte (Tschanz-Hoffmann); Visum: Seite 2 unten rechts (Saylan); Peter Widmann: Seite 4 rechts; Wildlife: Cover Mitte links, unten links, unten rechts, Buchrücken (Harms), Seite 33 (Fiedler), 48 (Harms); Zefa: Seite 389

Umwelthinweis

Dieses Buch ist auf PEFC-zertifiziertem Papier aus nachhaltiger Waldwirtschaft gedruckt.

QUALITÄTS GARANTIE

LIEBE LESERINNEN UND LESER,
wir wollen Ihnen mit diesem Buch Informationen und Anregungen geben, um Ihnen das Leben zu erleichtern oder Sie zu inspirieren, Neues auszuprobieren. Wir achten bei der Erstellung unserer Bücher auf Aktualität und stellen höchste Ansprüche an Inhalt und Gestaltung. Alle Anleitungen und Rezepte werden von unseren Autoren, jeweils Experten auf ihren Gebieten, gewissenhaft erstellt und von unseren Redakteur*innen mit größter Sorgfalt ausgewählt und geprüft.

Haben wir Ihre Erwartungen erfüllt? Sind Sie mit diesem Buch und seinen Inhalten zufrieden? Wir freuen uns auf Ihre Rückmeldung. Und wir freuen uns, wenn Sie diesen Titel weiterempfehlen, in Ihrem Freundeskreis oder bei Ihrem Online-Kauf.

Sollten wir Ihre Erwartungen so gar nicht erfüllt haben, tauschen wir Ihnen Ihr Buch jederzeit gegen ein gleichwertiges zum gleichen oder ähnlichen Thema um.

KONTAKT ZUM LESERSERVICE
GRÄFE UND UNZER VERLAG
Grillparzerstraße 8
81675 München
www.gu.de

Wichtiger Hinweis

Die Ratschläge zur Selbstbehandlung in diesem Buch sind von den Autoren und vom Verlag sorgfältig erwogen und geprüft. Dennoch kann eine Garantie nicht übernommen werden. Bei ernsthafteren und/oder länger anhaltenden Beschwerden sollten Sie auf jeden Fall einen Arzt oder Heilpraktiker Ihres Vertrauens zu Rate ziehen. Eine Haftung der Autoren und des Verlages für Personen-, Sach- und Vermögensschäden ist ausgeschlossen.